U0199560

国家科学技术学术著作出版基金资助出版

产科危急重症

Critical Care Obstetrics

主　编　赵扬玉

副主编　陈敦金　王子莲　漆洪波　王　妍

人民卫生出版社

·北京·

图书在版编目（CIP）数据

产科危急重症 / 赵扬玉主编 . —北京：人民卫生
出版社，2021.3（2023.9 重印）

ISBN 978-7-117-31325-4

Ⅰ.①产… Ⅱ.①赵… Ⅲ.①妇产科病 —急性病 —诊
疗②妇产科病 —险症 —诊疗 Ⅳ.①R710.597

中国版本图书馆 CIP 数据核字（2021）第 037634 号

人卫智网	www.ipmph.com	医学教育、学术、考试、健康， 购书智慧智能综合服务平台
人卫官网	www.pmph.com	人卫官方资讯发布平台

产科危急重症
Chanke Weijizhongzheng

主　　编：赵扬玉
出版发行：人民卫生出版社（中继线 010-59780011）
地　　址：北京市朝阳区潘家园南里 19 号
邮　　编：100021
E - mail：pmph @ pmph.com
购书热线：010-59787592　010-59787584　010-65264830
印　　刷：北京盛通印刷股份有限公司
经　　销：新华书店
开　　本：787 × 1092　1/16　　印张：22
字　　数：522 千字
版　　次：2021 年 3 月第 1 版
印　　次：2023 年 9 月第 6 次印刷
标准书号：ISBN 978-7-117-31325-4
定　　价：149.00 元

打击盗版举报电话：**010-59787491**　**E-mail：WQ @ pmph.com**
质量问题联系电话：**010-59787234**　**E-mail：zhiliang @ pmph.com**

于　洋　北京大学第三医院

么改琦　北京大学第三医院

马青变　北京大学第三医院

王　妍　北京大学第三医院

王　颖　北京大学第三医院

王子莲　中山大学附属第一医院

王冬昱　中山大学附属第一医院

王永清　北京大学第三医院

王军红　北京大学第三医院

王伽略　北京大学第三医院

王谢桐　山东第一医科大学附属省立医院

尹秀菊　北京大学人民医院

邓松清　中山大学附属第一医院

古　航　长海医院

冯　玲　华中科技大学同济医学院附属同济医院

刘　斌　中山大学附属第一医院

刘悦新　中山大学附属第一医院

刘彩霞　中国医科大学附属盛京医院

刘燕燕　华中科技大学同济医学院附属同济医院

许　琦　北京大学人民医院

孙　雯　广州医科大学附属第三医院

李　强　北京大学第三医院

李　磊　山东第一医科大学附属省立医院

李珠玉　中山大学附属第一医院

李笑天　复旦大学附属妇产科医院

连　岩　山东第一医科大学附属省立医院

余昕烊　重庆医科大学附属第一医院

汪宗昱　北京大学第三医院

张　华　重庆医科大学附属第一医院

张　超　北京大学人民医院

张　龑　北京大学第三医院

张丽娟　中国医科大学附属盛京医院

张晓红　北京大学人民医院

陈　扬　北京大学第三医院

陈艳红　广州医科大学附属第三医院

陈海天　中山大学附属第一医院

陈敦金　广州医科大学附属第三医院

林　琳　广州医科大学附属第三医院

周　宇　山东第一医科大学附属省立医院

周燕媚　广州医科大学附属第三医院

赵扬玉　北京大学第三医院

赵志伶　北京大学第三医院

胡　蓉　复旦大学附属妇产科医院

胡小靖　重庆医科大学附属第一医院

种轶文　北京大学第三医院

段　然　重庆医科大学附属第一医院

徐　焕　复旦大学附属妇产科医院

徐雅兰　北京大学人民医院

郭　方　复旦大学附属妇产科医院

郭晓玥　北京大学第三医院

盛　晴　北京大学第三医院

彭　婷　复旦大学附属妇产科医院

曾　琳　北京大学第三医院

漆洪波　重庆医科大学附属第一医院

编写秘书　陈　扬　郭晓玥

3

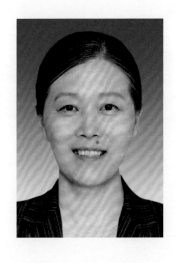

赵扬玉 北京大学第三医院产科主任,主任医师、北京大学二级教授,博士生导师,"十三五"国家重点研发计划重点专项首席医学家、国家产科专业医疗质量管理与控制中心副主任。全国产前诊断技术专家组专家、国家卫生健康标准委员会医疗服务标准专业委员会委员、国家卫生健康标准委员会妇幼健康标准专业委员会委员、中华预防医学会出生缺陷预防与控制专业委员会副主任委员、中华医学会妇产科学分会委员、中华医学会围产医学分会委员、中国医师协会妇产科医师分会母胎医学专业委员会主任委员、中国妇幼保健协会高危妊娠管理专业委员会主任委员、中国优生科学协会妇儿临床分会副主任委员、中华医学会北京分会妇产科学分会副主任委员、中华医学会北京分会围产医学分会副主任委员、北京医师协会妇产科医师分会常务理事,北京市住院医师规范化培训妇产科专业委员会委员;《中华围产医学杂志》《中国实用妇科与产科杂志》、*BMJ Quality & Safety*、*Maternal-Fetal Medicine* 等杂志编委。

专业方向:围产医学、产科危重症(疑难高危妊娠、产科疑难手术、多胎妊娠诊治)。以救治疑难母胎疾病为临床重点工作,积累了丰富的临床经验。作为课题负责人主持18项科研课题,包括国家重点研发计划、国家自然科学基金、国家科技支撑计划、北京市自然科学基金、首都卫生行业发展科研专项(重点攻关)等。以第一或通信作者在 *The New England Journal of Medicine* 等国际期刊发表 SCI 文章、国内核心期刊发表论文百余篇。主编/副主编/参编著作11部,获批专利5项。荣获中国出生缺陷干预救助基金会科技成果奖、第三届妇幼健康科学技术科技成果奖(一等奖、二等奖和三等奖)、中国女医师协会五洲女子科技奖临床医学科研创新奖、北京市三八红旗奖章、第七届北京优秀医师奖、首都阻击战卫士奖、"敬佑生命,荣耀医者"人文情怀奖、北京大学教学优秀奖以及北京大学优秀共产党员荣誉称号等。

危急重症孕产妇救治能力是医疗机构综合实力的体现，多学科协调配合及高水平的综合管理是保证孕产妇生命安全的重要措施。一直以来，全世界范围内，孕产妇和围产儿死亡率是衡量国家综合实力的重要指标。提高妇产科医务工作者对疾病的认识，依托多学科团队合作，降低孕产妇和围产儿死亡率，是国家发展过程中面临的长期而持续的重要任务。

近二十年，中国孕产妇死亡率稳步下降。2018 年全国孕产妇死亡率下降至 18.3/10 万，城乡差距和地区差距缩小。孕产妇死亡原因分为直接产科因素和间接产科因素。通过各级政府和医疗机构的努力，各层级的妇产科领域的培训，直接产科因素导致的死亡已经呈明显下降趋势。2000 年以前，直接产科因素导致的孕产妇死亡占 70% 以上，2000—2010 年间该比重逐步下降，2010 年后约为 50%。2017 年全国孕产妇前三位死因顺位为产科出血、羊水栓塞和妊娠期高血压疾病。产科出血仍然是导致孕产妇死亡的主要原因，但由此导致的孕产妇死亡比重已经从 2005 年以前的超过 40% 下降到 2018 年的 23.2%。与之相对的间接产科因素，即妊娠合并内、外科疾病导致的孕产妇死亡比例升高。

目前，全国推行的母婴安全五项制度包括妊娠风险筛查与评估、高危孕产妇专案管理、危急重症救治、孕产妇死亡个案报告和约谈通报制度，是提高救治效果，降低死亡率的重要措施。其中，危急重症救治是制度的核心内容，产科医务人员亟须提高对各种内、外科合并症的识别和诊治能力，包括极危重症患者的综合救治能力。

本书从危重症相关基础知识、孕期各系统相关严重并发症与合并症、重症诊治关键技术 3 个部分进行阐述，旨在提高一线工作者对孕产妇危急重症的早期识别，合理转诊、规范救治，最大限度地保障母儿安全。全书内容简明，重点突出，具有针对性、实用性的特点，疾病流程图简单明了，便于一线工作者熟悉和掌握。

参与本书编写的专家都具有丰富的危重孕产妇救治和管理工作经验，在此向他们及对编写给予支持的相关人员表示衷心的感谢。由于编写过程中难免存在不当和疏漏，殷切希望使用本书的同道们给予指正，以便不断修正和充实。

乔 杰
北京大学第三医院
2021 年 5 月

产科医师在临床工作中时常会遇到一些棘手情况,例如患者合并复杂、危重的病症,或病情突发变化等。产科疑难危急重症患者的管理往往涉及多个学科,临床医师需要具备丰富的理论知识。遗憾的是,这些知识大多散见于不同学科的专业书籍中,或者因疾病发生率低,很少在一般书籍中被详细述及。临床医师往往需要花费很大精力和时间去搜集。因此,一本专门阐述孕产妇危急重症诊治和管理的专业书籍显得格外重要,可以为产科临床工作以及多学科管理提供方便、翔实的理论和实践指导。

本书遵循由一般到特殊的叙述逻辑,力求内容详细,科学严谨。针对产科医师可能面对的复杂多变的疾病特征,本书介绍了疑难危重病例管理普遍所需的重症支持和管理技术,对产科并发症中常见的疑难危急重症诊治方案做了详细阐述,并分章节逐一论述了内、外科合并症中常见的危急重症疾病。本书的编写基于循证医学证据和最新的国内外指南,尤其关注交叉学科中相关诊疗规范的更新,期望为多学科合作管理时达成临床解决方案共识提供帮助。

本书在介绍疾病理论知识的同时,还特别注意读者的阅读体验。编者力求言简意赅,以简单明了的形式展现内容,方便读者对知识点进行梳理、总结和记忆。本书也尝试将理论与实践相结合,在理论知识介绍中穿插了许多编者团队遇到的实际病例,使生涩的理论知识化深为浅,通俗易懂,方便转化。为了更好地理清诊疗思路,部分章节附有诊疗流程图。本书适合妇产科各级医师阅读,也可作为母胎医学专科医师培训的工具书。

本书在编写过程中得到了著名妇产科专家魏丽惠教授和苟文丽教授的支持,得到了北京大学第三医院心血管内科、呼吸内科、血液科、危重医学科、心脏外科和临床护理部等学科专家、"十三五"国家重点研发项目"高龄产妇妊娠期并发症防治策略研究"团队的支持和帮助,在此特致以衷心的感谢。

随着时代发展,疾病谱也在不断变化,疾病的诊疗方法和规范也日益更新。本书出版之际,恳切希望广大读者在阅读过程中不吝赐教,欢迎发送邮件至邮箱 renweifuer@pmph.com,或扫描封底二维码,关注"人卫妇产科学",对我们的工作予以批评指正,以期再版修订时进一步完善,更好地为大家服务。

赵扬玉

2021 年 5 月

目　录

第一章

产科危急重症基础

孕产妇危重症的发生与孕产妇死亡风险上升有关,防治孕产妇危重症,对降低孕产妇死亡率意义重大。但孕产妇死亡仅仅是产科危急重症的极端结局,随着经济发展、医疗技术提高和政府投入增加,孕产妇死亡率明显下降,仅仅关注这个指标并不能对危急重症进行充分地评估。

为准确评价孕产妇保健质量,学者建议将"孕产妇死亡(maternal death,MD)""孕产妇危重症(severe maternal morbidity,SMM)"以及"濒临死亡的孕产妇(maternal near miss,MNM)"的发生率同时作为评价指标,以探索可预防的危险因素,从而为孕产妇提供充分的医疗保障。

一、孕产妇危重症及濒临死亡的孕产妇

1. 定义 SMM 和 MNM 的意义不完全一致,但均为有严重并发症的孕产妇。世界卫生组织(World Health Organization,WHO)将 MNM 定义为在妊娠期、分娩期或产后 42 天内因严重并发症处于濒死状态但最终幸存的妇女。MNM 发生率为 0.4%~1%,每发生 100 例 MNM,将有 1~4 例孕产妇死亡。MNM 与孕产妇死亡率有关,评价 MNM 也有助于提高产科质量。

2. 诊断标准 2009 年 WHO 制定了危重孕妇诊断标准(表 1-1)。包括三类:第一类是严重母体并发症,如羊水栓塞、子痫和产后出血等;第二类是重症干预或入住重症监护病房,如为控制出血紧急行子宫切除术或转至重症监护病房等;第三类是危及生命的情况,该标准基于主要器官的功能障碍或衰竭,如肺水肿或弥散性血管内凝血等。

2016 年,美国母胎医学学会建议使用如下更简洁、有效的标准筛查 SMM 和 MNM,即输血 ≥ 4U 和转诊至重症监护病房的孕产妇。利用该标准识别 SMM 和 MNM 的敏感度和特异度分别为 86.4% 和 87.8%,阳性预测值为 85.0%。此标准简单实用,值得借鉴。

二、孕产妇死亡

1. 定义 孕产妇死亡率是世界公认的衡量国民健康水平与社会进步的三大综合指标之一。我国孕产妇死亡是指在妊娠期或妊娠终止后 42 天之内的妇女,无论妊娠时间和部位,由于任何与妊娠或妊娠处理有关的或由此而加重了的原因导致的死亡,但不包括意外原因(如车祸、中毒等)导致的死亡。

2. 孕产妇死亡率变化 在过去二十年中,中国在改善孕产妇健康方面取得了令人瞩目的进展。1990 年全国孕产妇死亡率为 88.8/10 万,2018 年下降至 18.3/10 万,较 1990 年下降了 79.4%。然而,研究发现县级医院的水平和趋势存在很大的异质性。孕产妇死亡率较低的县区医院大都集中分布在东部和东南部。在经济欠发达地区,积极的妇幼卫生政策可以快速降低孕产妇死亡率。改善农村地区医疗保健的可及性和质量,提供更多的接受过高质量教育和培训的助产士,是未来几十年改善中国孕产妇健康的重要措施。

表 1-1　WHO 制定的危重孕产妇诊断标准

功能障碍系统	临床指征	实验室指标	治疗
心血管	休克、心搏骤停	重度血流灌注不足（乳酸 >5mmol/L 或 45mg/dl），重度酸中毒（pH<7.1）	连续使用血管活性药物，心肺复苏
呼吸系统	急性发绀，喘息临终呼吸，重度呼吸急促（呼吸频率 >40 次 /min），重度呼吸缓慢（呼吸频率 <6 次 /min）	重度低氧血症（血氧饱和度 <0.90，持续 ≥ 60min 或氧合指数 <200）	气管插管和通气（为抢救而实施）
肾脏功能	少尿，补液和利尿剂无效	重度急性氮质血症（肌酐 >309μmol/L 或 >3.5mg/dl）	急性肾衰竭透析
凝血 / 血液	凝血功能障碍	重度急性血小板减少症（血小板 <50×10⁹/L）	大量输血 / 输成分血（≥ 5U）
肝脏	子痫前期时发生黄疸	重度急性高胆红素血症（胆红素 >103μmol/L 或 >6.0mg/dl）	
神经系统	长时间无意识或昏迷（持续 ≥ 12h，包括代谢性昏迷），脑卒中，癫痫发作或持续状态，全身瘫痪	格拉斯哥昏迷评分 <10 分	
子宫			出血或感染导致子宫切除术

3. 孕产妇主要死亡原因　2010 年全国直接产科原因导致的孕产妇死亡比例为 50.5%，2015 年下降为 42.9%，2017 年上升为 53.9%；2018 年，全国直接产科原因孕产妇死亡比例约占 45.9%，全国（图 1-1）和农村孕产妇前三位死因为产科出血、羊水栓塞和妊娠期高血压疾病，城市前三位死因为产科出血、心脏病和羊水栓塞。

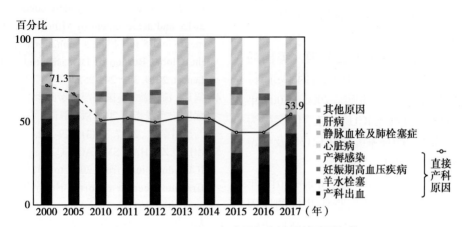

图 1-1　2010—2018 年全国孕产妇死亡原因构成
（引自：国家卫生健康委员会. 中国卫生健康统计年鉴.
北京：中国协和医科大学出版社，2019）

3

可能与两孩政策的影响有关,2016年至2017年全国、城市和农村地区产科出血、妊娠期高血压疾病、羊水栓塞的病死率和死因占比都有所回升,2018年又略有回落。

三、重症监护病房

1. 重症监护病房收住率　及时、专业、合理的治疗对保证重症孕产妇生命安全至关重要。虽然不是所有危急重症患者都入住了重症监护病房(intensive care unit,ICU),但是孕产妇ICU收住率的流行病学研究为了解重症孕产妇提供了有意义的数据,是重要的医疗质量评估指标。

妊娠或产后患者需要循环或呼吸功能的支持时应转入ICU。不同中心及国家ICU收住率差异明显。有报道ICU总体的收住率在0.04%~4.54%。美国0.1%~0.8%的产科患者收住ICU,这些患者的死亡率为2%~11%,虽然比入住ICU的普通患者略低,但是远高于发达国家的平均孕产妇死亡率。若加上虽未收住ICU但在病房内接受了一系列重症监护治疗的患者,美国有1%~3%孕产妇需要重症监护治疗。

我国不同地区及级别医院ICU收住率亦存在差异,但缺乏多中心的数据。2008—2016年北京三家三甲医院共有0.56%的产科患者收住ICU,由2008年的0.31%增长至2016年的0.73%。

2. 重症监护病房收住原因　美国的ICU收住原因前两位为直接产科因素:产科出血及妊娠期高血压疾病。2006—2009年期间法国孕产妇入住ICU的前三位疾病为产科出血(25%)、循环系统疾病(21%)及妊娠期高血压疾病(13%)。

国内的报道基本一致,2008—2016年北京三家三甲医院孕产妇收住ICU的原因依次为产后出血(34.62%)、妊娠期高血压疾病(31.77%)及心脑血管疾病(15.9%)。比较2008—2011年及2012—2016年,不仅ICU收住率增加(3.05% *vs.*7.85%),产后出血患者比例亦增加(23% *vs.*38.5%)。

2015年10月,我国全面放开两孩政策。高龄孕产妇和高危孕产妇比例上升,病理妊娠发生率、妊娠并发症及合并症发病风险增高。了解我国产科住院病种的变化,提高对新增的急危重症的警觉性,有助于改善孕产妇保健质量。

四、展望

我们不仅需要通过孕产妇死亡评审制度来评估产科危重症,还需要更好的工具及数据库来分析这类患者的流行病学特点。分析收住ICU孕产妇的情况能帮助产科医师更好地了解危急重症。流行病学深入的研究对制定产科危急重症预防及治疗策略有一定价值。

(赵扬玉　曾琳　陈扬)

参考文献

1. 陈敦金,林琳.我国孕产妇危重症防治的一点思考.中国围产医学杂志,2018,21(9):581-584.

2. Obstetric care consensus no. 5: severe maternal morbidity: screening and review. Obstet Gynecol, 2016, 128 (3): 54-60.

3. LIANG J, LI XH, KANG CY, et al. Maternal mortality ratios in 2852 Chinese counties, 1996—2015, and achievement of Millennium Development Goal 5 in China: a subnational analysis of the Global Burden of Disease Study 2016. the Lancet, 2019, 393: 241-252.

4. 周玮,漆洪波.美国妇产科医师学会"妊娠期重症监护实践指南2016版"解读.中国实用妇科与产科杂志,2017,33(3):279-282.

5. ZHAO ZL, HAN SY, YAO GQ. Pregnancy-related ICU admissions from 2008 to 2016 in China: a first multicenter report. Critical Care Medicine, 2018, 46 (10): 1002-1009.

6. 胡丽娜.二孩政策下高危孕产妇风险预警体系构建的思考.中国实用妇科与产科杂志,2017,33(01):52-54.

第二节　妊娠期生理变化

妊娠是一种生理状态,妊娠期在胎盘产生的激素和神经内分泌的影响下,孕妇体内各系统发生一系列生理变化以适应胎儿生长发育的需要并为分娩作准备。孕期血容量及心排血量明显增加,有基础心脏疾病者在妊娠、分娩期更易发生心力衰竭。妊娠期生理正常值及疾病的诊断不同于非孕期。

一、生殖系统的变化

变化最大的器官是子宫,主要表现为体积增大、血流量增加和子宫下段形成,以利于容受妊娠物并为分娩作准备。

二、循环系统的变化

1. 早在妊娠 4 周时即开始出现血浆容量和红细胞总量增加,妊娠 28~34 周时达到高峰,之后保持稳定。血浆容量的增加大于血细胞比容的增加,从而导致"生理性贫血"。

2. 妊娠期主要的血流动力学变化包括:心排血量增加、全身血管阻力降低、体循环血压降低。分娩后数分钟,心排血量达到峰值,之后逐渐恢复至妊娠前水平。

3. 临产和分娩时由于焦虑、劳累、疼痛、宫缩、子宫复旧和出血,可出现显著血流动力学变化。感染、出血及进行麻醉和镇痛也发挥一定作用。

(1)心输出量:每次宫缩时,子宫血液进入体循环,从而增加临产时的前负荷。心输出量水平临产早期比临产前增加 15%,随产程进展增加更多,至产后即刻,心输出量比临产前增加 80%。在分娩后 3 个月或更久,心输出量和全身血管阻力逐渐恢复至非妊娠水平。

(2)血压:每次宫缩过程中,收缩压和舒张压分别增加 15%~25% 和 10%~15%。体循环血压的升高取决于宫缩的持续时间和强度、产妇的体位以及其感受到的疼痛和焦虑程度。

三、血液系统的变化

1. 妊娠期最主要的血液学改变为生理性贫血、中性粒细胞增多、轻度血小板减少、凝血因子增加和纤维蛋白溶解减少。

2. 血浆容量在妊娠 6~12 周增加 10%~15%,然后迅速增加直到 30~34 周,此后仅轻度增加。

3. 红细胞总量在妊娠 8~10 周开始增加,到妊娠晚期红细胞容量稳定增加,比非妊娠女性可高出 20%~30%(250~450ml)。相对于血红蛋白容量和红细胞容量的增加,血浆容量增加更多,导致健康妊娠女性血红蛋白水平轻度下降,即妊娠期生理性或稀释性贫血。

4. 中性粒细胞计数在妊娠第 2 个月开始增多,到中期妊娠或晚期妊娠时进入平台期,此时白细胞总计数的范围为 9 000~15 000/μl,绝对淋巴细胞计数没有变化。

5. 妊娠女性平均血小板计数与健康非妊娠女性相比可能会有轻度降低,但大部分仍在正常范围,约 5% 的妊娠女性会出现血小板计数轻度下降,在分娩后很快开始升高,并且在恢复到基线水平之前持续升高 3~4 周。

6. 几种凝血因子的变化导致了高凝状

态,凝血酶原时间和部分凝血活酶时间减少20%。

(1)在妊娠中期和晚期,对活化蛋白C的抵抗增加。

(2)蛋白S减少。

(3)凝血因子Ⅰ、Ⅱ、Ⅴ、Ⅶ、Ⅷ、Ⅹ和Ⅻ增加。

(4)纤溶蛋白抑制物PAI-1和PAI-2的活性增加,但总纤溶蛋白活性可能不受影响。

四、泌尿系统的变化

1. 生理性输尿管扩张(肾积水和输尿管积水)在妊娠期较为常见,可以由激素作用、外部压迫及输尿管壁内在变化引起。妊娠期肾脏体积也将增加。

2. 尿频和夜尿增多是妊娠期最常见的症状,通常不需要特异性治疗。妊娠期也可出现尿失禁。

3. 妊娠期肾小球滤过率(glomerular filtration rate,GFR)和肾血流量显著增加,使血清肌酐浓度生理性下降。妊娠女性血清肌酐>1.0mg/dl可能提示严重的肾功能不全。

4. 妊娠期其他生理性变化包括慢性呼吸性碱中毒和轻度低钠血症。葡萄糖、氨基酸及β-微球蛋白的重吸收比例减少,从而可以引起轻度的糖尿和氨基酸尿。蛋白排泄增加。

5. 胎盘释放加压素酶使得抗利尿激素(antidiuretic hormone,ADH)的分解代谢率增加至大约4倍,但由于垂体生成的ADH也同时增加,ADH水平依然维持正常。加压素酶高于正常水平或加压素储备减少的女性可能发生妊娠期尿崩症。

五、呼吸系统的变化

1. 膈肌升高。

2. 功能残气量降低和第1秒用力呼气容积(forced expiratory volume in one second,FEV$_1$)降低。

3. 通气增加。每分通气量增加,足月时增加近50%。

4. 代偿性呼吸性碱中毒和动脉氧分压增加。

六、消化系统的变化

1. 妊娠期胃食管反流较常见。

2. 妊娠期由于腹压增加及食管下段括约肌松弛,易发生胃内容物误吸。在临产过程中或分娩后风险最高。

3. 妊娠期血清转氨酶、胆红素和空腹总胆汁酸浓度保持在正常范围内。血清白蛋白和γ-谷氨酰转肽酶水平显著降低,而脂质和碱性磷酸酶水平显著增加。

4. 胆囊炎和胆石症发病增加。

5. 妊娠期子宫增大压迫肠管,激素水平改变(孕酮水平增加)使小肠和结肠运动减弱导致腹胀和便秘。

6. 妊娠期痔疮常见,便秘可加重痔疮。

7. 妊娠期发生的绝大多数胃肠道症状可在分娩后缓解,可进行支持性治疗。但出现胆源性胰腺炎、阑尾炎、胆石症合并胆囊炎、急性肝炎等疾病时,需立即请相关科室专家会诊,及时诊治。

七、骨骼、肌肉的变化和疼痛

1. 妊娠相关的体重、体型和激素改变可引起肌肉骨骼改变,包括脊柱前凸和关节松弛。

2. 腰痛是妊娠期常见主诉。常由机械因素而非椎间盘突出引起。建议对妊娠期的腰痛采用非药物性干预,如果需要药物治疗,可选择对乙酰氨基酚。

3. 对于耻骨联合相关的疼痛,建议采用保守干预措施(以侧卧位休息、使用支架或腰带支撑骨盆、使用助行器移动,以及分级锻炼方案)。

(刘彩霞　张丽娟)

―――――― 参考文献 ――――――

1. 曹泽毅. 中华妇产科学. 3版. 北京:人民卫生出版社,2014.

2. 谢幸,孔北华,段涛. 妇产科学. 9版. 北京:人民卫生出版社, 2018.

3. Cunningham F. Gary, et al. Williams Obstetrics. 25th ed. McGraw-Hill Education, 2018.

4. Foley MR, Gersh BJ. Maternal adaptations to pregnancy: Cardiovascular and hemodynamic changes. 2019 Uptodate, topic 443.

第三节 水、电解质、酸碱平衡

为适应胎儿胎盘快速增长的需要,孕妇体内代谢经历显著变化,包括水、蛋白质、碳水化合物、脂、矿物质、酸碱平衡及血浆电解质等,本节讨论孕妇的水、电解质及酸碱平衡。

一、水代谢

妊娠期由于血浆渗透压下降,水潴留增多。足月时,胎儿、胎盘及羊水的总含水量约为3.5L,另外3L液体的累积是由于母体血容量和组织间液增加,以及子宫和乳腺的体积增加造成的。因此,正常妊娠过程中,孕妇平均增加的液体含量最小为6.5L。许多孕妇出现腿部及踝部的凹陷性水肿,特别是在妊娠晚期这种液体潴留可以达到1L左右,是由于妊娠子宫压迫下腔静脉所致。由妊娠所导致的间质胶体渗透压的降低也促进了妊娠晚期水肿的形成。

正常产妇阴道分娩后,产后10天内体重减轻约2kg。产后水的转移及排泄,与孕期水的潴留多少、分娩时的脱水情况,以及血液丢失多少有关。

二、电解质和矿物质

1. 电解质 尽管在妊娠期钠、钾大量潴留,但这些电解质的血清浓度却降低。正常妊娠期可潴留近1 000mEq的钠和300mEq的钾。尽管妊娠期肾小管对钠、钾的通透性增加,但它们的排出量并未改变。这些电解质的排泄分数降低可能是因为孕酮对抗了醛固酮促进尿钠、尿钾排泄的作用。

2. 矿物质

(1)铁:妊娠后铁的需要增加,整个孕期需要增加约1 000mg铁,妊娠后半期至足月时铁的需要量增加明显,每日平均需要6~7mg,普通膳食不能满足该需要量。因此孕期如不及时补充外源性铁剂,常导致不同程度的缺铁性贫血。血清铁在妊娠初期稍有升高,以后则逐渐减少,至孕晚期约为初期的1/2。铁蛋白与血清铁变化过程类似,从妊娠4个月开始下降,至孕晚期达最低。

通常建议对孕前血红蛋白测量正常的妇女,从怀孕第12周开始每天以简单铁盐的形式补充30mg元素铁。对多胎孕妇或怀孕前血红蛋白低的女性,建议补充60~100mg/d的元素铁,直至血红蛋白浓度正常,此后的补充剂量可降至30mg/d。

(2)钙:妊娠期间大量的钙对于胎儿骨骼和组织的发育,以及激素的适应至关重要。这些包括钙调节激素参与钙肠道吸收、肾脏再吸收和骨中钙的代谢。与存储量较少且易于耗尽的母体铁和叶酸相比,母体钙贮存较多,且大部分贮存于骨骼中,容易动员。胎儿每天平均使用300mg钙,胎儿的钙需求在妊娠晚期最高。研究表明,妊娠期间钙的不足与妊娠期高血压、早产和子痫前期有关。

孕妇血清钙浓度与非孕妇相比稍有下降，原因可能与血液稀释、妊娠期白蛋白减少、血清中蛋白结合钙减少有关。钙的参考膳食摄入量为 1 000mg/d，在孕前和孕期许多妇女难以从膳食中获得足够的钙，因此需要补充。

（3）锌和镁：锌参与核酸和蛋白质代谢的催化、结构和调节功能。超过 100 多种酶需要锌的参与，母体缺锌可导致产程延长、胎儿生长受限、畸形、胚胎或胎儿死亡。孕妇每天参考膳食摄入量为 11mg/d，均衡膳食的孕妇通常不需要补锌，但是，如果一名孕妇每天使用超过 60mg 元素铁，建议补锌，因为铁与锌的吸收相竞争。

镁在孕期浓度稍低，原因可能与血浆蛋白浓度下降、与蛋白结合的镁减少有关。

三、酸碱平衡

正常情况下，机体有完善的酸碱平衡代谢调节机制。CO_2 由肺部排出控制 H_2CO_3 的浓度，非挥发酸由肾脏排出。细胞内液、细胞外液和血液参与各器官组织酸碱平衡的调节代谢。

机体酸碱平衡的生化测定由 3 个方面来决定：①血 pH：正常值是 7.4 ± 0.05；②血二氧化碳分压（partial pressure of carbon dioxide，PCO_2）：正常值是 (40 ± 5)mmHg；③标准碱：是血浆 HCO_3^- 在标准条件下（PCO_2 40mmHg，温度 37℃）测定的，正常值是 24mEq/L。pH 决定血液的酸碱度，PCO_2 反映酸碱紊乱的呼吸情况，SB 反映代谢情况。

妊娠妇女呈轻度过度通气，由于血 PCO_2 的降低处于轻度呼吸性碱中毒状态。血浆碳酸氢盐轻度下降部分地减少了呼吸性碱中毒风险，结果血 pH 轻度升高。血 pH 的升高使氧解离曲线左移（Bohr 效应），增加了母体血红蛋白对氧的亲和力，降低了母血氧释放能力。因此，过度通气导致了母体 PCO_2 的降低，加速了 CO_2 从胎儿到母体的运输，但是却损害了氧气从母体到胎儿的转运。因此，血 pH 虽然轻度增加，但也会刺激母体红细胞 2,3- 二磷酸甘油酸的增加。通过使氧解离曲线右移而抵消 Bohr 效应，有利于氧气向胎儿的转运。

（古 航）

--- 参考文献 ---

1. 曹泽毅. 中华妇产科学. 3 版. 北京：人民卫生出版社，2014.
2. CUNNINGHAM F. Gary. Williams Obstetrics. 25th ed. McGraw-Hill Education, 2018.
3. Steven G. Gabbe, Jennifer R. Niebyl, Joe Leigh Simpson, et al. Obstetrics: Normal and Problem Pregnancies. 7th ed. 2017.

第四节 母胎血气生理学

酸碱平衡和电解质是维持人体内环境稳定的重要因素。酸碱失衡和电解质紊乱有时会成为危重症患者致死的直接原因。维持酸碱和电解质平衡是危重症患者救治过程中的重要环节。国外于 20 世纪 50 年代末将动脉血气分析技术应用于临床，我国于 20 世纪

70 年代开始逐步在临床上广泛应用,近 10 年来,关于新生儿脐动脉血气监测诊断新生儿窒息已得到专家的共识。

一、人体酸碱平衡调节作用

人体通过调节系统维持体内酸碱平衡作用。

1. 缓冲系统 反应迅速,作用不持久。

(1)血浆中:$NaHCO_3/H_2CO_3$ 为主。

(2)红细胞中:KHb/HHb(还原血红蛋白缓冲)。

2. 肺调节 效能最大,作用于 30 分钟达最高峰,通过改变肺泡通气量控制 CO_2 的排出量来维持。

3. 肾调节 作用更慢,数小时后起作用,3~5 天达高峰。

二、血气分析常用参数

1. H^+ 浓度和血 pH

(1)血液的 H^+ 浓度很低。

(2)血 pH:H^+ 浓度的负对数。

(3)正常动脉血 pH:7.35~7.45。

(4)酸血症:pH<7.35。

(5)碱血症:pH>7.45。

(6)正常 pH ≠ 酸碱平衡。

2. 动脉血二氧化碳分压($PaCO_2$)

(1)血浆中物理溶解的 CO_2 分子产生的张力。

(2)参考值:35~45mmHg(1mmHg=0.133kPa)。

(3)意义

1)测定 $PaCO_2$ 可直接了解肺泡通气量,两者成反比。

2)反映呼吸性酸碱失调的重要指标。

3)>45mmHg,呼吸性酸中毒或代偿后代谢性碱中毒。

4)<35mmHg,呼吸性碱中毒或代偿后代谢性酸中毒。

3. 动脉血氧分压(PaO_2)

(1)参考值:80~100mmHg(100–1/3 年龄)。

(2)PaO_2 越高,HbO_2% 越高(体内氧的主要来源)。

(3)通气功能障碍:低 PaO_2 并二氧化碳潴留。

(4)换气功能障碍:弥散功能障碍、静-动脉分流,如急性肺损伤、肺水肿、肺淤血、肺间质纤维化。仅低 PaO_2,当残存有效肺泡极少而不能代偿时,才会出现 $PaCO_2$ 增高。

4. 动脉血氧饱和度(SaO_2)

(1)血液在一定 PO_2 下,HbO_2 占全部 Hb 的百分比。

(2)公式表示:$SO_2\% = [HbO_2/(HbO_2 + Hb)] \times 100\%$。

(3)参考值:91%~99%。

(4)意义

1)SaO_2 与 PaO_2 直接相关。

2)当 PaO_2 为 150mmHg 时,SaO_2 为 100%。

3)PaO_2 60~100~150mmHg,SaO_2 90%~97%~100%。

5. 氧合指数(PaO_2/FiO_2,P/F)

(1)动脉血氧分压/吸入气氧浓度(PaO_2/FiO_2)。

(2)参考值:400~500mmHg。

(3)氧疗时,反映肺组织的实际换气功能。

(4)呼气末正压(positive end-expiratory pressure,PEEP)或持续气道正压(continuous positive airway pressure,CPAP)≥5cmH$_2$O,P/F ≤ 300mmHg,诊断急性呼吸窘迫综合征(acute respiratory distress syndrome,ARDS),反映病情严重程度及变化。

6. 标准碳酸氢盐和实际碳酸氢盐

(1)标准碳酸氢盐(standard bicarbonate,SB):指在标准条件下血浆 HCO_3^- 含量。

1)$PaCO_2$ 40mmHg,37℃,Hb 完全饱和。

2)正常值为 22~26mmol/L。

3)代谢性酸碱平衡紊乱的指标。

(2)实际碳酸氢盐(actual bicarbonate,AB):在实际条件下血浆 HCO_3^- 含量,受呼吸

和代谢两方面的影响。

（3）AB>SB：二氧化碳潴留，见于呼吸性酸中毒或代偿后的代谢性碱中毒。

（4）AB<SB：过度通气，见于呼吸性碱毒或代偿后的代谢性酸中毒。

7. 碱剩余

（1）碱剩余（base excess，BE）：指在标准条件下，将 1L 全血或血浆的 pH 滴定到 7.40 时所需要的酸或碱的量。

（2）正常值为（0±3）mmol/L。

8. 阴离子间隙

（1）阴离子间隙（anion gap，AG）：血浆中未测定的阴离子与未测定的阳离子的差值。

（2）正常值：10~14mmol/L。

（3）计算公式为：$AG = Na^+ - HCO_3^- - Cl^-$。

9. 二氧化碳结合力

（1）二氧化碳结合力（carbondioxide combining power，CO_2CP）：血浆中呈化学结合状态的 CO_2 反映血浆中 HCO_3^- 的含量。

（2）正常值：23~31mmol/L。

三、酸碱失衡的类型

1. 代谢性酸中毒

（1）特点：原发性 HCO_3^- 浓度降低。

（2）分类：阴离子间隙正常型和阴离子间隙增高型。

1）AG 正常型代谢性酸中毒

A. 特点：血浆中的 HCO_3^- 浓度降低，AG 正常，伴有血 Cl^- 代偿性增高。

B. 病因：消化道丢失 HCO_3^-（消化液大量丢失）；摄入过多如长期或大量使用酸性物质；肾脏排出 H^+ 功能障碍。

2）AG 增高型代谢性酸中毒

A. 特点：血中固有酸增高，AG 增高，血 Cl^- 正常。

B. 病因：乳酸酸中毒；酮症酸中毒（糖尿病、酒精性和饥饿性）；甲醇、乙醇、乙二醇中毒；尿毒症。

（3）代谢性酸中毒对机体的影响

1）心血管系统：心肌收缩力下降，心律失常，血管对儿茶酚胺敏感性下降。

2）中枢神经系统：抑制作用。

2. 代谢性碱中毒

（1）特征：原发性 HCO_3^- 浓度升高。

（2）病因及发病机制

1）消化道丢失 H^+。

2）肾丢失 H^+（利尿剂）。

3）H^+ 向细胞内转移。

4）碱性物质摄入过多。

（3）代谢性碱中毒对机体的影响

1）中枢神经系统功能：兴奋作用。

2）神经肌肉应激性增高。

3）氧解离曲线左移：导致组织缺氧。

4）低钾血症：H^+-Na^+ 交换减少。
K^+-Na^+ 交换增强。

3. 呼吸性酸中毒

（1）特点：CO_2 排出障碍或 CO_2 吸入过多。

（2）病因

1）CO_2 排出减少：呼吸中枢抑制，呼吸肌麻痹，呼吸道阻塞，胸部疾病，肺部疾病，呼吸机使用不当。

2）CO_2 吸收过多：通气不良的环境，吸入高浓度 CO_2。

（3）呼吸性酸中毒对机体的影响

1）心血管系统：同代谢性酸中毒。

2）神经系统：取决于 CO_2 潴留的程度、速度。

3）机制：中枢酸中毒明显，脑血管扩张。

4. 呼吸性碱中毒

（1）特点：肺过度通气，原发性 $PaCO_2$ 降低。

（2）病因：低氧血症，中枢神经系统疾病或精神障碍，机体代谢旺盛，呼吸机使用不当。

（3）呼吸性碱中毒对机体的影响：同代谢性碱中毒。

四、妊娠期母体动脉血气

PaO_2 升高、$PaCO_2$ 降低：妊娠是一种与肺泡过度通气有关的轻度呼吸性碱中毒状态。每分钟通气量增加，超过了代谢需求，会降低肺泡和动脉血二氧化碳分压（$PaCO_2$），同时增加肺泡氧分压（$P_{A}O_2$）和动脉血氧分压（PaO_2）。这种变化引起呼吸性碱中毒，会导致肾脏丢失碳酸氢盐的继发性代偿。因此，与非妊娠期相比，妊娠期正常的血气分析显示 PaO_2 更高（100~106mmHg），而 $PaCO_2$ 更低（28~30mmHg），且常伴有 pH 稍偏碱性。

关注妊娠期"正常"呼吸性碱中毒基础上的变化：晚期妊娠正常的动脉血气水平约为 pH 7.39~7.45、PCO_2 25~33mmHg、PO_2 92~107mmHg，碳酸氢盐 16~22mEq/L。

妊娠期任何血气变化都是在妊娠期"正常"呼吸性碱中毒基础上发生的。因此，妊娠期急性哮喘时 $PaCO_2$>35mmHg 或 PaO_2<70mmHg 所带来的损害比非妊娠期更严重。

五、新生儿脐动脉血气

1. 胎儿血气生理

（1）胎儿宫内依靠脐带连接胎盘，维持胎儿宫内氧供及营养供给。

（2）脐动脉内为静脉血，由胎儿心脏泵出，脐动脉血反映胎儿体内代谢状态。

（3）脐静脉内为动脉血，胎盘完成氧交换血液，流向胎儿心脏。

（4）胎儿宫内缺氧，可进一步发展为胎儿酸中毒。

2. 新生儿脐动脉血气意义

（1）脐动脉血气代表新生儿在产程中血气变化的结局。

（2）提示有无缺氧、酸中毒及其严重程度。

（3）可以反映新生儿窒息的病理生理本质：由于胎盘 / 胎儿血流气体交换障碍导致低氧血症、高碳酸血症及代谢性酸中毒。

（4）比 Apgar 评分更客观，更具有特征性。

3. 脐动脉血气诊断新生儿窒息的标准

（1）国外将脐动脉 pH<7.0 作为新生儿窒息预后不良的最高危因素。

（2）窒息缺氧新生儿需心肺复苏者若脐动脉 pH<7.0，83.3% 预后不良，脐动脉血 pH>7.0，10.8% 预后不良。

（3）2008—2009 年我国新生儿脐动脉血气指标研究协作组多中心临床研究，结论认为：新生儿窒息的脐动脉血 pH 临床校正值分布范围为 7.00~7.20，碱剩余分布范围为 −18~−10mmol/L。

4. 2016 年我国诊断新生儿窒息专家共识

（1）新生儿生后仍需要进行 Apgar 评分，在二级及以上有条件的医院鼓励开展脐动脉血气分析。

（2）Apgar 评分要结合血气结果作出窒息的诊断。

（3）轻度窒息：Apgar 评分 1 分钟 ≤ 7 分，或 5 分钟 ≤ 7 分，伴脐动脉血 pH<7.2。

（4）重度窒息：Apgar 评分 1 分钟 ≤ 3 分，或 5 分钟 ≤ 5 分，伴脐动脉血 pH<7.0。

（张晓红）

———— 参考文献 ————

1. 钱桂生．现代临床血气分析．北京：人民军医出版社，2002：3-4.

2. 姜亚芳，余丽君．病理学与病理生理学．北京：中国协和医科大学出版社，2012：48-69.

3. 中华医学会围产医学分会新生儿复苏学组．新生儿窒息诊断的专家共识．中华围产医学杂志，2016，19：3-6.

4. BEHRMAN RE, KLIEGMAN RM, JENSON HB. Nelson textbook of pediatrics. 18th ed. Philadelphia: Sauders, 2007: Chapter 99.

5. PERLMAN JM. Intervention strategies for neonatal hypoxic-ischemic cerebral injury. Clin Ther, 2006, 28 (9): 1353-1365.

6. 新生儿脐动脉血气指标研究协作组．脐动脉血气指标诊断新生儿窒息的多中心临床研究．中华儿科杂志，2010，48 (9): 668-673.

第二章

休 克

第一节　失血性休克

失血性休克（hemorrhagic shock）为一种低血容量性休克，是因各种原因造成机体短时间内大量失血、有效循环血量减少、组织灌注不足、细胞代谢紊乱和器官功能受损而导致的临床综合征。产科出血速度过快，未能及时止血易导致失血性休克，孕产妇死亡率高。目前产科出血导致的孕产妇死亡约占孕产妇死亡总数的 23%。针对产科出血病因，快速止血、纠正休克，可有效减少孕产妇出现多器官功能障碍综合征（multiple organ dysfunction syndrome，MODS），降低病死率。

【病因】

宫外孕破裂腹腔内出血、前置胎盘产前出血、胎盘早剥、子宫破裂、软产道裂伤、产后出血等各种产科出血未能及时止血都有可能导致失血性休克。

【病例报告——入院部分】

病史：患者 29 岁，主因"停经 40 周，阴道流液 3 小时"入院。孕期规律产检，核对孕周准确，血清学筛查低风险，口服葡萄糖耐量试验（oral glucose tolerance test，OGTT）结果正常。因"胎膜早破"入院。孕前体重 58kg，现体重 70kg，身高 170cm，既往体健，G_3P_0，人工流产 1 次，自然流产 1 次。

查体：体温 36.5℃，脉搏 100 次/min，呼吸 20 次/min，血压 128/72mmHg，神志清楚，心肺未见异常。腹部膨隆，质软。专科检查：宫高 34cm，腹围 96cm，可扪及不规律宫缩，20 秒/7~8 分钟，先露头，胎方位为枕右横，已衔接。胎心率 140 次/min，宫缩应激试验（contraction stress test，CST）阴性。阴道检查：宫颈管长 1cm，质地中等，居中，先露头，S-2cm，羊水清。

辅助检查：血常规示 WBC 10.78×10^9/L，Neu 75.4%，Hb 113g/L，PLT 272×10^9/L。凝血功能：PT 10.6 秒，A 101%，Fib 3.96g/L，APTT 26.7 秒。2 周前产科 B 超：宫内孕足月，胎儿估重 3 227g。胎盘位于左后壁，羊水指数 13.4cm，脐带绕颈 1 周。

诊治过程：患者自然临产，第一产程 19 小时 30 分钟，第二产程 1 小时 19 分钟，顺产一活男婴，身长 53cm，体重 3 650g，新生儿 Apgar 评分均为 10 分。胎儿娩出后即给予缩宫素 10U 肌内注射，观察阴道出血量多、速度快，胎盘未娩出，考虑胎盘粘连行手取胎盘，娩出大部分胎盘后，估计阴道出血 600ml，查会阴Ⅰ度裂伤，宫颈无裂伤，宫缩乏力，立即心电监护、吸氧，开放第 2 条静脉通路，持续双手按摩子宫，乳酸钠林格液 500ml 快速静脉滴注、催产素 10U/h 泵入，卡前列甲酯酸 1mg 舌下含服，卡前列素氨丁三醇注射液 250μg 肌内注射，查血常规、凝血功能，紧急配血。留置尿管，卵圆钳钳夹宫颈 3、9 点处，出血汹涌，按压子宫下段，快速缝合会阴伤口。产后 12 分钟，阴道出血 1 000ml，查脉搏 125 次/min，呼吸 28 次/min，血压 110/55mmHg，SaO_2 97%。床旁超声提示子宫下段宫腔积血，子宫后壁胎盘植入，剥离残留胎盘组织，取出宫腔内积血，子宫下段不收缩，再次给予卡前列素氨丁三醇注射液250μg肌内注射及米索前列醇600μg肛塞，钙剂1g及氨甲环酸1g静脉滴注，同时行宫腔水囊填塞。产后20分钟开始输悬浮红细胞2U。至产后30分钟估计阴道出血量2 000ml，且仍继续出血，有血块，尿量500ml。查体：贫血貌，表情淡漠，脉搏147次/min，呼吸26次/min，血压133/87mmHg，休克指数1.52。复查血常规、凝血、肝肾功能化验，继续输悬浮红细胞4U、血浆400ml，同时决定急诊行开腹探查术。至手术前，产后1小时出血2 900ml，输晶体液2 700ml，输悬浮红细胞1 200ml，输血浆400ml，尿量500ml。入室时化验结果：血常规WBC $11.95×10^9$/L，Hb 89g/L，PLT $141×10^9$/L，Neu 90.3%。凝血功能：PT 14.4秒↑，A 60%↓，Fib 2.41g/L↓，APTT 30.7秒。

【临床表现与早期识别】

妊娠晚期血容量的增加使孕妇能耐受分娩前后的正常失血，出血稍多时不出现明显的症状和体征，部分孕产妇在大量失血时才出现心动过速、血压下降的表现。

出现心动过速或血压下降的孕产妇，其实际出血可能已达总血容量的25%（大约或超过1 500ml），孕产妇实际出血量的早期正确识别对改善孕产妇结局至关重要。

临床表现：

（1）休克早期（代偿期）：失血量＜总血容量的15%（750ml），精神紧张，焦虑，烦躁，口渴，皮肤和面色苍白，四肢发冷，心动过速，血压正常，尿量正常或减少。

（2）休克期（失代偿期）：失血量≥总血容量的15%（750ml），神志淡漠，反应迟钝或昏迷，口唇发绀，皮肤和面色明显苍白或出现花斑，四肢湿冷，脉搏细数，血压下降，脉压明显减小，尿少或无尿。

> **早期识别要点**
>
> 识别产科出血的高危因素，孕产妇出血伴心动过速、血压下降时，应考虑失血性休克的可能。在生命体征恶化前及时干预是改善孕产妇预后的关键。

【诊断依据及标准】

1. 诊断依据

（1）高危因素：分娩前全面、详细询问病史，了解有无产科出血的高危因素，包括：①患者一般情况：产妇体质虚弱、精神紧张或合并慢性全身性疾病；②产程延长或停滞、急产；③缩宫素使用时间过长；④绒毛膜羊膜炎；⑤羊水过多、巨大胎儿、多胎妊娠；⑥多产、子宫手术史、多次宫腔操作史；⑦子宫肌瘤，双子宫、双角子宫、残角子宫等子宫发育异常；⑧前置胎盘、胎盘植入、胎盘早剥、子宫破裂；⑨过多使用镇静剂、宫缩抑制剂。

（2）临床表现：孕产妇出现精神紧张、焦虑、烦躁、口渴、皮肤和面色苍白、四肢发冷、心动过速、血压正常、尿量正常或减少等，考虑为休克早期。神志淡漠，反应迟钝或昏迷，口唇发绀，皮肤和面色明显苍白或出现花斑，四肢湿冷，脉搏细数，血压下降，脉压明显减小，尿少或无尿，考虑为休克期。

（3）辅助检查：休克患者常出现代谢性酸中毒及低氧血症。血常规、凝血常规、动脉血气、生化指标、中心静脉压出现异常。

2. 诊断标准

（1）有明确的失血性休克的原因，如产后出血、子宫破裂等。

（2）有意识障碍。

（3）脉搏细速，超过100次/min或不能触知。

（4）四肢湿冷，胸骨部位皮肤指压阳性（压迫后再充盈时间超过2秒钟），皮肤有花纹,黏膜苍白或发绀,尿量少于 30ml/h 或尿闭。

(5)收缩压低于 10.7kPa(80mmHg)。

(6)脉压 <2.7kPa(20mmHg)。

(7)原有高血压者,收缩压较原水平下降 30% 以上。

凡符合上述第(1)项以及第(2)、(3)、(4)项中的两项和第(5)、(6)、(7)项中的一项者,可诊断为失血性休克。

诊断要点

孕产妇有产科出血的高危因素,伴神志改变、口渴、皮肤和面色苍白、四肢发冷、心动过速、血压下降、尿少等临床表现,结合血常规、凝血功能、动脉血气分析等辅助检查评估休克的严重程度。

【鉴别诊断】

1. 心源性休克

(1)既往有先天性心脏病、风湿性心脏病、围产期心肌病、高血压、冠心病、心肌病、心肌炎、严重心律失常等病史。

(2)出现心悸、胸闷、气促、端坐呼吸、阵发性咳嗽、咳大量粉红色泡沫痰、双肺闻及广泛湿啰音和哮鸣音等临床表现。

(3)胸部 X 线检查见心脏增大、肺淤血。

(4)诊断标准

1)持续性低血压:收缩压降至 90mmHg 以下,持续 30 分钟以上,需循环支持。

2)组织低灌注状态:皮肤湿冷、苍白和发绀;尿量显著减少(<30ml/h),甚至无尿;意识障碍;代谢性酸中毒。

3)血流动力学障碍:肺动脉楔压(pulmonary arterial wedge pressure,PAWP)≥ 18mmHg,心脏指数 ≤ 2.2L/(min·m^2)(有循环支持时)或 1.8L/(min·m^2)(无循环支持时)。

2. 肺动脉栓塞

(1)静脉血栓形成,个人或一级亲属(<50岁)有静脉血栓病史,人工瓣膜,慢性房颤,系统性红斑狼疮,抗磷脂综合征,12 周内手术,卧床休息超过 3 天,外伤、骨折固定,恶性肿瘤等。

(2)突发性呼吸困难、剧烈胸痛、咳嗽、咯血,发绀,发热,心动过速,第二心音增强,肺部湿啰音,胸膜摩擦音等。

(3)胸部 X 线检查可见肺实质异常、肺不张、胸腔积液、肺动脉扩张。肺通气 / 灌注显像、肺血管造影、加压法超声多普勒等检查均可协助诊断。

【处理原则与措施】

失血性休克的治疗原则是针对出血病因,快速止血,有效容量复苏,维持电解质及酸碱平衡,防治并发症。

1. 止血

(1)止血是治疗产科失血性休克的关键。迅速查明出血部位和原因,针对出血原因采取相应的止血措施,并尽可能缩短止血时间。

(2)产科出血常用的止血方法有单手 / 双手按摩子宫、使用促子宫收缩药物、宫腔填纱、子宫动脉结扎、子宫压迫性缝合、子宫动脉栓塞、子宫切除等。

2. 容量复苏

(1)孕产妇发生失血性休克时通常出血量较大,应快速补足血容量,改善微循环灌注,及时输注血制品,提高携氧能力,保证主要脏器的氧供。

(2)孕产妇需进行大量输血治疗时,推荐大输血方案,出现纤维蛋白原低、弥散性血管内凝血时应尽早使用冷沉淀或纤维蛋白原。

(3)对存在活动性出血的患者,应首选固定比例的成分输血,并应尽快过渡到以实验室检查结果为指导的输血预案。

(4)不建议过多使用晶体液补液,因为多

数孕产妇在容量复苏前就已存在凝血功能障碍，如输入过多的晶体液，会导致稀释性凝血功能障碍，并发生肺水肿。如暂时无法获得血制品，对活动性出血的孕产妇可用等渗晶体液进行恰当的扩容治疗。

(5) 医疗机构应建立针对孕产妇失血性休克的紧急输血预案，配备预定的血制品比例（浓缩红细胞、新鲜冷冻血浆、血小板和冷沉淀）和辅助用药（钙和氨甲环酸）。

3. 止血药物的应用

(1) 妊娠期妇女血液呈高凝状态，使用止血药物需权衡利弊。

(2) 产科出血常用的止血药为氨甲环酸，是一种抗纤维蛋白溶解剂，可以用于预防、治疗产后出血。早期使用氨甲环酸疗效优于延迟治疗，在出血后 3 小时内疗效最佳。

(3) 活化重组因子Ⅶ、凝血酶原复合物浓缩物在治疗产科出血中的作用仍有争议。目前多数专家认为两者都不是一线治疗药物，建议在大量输血后仍未止血时使用。

4. 血管活性药与正性肌力药的使用

(1) 血管活性药物的使用一般应建立在液体复苏基础上，但对于危及生命的极低血压（收缩压 <50mmHg）或经液体复苏后不能纠正的低血压，可在液体复苏的同时使用血管活性药物，以尽快提升平均动脉压至60mmHg 以上，并恢复全身血液灌注。首选去甲肾上腺素，尽可能通过中心静脉通路输入，常用剂量为 0.1~2.0μg/（kg·min）。

(2) 正性肌力药物可考虑在前负荷良好而心排血量仍不足时应用，首选多巴酚丁胺，起始剂量为 2~3μg/（kg·min），静脉滴注速度根据症状、尿量等调整。

(3) 磷酸二酯酶抑制剂具有强心和舒张血管的综合效应，可增强多巴酚丁胺的作用，当 β 肾上腺素能受体作用下调或患者近期应用 β 受体阻滞剂时，使用磷酸二酯酶抑制剂可有效提高治疗效果。

5. 维持电解质及酸碱平衡 大量输入血制品，会产生高钾血症（浓缩红细胞）和柠檬酸盐毒性（血制品储藏中的防腐剂），并将加重低钙血症。酸中毒、低钙血症能降低凝血功能，应及时纠正。

6. 纠正酸中毒

(1) 代谢性酸中毒常伴休克而产生。酸中毒能抑制心脏收缩力，降低心排血量，并能诱发弥散性血管内凝血（disseminated intravascular coagulation，DIC）。因此在抗休克同时必须注意纠正酸中毒。

(2) 首次可给予碳酸氢钠 100~200ml，2~4 小时后再酌情补充。

7. 防治心力衰竭 治疗过程中严格监测脉搏及注意两肺底有无湿性啰音，有条件者应作中心静脉压监测和超声下腔静脉宽度。

8. 预防肾衰竭。

9. 抗感染治疗

(1) 容量复苏旨在恢复循环容量和组织灌注，不能有效阻止炎症反应发生，应尽早抗感染治疗，阻断炎症级联反应，保护血管内皮细胞，降低血管通透性，改善微循环。

(2) 乌司他丁、糖皮质激素等能有效控制过度炎症反应，降低血液粒细胞弹性蛋白酶和 C 反应蛋白水平，改善氧代谢和微循环，降低患者的病死率。

10. 支持治疗

(1) 采取平卧位，保持呼吸道通畅，面罩给氧，并迅速建立至少 2 条静脉通道，用14~16G 针头便于输注血制品，行动脉穿刺。

(2) 监测生命体征（血压、脉搏、呼吸、体温）、氧饱和度、神志、尿量、皮肤温度等。动态监测血常规、凝血常规、动脉血气分析、电解质、肝肾功能等，有条件时可进行血流动力学和血栓弹力图监测。

(3) 低体温的预防和处理：尽量防止患者体温的散失，使用加温输液、加温毯或提高室温等来保持患者体温在正常范围。

11. 多学科合作

（1）请多学科协助抢救，进行综合管理，包括维持血流动力学稳定，查找出血部位及原因，并对因处理。

（2）相关人员应包括产科、麻醉、血液、ICU科医师，以及助产士、护士、辅助人员取送抢救物品及标本。

> **处理要点**
>
> 多学科合作，迅速查明出血部位和原因，针对出血原因快速止血，及时容量复苏、输注血制品，早期可使用氨甲环酸，必要时在液体复苏的同时使用血管活性药物，维持电解质及酸碱平衡，控制过度炎症反应，防治并发症。

【病例报告——诊治部分】

诊断：①产后出血；②胎盘植入（植入型）；③失血性休克；④胎膜早破；⑤宫内孕40周，G₃P₁，胎方位为枕左前，已娩；⑥前置胎盘，边缘性。

处理：全身麻醉后行开腹探查术，见子宫软，宫缩乏力，盆腹腔内无出血，子宫表面完整。取子宫下段横切口，大量鲜血及血块涌出，探查子宫后壁毛糙，广泛渗血，行双侧子宫动脉上、下行支结扎及 B-Lynch 缝合术。术中出血 1 000ml。共计产后出血 3 900ml，尿量 1 200ml，输晶体液 5 000ml，悬浮红细胞 16U，血浆 1 200ml，纤维蛋白原 8g，白蛋白 50g。术后转入 ICU 监护。给予抗炎、抑酸、宫缩剂治疗，术后 1 天预防性抗凝治疗。

结局：生命体征平稳，恢复良好，术后 6 天出院。

【经验分享】

1. 识别产科失血性休克的高危因素，当孕产妇出血伴心动过速、血压下降时，应考虑失血性休克的诊断。

2. 多学科合作，及时呼叫快速反应团队，迅速查明出血部位和原因，针对出血原因快速止血。在生命体征恶化前及时处理是改善孕产妇预后的关键。

3. 对于产科失血性休克的患者，给予输血治疗时，应根据患者体重计算血容量（体重的 7%~8%），充分估计出血量，选择输血方案纠正休克。如体重过小的患者，出血量 2 000ml 可能已超过全身血容量的 1/2，应及早输血，或者原有高血压者，收缩压较原水平下降 30% 以上应考虑休克，不能以低于 80mmHg 为标准。

4. 自然分娩过程中存在胎盘植入高危因素者，应谨慎剥离胎盘，一旦徒手剥离胎盘后出现大量出血，要考虑胎盘植入可能。此时往往表现为短时间内出血量多，甚至出现血压下降和心率上升。宫缩剂止血效果欠佳，必要时需球囊压迫、动脉栓塞，甚至手术治疗。一旦可疑失血性休克，血流动力学不稳定时，应选择最快速、有效、确切的止血方法，及时启动多学科抢救。

【诊治流程图】

失血性休克诊治流程图见图 2-1。

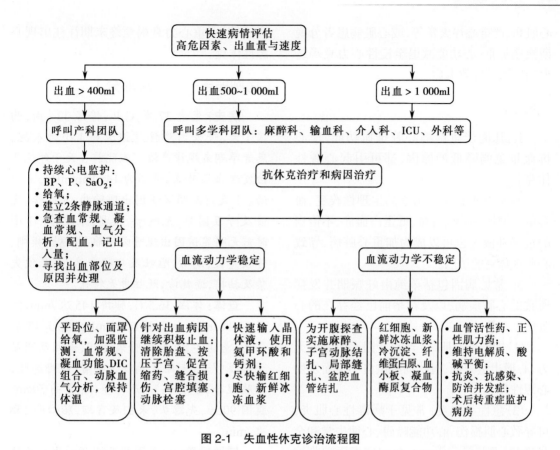

图 2-1 失血性休克诊治流程图

（陈敦金　陈艳红）

参考文献

1. CANNON JW. Hemorrhagic Shock. N Engl J Med, 2018, 378 (4): 370-379.
2. Practice Bulletin No. 183. American College of Obstetricians and Gynecologists. Postpartum hemorrhage. Obstet Gynecol, 2017, 130: 68-86.
3. WHITE NJ, WARD KR, PATI S, et al. Hemorrhagic blood failure: oxygen debt, coagulopathy, and endothelial damage. J Trauma Acute Care Surg, 2017, 82: 41-49.
4. HUI L, SHEN F, CHANG H, et al. Effects of ulinastatin on cerebral oxygen metabolism and CRP levels in patients with severe traumatic brain injury. Exp Ther Med, 2014, 7 (6): 1683-1686.

第二节　心源性休克

心源性休克（cardiogenic shock）是指充分纠正前负荷不足等情况下，因心排血量明显减少而致组织器官灌注不足的临床综合征。孕产妇突发急性心脏病，如严重心肌炎、心肌病、严重心律失常等,或心脏病患者分娩期疾病加重、心功能减退至慢性心力衰竭终末期等均可导致本病。

【病因】

1. 凡能严重影响心脏排血功能,使心排血量急剧降低的原因,都可引起心源性休克。

2. 妊娠期血流动力学的生理性改变、血容量的增加、感染、贫血、低蛋白血症、不恰当的过多补液等也可以成为加重心脏病、导致心源性休克的诱因。

3. 常见病因包括单纯由妊娠期并发症所致的心脏疾病,以及在孕前已经存在的心脏病。

(1)围产期心肌病:严重者因心肌收缩无力、心搏出量减低、冠状动脉供血不足而发生心源性休克。

(2)急性心肌炎:常见于病毒性心肌炎,可导致心肌损伤、心功能障碍、心律失常和全身症状,尤其是弥漫性心肌间质炎影响收缩功能。

(3)肺动脉栓塞:当肺循环阻塞达50%以上时,即可发生低血压、晕厥、心功能衰竭等心源性休克症状。严重羊水栓塞也可有同样表现。

(4)顽固性严重心律失常:是指持续性的恶性心律失常,常可引起明显的血流动力学后果(如休克、心力衰竭)或直接导致患者死亡。包括持续性心动过缓心律失常、有明显血流动力学障碍的室上性心动过速(如预激并心房颤动)、潜在恶性(有预后意义)的室性心律失常(器质性心脏病患者的室性期前收缩或非持续性室性心动过速)和恶性室性心律失常(有血流动力学障碍的持续性室性心动过速和心室颤动)。

(5)各种严重心脏病晚期:妊娠合并风湿性心脏病伴严重二尖瓣狭窄、发绀型先天性心脏病、妊娠期高血压性心脏病、严重肺动脉高压等,严重心力衰竭至终末期往往出现心源性休克。

【病例报告——入院部分】

病史:患者37岁,G_2P_1,停经32^{+4}周,胸痛1天,呼吸困难伴意识障碍1小时入院。患者孕期未规律产检。入院前3天于外院产检发现血压升高,最高为145/95mmHg,未诊治。1天前无明显诱因出现胸痛,无心悸、气促及呼吸困难,无咳嗽、咳痰,未就诊。1小时前无明显诱因出现呼吸困难,伴意识模糊、呼吸急促,恶心、呕吐及口吐白沫,无尿便失禁及抽搐,遂就诊,既往史无特殊。

查体:体温36.5℃,脉搏145次/min,呼吸31次/min,血压101/70mmHg,SpO_2 45%。昏迷,意识不清,双肺呼吸音粗,未闻及明显干湿性啰音,未闻及病理性杂音,腹部膨隆,四肢湿冷,水肿(-)。产科查体:宫高30cm,腹围90cm,先露头,未扪及宫缩,胎心率158次/min。

辅助检查:心电图提示广泛前壁心肌梗死;血常规:WBC 13.13×10^9/L,Neu 7.71×10^9/L,淋巴细胞4.48×10^9/L,单核细胞0.80×10^9/L,嗜碱性粒细胞0.15×10^9/L,HB 138g/L,HCT 0.44,MCV 102.5fl,MCHC 300g/L,MCH 30.8pg/L,PLT 200×10^9/L。肝肾功能:ALT 31U/L,AST 149U/L,ALB 32.6g/L,GLB 35.4g/L,A/G 0.92,Cr 55μmol/L,尿酸331μmol/L,其余无异常。电解质:K^+ 3.0mmol/L,Ca^{2+} 2.11mmol/L。GLU 9.78mmol/L,心肌酶:CK 950U/L,CK-MB 125U/L,LDH 636U/L,α-HBDH 471U/L。凝血功能:FIB 4.72g/L,PT-INR 0.82,其余无异常。NT-ProBNP:1 871pg/ml,肌红蛋白111.30ng/ml,超敏肌钙蛋白T 585.3ng/L,D-二聚体0.57μg/ml。

【临床表现与早期识别】

1. 休克早期患者烦躁不安、面色苍白、诉口干、出汗,但神志尚清;后逐渐表情淡漠、意识模糊、神志不清直至昏迷。体检心率逐渐增加,>120 次 /min。收缩压 <80mmHg,脉压 <20mmHg,后逐渐降低,严重时血压测不出。脉搏细弱,四肢厥冷,肢端发绀,皮肤出现花斑样改变。心音低钝,严重者呈单音律。尿量 <17ml,甚至无尿。

2. 休克晚期出现广泛性皮肤、黏膜及内脏出血,即弥散性血管内凝血的表现,以及多器官功能衰竭。母亲低血压,导致胎儿宫内缺氧,发生胎儿窘迫,甚至胎死宫内。缺氧亦可导致先兆早产或早产。

早期识别要点
早期识别妊娠期严重影响心脏排血功能、心排血量急剧降低的因素。妊娠期血流动力学的生理性改变,也可以成为加重心脏病,导致心源性休克的诱因。

【诊断依据和标准】

1. 诊断依据
(1)有或者没有严重的基础心脏病病史和表现。
(2)辅助检查
1)血气分析:严重低氧血症。
2)超声心动图:左心室和 / 或右心室整体收缩功能严重受损,每搏输出量下降及提示充盈压升高。
3)中心静脉压:正常或偏高。
4)血流动力学监测:心脏指数显著降低[无支持时 <1.8L/(min·m²),有支持时 <2.2L/(min·m²)]、心排血量极度低下、左室充盈压升高[肺动脉楔压(pulmonary arterial wedge pressure,PAWP)>18mmHg]等相应的血流动力学异常。
5)胸部 X 线片(孕妇铅裙保护腹部),心电图,必要时做动态心电图检查,有条件时做微循环灌注情况检查。
6)弥散性血管内凝血的有关检查:血小板计数及功能检测,出凝血时间、凝血酶原时间、D- 二聚体和纤维蛋白降解产物测定。
7)胎心监护:有异常改变。

2. 诊断标准
(1)持续性低血压:收缩压降至 90mmHg以下,持续 30 分钟以上,需循环支持。
(2)组织低灌注状态:皮肤湿冷、苍白和发绀;尿量显著减少(<30ml/h),甚至无尿;意识障碍;代谢性酸中毒。
(3)血流动力学障碍:肺动脉楔压(PAWP)≥ 18mmHg,心脏指数 ≤ 2.2L/(min·m²)(有循环支持时)或 1.8L/(min·m²)(无循环支持时)。

诊断要点
通过病史询问并了解患者心脏病病史及高危因素;关注休克早期及晚期的临床表现;结合辅助检查评估病情严重程度。

【处理原则和措施】

妊娠期间心源性休克的治疗原则大致一致:应在严密的血流动力学监测下积极开展各项抢救治疗;纠正低血容量;合理应用多种血管活性药物和利尿剂;纠正水电解质及酸碱平衡失调;建立有效的机械辅助循环;治疗原发心脏病及继发于妊娠期间的并发症,在支持治疗同时终止妊娠。其主要方案有:

1. 一般治疗
(1)绝对卧床休息,建立有效的静脉通道,必要时深静脉插管。
(2)持续心电监护,监测血压、血氧饱和度、尿量,并行胎心监护。
(3)供氧:持续吸氧,必要时气管插管或气管切开,人工呼吸机辅助呼吸。

2. 补充血容量
(1)可以选择低分子右旋糖酐,或 0.9%

氯化钠溶液、平衡液静脉滴注。

（2）在血流动力学监护下补液十分重要，前20分钟内快速补液1 000ml，可继续补液直至休克改善。

（3）无血流动力学监护条件者可参照以下指标进行判断：诉口渴，外周静脉充盈不良，尿量<30ml，尿比重>1.020，中心静脉压<6cmH$_2$O，则表明血容量不足。

（4）如果是严重心脏病慢性心力衰竭终末期，需在应用正性肌力药物、利尿剂和血管活性药物的基础上补充血容量。

3. 血管活性药物

（1）首选多巴胺或与间羟胺（阿拉明）联用，从2~5μg/（kg·min）开始渐增剂量，在此基础上根据血流动力学资料选择血管扩张剂。

1）肺充血而心排血量正常，肺动脉楔压>18mmHg，而心脏指数>2.2L/（kg·min^2），宜选用静脉扩张剂，如硝酸甘油15~30μg/min静滴或泵入，并可适当利尿。

2）心排血量低且周围灌注不足，但无肺充血，即心脏指数<2.2L/（kg·min^2），肺毛细血管楔压<18mmHg，而肢端湿冷时，宜选用动脉扩张剂，如酚妥拉明100~300μg/min静滴或泵入，必要时增至1 000~2 000μg/min。

3）心排血量低且有肺充血及外周血管痉挛，即心脏指数<2.2L/（kg·min^2），肺动脉楔压<18mmHg而肢端湿冷时，宜选用硝普钠，从10μg/min开始，每5分钟增加5~10μg/min，常用量为40~160μg/min，也有高达430μg/min才有效。

（2）正性肌力药物

1）洋地黄制剂：在经上述处理休克无改善时，可酌情使用毛花苷丙0.2~0.4mg静脉注射。

2）拟交感胺类药物：对心排血量低、肺动脉楔压不高、体循环阻力正常或低下，合并低血压时选用多巴胺，用量同前；而心排血量低，肺毛细血管楔压高，体循环血管阻力和动脉压在正常范围者，宜选用多巴酚丁胺5~10μg/（kg·min）。

3）双异吡啶类药物：常用氨力农0.5~2mg/kg，稀释后静脉注射或静脉滴注，或米力农2~8mg，静脉滴注。对妊娠期间并发症所导致心脏病多伴有心肌病变，使用洋地黄制剂时，注意洋地黄中毒。

4. 其他治疗 纠正酸中毒，保持电解质平衡，心肌保护，机械性辅助循环，原发疾病治疗。

5. 防治并发症 防治呼吸衰竭、急性肾衰竭，保护脑功能，以及防治弥散性血管内凝血。

6. 产科处理 孕妇突发急性心脏病，如严重心肌炎、心肌病、心脏压塞、严重心律失常等，经抢救治疗，病情稳定者是否可以继续妊娠，需要结合心脏病种类、危险分级、患者意愿等综合考虑。但心脏病患者妊娠期疾病加重、心功能减退至慢性心力衰竭终末期，出现心源性休克者预后差，孕产妇病死率高，应纠正休克后尽早终止妊娠；孕早期麻醉下行清宫术，孕中期行剖宫取胎术，孕晚期促胎肺成熟治疗后行剖宫产术。

处理要点

应在严密监测下，纠正低血容量；合理应用多种血管活性药物和利尿剂；纠正水电解质及酸碱平衡失调；建立有效的机械辅助循环；治疗原发心脏病及继发于妊娠期间的并发症，在支持治疗同时终止妊娠。

【病例报告——诊治部分】

入院诊断： 心源性休克；心肌梗死；宫内孕32^{+4}周，G$_2$P$_1$，头位。

处理： 气管插管、呼吸机辅助呼吸，咪达唑仑静脉泵入，呋塞米等治疗，于急诊全麻下行子宫下段剖宫产。

结局：手术顺利，术后产妇转 ICU 治疗，早产儿转儿科治疗。

【经验分享】

1. 通过病史询问并了解患者心脏病病史及高危因素，关注临床表现。

（1）早期患者烦躁不安、面色苍白、诉口干、出汗，但神志尚清；后逐渐表情淡漠、意识模糊、神志不清直至昏迷。

（2）休克晚期出现弥散性血管内凝血的表现，以及多器官功能衰竭。

（3）结合辅助检查评估病情严重程度。

2. 在严密监测下，纠正低血容量；合理应用多种血管活性药物和利尿剂；纠正水电解质及酸碱平衡失调；建立有效的机械辅助循环；治疗原发心脏病及继发于妊娠期间的并发症，在支持治疗同时终止妊娠。

3. 心源性休克病死率高达 40%~50%，只有在高水平的医疗中心得到及时、有效的综合抢救才有增加患者的生存机会。而孕妇血流动力学又有其特殊性，因此心脏病孕产妇应按高危妊娠管理，平时积极预防和治疗基础心脏疾病，在一定程度上预防心源性休克的发生。先天性心脏病患者及胎儿先天性心脏病发生率升高，注意新生儿先天性心脏病筛查。

【诊治流程图】

心源性休克诊治流程图见图 2-2。

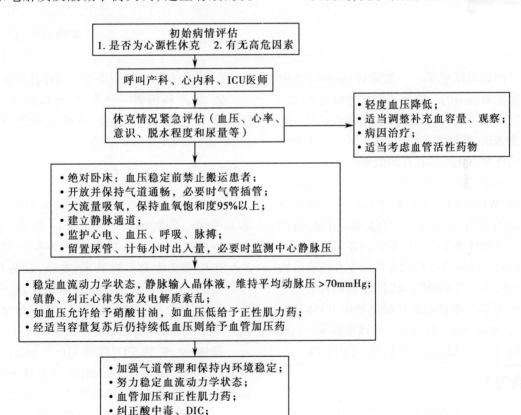

图 2-2 心源性休克诊治流程图

（陈敦金　孙 雯）

参考文献

1. SANTO S, AYRES-DE-CAMPOS D, COSTA-SANTOS C, et al. Agreement and accuracy using the FIGO, ACOG and NICE cardiotocography interpretation guidelines. Acta Obstet Gynecol Scand, 2017, 96 (2): 166-175.

2. 中华医学会妇产科分会产科学组. 妊娠合并心脏病的诊治专家共识. 中华妇产科杂志, 2016,

51 (6): 401-409.

3. EZEKOWITZ JA, O' MEARA E, MCDONALD MA, et al. 2017 Comprehensive Update of the Canadian Cardiovascular Society Guidelines for the Management of Heart Failure. Can J Cardiol, 2017, 33 (11): 1342-1433.

4. MCCLAIN MR, HOKANSON JS, GRAZEL R, et al. Critical Congenital Heart Disease Newborn Screening Implementation: Lessons Learned. Matern Child Health, 2017, 21 (6): 1240-1249.

第三节　脓毒症及脓毒性休克

　　产科重症感染——脓毒症（sepsis）是由于宿主对感染的反应失调所致的危及生命的器官功能障碍。脓毒性休克为脓毒症的一种严重表现，是指脓毒症引起的、尽管给予充分的液体复苏仍持续存在的低血压状态。

　　世界卫生组织（World Health Organization，WHO）指出孕产妇脓毒症是一种危及生命的疾病，它被定义为在妊娠、分娩、流产或产后期间感染引起的器官功能障碍。已有报道称严重脓毒症或脓毒性休克在所有分娩中的发生率为 0.002%~0.01%。在脓毒性休克和多脏器功能衰竭的妊娠患者中，母体死亡率为 20%~28%。脓毒症是导致世界孕产妇死亡的第三大原因，占孕产妇死亡的 10.7%。

【病因】

　　最常见的原因为宫内感染，其次为泌尿系统感染、切口感染及呼吸系统感染。包括产科因素及非产科因素。

　　1. 产科因素　生殖道感染如感染性流产、绒毛膜羊膜炎、子宫内膜炎等；切口感染、侵入性操作引起的感染如宫颈环扎术等。

　　2. 非产科因素　肺炎、流感病毒 A 或 B、阑尾炎、胆囊炎、胰腺炎、胃肠炎、咽炎、结核、疟疾、人类免疫缺陷病毒。

【病例报告——入院部分】

　　病史：患者 36 岁，体外受精胚胎移植术后受孕，孕期规律产检，孕 14 周因"宫颈功能不全"行宫颈环扎术。现孕 19 周，1 天前无明显诱因出现畏寒、发热，最高体温 39.5℃，伴阵发性下腹痛及阴道流血，量约 5ml，呈鲜红色，无阴道排液。既往体健，G_4P_0，既往孕 16 周自然流产 3 次。

　　查体：体温 39.5℃，脉搏 110 次/min，呼吸 20 次/min，血压 95/60mmHg，血氧饱和度 90%。一般情况尚可，神志清楚。双肺呼吸音清，腹部膨隆，质软，宫底平脐。双下肢无水肿。产科查体：宫高 20cm，腹围 85cm，子宫可扪及规律宫缩，20″/3′，强度中等，宫体压痛（+），胎心率 168 次/min。阴道窥诊：外阴可见血迹，阴道可见积血约 3ml，鲜红色，宫口开 3cm,宫颈可见宫颈环扎线,胎膜未破,阴道分泌物有臭味。

辅助检查: 降钙素原 8.0ng/ml。血常规:C 反应蛋白 132.3mg/L,WBC $25.4×10^9$/L,HB 119g/L,PLT $160×10^9$/L。肝肾功能正常,凝血功能 PT、APTT 延长 1 秒,凝血酶原活动度 75%。产科超声:宫内单胎,胎儿如孕月,AFD 30mm,胎盘位置正常。

【临床表现及早期识别】

脓毒症发病隐匿,尤其在孕期及产褥期,使得诊断相对困难。

1. 临床症状

(1)发热、畏寒、气促、心悸、呕吐、乏力等。

(2)严重者可以出现烦躁、少尿、意识障碍等症状。

(3)与感染部位相关的症状,如腹痛、尿频、尿急、尿痛,阴道流血、流液等。

2. 体征

(1)高热或者出现低体温(<36℃)。

(2)呼吸急促。

(3)心动过速。

(4)低血压。

(5)烦躁、谵妄、精神改变。

(6)肺水肿。

(7)肠梗阻。

(8)宫腔感染还可以出现腹部压痛、阴道排液、阴道分泌物有异味等。

> **早期识别要点**
>
> 脓毒症的早期临床症状之一是呼吸急促,这是由于发热、乳酸酸中毒或细胞因子对呼吸中枢的影响所致。

【诊断依据及标准】

1. 诊断依据

(1)高危因素:妊娠期间的生理、免疫和机械变化使妇女易受感染,特别是泌尿生殖道感染,以及其他非生殖道感染。常见的高危因素包括:高龄、营养状况差、低收入人群、吸烟史、肥胖,宫腔操作史如羊膜腔穿刺术、减胎术,宫颈手术史如宫颈环扎术;与分娩相关因素:多次阴道检查、产程延长、阴道助产、剖宫产;产科并发症:早产、未足月胎膜早破、多胎妊娠、胎盘滞留;合并内科疾病:糖尿病、贫血等。

(2)临床表现:出现上述症状与体征。

(3)实验室检查:血常规、降钙素原、C 反应蛋白、肝肾功能、血气分析、乳酸、凝血功能等。

(4)病原学检查:对于可能感染的部位都应该进行微生物培养。大肠埃希氏菌是最常见的致病菌,其次是 A 族链球菌(group A streptococcus,GAS)、B 族链球菌(group B streptococcus,GBS)、金黄色葡萄球菌和多菌生长。GAS 与自然的阴道分娩有关,而大肠埃希氏菌在剖宫产和阴道助产中更常见。对疑似脓毒症或脓毒症休克患者开始或使用新的抗菌治疗之前,应进行两套或两套以上的血液(有氧和厌氧)微生物培养。在抗菌药物治疗之后,病原学检查可以呈阴性。

(5)影像学检查:根据感染部位可以选择超声、X 线、CT、磁共振等辅助检查。

2. 诊断标准

(1)序贯器官衰竭的评估(sequential organ failure assessment,SOFA)可进行临床识别脓毒症(表 2-1)。SOFA ≥ 2 分代表器官功能障碍,相比 SOFA<2 分的患者死亡风险增加了 2~2.5 倍,在疑似感染患者 SOFA ≥ 2 分时,人群总体死亡率可高达 10%。

(2)快速 SOFA(qSOFA),不依赖实验室检查指标,可以简单快速地进行床旁判断,以识别可能有不良预后的疑似感染患者,并且具有快速及可重复性。qSOFA 的指标有:精神改变(格拉斯哥评分 <13 分),收缩压 <100mmHg,呼吸频率 >22 次 /min,一般认为以上 3 项中符合 2 项则与 SOFA 评分 ≥ 2 分等同。

表 2-1　SOFA 评分标准

项目	1分	2分	3分	4分
呼吸：PaO_2/FiO_2（kPa）	<400	<300	<200	<100
凝血系统：PLT（$\times 10^9$/L）	<150	<100	<50	<20
肝脏：TB（μmol/L）	20~32	33~101	102~204	>204
心血管：低血压	平均动脉压 <70mmHg	多巴胺 ≤ 5μg 或多巴酚丁胺（任何剂量）	多巴胺 >5μg 或肾上腺素 ≤ 0.1μg 或去甲肾上腺素 ≤ 0.1μg	多巴胺 >15μg 或肾上腺素 >0.1μg 或去甲肾上腺素 >0.1μg
中枢神经系统：GCS 评分（分）	13~14	10~12	6~9	<6
肾脏：Cr（μmol/L）	110~170	171~299	300~440	>440
尿量（ml/24h）			<500	<200

qSOFA 评分标准：①呼吸 >22 次 /min；②精神改变；③收缩压 ≤ 100mmHg。

2016 年第三次国际脓毒症及脓毒性休克共识中提出脓毒症诊断标准：对于疑似感染的患者，如果 qSOFA ≥ 2 分，需评估是否有器官功能障碍的依据，SOFA ≥ 2 分诊断脓毒症，如果给予充分的液体复苏，仍需要使用升压药才能维持平均动脉压 ≥ 65mmHg 和血乳酸 ≥ 2mmol/L 时，诊断脓毒性休克。

诊断要点

了解患者病史及高危因素。典型临床表现为发热或低体温、气促、心悸及感染部位相关症状。阳性病原学检查进一步协助诊断。结合脏器功能损害程度评估病情严重程度。

【处理原则和措施】

妊娠期间脓毒症的处理要兼顾母亲和胎儿。产科脓毒症需要多学科团队进行联合救治，包括产科、儿科、重症医学科、血液科、麻醉科、药剂科、感染科等组成的团队。治疗原则参考普通人群脓毒症的管理。

1. 抗菌治疗

（1）在 1 小时内给予静脉抗生素治疗，抗生素的使用每延迟 1 小时，死亡率就会显著增加。

（2）抗生素的使用应该为经验性广谱的单药或联合用药，一旦确定病原体和药物敏感性，就应选择敏感抗生素治疗。避免使用氯霉素和四环素类抗生素。

（3）治疗疗程一般为 7~10 天。对于临床治疗反应较慢、感染灶不确定、金黄色葡萄球菌、一些真菌和病毒感染或免疫缺陷（包括中性粒细胞减少症）的患者，可延长疗程。对于腹腔内或泌尿系统脓毒症，在有效控制来源后临床症状迅速缓解的患者，以及非复杂性肾盂肾炎患者，选择较短的抗菌治疗疗程。

（4）治疗期间每天评估，并使用降钙素原水平来评估抗生素是否需要降级及抗菌治疗的效果以缩短用药时间。

2. 感染原的控制

（1）尽快确定或排除感染原，并在诊断后立即实施控制感染原的措施。

（2）建立其他血管通路后，立即去除可能引起脓毒症的血管内装置。

（3）若为急性绒毛膜羊膜炎，则需要尽快

分娩。

（4）合并泌尿道梗阻的肾盂肾炎患者，只有及时去除梗阻才能控制感染，对输尿管梗阻相关感染，可选择双 J 输尿管支架管引流。

（5）产后胎盘滞留的患者，则需要去除胎盘。对于胎盘植入合并感染的患者，必要时需切除子宫。

3. 对症支持治疗

（1）血制品

1）不建议使用促红细胞生成素改善贫血。在无心肌缺血、严重低氧血症或急性出血时，血红蛋白浓度降至 <7.0g/dl 时，才给予输注悬浮红细胞。

2）寻找凝血功能异常的原因，没有出血倾向或未计划进行侵入性操作的患者，不要使用新鲜的冰冻血浆来纠正凝血异常。

3）当血小板计数 $<10 \times 10^9$/L 且无明显出血时、血小板计数 $<20 \times 10^9$/L 且有明显的出血风险时，可以预防性输注血小板。血小板计数 $<50 \times 10^9$/L 时，在活动性出血、手术或侵入性操作时输注血小板。

4）不建议使用静脉注射免疫球蛋白。

（2）通气支持

1）急性呼吸窘迫综合征（ARDS）在产科严重脓毒症患者中是一种常见的并发症，往往需要进行机械通气。中度～重度 ARDS 患者应使用呼吸末正压通气（PEEP）。

2）没有发生支气管痉挛的脓毒症导致的 ARDS 患者，因可能会加重肺水肿，因此，不建议使用 β- 肾上腺素受体激动剂。

3）在机械通气脓毒症患者中，限制镇静剂的使用可以减少 ICU 及住院天数、改善疗效。

（3）血液净化技术及肾脏替代治疗：对急性肾损伤患者采用持续或间歇性肾脏替代疗法（renal replacement therapy，RRT）。建议在血流动力学不稳定的脓毒血症患者中使用连续性肾脏替代治疗（continuous renal replacement therapy，CRRT）来促进体液平衡。对无确定透析指征和急性肾损伤的患者不要使用 RRT 来治疗少尿及肌酐的升高。

（4）血糖水平：当连续两次血糖水平 >10mmol/L 时开始注射胰岛素进行降糖治疗，目标血糖水平为 <10mmol/L。每 1~2 小时监测血糖值，直到血糖值和胰岛素输注率稳定，随后每 4 小时监测一次。高血糖、低血糖及血糖波动过大与高死亡率相关。

（5）静脉血栓栓塞预防：脓毒症患者的血栓形成风险增加，且产科患者血液为高凝状态，因此妊娠相关脓毒症血栓形成风险尤其高。在没有药物使用禁忌证的情况下，使用药物（普通肝素或低分子肝素）预防静脉血栓栓塞，首选低分子肝素，并尽可能结合药物和机械治疗预防静脉血栓栓塞（低分子肝素及弹力袜）。当有药物预防禁忌证时，可使用机械治疗预防静脉血栓栓塞。

（6）应激性溃疡的预防：对有胃肠出血危险因素的患者进行应激性溃疡预防，首选质子泵抑制剂或组胺 -2 受体拮抗剂。

（7）营养：脓毒症及妊娠都会使新陈代谢加速，因此在妊娠相关脓毒症患者中，应该注意营养支持。若可以耐受时首选肠内营养，并应该于 48 小时内进行营养支持。

4. 建立护理目标　可以与患者和家庭讨论护理目标和预后。

5. 产科处理

（1）胎儿监护：脓毒症患者可能出现胎儿窘迫，胎心监护可出现胎儿心动过速、轻度变异或变异消失、无加速、偶发减速等。当出现先兆早产时，宫缩抑制剂尤其是 β 受体激动剂的使用应慎重，因其会增加母体肺水肿的发生风险。

（2）分娩时机：在母亲病情不稳定的情况下分娩会增加母儿死亡率，因此应该在母亲病情稳定后再考虑分娩。在发生绒毛膜羊膜炎、胎儿死亡、孕妇心搏呼吸骤停时，应该终止妊娠，此时病情随时可能恶化，因此需要多学科团队进行联合救治。

6. 新生儿处理　高危新生儿分娩时产、儿科共同处理,及时复苏并入住 NICU。

> **处理要点**
>
> 　　关于脓毒性休克的治疗,首先需要评估病情危重程度,早期抗菌药物的使用及去除感染原至关重要,并在多学科团队合作下给予对症支持治疗,根据病情、妊娠孕周、母体状况、胎儿状况适时终止妊娠。应警惕病情进一步恶化,任何情况下母体为先。

【病例报告——诊治部分】

　　入院诊断:宫内孕 19 周,G_4P_0;脓毒症;感染性流产;宫颈功能不全;宫颈环扎术后。

　　处理:给予持续心电监护、监测血氧饱和度、面罩吸氧、血培养,以及宫颈分泌物培养 3 次,头孢哌酮舒巴坦钠抗感染、加强营养等对症治疗,并拆除环扎线,患者 2 小时后流产,宫腔分泌物及胎盘有臭味,流产后继续予以抗感染、营养等对症治疗。复查各指标恢复正常,出院。血培养、宫颈分泌物培养、胎膜培养均提示大肠埃希氏菌。

　　结局:出院随访 42 天,患者预后良好。

【经验分享】

　　1. 孕妇发生脓毒血症死亡率居孕产妇死亡原因的第三位。早期识别脓毒症的发生,并尽早治疗,解除感染原是改善预后的关键。

　　2. 识别高危因素,注意观察临床表现如发热或低体温、气促、心悸及感染部位相关症状,通过病原学检查进一步协助诊断,结合脏器功能损害程度评估病情严重程度。

　　3. 运用 SOFA 和 qSOFA 评分识别脓毒症。孕妇脓毒症的处理同非妊娠期。一经确诊,应多学科合作,给予对症支持治疗,根据病情、妊娠孕周、母体状况、胎儿状况适时终

止妊娠。

　　4. 妊娠合并脓毒症的预后要优于非妊娠相关脓毒症,这是由于妊娠孕妇相对较年轻、较少合并基础疾病,以及感染部位较局限。但脓毒症可能导致严重的孕产妇疾病,甚至死亡。脓毒症预后不良的一些预测因素包括初期诊断延迟、静脉治疗反应不佳、心排血量降低、血清乳酸高、多器官功能障碍和严重基础疾病。

　　5. 妊娠合并脓毒症患者早产、胎儿感染和手术分娩发生率升高,从而导致较高的围产儿发病率和死亡率。新生儿并发症包括新生儿脓毒症、围产期缺氧或酸中毒,甚至死亡。

【诊治流程图】

　　脓毒症诊治流程图见图 2-3。

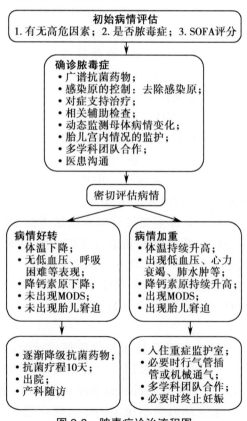

图 2-3　脓毒症诊治流程图

（陈敦金　林　琳）

参考文献

1. RHODES A, EVANS LE, ALHAZZANI W, et al. Surviving sepsis campaign: international guidelines for management of sepsis and septic shock: 2016. Crit Care Med, 2017, 45: 486-552.
2. World Health Organisation. Statement on maternal sepsis. WHO, 2017.
3. SINGER M, DEUTSCHMAN CS, SEYMOUR CW, et al. The Third International Consensus Definitions for Sepsis and Septic Shock (Sepsis-3). JAMA, 2016, 315 (8): 801-810.
4. BONET M, SOUZA JP, ABALOS E, et al. The global maternal sepsis study and awareness campaign (GLOSS): study protocol. Reproductive Health, 2018, 15 (1): 16.
5. LEPINE S, LAWTON B, GELLER S, et al. Severe maternal morbidity due to sepsis: The burden and preventability of disease in New Zealand. Aust N Z J Obstet Gynaecol, 2018, 58 (6): 1-6.

第四节 全身性过敏反应及过敏性休克

全身性过敏反应（anaphylaxis）是指迅速起病并可能致死的严重变态反应或超敏反应，是一种可能危及生命的急性多系统综合征，由肥大细胞突然释放多种介质进入体循环导致。过敏性休克指全身性过敏反应所致休克，最常见于因昆虫叮咬、食物或药物所致严重的、IgE 介导的变态反应患者。除血流动力学衰竭外，全身性过敏反应的主要表现还包括支气管痉挛和气道阻力增加。

在妊娠期，全身性过敏反应对母亲和胎儿都可能造成灾难性的后果。一般人群中全身性过敏反应的患病率为 0.05%~2%，孕妇全身性过敏反应的患病率数据有限，2004—2005 年美国得克萨斯州的数据显示，妊娠期全身性过敏反应发生率约为 2.7 例 /10 万分娩数。

【病因】

任何在非妊娠期可引起全身性过敏反应的物质都可能使易感的妊娠女性发生全身性过敏反应。引起全身性过敏反应的主要因素包括食品、药品、昆虫叮咬，其中仍有 20% 过敏因素尚不确定。另外，还包括患者个人体质和环境因素。妊娠期、临产和分娩期间容易引发全身性过敏反应的诱因包括：抗生素、麻醉药物、缩宫素、静脉应用铁剂、海藻棒、米索前列醇、天然橡胶、某些昆虫的毒液或摄入某些食物（如贝类、花生、坚果）可引起全身性过敏反应。也有部分患者可能没有明显的诱因。

【病例报告——入院部分】

病史：患者 35 岁，因"停经 37 周，不规则下腹痛 3 天"入院。孕期规律产检，血型检查提示 Rh 阴性，其余检查未见明显异常。3 天前无明显诱因出现下腹不规则疼痛，每次间隔 5~30 分钟，每次持续 30~60 秒，无阴道流血、流液等症状。孕前体重 48kg，身高 160cm，孕期增重 14kg。既往体健，10 年前因妊娠期高血压疾病剖宫产一次，现体健。

查体：体温 36.2℃，脉搏 97 次 /min，呼吸 21 次 /min，血压 124/89mmHg，一般情况尚可，神志清晰，双肺呼吸音清，心律齐，腹隆、软,无压痛反跳痛,双下肢水肿(–)。产科情况:宫高 32cm,腹围 93cm,头先露,胎方位为枕左前,未入盆,胎心音 144 次/min,可及规律宫缩。骨盆检查无异常。

【临床表现与早期识别】

1. 母体临床表现　同非孕期。本病大都突然发生,约半数以上患者在接受病因抗原 5 分钟内出现症状,仅 10% 患者症状起于 30 分钟以后,极少数患者在连续用药的过程中出现。全身性过敏反应可能表现为约 40 种包括皮肤、口腔、呼吸道、消化道、心血管、神经、眼睛的症状和体征的任意组合,患者可能仅出现少数几种。通常累及 2 个或 2 个以上的器官。最常见的表现如下:

(1)皮肤症状:包括潮红、瘙痒、荨麻疹和血管性水肿(包括眶周水肿和结膜肿胀)。

(2)呼吸道症状:包括流涕、鼻充血、音质改变、咽部闭塞感或窒息感、咳嗽、哮鸣和呼吸困难。严重过敏反应时,喉头水肿和/或支气管痉挛(哮喘)是常见表现,也是最主要的死因之一。患者出现咽喉堵塞感、胸闷、气短、憋气、口唇发绀、声音嘶哑,以致因窒息而死亡。

(3)胃肠道症状:包括恶心、呕吐、腹泻和腹部绞痛。

(4)心血管症状:包括头晕、心动过速、低血压和心力衰竭。

2. 胎儿临床表现　母体的 IgE 一般不能通过胎盘,且胎儿血液中通常不包含大量的过敏原特异性 IgE。但是,母亲发生全身性过敏反应,可引起胎儿宫内缺氧、酸中毒、新生儿缺血缺氧性脑病,如果子宫血流和母亲氧合严重不足还可导致胎死宫内。

> **早期识别要点**
> 患者常有特殊变应原及致敏原接触病史,早期识别高危因素,结合临床症状、

发生时间及体征,早期诊断并不困难。对于妊娠期女性识别出累及子宫和胎儿的症状和体征尤其重要。病情恶化前的早期识别及干预是改善母儿预后的关键。

【诊断依据与标准】

过敏反应的诊断主要是临床诊断。根据欧洲变态反应与临床免疫学会(European Academy of Allergy and Clinical Immunology, EAACI)指南,符合以下 3 条中的任何 1 条,即可诊断全身性过敏反应:

1. 急性起病(数分钟到数小时),累及皮肤和/或黏膜组织,并且出现下述至少一项表现。

(1)呼吸系统受累(如呼吸困难、喘息、气道痉挛、喘鸣、峰流速下降、低氧血症)。

(2)血压降低或末梢器官功能障碍(如肌张力下降、失禁、晕厥)。

2. 接触可疑致敏原或其他激发因素后(数分钟到数小时)出现下述 2 个或者 2 个以上的系统症状。

(1)皮肤、黏膜组织受累。

(2)呼吸功能损害。

(3)血压下降或末梢器官功能障碍。

(4)持续性胃肠道症状和体征(如呕吐、痉挛性腹痛)。

> **诊断要点**
> 1. 通过询问病史了解患者的致敏原接触病史及高危因素。
> 2. 严重过敏反应的临床表现取决于受影响的器官和系统,以皮肤黏膜症状最常见,其次是心血管系统和呼吸系统。
> 3. 严重循环系统表现时,血压迅速下降且测不出、脉搏消失,甚至心搏骤停可进一步协助诊断。

3. 暴露于已知变应原后(数分钟到数小时)血压下降。成人收缩压低于 90mmHg 或较基线水平下降 30%。

【处理原则与措施】

过敏性休克病情发展极为迅速,因此必须强调就地及时抢救,立即评估呼吸、循环功能及暴露的环境,立即进行救治,加强气道及循环系统的管理。目前肾上腺素仍是治疗全身性过敏反应的一线用药。妊娠期过敏反应的治疗原则与非妊娠期基本相同,发病的任何阶段,一旦患者出现呼吸、心搏骤停,应立即进行心肺复苏,保证血液循环后,再给予后续肾上腺素等药物治疗。妊娠女性需要让患者处于左侧位来预防子宫压迫下腔静脉,使母体收缩压不低于 90mmHg,同时进行胎心监护。

1. 支持治疗

(1)一旦出现呼吸、心搏骤停,立即进行心肺复苏。

(2)持续心电监护,对低氧血症患者($PaO_2<70mmHg$,血氧饱和度 <90%)和呼吸困难的患者给予控制性氧疗,保证氧饱和度维持在 95% 以上。

(3)持续胎心监测,评估胎儿宫内状况。

(4)补液,纠正酸碱失衡及电解质紊乱,维持内环境稳定。

2. 一线治疗 肾上腺素:首选药物,可以收缩外周小血管、舒张支气管、阻断肥大细胞嗜碱性粒细胞释放炎性介质。同时可以收缩血管,兴奋心肌,升高血压,松弛支气管平滑肌,缓解过敏性休克所致的心率减慢、血压下降及呼吸困难等症状。

(1)一旦发生严重过敏反应,应第一时间给予肾上腺素治疗。

(2)如估测过敏反应有加重可能,可考虑早期应用肾上腺素。

(3)大腿中外侧肌内注射肾上腺素(0.3~0.5mg),剂量按 0.01mg/kg 计算,成人单次最大剂量为 0.5mg。

(4)若单次肌内注射效果欠佳,可间隔 5~15 分钟后重复肌内注射,肌内注射最多 3 次。

(5)若肌内注射效果不明显,或危重患者可给予 0.1mg 稀释在 10ml 0.9%NS,静脉推注 5~10 分钟;需要持续静脉输注者,给予 1mg 肾上腺素加入 1 000ml NS 中静脉滴注,以 $2\mu g/min$ 开始,逐步增加到 $10\mu g/min$,或给予 1mg 肾上腺素加入 250ml NS 中静脉滴注,以 $1~4\mu g/min$ 开始,逐步滴定至血压达正常范围。

3. 二线治疗

(1)去除过敏原。

(2)立即呼救,并评估患者状态。

(3)取左侧卧位。

(4)保持气道通畅,高流量给氧(以 8~10L/min 的速度面罩给氧或者给予 100% 纯氧)。

(5)液体复苏:患者循环系统不稳定,出现低血压时,快速建立静脉通道补充晶体液,在最初的 5~10 分钟内输注 5~10ml/kg 晶体溶液,成人第一个小时以输注 1~2L 为宜;经上述治疗仍出现顽固性低血压,可予以多巴胺治疗。

(6)若患者存在支气管痉挛,吸入短效 β_2- 受体激动剂,缓解支气管收缩(沙丁胺醇或异丙托溴铵气雾剂),或氨茶碱静脉注射。

4. 三线治疗

(1)抗组胺类药物:H_1 或 H_2 受体拮抗剂,可缓解皮肤相关症状,如异丙嗪 25mg,肌内注射;或 H_1 受体拮抗剂苯海拉明 25~50mg 静脉注射,伴明显低血压时可以加用 H_2 受体拮抗剂雷尼替丁 1mg/kg 静脉注射。

(2)全身给予糖皮质激素。可以减轻呼吸道水肿,缓解气道梗阻,降低迟发呼吸道疾病风险,可给予琥珀酸氢化可的松 200~400mg 和甲泼尼龙 120~240mg,静脉滴注;或地塞米松 10~20mg 静脉注射(5~10mg 静脉推注,再给予 10mg 静脉滴注)。糖皮质激素至少需 4~6 小时起效,因此对于急性过敏反应没有作用,但可以预防延迟发生的反应或双相过敏反应,主要用于防止复发。

5. 产科相关治疗

(1)快速建立抢救团队,积极维持循环和呼吸的稳定是处理的关键。抢救团队应包括产科、新生儿科、麻醉科、急诊科、重症医学科等。

(2)立即将患者置于子宫左侧位。

(3)肾上腺素:是目前处理孕妇过敏性休克的首选药物。

(4)分娩处理

1)紧急剖宫产:若胎心监护提示胎儿窘迫,应该积极、快速复苏母体,包括纠正低血氧、低血压。然而,对于可存活的胎儿,尽管对母亲进行了积极的内科治疗,若胎心监护仍持续显示胎儿状况不良(缺乏基线变异外加反复性晚期减速、反复变异减速或心动过缓),则应行紧急剖宫产。

2)麻醉方式以全麻为宜。

3)若经过持续、积极的血流动力学复苏,解除了胎儿抑制,也可避免紧急手术终止妊娠,甚至可以自然分娩。

4)胎儿监护:研究表明,有 20% 的患者在发生过敏反应的 72 小时内可发生双相过敏反应,因此即使母亲的过敏反应已经缓解,若胎儿还未分娩,应持续胎儿监护 24~72 小时,及早发现胎儿窘迫。

处理要点

1. 过敏性休克病情发展迅速,一旦考虑诊断,必须就地及时抢救,立即评估呼吸、循环功能及暴露的环境,加强气道及循环系统的管理。快速建立抢救团队,积极维持循环和呼吸的稳定是处理的关键。抢救团队应包括产科、新生儿科、麻醉科、急诊科、重症医学科等。

2. 肾上腺素是目前处理孕妇过敏性休克的首选药物。

3. 妊娠期过敏反应的治疗原则与非妊娠期基本相同,发病的任何阶段,一旦患者出现呼吸、心搏骤停,应立即进行心肺复苏,立即将孕妇置于子宫左侧位。保证血液循环后,再给予后续肾上腺素等药物治疗。

【病例报告——诊治部分】

患者因"瘢痕子宫,先兆临产"行剖宫产术。术后给予促子宫收缩,对症支持治疗,术后 2 小时给予多种维生素静脉滴注,静脉滴注后 3 分钟产妇诉呼吸困难、全身潮红、瘙痒,测血压 133/74mmHg,心率 80 次 /min,指尖血氧饱和度 80%。

处理:停水溶性维生素输液,给予换输液管静脉滴注氯化钠,吸氧,给予地塞米松 10mg 静脉滴注,异丙嗪 20mg 肌内注射,给予吸痰吸出 5ml,急查血常规、凝血常规、生化组合、血气分析。

诊断:①全身性过敏反应;②瘢痕子宫;③Rh 阴性血型;④G_2P_2,孕 37^{+1} 周单活胎剖宫产;⑤乙型病毒性肝炎。

术后 2.5 小时患者胸闷未缓解,大汗淋漓,测血压 85/55mmHg,心率 70 次 /min,血氧饱和度 89%。诊断过敏性休克。

术后 3 小时血气分析:pH 7.319,PO_2 168mmHg,PCO_2 27.0mmHg,LACT 5.4mmol/L,K^+ 3.2mmol/L,BE −11.4;血常规:WBC $1.42×10^9$/L,NEU $0.69×10^9$/L,NEU% 48.6%,HGB 29.00g/L,PLT $31.00×10^9$/L,RBC $0.95×10^{12}$/L,K^+ 1.313mmol/L。

进一步处理:给予肾上腺素 0.3mg 肌内注射,考虑病情危重,转 ICU 进一步诊治。

血气分析:pH 7.272,$PaCO_2$ 31.9mmHg,PaO_2 187mmHg,K^+ 3.4mmol/L,患者神志清,GCS 评分 12 分,APACHE 评分 12 分。肺部听诊呼吸音粗,未闻及明显干、细湿性啰音。心率 78 次 /min,律齐。术后 4 小时 WBC $11.93×10^9$/L,HGB 141.00g/L,PLT $167.00×10^9$/L,NEU

8.04×10^9/L，NEU% 67.30%，Pct 0.19%，LACT 6.65mmol/L，PCT 0.129ng/ml。

结局：患者症状改善，心电监测显示生命体征平稳，患者病情平稳，转回产科病房继续观察。

【经验分享】

1. 全身性过敏反应在妊娠期并不常见。但其可引起母体缺氧和低血压，这对母亲和胎儿来说可能都是灾难性的，快速识别并有效治疗很重要。

2. 发生全身性过敏反应的妊娠女性若出现低氧血症和低血压，即使母体结局良好，但胎儿窘迫或死亡的风险较高。

3. 妊娠女性全身性过敏反应的治疗方法与非妊娠患者类似，包括立即肌内注射肾上腺素、辅助供氧和静脉液体复苏，若胎儿还未分娩，应持续胎儿监护24~72小时，及早发现胎儿窘迫。

【诊治流程图】

过敏性休克诊治流程图见图2-4。

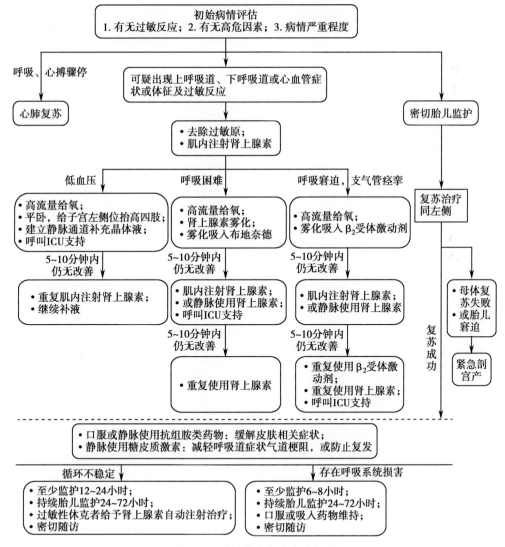

图 2-4 过敏性休克诊治流程图

（陈敦金 周燕媚）

参考文献

1. LIEBERMAN P. Anaphylaxis practice parameter update 2015. Ann Allergy Asthma Immunol, 2015, 115: 341-384.

2. MULLA ZD, EBRAHIM MS, GONZALEZ JL. Anaphylaxis in the obstetric patient: analysis of a statewide hospital discharge database. Ann Allergy Asthma Immunol, 2010, 104 (1): 55.

3. PANESAR SS, JAVAD S, DE SILVA D, et al. The epidemiology of anaphylaxis in Europe: a systematic review. Allergy, 2013, 68: 1353-1361.

4. TSUZUKI Y, NARITA M, NAWA M, et al. Management of maternal anaphylaxis in pregnancy: a case report. Acute Med Surg, 2016, 10 (4): 202-204.

5. SIMONS FER, SCHATZ M. Anaphylaxis during pregnancy. Allergy Clin. Immunol, 2012, 130: 597-606.

6. NURMATOV UB, RHATIGAN E, SIMONS FER, et al. H_2 antihistamines for the treatment of anaphylaxis with and without shock: a systematic review. Ann Allergy Asthma Immunol, 2014, 112: 126-131.

第三章

产科严重并发症

第一节 产前出血

产前出血是严重的妊娠期并发症,一般指妊娠 20 周后,与临产和分娩无关的子宫出血。4%~5% 的妊娠可发生产前出血。据报道,妊娠后半期不明原因的产前出血,可使早产的风险增加 2~3 倍。

【病因】

1. 前置胎盘(20%)。
2. 胎盘早剥(30%)。
3. 子宫破裂(罕见)。
4. 前置血管(罕见)。
5. 宫颈、阴道或子宫病变。
6. 病因不确切,常常归咎于胎盘边缘分离。

【处理】

处理取决于多种因素,包括孕龄、出血的原因、出血的严重程度和胎儿状况。

1. 消毒外阴后作窥阴器检查,轻柔操作,以排除宫颈及阴道病变。
2. 腹部检查时,应注意先露高低、子宫张力,以及有无触痛和胎心情况。如患者已临产,应注意子宫收缩的类型及宫缩持续时间。
3. 面罩给氧,每分钟 6~8L 流量供给。
4. 留置双静脉通道(18G 留置针),保证输液通道通畅。
5. 持续心电监护,有条件者可行中心静脉压监测,以反映心脏功能的耐受程度,正确指导血液和液体的补充。
6. 根据出血量的多少进行备血,加急化验血常规、凝血功能等。
7. 患者若失血较多,应首先补充浓缩红细胞,推荐输血方案 1:1:1(10U 红细胞:1 000ml 血浆:1U 机采血小板)。
8. 接诊产前出血患者的任何医院,不仅应具备输血条件,还应有做紧急剖宫产及诊治早产儿的条件。

【流程】

产前出血诊治流程图见图 3-1。

一、前置胎盘

妊娠 28 周后,如胎盘附着于子宫下段,其边缘达到或覆盖宫颈内口,位置低于胎先露部,称为前置胎盘。前置胎盘是妊娠晚期产前出血最常见的原因。发病率国内报道为 0.24%~1.57%,国外报道为 0.3%~0.5%。

【病因】

病因不清,可能与下列因素有关:子宫内膜病变或损伤;胎盘异常;受精卵滋养层发育迟缓。

高危因素包括:多次流产、刮宫及宫腔操作史,高龄初产妇(>35 岁)、产褥感染、剖宫产史、多次孕产史、孕妇不良生活习惯(吸烟或吸毒)、辅助生殖技术受孕、多胎、子宫形态异常等。

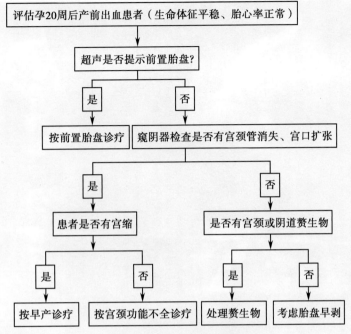

图 3-1 产前出血诊治流程图

【病例报告——入院部分】

病史：患者 27 岁，G_3P_1，末次月经 2017 年 1 月 17 日，预产期 2017 年 10 月 24 日。孕期产检资料提示：瘢痕子宫，完全性前置胎盘。入院前 4 小时突然阴道出血约 100ml，无腹痛。既往生育史：2013 年、2014 年曾人工流产 2 次，2015 年因"孕 8 个月，完全性前置胎盘"在本市某医院行"子宫下段剖宫产术"。

查体：血压 120/74mmHg，脉搏 86 次 /min，心肺听诊未及明显异常，腹围 95cm，宫高 32cm，腹软，无压痛及反跳痛，外阴可见血迹，可见少量暗红色血从阴道流出；胎位：臀位，胎心率 136 次 /min。无应激试验（non-stress test，NST）反应型，伴不规则宫缩。

辅助检查：化验：Hb 95g/L；超声检查（图 3-2）：胎盘附着子宫下段，由前向后完全覆盖宫颈内口，胎盘前壁与子宫下段肌层分界不清，子宫下段肌层菲薄，约 0.1cm，胎盘与膀胱组织之间可见丰富血流信号，宫颈长度 3cm。

【临床表现与早期识别】

1. 妊娠晚期或临产时，发生无诱因、无痛性反复阴道出血。

2. 出血量可以是少量、多次，亦有一次性大量出血致患者休克者。

3. 反复出血或一次出血量过多可使胎儿窘迫，严重者胎死宫内。

4. 出血量的多少，以及出血时间的早、晚，与前置胎盘的类型有关。

5. 患者一般情况与出血量多少呈正比，大量出血呈现面色苍白、脉搏增快、血压下降等休克表现。

6. 胎先露高浮，常并发胎位异常。

> **早期识别要点**
>
> 高危因素：多次分娩史、人工流产操作史。典型症状：孕晚期反复无痛性阴道出血。辅助检查：产检超声提示前置胎盘。

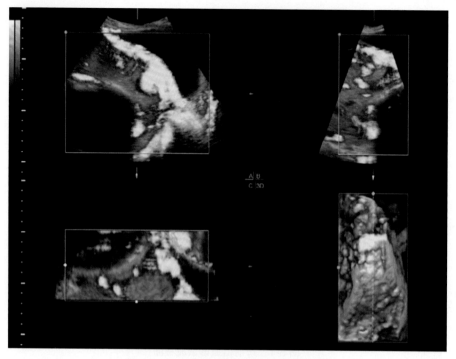

图 3-2 门诊三维超声（胎盘植入性疾病）

【诊断依据及标准】

1. **高危因素** 流产史、宫腔操作史、高龄、剖宫产史等。

2. **病史** 妊娠晚期或临产后，不明原因的无痛性阴道出血。

3. **超声检查** 为首选检查，超声提示胎盘下缘达到或覆盖宫颈内口。在妊娠的任何时期，如怀疑前置胎盘，推荐使用经阴道超声进行检查，准确性高，并具有安全性。后壁的前置胎盘由于胎头的遮挡，B 型超声不易准确测定胎盘下界，有时可造成漏诊或定位不准确。

4. **磁共振成像**（magnetic resonance imaging，MRI） 怀疑胎盘植入者，可选择磁共振检查。磁共振因对软组织分辨率高且有优越性，可全面、立体观察，全方位显示解剖结构，综合评价有利于对病变定性。

5. **产后检查胎盘及胎膜** 胎膜破口距离胎盘边缘 <7cm。

> **诊断要点**
>
> 高危因素＋典型症状＋辅助检查（超声）＋产后胎盘胎膜检查。

【处理原则及措施】

1. **期待疗法**

（1）胎龄 34 周以下，阴道流血不多，胎儿体重 <2 000g 并存活者。

（2）孕妇应注意休息，减少活动量，给予镇静剂如地西泮，同时抑制宫缩，促胎肺成熟，出血时间久应用广谱抗生素预防感染。对于贫血患者应积极提高其血红蛋白储备，最好达 110g/L 以上，血细胞比容 >0.30。

（3）保守治疗过程中阴道大出血的预测指标：①宫颈管长度、胎盘厚度：孕 34 周前经阴道超声测量宫颈管长度如 <3cm，

大出血而急诊剖宫产手术的风险明显增加（79% *vs*.28%）；如覆盖宫颈内口的胎盘较厚，>1cm，产前出血、胎盘粘连、植入及手术风险明显增加。②胎盘边缘出现无回声区：意味着胎盘边缘存在大血窦，出现突然大出血的风险是其他类型前置胎盘的10倍。③凶险型前置胎盘。

2. 终止妊娠 择期剖宫产是处理前置胎盘的首选。对于无症状的前置胎盘伴胎盘植入者可于孕36周后终止妊娠。无症状的完全性前置胎盘，妊娠满37周可考虑终止妊娠；边缘性前置胎盘满38周可考虑终止妊娠。无论是剖宫产或经阴道分娩，都可发生产后出血，故应在胎盘娩出时常规应用宫缩剂，作好预防产后出血的准备。

（1）终止妊娠指征：孕妇反复发生多量出血甚至休克者，无论胎儿成熟与否，为了孕妇安全应终止妊娠；胎龄满妊娠36周以上；胎儿成熟度检查提示胎儿肺成熟者；胎龄在妊娠34~36周，出现胎儿窘迫征象；胎儿已死亡或出现难以存活的畸形。

（2）剖宫产指征：完全性前置胎盘，持续大量阴道流血；部分性和边缘性前置胎盘出血量较多，先露高浮，妊娠36周以上，短时间内不能结束分娩，有胎心、胎位异常。

（3）阴道分娩：边缘性前置胎盘、枕先露、临产后阴道流血不多、无头盆不称和胎位异常；估计可于短期内结束分娩者；若出血增多或分娩进展不顺利，应立即改行剖宫产术。

> **处理要点**
>
> 治疗原则是抑制宫缩、止血、纠正贫血、促胎肺成熟和预防感染。根据患者出血量的多少，是否伴有休克，以及孕周、胎儿是否成活，临产与否而决定临床处理。凶险型前置胎盘应当在有条件的医院进行处理。

【病例报告——诊治部分】

入院诊断：①凶险型前置胎盘；②妊娠合并轻度贫血；③宫内孕33^{+6}周，G_4P_1，胎方位为骶左前。

处理：静脉滴注盐酸利托君注射液抑制宫缩，地塞米松促进胎肺成熟，口服铁剂纠正贫血。磁共振（图3-3）：完全性前置胎盘伴胎盘植入。孕36周时，血红蛋白升至105g/L，患者伴不规则宫缩，复查超声：胎盘情况同前，宫颈管长度1.5cm，考虑胎儿已成熟，宫颈管较前缩短，决定择期手术。

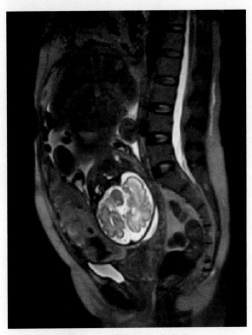

图3-3 胎盘植入性疾病

手术：

1. **术前** 联系放射科、手术室、麻醉科、输血科、新生儿科及ICU，作好全面准备。术前30分钟予以双侧髂内动脉球囊置入术（球囊未充盈状态）（图3-4）；麻醉前新生儿科医师到场，参与新生儿复苏及转运（备转运箱）。进行中心静脉穿刺；体位：人字位。

2. **术中** 术中发现子宫下段菲薄，血窦丰富、怒张（图3-5）。介入科医师立即充盈髂内动脉球囊,阻断动脉血流。避开血管丰富区,尽量靠近子宫下段行"J"形切口,以臀牵引助娩一活男婴,Apgar评分7~8分,立即行新生儿复苏并转运至新生儿科继续治疗。子宫下段出血稍多,缩宫素、麦角新碱子宫肌层注射,子宫收缩好,即行人工剥离胎盘,子宫前壁可见5cm×6cm胎盘组织与子宫肌层及膀胱组织致密粘连,分离困难,尽量剪除植入组织,创面广泛出血,胎盘大部分娩出后,立即进行自体血采集(图3-6),缝扎双侧子宫动脉上下行支及子宫下段螺旋式缩窄缝合后出血明显减少(前壁缝合尽可能不要穿透膀胱黏膜层),由于下段仍有少量活动性出血,予以宫腔球囊填塞压迫止血(注入生理盐水约250ml)。术中出血约2 500ml,输血1 500ml(包括自体血800ml)。

结局:术后患者转入ICU病房,对症支持治疗,患者子宫复旧可,阴道出血少,术后1天转回产科普通病房,术后5天母子平安出院。

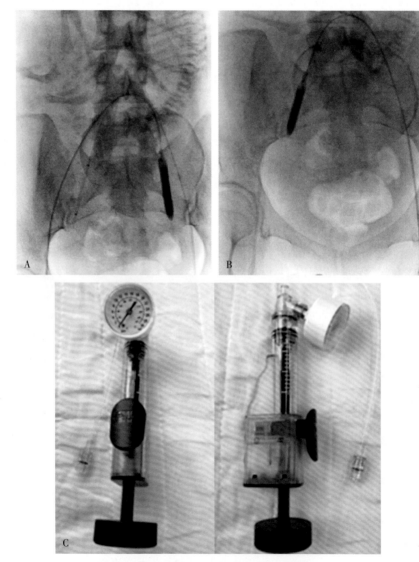

图3-4 髂内动脉球囊及体外压力控制阀
A.左侧髂内动脉球囊;B.右侧髂内动脉球囊;C.体外压力控制阀

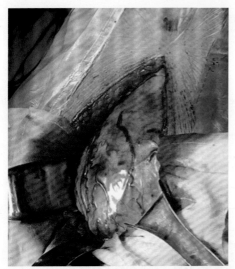

图 3-5　凶险型前置胎盘伴胎盘植入术中所见

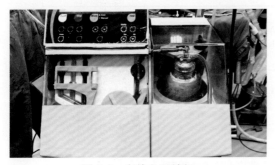

图 3-6　自体血回输机

【经验分享】

1. 前置胎盘病因不明,高危因素为多次流产、刮宫及宫腔操作史,高龄初产、产褥感染、剖宫产史、多次孕产史、孕妇不良生活习惯(吸烟或吸毒)、辅助生殖技术受孕、多胎、子宫形态异常等。

2. 孕期表现为孕晚期反复无痛性阴道出血。

3. 随着两孩政策实施,瘢痕子宫(剖宫产史)再次妊娠患者比例增加,凶险型前置胎盘发生比例明显升高。

4. 治疗原则是抑制宫缩、止血、纠正贫血和预防感染。根据前置胎盘类型、出血量的多少、是否伴有休克,孕周、胎儿是否成活等决定分娩时机和分娩方式。

5. 凶险型前置胎盘患者的剖宫产手术存在腹腔粘连程度、胎盘植入程度、出血速度与出血量的"三大不确定性",在选择腹壁竖或横切口时可参照前置胎盘临床诊治指南、术者临床经验选择腹壁切口。子宫切口原则上应尽量避开胎盘,以达到减少术中出血量、方便手术的目的。对胎盘植入处理经验丰富的医院可制定术前评估详表,以便管理术前准备及评估。术前准备包括:备充足的血源及血制品,麻醉科、输血科、泌尿外科、介入科、妇科肿瘤、普外科及新生儿科多学科会诊,备重症监护病房床位,充分告知患者术中操作,如膀胱镜检查＋输尿管支架放置、子宫切除、膀胱部分切除、原位保留胎盘、术前球囊放置介入治疗措施等),以及各种风险(包括生殖泌尿系统损伤,术后并发症甚至死亡的风险)并获得患者同意。

【诊治流程图】

由前置胎盘引起的产前出血诊治流程图见图 3-7。

二、胎盘早剥

胎盘早剥是指妊娠 20 周后或分娩期,正常位置的胎盘在胎儿娩出前,部分或全部从子宫壁剥离。发病率国外报道为 1%~2%,国内报道为 0.5%~2.1%,孕产妇死亡率为 1%,围产儿死亡率为 4.4%~6.7%。

【病因】

病因不清,高危因素:血管病变、机械性因素、宫腔内压力骤减、高龄多产,胎盘早剥病史者,接受辅助生育技术助孕、吸毒吸烟、绒毛膜羊膜炎、血栓形成倾向等。

【病例报告——入院部分】

病史: 患者 34 岁,因"停经 32^{+2} 周,头痛、头晕、视物不清 2 天,腰腹痛、阴道出

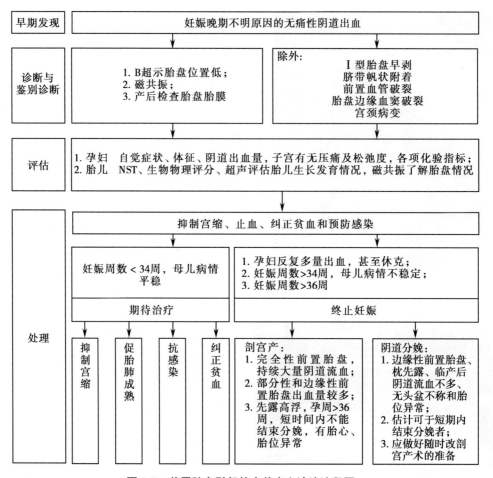

图 3-7 前置胎盘引起的产前出血诊治流程图

血 1 天"由外院急诊转入。诉 2 年前发现血压升高,最高 150/95mmHg,无不适,未诊治。孕早期测量血压 150/110mmHg,间断口服降压药(具体不清)治疗,不规律产检,孕 6⁺ 个月产检测血压 160/110mmHg,尿蛋白(++),于当地医院住院降压治疗(具体用药不清),出院后继续口服降压药,每天血压波动在 150~160/95~110mmHg。2 天前头痛、头晕、视物模糊,休息后未好转,1 天前出现腰痛,并进行性加重,伴少许阴道出血,就诊当地医院测血压 170/110mmHg。B 超提示:单活胎,臀位,胎盘后壁,羊水指数 8.6cm。予以静脉滴注硫酸镁治疗,腰痛进行性加重,同时尿量减少,并发现全身散在出血点,近 14 小时尿量 100ml。化验 Hb 92g/L,

PLT 55×10⁹/L,尿素氮 20.8mmol/L,肌酐 256μmol/L,急转医院。

查体: 血压 120/80mmHg,脉搏 120 次/min,面色苍白,表情淡漠,心肺听诊未及明显异常。产科查体:子宫张力大,压痛阳性,胎位触诊不清,胎心率 115 次/min。

辅助检查: 化验:Hb 85g/L,PLT 50×10⁹/L,凝血酶原时间较正常值延长 3 秒,纤维蛋白原 1.2g/L,尿素氮 22.2mmol/L,肌酐 280μmol/L。NST(图 3-8):可见变异减速,胎心最低 70 次/min。超声检查(图 3-9):单活胎,臀位,胎盘位于底部及后壁,胎盘异常增厚,胎盘后可见 8cm×6cm×5cm 液性暗区,考虑为胎盘后血肿。

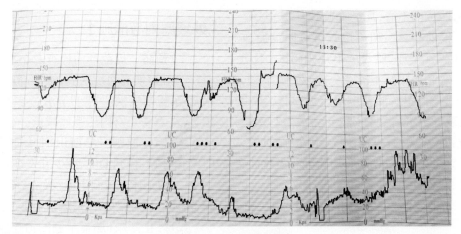

图 3-8　入院时胎心监护

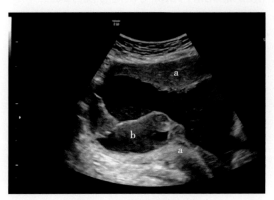

图 3-9　入院时胎盘早剥
a 胎盘;b 血肿

【临床表现与早期识别】

临床表现与胎盘剥离部分的大小及出血类型有关。

0 级:分娩后回顾性诊断。

Ⅰ级:以外出血为主,多见于分娩期。胎盘剥离面积小,常无腹痛或腹痛轻微,贫血体征不明显。腹部检查见子宫软,大小与妊娠周数相符,胎位清楚,胎心率正常。产后检查见胎盘母体面有凝血块及压迹即可诊断。

Ⅱ级:胎儿窘迫或胎死宫内,胎盘剥离面 1/3 左右。常有突然发生的持续性腹痛、腰酸或腰背痛。无阴道流血或流血量不多,贫血程度与阴道流血量不相符。腹部检查见子宫大于妊娠周数,宫底随胎盘后血肿增大

而升高。胎盘附着处压痛明显,宫缩有间歇,胎位可扪及,有胎儿窘迫。

Ⅲ级:产妇出现休克症状,伴或不伴弥散性血管内凝血(DIC)。胎盘剥离面超过胎盘面积 1/2。临床表现较Ⅱ级加重。可出现恶心、呕吐、面色苍白、脉搏细致、血压下降等休克症状。腹部检查见子宫硬如板状,宫缩间歇时不能松弛,胎位扪不清,胎心消失。

早期识别要点

突发的腹痛、腰痛、腰背痛,伴频繁宫缩和子宫压痛,伴或不伴阴道出血需警惕胎盘早剥。最常见临床表现为阴道出血、胎心异常、持续性腹痛或背痛。超声阴性不能完全排除胎盘早剥,尤其是后壁胎盘。

【诊断依据及标准】

1. **病史**　患者有妊娠期高血压疾病、慢性高血压、肾脏疾患或外伤史。

2. **临床表现**　妊娠晚期突然发生腹部剧烈疼痛,阴道出血不多或无出血,而有严重贫血及休克现象。

3. **查体**　腹部检查子宫硬如板状,无明

显放松,胎位扣不清,甚至胎心消失。

4. 辅助检查 超声检查可有胎盘后血肿、胎盘异常增厚、胎盘后不规则暗区、不均质强回声,超声阴性不能完全排除胎盘早剥,尤其是后壁胎盘。胎儿电子监护:可出现胎心基线变异消失,晚期减速,正弦波等。实验室检查:血常规,血小板计数,出、凝血时间,以及纤维蛋白原定量、肝肾功能等有关化验,了解是否有 DIC 发生。

诊断要点

突发剧烈腹痛、腰痛、腰背痛,严重贫血甚至休克,触诊子宫张力高,胎位扣不清,超声提示胎盘与子宫壁之间出现边缘不清楚的液性低回声区。

胎盘早剥诊断主要依据病史、临床表现和体格检查。NST 有一定临床参考价值,但对胎盘进行大面积剥离意义不大;超声对诊断有一定的帮助,但敏感性和特异性不高;目前尚无实验室指标可以精准诊断。

【鉴别诊断】

Ⅰ级胎盘早剥诊断一般不难。Ⅱ级和Ⅲ级胎盘早剥常需与前置胎盘及子宫破裂相鉴别。其鉴别要点见表3-1。

【处理原则与措施】

1. 预防 规范产前检查及孕期保健,及时诊治妊娠期高血压疾病、慢性高血压、肾脏疾病等基础疾病。对于羊水过多和双胎妊娠,应注意防止宫内压骤然减低。

2. 治疗原则 早期识别、纠正休克、及时终止妊娠、控制 DIC、减少并发症。

(1)纠正休克控制出血:吸氧,开放静脉通路,快速补足血容量,维持尿量不少于 30ml/h。

(2)终止妊娠:胎盘早剥的治疗应根据孕周、早剥的严重程度、有无合并症、宫口开大情况、胎儿宫内状况等决定分娩方式。

1)经阴道分娩:适用于 0~Ⅰ 级患者。如患者全身情况尚可,出血不多,胎盘早剥程度不严重,经产妇宫口开大 3cm 以上,估计短时可经阴道分娩者,可行人工破膜经阴道试产,必要时静脉滴注缩宫素缩短产程。分娩过程中,密切观察患者的血压、脉搏、子宫底高度、宫缩与出血情况。持续胎心监测,早期发现异常情况及时处理,必要时改行剖宫产。若宫口开全,应酌情缩短第二产程。若胎儿已死亡,在评价产妇生命体征前提下首选阴道分娩。

2)剖宫产:Ⅱ~Ⅲ级胎盘早剥,特别是初产妇,不能在短时间内结束分娩者;Ⅰ级胎盘早期剥离,出现胎儿窘迫征象,须抢救胎儿者;Ⅲ级胎盘早剥,孕妇病情恶化,即使胎死

表 3-1 Ⅱ级、Ⅲ级胎盘早剥与其他疾患的鉴别诊断

临床表现	与发病有关因素	腹痛	阴道出血	子宫	超声检查	胎盘检查
Ⅱ级/Ⅲ级胎盘早剥	常合并高血压与外伤	剧烈	内或外出血时,全身情况与出血量不成正比	硬如板状压痛,子宫较妊娠月份大	有胎盘后血肿	胎盘早剥处有血块压迹
前置胎盘	经产妇多见	无	外出血,全身情况与出血量成正比	软,子宫大小与妊娠月份一致	胎盘位于子宫下段或宫颈内口	胎膜破口距胎盘边缘 <2cm
先兆子宫破裂	有梗阻性分娩或剖宫产史	随宫缩阵发性加剧	少量阴道出血,可有血尿	可有病理性缩复环,子宫下段有触痛	无特殊变化	无特殊变化

宫内者;破膜后产程无进展者。

3)保守治疗:孕 32~34 周 0~Ⅰ 级胎盘早剥者,严密观察下可予以保守性治疗;孕 28~32 周,以及 <28 周的极早产孕妇,如为显性阴道出血、子宫松弛,母胎状况稳定时,严密观察下可予以保守治疗。

(3)并发症的处理

1)产后出血:分娩后及时应用宫缩剂,如缩宫素、马来酸麦角新碱、卡前列甲酯等。

2)若仍有不能控制的出血,应及时考虑行子宫切除。如考虑凝血功能障碍,立即行必要的化验同时启动 DIC 处理流程。

3)弥散性血管内凝血:重点补充血容量和凝血因子:应按比例及时输入足量的红细胞、新鲜冰冻血浆、血小板(10U:1 000ml:1 人份单采)。如无法得到新鲜血时,可选新鲜冰冻血浆应急,同时还可输注冷沉淀、凝血酶原复合物、纤维蛋白原等。

4)急性肾衰竭:胎盘早剥者如在补足血容量后每小时尿量仍少于 30ml 或 4 小时内少于 100ml,应用速效利尿剂利尿,如呋塞米 20~40mg 静脉推注,或用 25% 甘露醇 200ml 静脉快速滴入。如经处理后尿量不见增加,血尿素氮、肌酐、血钾等增高提示肾衰竭情况严重,应及时做透析治疗。

处理要点

早期识别、纠正休克、及时终止妊娠、控制 DIC、减少并发症。

【病例报告——诊治部分】

入院诊断:①胎盘早剥;②慢性高血压合并子痫前期;③失血性休克;④急性肾衰竭;⑤ DIC;⑥胎儿窘迫;⑦宫内孕 32^{+2} 周,G_1P_0,胎方位为骶左前。

处理:①病重通知,纠正休克;②立即急诊剖宫产术;③预防产后出血;④降压治疗;⑤纠正急性肾功能不全。

手术:

1. 术前 联系手术室、麻醉科、输血科、新生儿科及 ICU 进行术前沟通,作好全面准备。充分与患者及家属沟通,拟行剖宫产术,并做好切除子宫准备;进行中心静脉穿刺,监测中心静脉压指导补液;麻醉前联系新生儿医师到场,参与新生儿复苏及转运(备转运箱)。

2. 术中 血性腹水约 500ml,子宫表面水肿,子宫底部及后壁可见 8cm×10cm 紫蓝色卒中(图 3-10),切开子宫肌层,可见多量凝血块排出,羊水量少,血性,以臀牵引助娩一活女婴,Apgar 评分 5~7 分,立即交台下新生儿医师、产科医师行新生儿复苏并转运至 NICU(转运箱),台上检查胎盘位于子宫底部及后壁,1/3 面积剥离,人工剥离胎盘后有大量暗红色血液涌出,约 400ml,凝血块约 200g,胎盘母体面可见压迹,散在暗红色血块(图 3-11),术中切口渗血,血不凝,手术开始

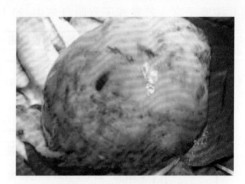

图 3-10 术中子宫胎盘卒中

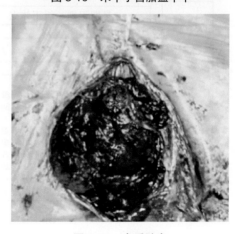

图 3-11 术后胎盘

时提前输入新鲜血浆及冷沉淀、红细胞，术中予以按摩子宫、缩宫素宫体注射及静脉滴注维持，双侧子宫动脉上行支结扎术后出血好转，留置腹腔引流管一根，关腹。

3. 术后 患者转 ICU 病房，术后急查：Hb 80g/L，PLT 60×10⁹/L，凝血酶原时间较正常值延长 2 秒，纤维蛋白原 2.0g/L，尿素氮 29.2mmol/L，肌酐 450μmol/L。

因急性肾衰竭，予以 CRRT 治疗，继续纠正凝血功能异常，预防产后出血，控制原发病。

结局： 患者术后阴道出血不多，子宫复旧可，肾功能、凝血功能逐渐好转，术后 7 天产妇出院，新生儿 28 天康复出院，产妇出院后继续降压治疗，定期心内科随诊。

【经验分享】

1. 胎盘早剥属于产后出血高危因素。剖宫产取出胎儿与胎盘后，应立即给予宫缩剂并按摩子宫。若发现子宫胎盘卒中，经上述处理并给予热盐水纱垫湿热敷子宫，多数子宫收缩转佳。若不奏效可行子宫动脉上行支结扎，或用可吸收线大 8 字缝合卒中部位的浆肌层，多能止血而保留子宫。如果子宫仍收缩差，出血多且血液不凝，应快速输入新鲜血，并当机立断行子宫切除术。

2. 无论经阴道分娩或剖宫产术，术后均应密切观察患者全身情况、血压、脉搏、子宫收缩情况、尿量、血生化、凝血功能及血电解质等，并应积极治疗贫血及应用抗生素预防感染。

3. 胎盘早剥的复发风险为 3%~15%，高于一般人群的基线发病率。尚未证实哪项干预措施或检查能够识别及降低胎盘早剥的复发风险。胎盘早剥史患者再次妊娠时娩出小于孕龄儿、发生子痫前期和早产的风险均更高，应监测患者有无这些并发症。

【诊治流程图】

胎盘早剥诊治流程图见图 3-12。

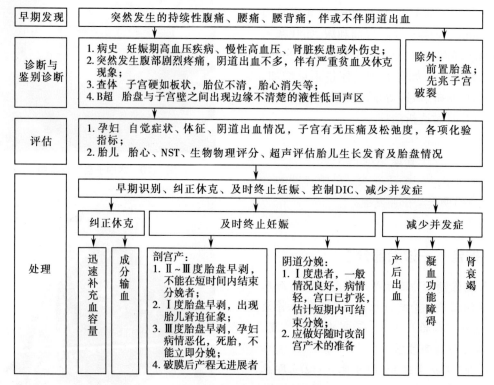

图 3-12 胎盘早剥诊治流程图

（冯 玲 刘燕燕）

参考文献

1. 谢幸,孔北华,段涛.妇产科学.9 版.北京:人民卫生出版社,2018: 147-153.
2. 刘海意,林星光,乌剑利,等.子宫下段多方位螺旋式缝合成形术在凶险性前置胎盘手术中的应用.中华妇产科杂志,2016, 51 (10): 754-758.
3. 钟华,李丽红,代海洋,等.前置胎盘合并胎盘植入的 MRI 产前诊断.磁共振成像,2014,5 (6): 463-466.
4. SEKIGUCHI A, NAKAI A, KAWABATA I, et al. Type and location of Placenta previa affect preterm delivery risk related to antepartum hemorrhage. Int J Med Sci, 2013, 10 (12): 1683-1688.

第二节 产后出血

产后出血(postpartum hemorrhage,PPH)是指胎儿娩出后 24 小时内,阴道分娩者失血量 ≥ 500ml,剖宫产分娩者出血量 ≥ 1 000ml,是分娩期严重并发症,居我国孕产妇死亡原因首位。国内外文献报道发生率不一,为 1%~10%,由于孕期血容量生理性增加,失血量往往被低估,因此,产后出血的实际发病率更高。临床上,严重产后出血是指胎儿娩出后 24 小时内出血量 ≥ 1 000ml;极严重产后出血是指胎儿娩出后 24 小时内出血量 ≥ 2 500ml;难治性产后出血是指经宫缩剂、持续性子宫按摩或按压等保守措施无法止血,需要外科手术、介入治疗,甚至切除子宫的严重产后出血。

除上述出血量的规定之外,产后出血还有其他定义:①产后血红蛋白浓度较产前降低了 10%;②由于失血量常常被低估,PPH 首先是通过血流动力学不稳定来发现,比如低血压和逐渐增加的心率;③需要输血。综上所述,更有实践意义的定义是分娩所致失血过多,引起血流动力学改变或低血容量症状。

【病因】

最常见原因为子宫收缩乏力,其次为胎盘因素、软产道裂伤及凝血功能障碍。四大原因可以合并存在,也可以互为因果,每种原因又包括各种病因和高危因素(表 3-2)。合并妊娠期高血压疾病、贫血、脱水或身材矮小的产妇等,即使未达到产后出血的诊断标准,也可能会出现严重的病理生理改变。

【临床表现】

1. 阴道流血

(1)阴道分娩:胎儿娩出后阴道流血多。

1)胎儿娩出胎盘未娩出→阴道流血,鲜红色→软产道裂伤。

2)胎儿娩出后数分钟→阴道流血,暗红色→胎盘因素。

3)胎盘娩出后→阴道流血,子宫张力低→子宫收缩乏力。

4)胎儿胎盘娩出后→阴道持续流血,血液不凝→凝血功能障碍。

5)失血症状明显 + 阴道疼痛→阴道流血不多→隐匿性软产道损伤。

(2)剖宫产

1)胎盘剥离面广泛渗血。

2)宫腔不断被血充满。

3)切口裂伤处持续出血。

表 3-2 产后出血的原因及对应的高危因素

原因或病因	对应的高危因素
子宫收缩乏力	
全身因素	产妇体质虚弱、合并慢性全身性疾病
药物	过多使用麻醉剂、镇静剂或宫缩抑制剂
产程因素	急产、产程延长或滞产、试产失败等
产科并发症	子痫前期等
羊膜腔内感染	羊水过多、多胎妊娠、巨大儿等
子宫过度膨胀	多产
子宫肌壁损伤	剖宫产史、子宫肌瘤剔除术后等
子宫发育异常	双子宫、双角子宫、残角子宫等
产道损伤	
子宫颈、阴道或会阴裂伤	急产、手术产、软产道弹性差、水肿或瘢痕形成等
剖宫产子宫切口延伸或裂伤	子宫破裂、子宫手术史
子宫体内翻	多产、子宫底部胎盘、第三产程处理不当
胎盘因素	
胎盘异常	多次人工流产或分娩史、子宫手术史
胎盘、胎膜残留	前置胎盘、胎盘早剥、胎盘植入、多产、既往有胎盘粘连史
凝血功能障碍	
血液系统疾病	遗传性凝血功能疾病、血小板减少症
肝脏疾病	重症肝炎、妊娠期急性脂肪肝
产科 DIC	羊水栓塞、Ⅱ~Ⅲ度胎盘早剥、死胎滞留时间长

2. 低血压症状 头晕、面色苍白、口渴、血压下降;脉搏细数、烦躁、皮肤湿冷、脉压缩小。

【诊断】

关键在于对出血量正确的测量和估计,临床上估测的出血量往往低于实际失血量,错误低估将会丧失抢救时机。突发大量的产后出血易得到重视和早期诊断,而缓慢、持续的少量出血和血肿容易被忽视。

1. 失血量估计 可采用称重法、容积法、面积法、休克指数法(表 3-3)、血红蛋白测定等方法。

表 3-3 休克指数同出血量关系

休克指数	估计出血量 /ml	占总血容量百分比 /%
0.5	正常	
<0.9	<500	<20%
1.0	1 000	20%
1.5	1 500	30%
2.0	≥2 500	≥50%

2. 原因评估 依据阴道流血发生时间、出血量与胎儿、胎盘娩出之间的关系,初步判断产后出血的原因;各类原因可共存、相互影响或互为因果。包括:子宫收缩乏力、胎

盘因素、软产道裂伤、凝血功能障碍。

【处理原则与措施】

针对出血原因,迅速止血;补充血容量,纠正失血性休克;预防感染。

1. 寻找出血原因的同时进行一般处理

(1)呼叫上级医师、麻醉医师、重症医学科医师、助产士等一起投入救治。

(2)通知血库和检验科作好准备(交叉配血)。

(3)建立双静脉通道,积极补充循环血容量。

(4)气道及呼吸管理,必要时给氧。

(5)监测出血量和生命体征。

(6)留置尿管,记录出入量。

(7)进行实验室检查(血常规、凝血功能、肝肾功能等)并动态监测。

2. 针对子宫收缩乏力的处理

(1)子宫按摩或压迫法。

(2)应用宫缩剂。

(3)止血药物。

(4)手术治疗。

3. 应用氨甲环酸治疗产后出血 除非存在抗纤溶治疗的禁忌,WHO 及 ACOG 均推荐除标准治疗措施之外,对所有的产后出血患者在胎儿娩出后 3 小时内早期开始静脉推注氨甲环酸。首剂 1g 缓慢静脉推注(超过 10 分钟),若 30 分钟后出血仍未停止或应用第一剂后 24 小时内再次出血,再给予第二剂 1g 缓慢静脉推注(超过 10 分钟)。

4. 术中回收式血液回输(intraoperative cell salvage,ICS)

(1)适应证:预计出血量 >20% 血容量的手术;存在大出血的一个或多个高危因素,以及术前严重贫血的患者;由于特殊血型、存在多种红细胞抗体、宗教信仰等原因不能输异体血的患者。

(2)禁忌证:感染手术应禁止使用,如腹腔结核和脓肿;非感染手术过程中胃肠道内容物污染术野,也应停止;恶性肿瘤手术。

(3)相对禁忌证:红细胞形态异常的血液疾病的患者(如镰刀红细胞和地中海贫血等);Rh(-)产妇。

(4)ICS 的最终产品只有红细胞和生理盐水,因此在大出血时,为维持正常的凝血功能,还需要输注异体血如冰冻血浆、低温沉淀物、血小板及凝血因子,必要时还需要输注异体红细胞。

5. 失血性休克的处理

(1)密切观察生命体征,尽早发现早期休克,保暖,吸氧。

(2)呼叫相关人员,建立两条有效静脉通道,在限制性输液(温热等渗晶体液输注)的基础上及时给予成分血制品进行止血复苏,纠正低血压。

(3)限制性输液即限制早期输入过多的液体来扩容(晶体液不超过 2 000ml、胶体液不超过 1 500ml),允许在控制性低血压的条件下进行复苏;等渗晶体液应先于胶体液,在等待血液输注的过程中,应输注温热等渗晶体液。

(4)根据临床和实验室检查结果来决定输血的时机。

(5)欧洲麻醉学会指南推荐在出血和复苏过程中需重复检测血清乳酸、动脉血气(碱缺失)、血细胞比容、血红蛋白来评估组织灌注和氧合状况。

(6)在大量输注红细胞时,早期、积极地输注血浆及血小板以纠正凝血功能异常而无须等待凝血功能检查结果。

(7)按照国内外常用的推荐方案,产科大量输血建议红细胞:血浆:血小板以 1:1:1 的比例(如 10U 红细胞悬液 +1 000ml 新鲜冰冻血浆 +1U 机采血小板)输注。

(8)管理大量失血时的主要目标:Hb>80g/L;PLT>50×10^9/L;凝血酶原时间(PT)<正常值的 1.5 倍;活化部分凝血活酶时间(APTT)<正常值的 1.5 倍;纤维蛋白原 >2g/L。

（9）必要时行中心静脉压监测以指导输血补液和液体管理。

（10）补足血容量后血压仍低时需应用升压药物，改善心肾功能。

（11）保护心脏，出现心力衰竭时应用强心药物 + 利尿剂，如呋塞米 20~40mg 静脉推注，必要时 4 小时后重复使用，应用利尿剂后注意有无电解质紊乱。

（12）抢救过程中注意无菌操作，并给予广谱抗生素预防感染。

> **处理要点**
>
> 1. 一旦发生产后出血，需紧急请求援助，采取多学科协作诊治措施，联合重症医学科、麻醉科、检验科、血库等相关科室团结合作，共同挽救产妇生命。
>
> 2. 来势凶猛的出血固然危险，但小量持续不止的流血，即"细水长流"式出血潜在危险更大，不容小觑。
>
> 3. 剖宫产术后观察阴道出血的同时，不能忽略腹部切口的渗血渗液情况。
>
> 4. 若阴道失血量与产妇贫血或失血性休克症状不符，需警惕腹腔内出血的可能。

【预防】

1. 加强产前保健

（1）筛查和治疗产前贫血，降低 PPH 发生率。孕早期 Hb 低于 110g/L，孕 28 周时低于 105g/L，应补充铁剂；中~重度贫血（Hb<90g/L）将导致分娩时和产后早期失血量增加；对于缺铁性贫血而口服铁剂无效的孕产妇，应考虑静脉补铁。

（2）充分识别产后出血的高危因素。

（3）高危孕妇尤其是凶险型前置胎盘、胎盘植入者应于分娩前转诊到有输血和抢救条件的医院分娩。

2. 产时预防

（1）合理分娩镇痛，消除分娩时紧张情绪。

（2）密切观察产程进展，防止产程延长。

（3）正确、规范处理第二及第三产程。

3. 产后预防

（1）积极处理第三产程：预防性使用宫缩剂；不推荐常规进行预防性子宫按摩来预防产后出血，但接生者应该在产后常规触摸宫底，了解子宫收缩情况；常规推荐延迟钳夹脐带，若怀疑胎儿窒息可立即钳夹并切断脐带；不推荐常规控制性牵拉脐带（controlled cord traction，CCT）协助胎盘娩出，仅限于接生者熟练牵拉方法且认为确有必要时选择性使用。

（2）剖宫产术中等待胎盘自行剥离，可减少 30% 的出血量。

（3）氨甲环酸在预防 PPH 中的应用：剖宫产产妇 PPH 风险增加时，应考虑在缩宫素的基础上，加用氨甲环酸静脉注射（0.5~1.0g），但需注意出现严重不良反应，包括血栓形成的风险。

（4）延长产后缩宫素的使用时间：分娩后 4~8 小时延长缩宫素的使用时间，可减少宫缩乏力和额外使用其他宫缩剂的概率。

（5）产后 2 小时和有高危因素者产后 4 小时是发生产后出血的高危时段，应密切监测产妇生命体征，观察子宫收缩情况、宫底高度、阴道流血量及膀胱充盈情况等。

（6）新生儿早接触，早吮吸。

一、宫缩乏力

子宫收缩乏力是指子宫肌层不能有效收缩，是原发性产后出血最常见的原因。

【病因】

1. 全身因素 精神过度紧张；分娩恐惧；过度疲劳，体质虚弱；合并慢性全身性疾病（如慢性高血压、糖尿病、甲状腺功能亢进等）；高龄产妇；肥胖等。

2. 子宫因素 子宫肌纤维过分伸展（羊水过多、巨大胎儿及多胎妊娠等）；子宫肌壁损伤(剖宫产史、肌瘤剥除史、多次妊娠分娩或流产等);子宫发育不良;子宫畸形(双子宫、单角或双角子宫等);子宫肌瘤等。

3. 产科因素 产程延长,产妇体力消耗过多;产程过快;前置胎盘;胎盘早剥;妊娠期高血压疾病;严重贫血或宫腔感染可引起子宫肌层水肿或渗血引起子宫收缩乏力。

4. 药物因素 过度应用镇静剂、麻醉剂(如哌替啶、芬太尼、舒芬太尼等);过度应用子宫收缩抑制剂(如利托君、阿托西班等)。

【病例报告——入院部分】

病史:患者40岁,因"两次完全性葡萄胎史"行IVF-ET术,移植2枚胚胎,存活1枚,产检无特殊异常。孕期无创DNA、B超筛查及糖尿病筛查未见异常。孕32^{+5}周行ECG示:频发室性期前收缩;动态心电图示:单个室性期前收缩6165次,昼夜均见。孕妇遂行超声心动图示:心内结构及血流未见明显异常,左室收缩功能正常,给予密切随访。孕中晚期自觉夜间有胸闷,平躺可加重,无明显头晕及气急,无明显皮肤瘙痒,夜间可平卧,孕38^{+5}周因瘢痕子宫收入院待产。入院时一般情况好,无明显头痛、头晕、视物模糊、腹痛、腹胀及阴道流血流液等不适,自计胎动正常。既往体健,2008年因"胎儿窘迫、脐带绕颈3周"于外院行子宫下段横切口剖宫产术,术后产后出血(具体不详),未输血。G$_5$P$_1$,2014年及2016年分别因完全性葡萄胎行清宫各1次,人工流产1次。

查体:体温36.8℃,脉搏82次/min,呼吸19次/min,血压117/66mmHg。一般情况可,神志清楚,心肺查体未及明显异常,腹部膨隆,软,无压痛、反跳痛,肝脾肋缘下未触及,肾区叩痛(−),双下肢水肿(+)。产科查体:宫高34cm,腹围110cm,子宫软、松弛好,先露头、浮,胎心率142次/min。阴道检查:骨盆内测量正常。

辅助检查:血尿常规、肝肾功能及凝血功能基本正常。B超提示:双顶径-头围-腹围-股骨长:99mm、339mm、380mm、71mm,胎盘位于前壁,下缘距宫颈内口>7cm,目前可探及范围内胎盘与子宫肌层分界清。估测胎儿体重:4000g。

【临床表现及早期识别】

宫底升高,子宫质软、轮廓不清,阴道流血多;按摩子宫及应用宫缩剂后,子宫变硬,阴道流血减少或停止。

早期识别要点

高危因素+临床表现。

【处理原则与措施】

识别宫缩乏力高危因素,快速启动治疗方案,将出血量控制到最低,在排空膀胱的基础上加强宫缩常能迅速止血。

1. 按摩子宫 简单有效,可采用经腹按摩或经腹及阴道联合按压,按摩时间以子宫恢复正常收缩并能保持收缩状态为止,应配合应用宫缩剂,评价有效的标准是子宫轮廓清楚、收缩有皱褶、阴道或子宫切口出血减少。

2. 应用宫缩剂 常用促宫缩药物见表3-4。

3. 宫腔纱条填塞 一般仅用于剖宫产术中;按摩子宫和应用宫缩剂止血效果不佳时,或前置胎盘/胎盘粘连导致剥离面出血不止时,可直视下填塞宫腔纱条起到压迫止血作用。

4. 宫腔球囊压迫止血 可用于阴道分娩或剖宫产术中或术后,在排除宫腔内妊娠物残留及生殖道创伤后早期使用,是限制持续性出血的一种方法。通过向子宫壁施加由内向外的流体静压,减少血流量,促进凝血。

表 3-4　常用促宫缩药物

品名	用法	不良反应	禁忌证
缩宫素 （一线用药）	10U,肌内注射 / 子宫肌层 / 宫颈注射； 10~20U+0.9% NS 500ml,80mU/min,静脉滴注	相对安全,大剂量应用时可引起高血压、水中毒和心血管系统副作用； 有受体饱和现象,24h 总量应控制在 60U 内	过敏
卡贝缩宫素注射液	剖宫产胎儿娩出后100μg,单剂静脉注射	恶心、腹痛、瘙痒、面红、呕吐、潮热、低血压、头痛和震颤等	过敏及冠状动脉疾病
卡前列素氨丁三醇注射液	0.25mg,肌内注射或子宫肌层内给药,最大 2mg	呕吐、腹泻、恶心、面部潮红、寒战、咳嗽、头痛等	过敏、哮喘、心脏病和青光眼患者禁用,高血压患者慎用
米索前列醇片	200~600μg 顿服或舌下给药	不良反应较大,恶心、呕吐、腹泻、潮红、发热等	高血压、活动性心、肝、肾疾病及肾上腺皮质功能不全者慎用,青光眼、哮喘及过敏体质者禁用
麦角新碱	甲基麦角新碱 0.2mg 麦角新碱 0.25mg； 胎儿娩出断脐后肌内注射或缓慢静脉注射（>1分钟）	静脉注射时可出现头痛、头晕、耳鸣、腹痛、恶心、呕吐、胸痛、心悸、呼吸困难、心率过缓,故一般肌内注射给药	胎儿娩出前、胎盘未剥离娩出前、高血压、冠心病
卡前列甲酯栓	1mg,阴道塞入	腹泻、恶心、呕吐、腹痛,一过性面部潮红,胃肠道及心血管系症状等	过敏、急性盆腔炎、心血管疾病、青光眼、哮喘、癫痫等禁用,糖尿病、高血压、心肝肾功能不全者慎用

（1）禁忌：对球囊设备任何成分过敏患者,盆腔血管出血或宫颈或阴道损伤出血、妨碍有效进行球囊填塞的子宫发育异常、疑似子宫破裂、宫颈癌,以及阴道、宫颈或子宫的化脓性感染。

（2）放置时将球囊置入宫腔,确保整个球囊在宫颈内口上方,有条件时可通过超声帮助确定正确放置。

（3）证实位置正确后用温热的无菌液体（一定的温度可促进凝血级联反应）充盈球囊,直至进一步注入时遇到轻微阻力（通常出现在 250~300ml 时）且出血减慢或停止,推荐的最大注入量取决于具体设备。

（4）如果球囊扩张了宫颈或突入宫颈,额外注入 50~100ml 液体有助于保持球囊的位置,或可通过阴道填塞保持球囊的位置（如果出血已停止）。

（5）球囊可在子宫腔内保留 2~24 小时,个体评估决定时间长短。

（6）Bakri 填塞球囊导管：是一个硅胶球囊与一根长 54cm 左右的硅胶导管相连,推荐的最大填充量为 500ml,其用法如图 3-13 所示。

（7）BT 导管（BT-cath）：也是一种硅胶球囊（推荐最大填充量为 500ml）,其充盈后呈一个倒置的梨形,符合宫腔的形状,与 Bakri 填塞球囊导管不同的是,BT 导管的球囊端与球囊的末端平齐。

（8）ebb 完全填塞系统：是一个双聚氨酯气囊系统,包括一个上部的宫腔球囊（推荐最大填充量为 750ml）和一个下部的阴道球囊（推荐最大填充量为 300ml）。

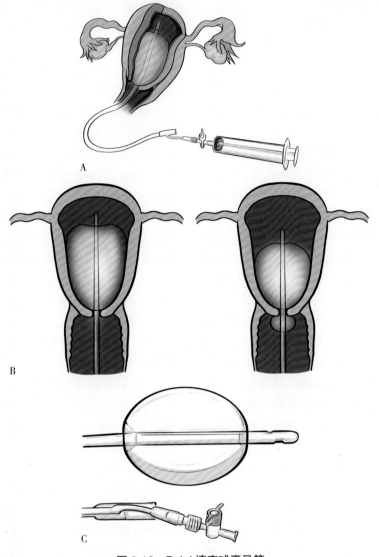

A

B

C

图 3-13　Bakri 填塞球囊导管

（9）外部压迫联合内部填塞：宫腔内球囊还可与 B-Lynch 子宫压迫缝合联用，以制造一个"子宫三明治"。子宫在内部可受到球囊的压迫，在外部可受到缝合的压迫。

（10）子宫血管结扎加内部填塞：有学者使用宫腔内球囊导管结合双侧双股环形子宫血管结扎治疗子宫收缩乏力导致出血的患者，初步研究结果很有前景，但安全性和有效性仍需进一步评估。在子宫两侧壁的子宫全层，可用一种弯的 65mm 的钝针、闭合环形双股 1 号可吸收单丝线或铬制肠线进行连续缝合（即缝合浆膜、肌层、内膜）。该缝合从子宫下段侧壁尽可能低的位置开始，如果需要，可向上延续至宫角末端，同时应避开邻近的重要结构：膀胱、输尿管和输卵管。缝合至宫角时，于针尾处剪断其中一股缝线，再缝合一针，最后用这两股线打结。当缝合完成后，经宫颈口或子宫切口将球囊导管放入宫腔内。

5. 子宫压迫缝合术

(1)具体操作方式以及在何处进行加压缝合需要术者在剖宫产术中根据实际情况综合考虑后决定。

(2)通常而言,如果在给予子宫收缩药物后仍然存在宫缩乏力,则应及时进行加压缝合。

(3)B-Lynch子宫缝合法:是目前最常用的子宫压迫缝合术,适用于宫缩乏力、胎盘因素和凝血功能异常性产后出血,子宫按摩和宫缩剂无效并有可能切除子宫的患者,可由该术式演变出其他多种术式。先进行压迫实验,即先试用两手加压,观察出血量是否减少,估计B-Lynch缝合术成功止血的可能性;下推膀胱腹膜反折,进一步暴露子宫下段;先从右侧子宫切口下缘3cm、子宫内侧3cm处进针,经宫腔至距切口上缘3cm、子宫内侧4cm处出针;经距离宫角约3~4cm处的宫底部将缝线垂直绕向子宫后壁,与前壁相对应位置进针进入宫腔,横向至左侧后壁与右侧相对应位置进针;出针后将缝线垂直通过宫底至子宫前壁,与右侧相对应位置分别于左侧子宫切口上、下缘缝合;助手双手对宫体加压,同时收紧两根缝线,检查无出血即打结;打结时务必小心、缓慢、渐进、均匀和用力适度;为避免缝线从宫底向侧方松脱,可以在宫底以小针细线缝一针固定;子宫放回腹腔观察,注意下段切口有无渗血,阴道有无出血及子宫颜色,若正常即可逐层关腹。

(4)Hayman缝合术(改良B-Lynch缝合术):下推膀胱腹膜反折,进一步暴露子宫下段;从子宫切口右侧下缘2cm、子宫内侧3cm处前壁进针到后壁出针,然后绕到宫底打结;左侧同法操作;子宫放回腹腔观察,若正常即逐层关腹。

(5)Pereira缝合术:用延迟吸收的复丝缝线围绕子宫在浆膜下子宫肌层进行一系列横向和纵向的缝合,但不进入宫腔;2~3行缝线被置于每个方向以完全包裹加压子宫,纵向缝线的起点与终点应在紧靠宫颈处与横向缝线打结;当横向缝线穿过阔韧带时,应注意避免损伤血管、输尿管和输卵管;在系紧缝线之前,应用手加压子宫肌层,以易于最大限度地压迫子宫。

(6)Cho缝合法(补丁缝合法):在出血严重区域,1号铬制羊肠线选择任何一点,从子宫前壁进针穿透宫腔由后壁出针,侧向间距2~3cm由后壁进针前壁出针;下方间距2~3cm前壁进针后壁出针,最后再侧向后壁进针前壁出针,拉紧缝线后于前壁打结,形成一个方块形缝合通过子宫前后壁的压迫而止血;宫缩乏力时可在宫底至子宫下段均匀地行4~6个缝合;胎盘粘连时可在胎盘剥离部位行2~3个缝合;前置胎盘时可通过下推膀胱后进行缝合。

6. 结扎盆腔血管　包括子宫血管结扎术和髂内动脉结扎术。

(1)子宫血管结扎术适用于难治性产后出血,尤其是剖宫产术中子宫收缩乏力或胎盘因素的出血,经宫缩剂和按摩子宫无效,或子宫切口撕裂而局部止血困难者。推荐实施3步血管结扎术法:即双侧子宫动脉上行支结扎;双侧子宫动脉下行支结扎;双侧卵巢子宫血管吻合支结扎(图3-14)。

(2)髂内动脉结扎术手术操作困难,需要对盆底手术熟练的妇产科医师操作,适用于子宫颈或盆底渗血、子宫颈或阔韧带出血、腹膜后血肿、保守治疗无效的产后出血,结扎前后需准确辨认髂外动脉和股动脉,必须小心,勿损伤髂内静脉,否则可导致严重的盆底出血。

7. 髂内动脉或子宫动脉栓塞(transcatheter arterial embolization,TAE)

(1)适用于有条件的医院。

(2)由放射科医师行股动脉穿刺插入导管至髂内动脉或子宫动脉,注入明胶海绵颗粒栓塞动脉,栓塞剂2~3周被吸收,血管复通。

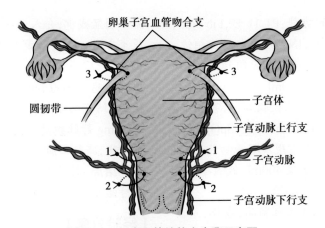

图 3-14 子宫血管结扎术步骤示意图
1：双侧子宫动脉上行支结扎；2：双侧子宫动脉下行支结扎；
3：双侧卵巢子宫血管吻合支结扎

（3）适应证：经保守治疗无效的各种难治性产后出血（包括子宫收缩乏力、产道损伤和胎盘因素），需在孕产妇生命体征平稳时进行，成功率在 90% 左右。

（4）禁忌证：生命体征不平稳、不宜搬动的患者；合并有其他脏器出血的 DIC；严重的心、肝、肾和凝血功能障碍；对造影剂过敏者。

8. 子宫切除术

（1）适用于各种保守性治疗方法无效者。

（2）由于子宫切除时仍有活动性出血，故需以最快的速度"钳夹、切断、下移"，直至钳夹至子宫动脉水平以下，然后缝合打结，注意避免损伤输尿管。

（3）对子宫切除术后盆腔广泛渗血者，可用大纱条填塞压迫止血并积极纠正凝血功能障碍。

> **处理要点**
>
> 识别高危因素，及早处理，及时给予宫缩剂促进宫缩，效果不明确者可积极使用宫腔填纱、宫腔球囊压迫、子宫压迫缝合、结扎盆腔血管、髂内动脉或子宫动脉栓塞、必要时切除子宫。

【病例报告——诊治部分】

入院诊断： ①宫内孕 38^{+5} 周，G_5P_1，头位；②IVF-ET 术后；③妊娠合并频发性室性期前收缩；④不良孕产史（两次葡萄胎史）；⑤产后出血史；⑥瘢痕子宫（剖宫产史）。

处理： 入院后完善各项检查，充分沟通病情于入院后第二天行子宫下段横切口剖宫产 + 盆腔粘连分解 + 子宫下段 B-Lynch 缝合 + 双侧输卵管结扎 + 右侧输卵管系膜囊肿剥除术。术中见子宫前壁同前腹壁腹膜大片致密粘连，尤以左侧为甚，膀胱致密粘连于子宫前壁，直达宫体部，子宫膀胱间隙完全封闭，进腹困难。以枕左横位助娩一活男婴，无窒息，出生体重 3 870g，术中胎盘部分剥离，出血较多约 300ml，即予人工剥离胎盘，清拭宫腔内残余胎膜。子宫收缩欠佳，按摩子宫，给予卡贝缩宫素注射液 1 支静脉滴注、卡前列素氨丁三醇注射液 1 支宫体注射后子宫收缩好转，给予子宫下段收缩仍欠佳，部分创面活动性渗血，压迫子宫下段后创面渗血基本停止，行子宫下段可吸收线 B-Lynch 缝合后好转。术中出血 800ml，回输自体血 310ml（HCT 59%）。

术中急查血常规：红细胞 3.78×10^{12}/L，血红蛋白 121g/L，血小板 122×10^9/L，血细胞

比容 35.4%。凝血功能:PT 11 秒,Fib 3g/L,APTT 25 秒,TT 17 秒,INR 0.91,与术前相仿。

术后 30 分钟按压宫底,阴道出血约 250ml,腹腔引流液约 250ml,色暗红,补充诊断:产后出血。感子宫下段收缩可,查体:心率 74 次 /min,血压 128/74mmHg,SpO₂ 98%,宫底脐下 1 指,急查血常规及凝血功能,开放两路静脉,申请输注血浆 400ml,低温冷沉淀 8U,并与家属谈话告知病情。

20 分钟后开始输注血制品,查体:心率 93 次 /min,血压 112/85mmHg,SpO₂ 99%,宫底平脐,再次按压宫底阴道出血多,感子宫下段收缩差,给予卡前列素氨丁三醇注射液 1 支宫颈注射,按摩子宫后,阴道出血仍活跃,阴道出血共计 400ml,引流袋引流量 100ml,色暗红,累计术中出血 + 术后阴道出血共约 1 450ml,引流袋引流量共 350ml,拟行子宫动脉栓塞介入术,联系放射科,行术前准备,再次与家属谈话,再次申请输注血浆 200ml,红细胞悬液 2U,低温冷沉淀 4U。

输血同时转运患者至放射科行双侧子宫动脉栓塞介入术,手术顺利,术中生命体征平稳。产妇返回产房,心率 95 次 /min,血压 140/81mmHg,呼吸 20 次 /min,SpO₂ 98%,宫底平脐,阴道出血较前减少,复查血常规、凝血功能,给予葡萄糖酸钙 1g 缓慢静脉推注。床旁 B 超未见明显盆腹腔积液及宫腔积血,血气分析无明显异常。

介入术中 + 术后 1 小时称量产褥垫阴道出血约 220ml,子宫收缩尚可,腹腔引流量约 90ml,色淡红,术后 6 小时尿量共 400ml。查体:心率 88 次 /min,血压 119/72mmHg,呼吸 20 次 /min,SpO₂ 98%,心肺未及异常,球结膜略水肿,腹软,宫底平脐,阴道流血少,右足背动脉搏动可及,输血结束后查血常规:HB 108g/L,PLT 105×10⁹/L,HCT 25.3↓%,凝血检测 PT 11 秒,Fib 2.1g/L,APTT 29 秒,TT 19 秒,INR 0.97。

考虑 TAE 术后,阴道出血速度及腹腔引流量明显减少,介入治疗有效,维持纤维蛋白原至 2g/L 以上,必要时追加用血;产妇产后出血,产后给予升级抗生素为罗氏芬 + 甲硝唑预防感染治疗,出血控制后速碧林预防血栓;球结膜略水肿,入量大于出量,给予呋塞米 10mg 静脉推注,留置中心静脉,维持出入量平衡,减轻心脏负荷。

结局:给予抗炎、抗凝、纠正贫血及对症支持治疗,产妇生命体征平稳痊愈出院。

【经验分享】

1. 产后出血是孕产妇死亡的首要原因,宫缩乏力是导致产后出血最常见的原因,但是随着我国生育政策的改变,瘢痕子宫再次妊娠患者数量增多,胎盘因素如前置胎盘、胎盘植入导致的产后出血比例升高。

2. 宫缩乏力导致产后出血早期识别早期用药可改善结局。可选择以下方法处理:按摩子宫,应用促进子宫收缩药物,宫腔纱布填塞、宫腔球囊置入术,子宫压迫缝合,结扎盆腔血管,髂内动脉或子宫动脉栓塞,甚至子宫切除术。

3. 注意容量复苏和液体管理,积极输注血制品纠正凝血功能,多学科团队合作。

【诊治流程】

产后出血预警及处理流程见表 3-5。

二、软产道裂伤

软产道是指子宫下段、子宫颈、阴道、盆底及会阴等软组织所组成的弯曲管道,具有一定的伸展性,能承受一定程度的张力及压力,但超过其最大限度,如急产、产力过强、巨大胎儿、胎位异常、软产道病变或助产操作不当等,均可导致不同程度的软产道及邻近器官(膀胱、直肠等)撕裂伤,即为软产道裂伤。严重者裂伤可达阴道穹窿、子宫下段,甚至盆腔,导致腹膜后血肿或阔韧带血肿、子宫破裂。

表 3-5　产后出血预警及处理流程

预警标准	监测和预防				处理	
白色预警* 有出血倾向，但尚无产后出血	分析高危因素 宫缩乏力	观察病情 生命体征 精神状态	了解术中情况 术中出血	实验室检查 血常规	产前准备	产后处理 促进宫缩
	胎盘因素 软产道损伤	皮温色泽 出血计量	产后按压 宫腔填塞	凝血功能 D- 二聚体	术前充分讨论 备血充足	补足液体 修补软产道裂伤
	凝血异常	出血性状	背带缝合	3-P 实验(血浆鱼精蛋白副凝实验)	出血急救准备	纠正凝血功能障碍
		子宫高度 子宫硬度	缩宫用药 不适主诉	肝肾功能 乳酸脱氢酶、心肌酶	人员配备充分	如处理无效则转入以下任何一级预警
绿色预警 出血量超过500ml,出血仍未控制	观察病情每隔30分钟记录一次	同前	导尿记出入量	定期复查实验室项目同前	1. 积极汇报上级医师(副教授及以上); 2. 积极针对病因,止血治疗同前; 3. 开放静脉通路,补液原则如下:晶体液 1 000ml、胶体液 500ml、备血 400ml、酌情补充少浆血,总补液量达2 000~2 500ml; 4. 抗感染治疗; 5. 如处理无效则转入以下任何一级预警	
黄色预警 出血量超过1 000ml,出血仍未控制	观察病情每隔15分钟记录一次	同前	中心静脉置管术,检测中心静脉压并经其给药	根据病情,实验室项目同前	1. 启动产科抢救小组,产妇转移至产房; 2. 宫腔填塞纱布、经阴道子宫动脉结扎、髂内动脉栓塞; 3. 继续补液,原则如下:晶体液 2 000ml、胶体液 500ml、输少浆血 =70% 出血量,前 1/2 量快速输入,补液总量需达到2 500~3 000ml; 4. 吸氧、抗过敏、抗感染; 5. 酌情利尿、强心治疗; 6. 如处理无效则转入以下任何一级预警	

续表

预警标准	监测和预防				处理
红色预警 出血量超过2 000ml,出血未得到完全控制	观察病情每隔15分钟记录一次	同前	同前	酌情缩短实验室检查复查时间,具体项目同前	1. 由产科主任组织抢救,告危重考虑开腹行子宫动脉结扎或全子宫切除术; 2. 继续补液,原则如下:晶体液2 000~2 500ml、胶体液500~1 000ml,输少浆血量=80%出血量,输注冷沉淀补充Ⅷ因子和纤维蛋白原,前2/3量快速输入,补液总量需达到3 500~4 000ml,根据血压和中心静脉压调整; 3. 强心、利尿、吸氧、抗过敏、抗感染同前
黑色预警 有生命危险者:休克、DIC、神志不清	观察病情每隔15分钟记录一次	同前	同前	酌情缩短实验室检查复查时间,具体项目同前	1. 请示院级领导到场组织抢救; 2. 对症治疗,待病情稳定后再做手术; 3. 酌情补液及输血,缺什么补什么; 4. 必要时血透纠正肾功能衰竭

注:* 白色预警标准:①高危病史:前置胎盘、胎盘早剥、多胎、羊水过多、剖宫产史、产后出血史、凝血功能障碍、妊娠合并多发性子宫肌瘤或大肌瘤;②分娩时:出血较多、胎盘植入、前置胎盘;③分娩后仍有活跃性出血:按压宫底一次出血≥200ml或连续两次出血均≥100ml或1h累计出血≥200ml;④内出血可疑:生命体征变化、一般情况改变、可疑主诉(腰背酸痛、腹痛加重、昏迷)

【病因】

1. 外阴及阴道组织因水肿、炎症、瘢痕、静脉曲张等导致弹性差;初产、急产、产力过强、头盆不称、产程延长、胎先露异常、巨大胎儿、肩难产、产钳助产等。

2. 无保护的阴道分娩、阴道手术助产操作不规范。

3. 会阴切开缝合时止血不彻底,未及时发现宫颈或阴道穹窿的裂伤。

4. 子宫破裂及子宫手术史、子宫内翻、多产、第三产程处理不当等。

【病例报告——入院部分】

病史:患者31岁,G_1P_0,孕期产检无特殊异常,因孕23^{+1}周,阴道流液3小时,无下腹痛,考虑"难免流产"入院。生育史:G_0P_0,2013年因"原发性不孕"行腹腔镜下输卵管整形通液术(具体不详),无其他内科疾病史。

查体:体温36.9℃,脉搏82次/min,呼吸20次/min,血压101/65mmHg;一般情况可,心肺查体未及明显异常,腹部膨隆、软,双下肢无水肿。产科查体:宫高平脐,胎儿体重估计500g,子宫软,胎心率152次/min。阴道检查:先露头,高位S-3cm,宫口未开,宫颈长3cm,质地中,居后位;阴道见羊水池,量多、色清。

辅助检查:HB 101g/L,PLT 165×10⁹/L,HCT 30.3%,PT 12秒,APTT 26秒,Fib 2.4g/L。

考虑胎膜早破、孕龄小,孕妇及家属要求

终止妊娠,给予米非司酮配伍米索前列醇引产。给予米非司酮100mg/d口服2天,第三天6:00am给予米索前列醇400μg阴道放置,8:20am胎儿娩出后见持续鲜红色阴道出血,随即迅速娩出胎盘,掏出宫腔积血块500ml后仍不断有鲜红色血液流出。

【临床表现与早期识别】

1. 会阴阴道裂伤 主要表现为胎盘娩出后,阴道口仍有持续鲜血流出,部分轻度裂伤者阴道出血可以不明显;若失血表现明显,伴阴道疼痛而阴道流血不多,应考虑隐匿性软产道损伤,如阴道血肿等,阴道血肿常表现为直肠压迫,体格检查通常可触及明显向阴道内突出的肿块。

2. 宫颈裂伤 常伴有少量活动性出血,色鲜红;若撕裂伤延及子宫下段、子宫动脉及其主要分支甚至穿透腹膜,可表现为胎儿娩出后早期的阴道出血、大量的外出血或内出血(阔韧带或腹膜后血肿),腹膜后血肿扩散至阔韧带褶皱间时,最初可能没有疼痛等症状,触及腹部肿块或发热可能是腹膜后血肿的体征。由于腹膜后间隙可积聚大量血液,若不能及时识别,可能导致低血容量性休克,严重时危及产妇生命,这些患者常有血流动力学不稳定的表现,包括心动过速、低血压、尿量减少等,严重时可出现休克,甚至威胁产妇生命。

3. 子宫破裂 从非特异性的临床症状和体征到显著的腹腔内大量出血,呈现出多种表现形式,子宫破裂的先兆征象可能包括胎心率异常、阴道出血、突发腹痛或腹痛加剧,以及子宫收缩异常。

(1)突发Ⅱ类和Ⅲ类胎心率图形,但胎心率图形对子宫破裂均无诊断意义。最常见的胎心率异常是变异减速、晚期减速和胎儿心动过缓,少数情况下可能胎心不清。不明原因的Ⅲ类监护可提示子宫破裂。

(2)连续监测发现宫缩逐步减弱,甚至停止,即所谓"楼梯征"。

(3)不同程度的下腹部疼痛或子宫下段压痛。腹痛可能突然发生或原有的腹痛加剧,孕妇烦躁不安。持续和不断增强的子宫下段压痛具有一定临床意义。

(4)可能发生阴道出血及血尿,但不是主要症状,因为即使有大量出血,如果局限于腹腔、阔韧带或腹膜后间隙,可出现子宫局部或一侧压痛,甚至触及逐渐增大的压痛包块,阴道出血可能较为轻微。如果子宫下段或阴道穹窿侧壁破裂或撕裂,则可见大量阴道出血。

(5)腹形改变,胎先露部回缩。

(6)低血容量性休克。腹腔内出血会导致母体血流动力学迅速恶化(心动过速、面色苍白、脉搏细数、血压下降、晕厥等)。子宫触诊可能发现裂口,可能位于子宫前部、宫底、后部或侧面。超声检查可能发现腹腔积血和/或阔韧带血肿。

> **早期识别要点**
>
> 胎儿、胎盘娩出后,出现阴道持续流血,色鲜红,经按摩子宫及应用宫缩剂后阴道出血未减少,应考虑软产道裂伤。失血表现明显,伴阴道疼痛而阴道流血不多,应考虑隐匿性软产道损伤如阴道血肿。如果出现血流动力学不稳定,必须考虑到损伤造成腹膜后出血的可能性,阴道、宫颈的撕裂可以延及阴道穹窿、子宫下段、子宫动脉及其分支,甚至穿透腹膜,可以表现为大量的外出血和内出血(阔韧带血肿或腹膜后血肿)。

【诊断】

1. 对于所有经阴道分娩者,产后子宫收缩良好而出现持续的阴道出血,应常规进行软产道检查,并仔细检查有无合并阴道血肿、阴道穹窿的延伸性裂伤。

2. 对所有的难产,如肩难产、产钳或胎

吸手术助产、枕后位分娩等第三产程后均应进行阴道及阴道穹窿、宫颈等软产道的检查。

3. 怀疑子宫破裂者，阴道检查发现扩张的宫口较前回缩，已下降的胎儿先露部又上升；分娩后经阴道-宫腔探查子宫下段及子宫壁不完整，可触及子宫壁的裂口，甚至通过此裂口进入腹腔，宫颈检查发现宫颈撕裂延及阴道穹窿或向上延伸超过宫颈-阴道部而不能暴露撕裂的顶端。对可疑子宫破裂的患者B超检查能清楚地显示胎儿与子宫的关系、子宫破裂的部位及确定有无盆腹腔的血肿形成，动态超声观察血肿是否扩大，同时可估计腹腔内出血量。

诊断要点

分娩后应对子宫收缩良好但仍然有持续的阴道出血者或不明原因血流动力学不稳定者进行仔细的软产道检查，明确有无合并阴道血肿、宫颈裂伤、阴道穹窿的延伸性裂伤。

【处理原则与措施】

按照解剖层次逐层缝合裂伤，彻底止血。软产道血肿应切开血肿、清除积血、彻底缝合、止血。

1. 会阴阴道裂伤缝合时应注意缝至裂伤顶部，避免遗留无效腔，避免缝线穿过直肠。按照解剖层次缝合肌层及黏膜下层，达到组织结构的有效对合及获得良好的止血。由于存在暴露问题，从撕裂伤的顶端开始缝合经常较困难，在这种情况下，可以从撕裂伤的远端开始向顶端缝合，同时将缝合线将撕裂组织向术者的方向牵拉。缝线不应位于阴道穹窿头侧，因为这可导致输尿管损伤。当撕裂伤延伸至阴道较高部位时，可能延伸进入主韧带，此时应进行剖腹手术。患者的大腿外展置于手术台脚架上可使手术区充分暴露，以便在需要时同时经腹和阴道途径进行手术。

2. 缝合宫颈裂伤时，用两把无齿卵圆钳分别钳夹撕裂的宫颈前唇两侧裂缘并向阴道口方向牵拉，暴露撕裂的顶端，间断内翻缝合或连续扣锁缝合撕裂的宫颈全层直至宫颈游离缘上0.5cm止。对于累及阴道穹窿的宫颈撕裂或宫颈撕裂向上延伸超过宫颈阴道部不能暴露撕裂顶端，按子宫破裂行开腹探查，在直视下处理高位撕裂。

3. 疑为先兆子宫破裂或子宫破裂，迅速进腹取出胎儿及其附属物。自切口取出子宫，一手捏住子宫下段、卵圆钳迅速钳夹正在出血的子宫破裂口边缘以减少出血，并将子宫向患者头侧牵拉，全面探查子宫及宫旁损伤出血灶，评估子宫撕裂、阔韧带血肿、膀胱损伤、直肠损伤、宫颈及阴道撕裂伤等，同时充分评估患者的血流动力学状态、术者的经验、手术室及血库的条件、患者保留子宫和生育能力的意愿等综合因素决定行子宫破裂修补术还是子宫切除术。

处理要点

1. 建立多学科团队，包括产科医师、护士、麻醉科医师、血液科/血库、检验科医师、外科亚专科医师(如妇科、血管、泌尿外科医师)及介入放射科医师。

2. 对于深部撕裂伤或可疑子宫破裂时，以最快速度将患者转送至手术室，持续监测生命体征和计算失血量，建立至少2条粗的静脉通路。根据将要进行的干预手段和患者血流动力学状态选择适当的麻醉方式。

3. 进行彻底的阴道、腹部和直肠检查，明确出血原因。应检查从会阴到子宫颈的整个阴道是否存在严重撕裂伤，探查子宫腔以检查是否存在子宫破裂或不全破裂。即使在分娩时已进行过针对撕裂伤的检查，也应重复进行彻底检查。

4. 剖宫产术后观察阴道出血的同时，不能忽略腹部切口的渗血渗液情况。

5. 若阴道失血量与产妇贫血或失血性休克症状不符，需警惕腹腔内出血可能。

【病例报告——诊治部分】

1. 血压 89/55mmHg，心率 138 次 /min；SpO_2 :98%；凝血功能 PT 13 秒↑，Fib 1.4g/L↓，APTT 29 秒，TT 23↑，INR 1.11 ；D- 二聚体测定 >40↑。

2. 全麻下行阴道、宫颈探查，阴道穹窿撕裂不能探及顶点，有活动性出血，经阴道修补困难，并且不能排除延伸并进入盆腹腔的深部撕裂伤。目前出血量累计 1 500ml，决定立即行开腹探查术。

3. 术中见盆腹腔无积血，子宫增大如孕 4 个月大小，质软，给予卡前列素氨丁三醇注射液促宫缩，子宫表面未见破口及出血，双侧卵巢输卵管外观未见异常。子宫下段左侧宫旁阔韧带紫蓝色，右侧宫旁未见异常。打开膀胱反折腹膜及侧腹膜，推开膀胱，充分暴露后缝扎左侧子宫动脉下行支，同时经阴道行撕裂修补术，阴道顶端活动性出血止。阴道组织脆，创面无法缝合止血，给予阴道填塞冰袋及凡士林纱布覆盖创面。

4. 术中累计出血量 5 000ml，尿量 500ml，输血 5 450ml（红细胞悬液 20U，低温冷沉淀 22U，冰冻血浆 1 600ml，凝血酶原复合物 400U，纤维蛋白原 2g），输液 3 690ml。

【经验分享】

1. 理解并掌握助产要领是预防软产道损伤的关键。

2. 正确识别和评价软产道撕裂的程度是修复的基础。产后子宫收缩良好但有持续阴道流血时，应常规行软产道检查，评估会阴、阴道有无撕裂，撕裂的部位、深度、广度

等。复杂的裂伤应警惕阴道穹窿及宫颈的撕裂，或累及膀胱、直肠的撕裂，同时要探查排除阴道深部的血肿形成。

三、胎盘植入

胎盘植入性疾病包括胎盘黏附和侵入异常的相关疾病。目前依据子宫肌层深度，以及是否侵入子宫毗邻器官分为：胎盘粘连、胎盘植入及穿透性胎盘植入。胎盘侵入子宫浅肌层为胎盘粘连（placenta accreta）；侵入子宫深肌层为胎盘植入（placenta increta）；穿透子宫壁达子宫浆膜层，甚至侵入子宫毗邻器官时为穿透性胎盘植入（placenta percreta）。胎盘植入发生率逐年增高，由 20 世纪 80 年代的 0.08% 上升至 0.3%。

【病因】

目前病因不明，多与以下因素有关：前次剖宫产史或前置胎盘史；既往有剖宫产史且伴有前置胎盘患者胎盘植入发生率更高；高龄妊娠、既往子宫穿孔史、胎盘植入史、多次流产史、刮宫史等；其他高危因素：子宫手术史、子宫内膜炎史、辅助生殖受孕、合并糖尿病、合并妊娠期高血压等。

【病例报告——入院部分】

病史：患者 35 岁，主因"停经 33^{+2} 周，发现胎盘植入可能 1 个月"为择期终止妊娠入院。孕期未规律产检。唐氏筛查低危，OGTT 结果正常。孕 22 周 B 超提示胎盘附着于前壁剖宫产切口处，孕 29^+ 周 B 超提示胎盘植入不除外。孕 31^+ 周 B 超提示胎儿发育符合孕周，胎盘位于左前后壁，完全性前置胎盘，胎盘植入（局部穿透？）。孕期体重增加 15kg。无阴道出血、腹痛等不适。既往体健，G_4P_1，10 年前药物流产一次。8 年前孕 41 周因"胎儿宫内窘迫？"剖宫产分娩一女婴，健存。3 年前人工流产 1 次。放置宫内节育器避孕，此次妊娠前 1 年取出。

查体：体温36.7℃，脉搏83次/min，呼吸20次/min，血压115/65mmHg，一般情况可，神志清楚，心肺查体未及明显异常，腹部膨隆，腹软，无压痛，双下肢无水肿。产科查体：子宫软、松弛好，先露头，浮，胎方位为枕左前，胎心率143次/min。

辅助检查：产科B超（图3-15）示羊水指数（amniotic fluid index，AFI）8.8cm，胎盘

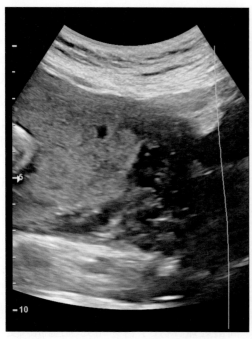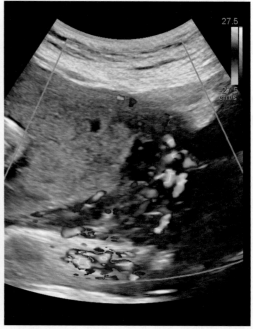

图3-15　术前超声影像

位于左前后壁，厚3.5cm，完全覆盖于宫颈内口，胎盘与前壁肌壁分界不清，下段显著，胎盘内可探及大量胎盘陷窝及沸水征，宫颈前唇部分可探及血窦回声，血流丰富，膀胱底部可探及穿支血管，胎盘植入评分12分。考虑为完全性前置胎盘，胎盘植入（局部穿透？）。盆腔磁共振（图3-16）：完全性前置胎盘，胎盘植入（局部穿透？）。

【临床表现与早期识别】

1. 发生于子宫体部胎盘植入患者产前常无明显临床症状。

2. 同时合并前置胎盘者，常见症状是产前反复、无痛性阴道流血。

3. 穿透性胎盘植入合并子宫破裂患者可诉腹痛，多伴胎心率变化。

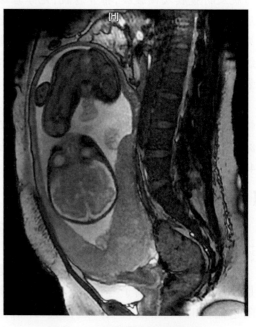

图3-16　术前盆腔磁共振影像

4. 分娩后常表现为胎盘娩出困难、娩出不全、伴或不伴有阴道出血。

早期识别要点

部分患者以阴道出血为主要临床表现。影像学检查如超声或 MRI 可以帮助早期诊断。

【诊断依据及标准】

胎盘植入的术前诊断主要依靠临床高危因素结合彩色多普勒超声和 / 或 MRI 征象，最终确诊需要根据手术中或分娩时所见或分娩后的病理学诊断。

胎盘植入术前超声诊断标准：胎盘部位正常结构紊乱、弥漫性或局灶性胎盘实质内腔隙血流、胎盘后方正常低回声区变薄或消失、子宫浆膜 - 膀胱交界处血管丰富。胎盘植入凶险程度预测较为困难，北京大学第三医院应用"胎盘植入超声评分量表"对胎盘植入程度进行术前评估，其中 ≤ 5 分考虑为无植入 / 胎盘粘连，5~10 分考虑为胎盘植入，≥ 10 分考虑为穿透性胎盘植入，详见表 3-6。

表 3-6 胎盘植入超声评分量表

项目	0 分	1 分	2 分
胎盘位置	正常	边缘或低置（距宫颈内口 <2cm）	完全前置
胎盘厚度	<3	≥ 3~ ≤ 5	>5
胎盘后低回声带	连续	局部中断	消失
膀胱线	连续	中断	消失
胎盘陷窝	无	有	融合成片，伴"沸水征"
胎盘基底部血流信号	基底部血流规则	基底部血流增多、成团	出现"跨界"血管
宫颈血窦	无	有	融合成片，伴"沸水征"
宫颈形态	完整	不完整	消失
剖宫产史	无	1 次	≥ 2 次

当胎盘位于子宫后壁或患者腹壁较厚时，MRI 可作为胎盘植入的重要补充诊断方法。MRI 诊断胎盘植入征象为：子宫凸向膀胱，胎盘内信号强度不均匀，T_2 加权像存在胎盘内条索影，胎盘血供异常。

胎盘植入根据术中所见结合术后病理诊断，具备以下四项中一项或以上：

1. 经阴道分娩第三产程经积极处理、观察至少 20 分钟，胎盘未剥离需要徒手剥离。剥离过程中胎盘与子宫壁粘连，甚至剥离操作困难、胎盘破碎。

2. 剖宫产术中胎盘不能自行剥离，徒手剥离过程中证实胎盘粘连或植入。

3. 剖宫产术中胎盘种植部位存在胎盘植入并残留，或该部位发生严重出血需缝扎局部止血，或需要切除部分子宫壁而保留子宫或需要全子宫切除。

4. 子宫切除标本病理检查证实有胎盘组织植入者。

诊断要点

术前诊断主要依靠临床高危因素 + 彩色多普勒超声 /MRI，确诊需要根据手术中或分娩时所见或分娩后的病理学诊断。

【处理原则与措施】

1. 孕期监测

（1）血红蛋白水平监测：使用铁剂或叶酸使血红蛋白水平维持在正常水平。

（2）超声监测：根据超声评估胎盘植入程度，如胎盘粘连患者每 3~4 周复查超声检查，胎盘植入患者每 2~3 周复查超声，穿透性胎盘植入患者每 1~2 周复查超声。

2. 终止妊娠时机

（1）孕妇反复发生多量阴道流血，甚至休克，无论胎儿成熟与否均应立即终止妊娠。

（2）期待治疗孕周达 37 周，不论阴道有无出血也应及时终止妊娠。

（3）我国 2015 年《胎盘植入诊治指南》建议，病情稳定的胎盘植入孕妇终止妊娠的时机为孕 34~36 周；美国妇产科医师协会根据临床决策分析研究，建议在孕 34 周时终止妊娠。

（4）也可根据患者植入程度及超声检查情况，如胎盘粘连患者可期待至 37 周后分娩，胎盘植入患者可期待至 35~36 周剖宫产终止妊娠，穿透性胎盘植入患者促胎肺成熟后，孕 34 周可考虑终止妊娠。

3. 术前准备

（1）充足的悬浮红细胞、血浆、纤维蛋白原、凝血酶原复合物等血液制品储备及具有大量输血能力。

（2）由具有胎盘植入处置经验的产科医师、麻醉科医师、介入血管外科医师、妇科肿瘤、泌尿外科医师参与，以及具有早产儿处置经验的儿科医师组成的救治团队。

（3）开放多条动静脉或中心静脉置管，以备术中加温、快速输液输血用。

（4）良好的监测设施和反复演练可改善胎盘植入患者的妊娠结局。

4. 膀胱镜检查及双侧输尿管置管

（1）对可疑植入膀胱者，手术前可行膀胱镜检查，并视植入膀胱的程度放置输尿管导管或支架。

（2）术后有发生血尿、腰腹痛及尿路刺激症状等风险，因此需预防性应用抗生素，必要时尽早取出输尿管支架。

5. 麻醉方式
麻醉方式可以为硬膜外麻醉、腰硬联合麻醉和全身麻醉，具体方式应根据患者胎盘植入程度、估计出血量、手术治疗方案及手术时间综合考虑。

6. 手术切口
腹壁切口可个体化选择，考虑腹腔严重粘连和 / 或需要腹腔其他操作的患者宜选择腹部纵切口，方便腹腔探查与手术操作。

7. 保留子宫的手术及止血方法

（1）子宫切口选择：尽量避开胎盘，如果胎盘完全占据子宫前壁应当尽可能选择非植入部分行胎盘打洞。

（2）娩出胎盘：胎盘植入程度轻可采用卵圆钳钳夹或手取胎盘；胎盘植入较深，可剪除植入部位无法剥除的胎盘组织或菲薄浆膜组织，或剥离胎盘后搔刮并用可吸收线局部缝合止血；如胎盘植入侵及宫颈和子宫下段，导致局部肌层菲薄或无完整结构，可采用宫颈提拉加固法缝合止血。

（3）宫腔填纱：适用于胎盘植入面积较小、胎盘剥离面出血者，缺点是不易填紧，且因纱布吸血而易发生隐匿性出血。填纱取出时间为放置 24~48 小时后，无活动性出血，情况稳定，同时应预防性使用抗生素。

（4）结扎盆腔血管：包括髂内动脉结扎及子宫动脉结扎，可减少 40%~70% 的盆腔血液供应，为其他手术操作争取时间，特别是缺乏血管栓塞介入设备的医院，但单纯应用止血有效率只有 40%~70%。最常用的双侧子宫动脉结扎术，可将上下行支分别进行多次结扎。

（5）子宫成形缝合术：根据手术切口和胎盘植入部位是否有缺损，进行子宫形状重塑。

8. 子宫切除
美国母胎医学会（Society

for Maternal-Fetal Medicine,SMFM）及美国妇产科医师协会均在指南中指出,在术前胎盘植入诊断基本明确的情况下,胎儿娩出后原位保留胎盘并直接行子宫切除术。但由于子宫切除将使患者永久丧失生育能力,所以子宫切除应根据病情及患者意愿个体化考虑。当患者有下列情况时应行子宫切除术:产前或产时子宫大量出血,保守治疗效果差;保守治疗过程中出现严重出血及感染;子宫破裂修补成形困难;其他因素需行切除子宫。

9. 保留胎盘的处理

(1)保留部分或全部植入胎盘,仅适用于患者要求保留生育功能,具备及时输血、紧急子宫切除、感染防治等条件,或术中发现胎盘植入但不具备子宫切除的技术条件,可在短时间内安全转院接受进一步治疗,术后给予米非司酮、中药等药物治疗。

(2)若产后2~3周仍有胎盘残留,需及时行清宫术。

(3)20%~30%的胎盘原位保留者在保守治疗过程中因感染、晚发性产后出血须行子宫切除,故这种处理方式仍有争议。

10. 腹主动脉球囊阻断术

(1)作为血管阻断术中效果最为显著的方法,起到减少术中出血、暴露术野和缩短手术时间的作用,为保留子宫提供机会。

(2)术中膨胀球囊暂时性阻断动脉血流,通常建议阻断时间30~60分钟,间隔时间10~15分钟。

(3)对于容易形成血栓的高危人群及心肺功能较差的患者,可考虑适当缩短连续阻断时间。

(4)对于术前评估术中出血汹涌可能的患者可以先行股动脉分离术,为术中紧急应用缩短时间,也可以采用术中股动脉穿刺置管的方法。

(5)相关并发症包括:穿刺局部血肿、脓肿、血栓形成、神经缺血、盆腔疼痛邻近组织

缺血坏死等。

> **处理要点**
>
> 孕期明确诊断,术前准确评估,充分术前准备,根据植入的情况决定终止妊娠的时机和是否保留子宫。

【病例报告——诊治部分】

入院诊断:①宫内孕33⁺²周,G_4P_1,胎方位为枕左前;②胎盘植入;③完全性前置胎盘;④瘢痕子宫(剖宫产史)。

手术:促胎肺成熟后,完善术前准备,孕34⁺¹周行剖宫产终止妊娠。术中先行膀胱镜检查放置双侧输尿管支架,分离股动脉,取下腹部纵切口,打开腹膜后见子宫下段胎盘附着部位,子宫表面浆膜层明显向外突起,局部子宫肌层消失仅剩余浆膜层,浆膜层透亮,可见胎盘小叶母面呈紫红色,并可见异常粗大血管附着于表面,符合穿透性胎盘植入表现(图3-17)。避开胎盘附着部位,取子宫体部横切口,娩出胎儿后,见子宫下段完全被胎盘覆盖,植入面积8cm×6cm,位于子宫左前后壁及宫颈前唇。胎盘娩出后出血汹涌,行腹主动脉球囊阻断术,结扎双侧子宫动脉,B-Lynch缝合子宫(图3-18),放开腹主动脉球囊后出血不多,常规关腹。术中出血3 000ml,输悬浮红细胞12U,血浆1 600ml。

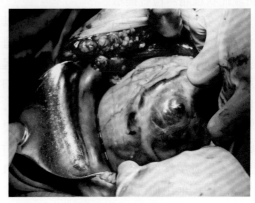

图3-17 术中胎盘植入

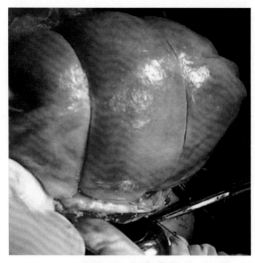

图 3-18 子宫成形

结局: 术后安返产科病房,术后予抗炎、补液支持治疗,术后 2 周恢复良好出院。

术后诊断: ①宫内孕 34^{+1} 周,G_4P_2,胎方位为枕左前,已娩;②胎盘植入,穿透性;③完全性前置胎盘;④瘢痕子宫(剖宫产史);⑤早产;⑥早产儿;⑦低体重儿;⑧产后出血(3 050ml);⑨产褥期贫血,轻度。

【经验分享】

1. 随着两孩政策的实施,瘢痕子宫再次妊娠的患者比例明显增加。胎盘植入的患者比例也随之增加。多见于既往剖宫产史、前置胎盘史、多次孕产史、子宫手术史等患者,孕期不明原因反复性、无痛性阴道出血或无明显症状仅超声检查提示。

2. 穿透性胎盘植入极易导致术中难以控制的严重出血,约 90% 患者术中出血量超过 3 000ml,10% 患者超过 10 000ml,可引起失血性休克、弥散性血管内凝血等,危及产妇生命。胎盘植入患者围产期子宫切除率高,产科育龄女性子宫切除中胎盘植入为最主要原因,占 73.3%,尤其是穿透性胎盘植入。胎盘植入患者孕产妇死亡率高达 7%。胎盘植入患者因产前出血等原因导致早产率高,合并前置胎盘使胎位异常,极易影响胎儿发育,

再加之母体失血严重,胎儿缺血、缺氧更加严重,造成新生儿窒息。

3. 根据超声和 MRI 检查结果,评估胎盘植入严重程度,决定终止妊娠的时机和是否保留子宫。穿透性胎盘植入需多学科合作,术前充分准备,选择合适的手术方式对改善患者结局至关重要。

【诊治流程图】

胎盘植入诊治流程图见图 3-19。

四、凝血功能障碍

凝血功能障碍不是一个独立的疾病,与产后出血可以互为因果。产后出血时,由于持续性大出血和剩余凝血因子的血液稀释而导致凝血因子严重减少,是出现凝血功能障碍的原因。获得性或遗传性疾病引起的原发凝血功能障碍可引起产后出血。最常见的遗传性凝血功能障碍如血管性血友病 vWD 因子缺乏,发生产后出血的比例高达 40%。弥散性血管内凝血(DIC)既可以是凝血功能障碍的原因,也可以是产后出血的严重不良后果,出现微循环栓塞而引起多脏器功能衰竭。DIC 在妊娠妇女中发生率为 0.03%~0.35%,住院分娩患者约为 0.13%,羊水栓塞为 22%~83%,溶血-肝酶升高-血小板减少综合征(hemolysis,elevated liver function and low platelet count syndrome,HELLP 综合征)约为 21%。

【病因】

凝血功能障碍分为凝血因子紊乱、血小板紊乱和弥散性血管性凝血三类,病因如下:

1. **凝血因子紊乱** 遗传性凝血因子缺陷常见于甲型血友病和血管性血友病,而获得性凝血因子缺陷主要见于维生素 K 依赖凝血因子(凝血因子Ⅶ、Ⅸ、Ⅹ、Ⅱ)及调节蛋白(蛋白 C、蛋白 S)缺陷;肝脏疾病引起的凝血

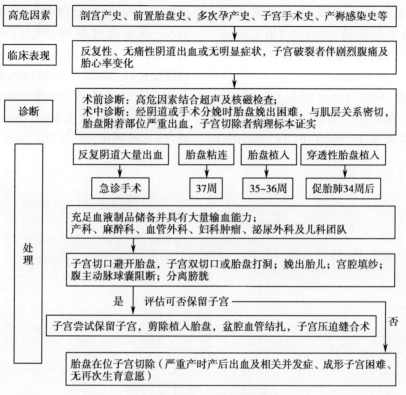

图 3-19 胎盘植入诊治流程图

因子合成障碍、病理性的凝血因子抑制物产生。产科常见的凝血功能障碍是获得性疾病，如重症肝炎、肝功能异常、肝内合成凝血因子障碍。

2. 血小板紊乱 血小板减少症是妊娠期最常见的血小板紊乱。妊娠期血小板减少症最常见的原因是妊娠血栓血细胞减少症，约占 70%。妊娠期血小板减少症一般是轻微的，血小板计数 $>70 \times 10^9/L$。这种情况与出血并发症的风险增加无关。妊娠期血小板减少的其他常见原因是重度子痫前期、HELLP 综合征和免疫性血小板减少性紫癜（immunologic thrombocytopenic purpura，ITP）。罕见的病因包括 DIC、血栓性血小板减少性紫癜（thrombotic thrombocytopenic purpura，TTP）、溶血性尿毒综合征（hemolytic uremic syndrome，HUS）、其他免疫性血小板减少症、药物性血小板减少症。育龄妇女血小板减少的其他原因包括系统性红斑狼疮、甲状腺疾病、抗磷脂综合征、淋巴瘤和感染。

3. 弥散性血管内凝血 妊娠期高血压伴合并症、死胎、严重感染、胎盘早剥、羊水栓塞是最常见的产科引起 DIC 的疾病。

【病例报告——入院部分】

病史： 患者 45 岁，孕期未正规产检。因"孕 8 个月余，厌食、乏力 1 周，腹痛 9 小时"入院。1 周前无诱因出现厌食、乏力，无恶心、呕吐。9 小时前开始阵发性下腹痛，腹部 B 超提示肝光点粗糙增强，分布不均声像，胆、胰、脾未见明显异常。入院后宫缩 4~5 分钟一次，宫口未开。无头痛、视物模糊等不适。既往体健，G_7P_3。最后一次 13 年前孕足月自然分娩一男婴，健康。否认有肝炎等病史。

查体： 体温 36.6℃，脉搏 78 次/min，呼吸 20 次/min，血压 150/90mmHg，精神萎靡，全身皮肤及巩膜黄染，神志清楚，心肺查体未及明显异常，腹部膨隆，软，双下肢无水肿。

产科查体：宫高30cm，腹围96cm，先露头，浅定，胎方位为枕左前，胎心率110~140次/min。阴道检查：骨盆内测量正常，宫口未开，质中，居后，先露头，S-2cm。

辅助检查：WBC 15.6×10⁹/L，N% 88.6%，HGB 143g/L，PLT 237×10⁹/L；尿蛋白（-）；凝血功能：D-二聚体：16.59mg/L，PT 18.7秒，APTT 52.30秒，Fib 0.35g/L，TT 36.2秒，PTR 1.63，INR 1.65。血谷丙转氨酶257U/L，谷草转氨酶377U/L，总胆红素243.1μmol/L，直接胆红素19.38μmol/L，总胆汁酸112.69μmol/L。胎心监护（图3-20）基线140次/min，变异差，可见频发减速，最低至80次/min，持续30秒恢复；宫缩规律，强，约20s/3min。

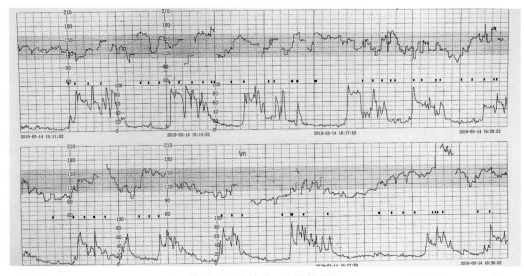

图3-20　分娩前胎心监护图形

【临床表现与早期识别】

阴道流血：部分患者以不同程度的出血为初发症状，子宫收缩良好，产道无损伤或已修补，但出血持续不断，且血液不凝，无血块。若阴道流血呈持续性，且血液不凝，应考虑凝血功能障碍引起的产后出血。15%~25%发生于分娩后。

凝血功能障碍严重时可出现全身出血倾向。剖宫产切口渗血、腹腔子宫切口创面渗血、注射部位出血；齿龈、消化道出血或血尿；部分病例鼻出血、胃肠出血、颅内出血。

如果排除其他产后出血的原因就要考虑凝血功能障碍存在。DIC也可表现为因纤维蛋白降解产物增多引起的宫缩乏力，其典型临床表现为：

1. **出血**　自发性、多部位（皮肤、黏膜、伤口及穿刺部位）出血，严重者可危及生命。

2. **休克或微循环衰竭**　休克不能用原发病解释，顽固不易纠正，早期即出现肾、肺、脑等器官功能不全。

3. **微血管栓塞**　累及浅层皮肤、消化道黏膜微血管，根据受累器官差异可表现为：顽固性休克、呼吸衰竭、意识障碍、颅内高压、多器官功能衰竭。

4. **微血管病性溶血**　较少发生，表现为进行性贫血、贫血程度与出血量不成比例，偶见皮肤、巩膜黄染。

5. **多系统器官功能衰竭**　多见于DIC后期。同时或序贯出现2个或2个以上的器官功能障碍。临床上常同时或相继出现多个脏器损害的症状，如呼吸困难、少尿、无尿、恶心、呕吐、腹痛、腹部或背部疼痛、发热、黄疸、低血压、意识障碍（严重者发生昏迷）及各种精神神经症状。肾脏常常是第一个受累的脏器。多系统器官功能衰竭是引起产妇死亡的主要原因。

早期识别要点

单纯凝血功能障碍引起产后出血多继发于原有疾病，因此产前积极全面的病史询问及化验检查非常重要，对异常的实验室指标要及时识别并查找原因。及时地考虑到是否存在凝血功能障碍是产后出血抢救能否成功的关键。

【诊断依据及标准】

2019 昆士兰产后出血指南给出了凝血功能障碍产后出血的实验室指标：血小板（>25 周）<50×10⁹/L；APTT（0~41 周）或 INR（0~41 周）检测大于参考值 1.5 倍；纤维蛋白原（足月）<2.0g/L。

1. 纤维蛋白原下降早于其他凝血因子，常常在 PT 和 APTT 下降之前即已出现异常。

2. 纤维蛋白原或纤维蛋白缺乏（而不是凝血酶）是产后出血严重程度的主要标志。

3. 纤维蛋白水平低于 2g/L 与持续出血、输注红细胞和血制品，以及需要进一步侵入性操作有关。

原发和继发凝血因子紊乱或血小板紊乱应根据既往病史、凝血因子或血小板异常程度、结合相关实验室检查明确诊断及区分。有凝血障碍的家族史，有分娩、拔牙、手术或月经过多的既往史都提示凝血功能异常的可能。一些妇女中，产科出血时发现无其他导致产后出血的高危因素，才发现凝血障碍。

诊断 DIC 需结合基础疾病与临床表现，再根据实验室指标综合评估。中华医学会血液学分会血栓与止血学组建立了中国弥散性血管内凝血诊断积分系统（Chinese DIC scoring system，CDSS），该系统突出了基础疾病和临床表现的重要性，强化动态监测原则，见表 3-7。

表 3-7 中国弥散性血管内凝血诊断积分系统（CDSS）

积分项	分数/分
存在导致 DIC 的原发病	2
临床表现	
1. 不能用原发病解释的严重或多发出血倾向	1
2. 不能用原发病解释的微循环障碍或休克	1
3. 广泛性皮肤、黏膜栓塞，灶性缺血性坏死、脱落及溃疡形成，不明原因的肺、肾、脑等脏器功能衰竭	1
实验室指标	
1. 血小板计数	
非恶性血液病	
≥100×10⁹/L	0
80~<100×10⁹/L	1
<80×10⁹/L	2
24h 内下降≥50%	1
恶性血液病	
<50×10⁹/L	1
24h 内下降≥50%	1
2. D-二聚体	
<5mg/L	0
5~<9mg/L	2
≥9mg/L	3
3. PT 及 APTT 延长	
PT 延长 <3s 且 APTT 延长 <10s	0
PT 延长≥3s 或 APTT 延长≥10s	1
PT 延长≥6s	2
4. 纤维蛋白原	
≥1.0g/L	0
<1.0g/L	1

注：非恶性血液病：每天计分 1 次，≥7 分时可诊断为 DIC；恶性血液病：临床表现第一项不参与评分，每天计分 1 次，≥6 分时可诊断为 DIC。PT：凝血酶原时间；APTT：部分激活的凝血活酶时间

［引自：中华医学会血液学分会血栓与止血学组.弥散性血管内凝血诊断中国专家共识.中华血液学杂志，2017,38（5）：361-363.］

诊断要点

1. 不能解释的出血或微循环障碍或脏器衰竭。

2. 典型表现包括血小板的明显下降,D-二聚体的显著升高,PT及APTT的显著延长和纤维蛋白原的明显降低。对于存在高危因素的患者,出现临床症状和实验室检查的异常但未达到诊断标准者仍应高度警惕,及时动态观察临床症状、实验室指标变化及影像学检查,是诊治过程中避免出现严重并发症的关键。

【处理原则与措施】

凝血功能障碍致产后出血往往处理棘手,是难治性产后出血的常见原因。

1. 查找凝血功能障碍原因,积极处理原发病

(1)产前存在凝血因子或血小板异常或怀疑有凝血障碍的妇女应进行产前评估,血液科就诊,以确定诊断及分娩期间止血和麻醉的计划,并确保适当的药物和/或血液制品的可用性。

(2)存在凝血功能障碍相关原发疾病的孕妇产前选择合适的分娩方式,产时加强监测并及时应用相关药物是纠正凝血功能障碍导致产后出血的关键。

1)血小板功能紊乱引起的产后出血以输注血小板为主要治疗手段。在常规治疗和血小板输注无反应的严重出血的情况下,应考虑使用重组因子Ⅶa(rFⅦa)。

2)凝血因子紊乱最常见的血管性血友病(von Willebrand disease,vWD)是最常见的遗传性出血性疾病。vWD的妇女产后出血的风险显著增加,高达44%。有出血的妇女应用冷沉淀或VWF因子Ⅷ浓缩物治疗。1U/kg使血浆VWF水平提高2U/dl。

3)血友病A和B是X连锁隐性遗传病,分别导致因子Ⅷ和因子Ⅸ的先天性缺陷。rFⅧ和rFⅨ浓缩剂是一种非常有效的治疗方法,通常是治疗急性出血的首选方法。

4)无纤维蛋白原血症和低纤维蛋白原血症应用纤维蛋白原纠正提高纤维蛋白原。

(3)没有遗传或获得性凝血功能障碍而出现DIC的症状要考虑以下疾病可能:胎盘早剥、羊水栓塞、子痫前期或HELLP综合征、急性脂肪肝、稀释性凝血功能障碍等。

2. 凝血功能障碍产后出血母体的管理 产后出血的管理尤为重要。需要多学科配合,虽然目前国内还没有大量输血协议的规范,但各个医院根据自身制定的危重抢救流程组织抢救。往往需要由产科医师主导,由麻醉科、检验科、输血科,甚至血液科专家参与的多学科协作团队处理。

(1)产科医师作为领导者,及时发现合并凝血功能障碍的产后出血,并组织团队抢救。维持体温、钙离子浓度及血气分析在正常范围(表3-8)。

表3-8 血气分析、钙离子浓度及体温正常与异常参考值

检测指标	参考范围	病理异常指标
钙离子	1.16~1.30mmol/L	<1.1mmol/L
pH	7.35~7.45	<7.2
乳酸	实验室检测 <4mmol/L	>4mmol/L
碱剩余	>-6	<-6
身体温度	36~37.2℃	<35℃

(2)开放两条静脉通道。

(3)连续监测脉搏、血压和呼吸频率。维持氧合、心排血量和组织灌注。

(4)监测血常规、凝血功能、肝肾功能、心

肌酶、电解质、血糖,配悬浮红细胞 4U。监测凝血常规、纤维蛋白原水平、肝肾功能、电解质、血糖、全血细胞计数。紧急静脉穿刺抽血(20ml)用于检测,并且交叉配血至少 4U。

(5)留置尿管,监测尿量、出入量。

(6)每 15 分钟测定 1 次体温。注意保暖,输入液体要加温,空气要保持温暖。减少不必要的暴露,除去湿布、提供暖毯。保持体温 >35℃。

(7)留置中心静脉,动脉穿刺,监测动脉血气(pH,乳酸碱剩余),发现酸中毒并及时纠正。

(8)如果离子钙浓度低于 1.1mmol/L,静脉推注 10% 葡萄糖酸钙 10ml。纠正低血钙。

(9)昆士兰 2019 产后出血指南建议大量出血合并凝血功能障碍时每 30~60 分钟监测以下指标:包括血常规、凝血功能(PT、INR、APTT、纤维蛋白原)及生化指标、钙离子浓度、血气分析、体温。具体临床应用中的监测频率根据所在医院实验室检出结果的速度及实验人员配备情况决定检测间隔。保证实时观察这些变化直至趋向正常。

(10)维持体液平衡。出血已控制而纠正凝血功能过程中入量大于出量可考虑应用呋塞米保持出入量平衡,降低输血相关肺损伤或容量过负荷风险。

(11)其他科室配合:麻醉科,抢救过程中维持血流动力学稳定,选择适当的麻醉方式,监测有创性中心静脉压和动脉血压、血气分析;检验科和血液供应室应尽量缩短取血、运送、检测、回报闭环的时间间隔。产科医师应根据凝血功能障碍相关实验室指标变化及时处理,及时准备充足的血制品。

3. 纠正凝血功能障碍

(1)纠正凝血功能障碍的目标:英国血液学标准委员会指南提出在管理大量失血时的主要目标:Hb>80g/L,PLT>50×10⁹/L,凝血酶原时间(PT)< 正常值的 1.5 倍,活化部分凝血活酶时间(APTT)< 正常值的 1.5 倍,纤维蛋白原 >2g/L。

(2)补充凝血相关因子:一旦确诊为凝血功能障碍,尤其是 DIC,应迅速补充相应的凝血因子。

1)血小板:产后出血尚未控制时,若血小板计数低于(50~75)×10⁹/L 或血小板计数降低并出现不可控制的渗血时,需考虑输注血小板,维持血小板计数在 50×10⁹/L 以上。若不能及时获得实验室指标,一般输注 8~10U 红细胞后输注 1 个成人治疗量的血小板。

2)新鲜冰冻血浆:在纠正产后大出血 24~72 小时内输注的 FFP 量建议不宜超过红细胞悬液输注量,即 FFP∶红细胞悬液 =1∶1(或 2)。应用剂量为 10~15ml/kg。但存在凝血功能障碍,PT/APTT 高于正常值 1.5 倍,且持续出血,可能需输注超过 15ml/kg 的冰冻血浆以纠正凝血障碍,按(15~30)ml/kg 输注可减少死亡率发生。如果纤维蛋白 <1.0g/L,应考虑输注冷沉淀。

3)冷沉淀:是治疗纤维蛋白原和凝血因子Ⅷ和 vWD 缺乏症的主要手段。常用剂量为 0.10~0.15U/kg。

4)纤维蛋白原:输入纤维蛋白原 1g 可提升血液中纤维蛋白原 0.25g/L,1 次可输入纤维蛋白原 4~6g。大量出血时,纤维蛋白原水平低于 3g/L,特别是低于 2g/L 与持续出血密切相关。应输注冷沉淀或纤维蛋白原使血浆纤维蛋白原水平保持在至少 2g/L,预计 2U 的冷沉淀或 60mg/kg 的纤维蛋白原可使血浆纤维蛋白原水平增加 1g/L。

5)重组活化Ⅶ因子:在药物和手术治疗都无法有效止血且出血量较大并存在凝血功能障碍的情况下,有条件的医院还可考虑使用重组活化Ⅶ因子(rFⅦa)作为辅助治疗的方法,应用剂量为 90μg/kg,可在 15~30 分钟内重复给药。但由于临床研究证据不足而不推荐常规应用。

4. 子宫切除术控制出血

(1) 尽早行子宫切除术。各种保守性治疗方法无效,出血难以控制,已经出现凝血功能障碍时,尽早行子宫切除术是挽回生命的重要措施。

(2) 由经验丰富的医师操作。避免损伤输尿管,对子宫切除术后盆腔广泛渗血者,可用纱条填塞压迫止血并积极纠正凝血功能障碍。

5. 重要脏器功能的维护和保护

(1) 严重 DIC 的死因常与 MODS 有关,因此要注意脏器的保护,明显的器官功能障碍采用适当的人工辅助装置,如血液透析、人工心肺机等。

(2) 纠正酸中毒。

处理要点

1. 凝血功能障碍产后出血的处理关键在于积极查找原因及时发现凝血功能障碍,有指征地输注血小板和凝血因子纠正凝血功能障碍,动态监测,避免酸中毒、低体温。对重要器官进行监测、保护及治疗。

2. 对于出现凝血功能障碍的产后出血,及时进行子宫切除是避免产后出血难以控制,降低孕产妇死亡的关键方法。

【病例报告——诊治部分】

入院诊断: 宫内孕 34^{+5} 周,G$_7$P$_3$,胎方位为枕左前;妊娠期急性脂肪肝;胎儿窘迫。

处理: 胎心监护为 III 类图形(见图 3-20)。入院后积极补充血浆、低温冷沉淀,保肝治疗,初步纠正凝血功能障碍后急诊行子宫下段剖宫产术,术中见羊水量 100ml,III 度污染,以枕左前位助娩一活婴,生后重度窒息,Apgar 评分 1 分钟 1 分,5 分钟 3 分,10 分钟 3 分,出生体重 2 350g,胎盘胎膜自然完整娩出。探查双附件无明显异常。缝合子宫后探

查盆腔无明显出血点,探视肝下缘未见。术中出血 800ml。给分次宫体注射卡前列素氨丁三醇针剂 500μg,子宫收缩好。查无出血。于直肠子宫陷凹放置腹腔引流管 1 根。输悬浮红细胞 4U,血浆 600ml,低温冷沉淀 10U。

术后观察阴道出血近 300ml,放置宫腔球囊压迫,积极输血纠正凝血功能,生命体征平稳。凝血功能障碍未纠正,血浆凝血酶原时间 15.40 秒,凝血酶原比值 1.34,活化部分凝血活酶时间 46.10 秒,纤维蛋白原测定 1.068g/L。仍有活动阴道出血及腹腔渗血,二次开腹行子宫切除术。继续积极输血制品纠正凝血功能障碍。中心静脉压及有创动脉血气监测,积极纠正酸中毒及低钙血症,保温处理。子宫切除后出血控制,继续输悬浮红细胞,新鲜冰冻血浆,低温冷沉淀。监测凝血功能逐渐恢复正常,血浆凝血酶原时间 13.30 秒、凝血酶原比值 1.16、活化部分凝血活酶时间 32.50 秒、纤维蛋白原 2.50g/L,血浆 D-二聚体 4.21mg/L,凝血酶时间 23.8 秒;酸中毒纠正 pH 7.17~7.42。

结局: 给予保肝、纠正凝血功能障碍及对症支持治疗,监测病情:ALT 最高 348U/L,后逐渐下降(348 → 133U/L);HGB 逐渐上升(65 → 95g/L)。PLT(51~101)× 10^9/L。肾功能受损严重,透析治疗后恢复。

【经验分享】

1. 凝血功能障碍不是一个独立的疾病,与产后出血可以互为因果。

2. 凝血功能障碍分为原发性和继发性,对于原发性,产前应详细了解病史,积极预防;继发性应早期识别及时处理。凝血功能障碍导致产后出血的处理关键在于积极查找原因,有指征地输注血小板和凝血因子纠正凝血功能障碍,动态监测、避免酸中毒、低体温。对重要器官进行监测、保护及治疗。对于出现凝血功能障碍的产后出血,及时的子宫切除是避免严重产后出血,降低孕产妇死

亡的关键方法。

3. 凝血功能障碍诊断标准为血小板（>25 周）<50×10⁹/L；APTT（0~41 周）、INR（0~41 周）大于参考值 1.5 倍；纤维蛋白原（足月）<2.0g/L 或 DIC 诊断标准 CDSS 评分≥7 分。

【诊治流程图】

凝血功能障碍所致产后出血诊治流程图见图 3-21。

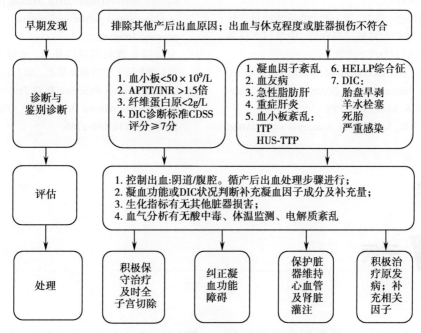

图 3-21　凝血功能障碍所致产后出血诊治流程图

（李笑天　郭　方　徐　焕　赵扬玉　王　妍　盛　晴　彭　婷）

参考文献

1. MAVRIDES E, ALLARD S, CHANDRAHARAN E, et al. on behalf of the Royal College of Obstetricians and Gynaecologists. Prevention and management of postpartum haemorrhage. BJOG, 2016, 124: 106-149.

2. Committee on Practice Bulletins-Obstetrics. Practice Bulletin No. 183: Postpartum Hemorrhage. Obstet Gynecol, 2017, 130 (4): 168-186.

3. WHO recommendation on tranexamic acid for the treatment of postpartum haemorrhage. Geneva: World Health Organization, 2017.

4. 中华医学会妇产科学分会产科学组. 产后出血预防与处理指南 (2014). 中华妇产科杂志, 2014, 61 (9): 641-646.

5. HUNT BJ, ALLARD S, KEELING D, et al. A practical guideline for the haematological management of major haemorrhage. Br J Haematol, 2015, 170 (6): 788-803.

6. 中华医学会围产医学分会、中华医学会妇产科学分会产科学组. 胎盘植入诊治指南 (2015). 中华围产医学杂志, 2015, 18 (7): 481-485.

7. 王燕春, 杨静, 王钰, 等. 胎盘植入高危因素分析及其临床意义. 中国临床医师杂志, 2017, 45 (7): 103-106.

8. 种轶文, 张爱青, 王妍, 等. 超声评分系统预测胎盘植入凶险程度的价值. 中华围产医学杂志, 2016, 19 (9): 705-709.

9. 李璨, 赵扬玉, 王妍, 等. 应用核磁共振预测胎盘植入类型及严重程度. 中华医学杂志, 2017, 97 (31): 2431-2434.

10. 中华医学会计划生育学分会. 剖宫产瘢痕妊

娠诊断与治疗共识. 中华医学杂志, 2012, 92 (25): 1731-1734.

11. 周莉. 凶险性前置胎盘伴胎盘植入的临床处理策略. 中国医刊, 2017, 53 (1): 5-9.

12. 王妍, 赵扬玉. 血管球囊在前置胎盘合并胎盘植入中的应用. 实用妇产科杂志, 2013, 29 (8): 575-577.

13. 陈锰, 刘兴会, 张力, 等. 完全性前置胎盘合并胎盘植入孕妇的妊娠结局分析. 中华妇产科杂志, 2017, 52 (11): 775-778.

14. KAUR K, BHARDWAJ M, KUMAR P, et al. Amniotic fluid embolism. Anaesthesiol Clin Pharmacol, 2016, 32 (2): 153-159.

15. SILVER RM, MAJOR H. Maternal coagulation disorders and postpartum hemorrhage. Clin Obstet Gynecol, 2010, 53 (1): 252-264.

16. 白晓川, 柴晔, 胡豫. 弥散性血管内凝血诊断中国专家共识 (2017 版). 中华血液学杂志, 2017, 5 (38): 361-362.

17. Queensland Clinical Guidelines: Primary postpartum haemorrhage. 2018, Health professionals in Queensland public and private maternity and neonatal services.

18. 大量输血现状调研协作组. 大量输血指导方案 (推荐稿). 中国输血杂志, 2012, 7 (25): 617-619.

19. Committee on Practice B-O Practice Bulletin No. 183: Postpartum Hemorrhage. Obstet Gynecol, 2017, 130 (4): 168-e186.

第三节 子痫

子痫 (eclampsia) 是妊娠期高血压疾病最严重的类型, 是在子痫前期基础上孕妇发生不能用其他原因解释的抽搐, 是导致母儿死亡的最主要原因。

【病因】

与子痫前期的高危因素相同。高危因素包括: 初产妇、多胎妊娠、孕妇年龄过小 (<18 岁) 或高龄 (>40 岁)、子痫前期病史及家族史, 慢性高血压、慢性肾脏疾病、抗磷脂综合征、血栓病史、体外受精胚胎移植受孕、糖尿病、肥胖、营养不良、社会经济状况低下等。

【病例报告——入院部分】

病史: 患者 35 岁, 停经 36 周, 孕期定期产检, 孕 30 周产检测血压 144/92mmHg, 尿蛋白阴性, 近 3 周因回老家未产检, 1 周前出现头晕、头痛, 未重视, 入院前 2 小时突发抽搐 1 次, 口吐白沫, 神志不清, 自行缓解, 至医院急诊, 孕妇略烦躁, 易激惹, 伴头痛、视物模糊, 测血压 180/110mmHg, 双下肢水肿 (++), 孕妇查体时再次出现抽搐, 神志不清, 持续 1 分钟, 既往体键, 无癫痫病史。生育史: G_0P_0。

查体: 体温 36.8℃, 脉搏 92 次 /min, 呼吸 22 次 /min, 血压 180/110mmHg, 一般情况可, 神志淡漠, 心肺查体无特殊, 腹部膨隆、软, 腹部无压痛、反跳痛, 肝区、肾区叩痛 (−), 双下肢水肿 (++)。产科查体: 宫高 32cm, 腹围 100cm, 宫缩无, 胎心率 145 次 /min, 阴道检查: 骨盆外测量正常, 宫口未开, 未容受, 先露头, S−3。

辅助检查: 尿蛋白 3+。

【临床表现与早期识别】

子痫可发生于病情进展的重度子痫前

期病例,也可发生于血压升高的不典型病例;子痫抽搐进展迅速,前驱症状短暂;产前、产时和产后均可,通常产前子痫发生较多,约25% 子痫发生于产后48 小时。

典型表现:

1. 抽搐、面部充血、口吐白沫、深昏迷。

2. 随之深部肌肉僵硬,很快发展为典型的全身高张阵挛惊厥、有节律的肌肉收缩和紧张,持续约1~1.5 分钟,其间患者无呼吸动作。

3. 抽搐停止,呼吸恢复。

4. 患者仍昏迷,最后意识恢复,但困惑、易激惹、烦躁。

早期识别要点

子痫在产前、产时、产后均可发生,常发生在子痫前期基础上,血压可升高明显或不明显,主要需积极预防子痫发作,对高危孕妇加强产前检查及母胎监护,重视持续性枕部、额部头痛、视物模糊、意识状态改变等主诉,重视体重短期增加,病情迅速进展者,积极控制血压。

【诊断依据及标准】

妊娠期高血压孕妇在子痫前期基础上发生不能用其他原因解释的抽搐。需与以下疾病进行鉴别:

1. **癫痫** 是由于大脑神经元突发性异常放电,导致的大脑短暂功能障碍;可由遗传因素、脑部疾病或全身或系统性疾病引起;典型发作过程可分为强直期、阵挛期和发作期,一般 <5 分钟,常伴有舌咬伤、尿失禁;无血压升高、尿蛋白等。

2. **脑炎** 是脑实质受病原体侵袭导致的炎症性病变;可表现为全身毒血症状,包括发热、头痛、恶心呕吐、伴神经系统症状,可出现脑膜刺激征、意识障碍;通常不会发生抽搐,无血压升高等,可鉴别。

3. **脑肿瘤** 约30% 的脑肿瘤可出现癫痫,颅内压增高引起的癫痫大发作;对行颅脑 CT、MRI 等可找到病灶。

4. **脑血管畸形破裂出血** 可出现癫痫症状,多为全身性发作或局限性发作,可伴神经异常、偏瘫、失语、失读等;头颅 CT 可表现为蛛网膜下腔出血或脑内血肿;无血压升高、尿蛋白等;重度子痫前期孕妇若出现脑血管意外也可出现蛛网膜下腔出血或脑内血肿,但一般有妊娠期高血压疾病病史,可鉴别。

5. **糖尿病高渗性昏迷** 常见于中老年糖尿病患者;严重应激状态如急性感染、急性心肌梗死、尿毒症、烧伤等可诱发;表现为不同程度的意识丧失、反应迟钝、表情淡漠、局限性癫痫发作,实验室检查血糖常 >33.6mmol/L。

诊断要点

1. 在子痫前期基础上发生不能用其他原因解释的抽搐。

2. 除外其他引起抽搐的病因。

【处理原则与措施】

处理原则为:控制抽搐、纠正缺氧和酸中毒,控制血压,抽搐控制后终止妊娠。

1. **一般急诊处理** 保持呼吸道通畅,确保氧合(面罩给氧、必要时气管插管),左侧卧位,维持呼吸、循环功能稳定,密切观察生命体征(血压、脉搏、呼吸、神志,氧饱和度)、尿量(留置导尿管监测),持续胎心监护,拉起床栏防止坠地外伤,避免声、光等一切不良刺激。

2. **控制抽搐** 首选药物为硫酸镁,用药方案:

(1)静脉用药负荷剂量为 4~6g,25% 硫酸镁 20ml 溶于 25% 葡萄糖溶液 20ml 静脉推注(15~20 分钟),或 5% 葡萄糖溶液 100ml

快速静脉滴注，继而 2g/h 静脉滴注维持，维持血药浓度。如果再次出现抽搐，静脉追加 2g 硫酸镁，静脉推注时间 3~5 分钟。

（2）当孕妇存在硫酸镁应用禁忌或硫酸镁治疗无效时，可考虑应用地西泮、苯妥英钠或冬眠合剂控制抽搐。使用地西泮时需要有静脉通路和气管插管可实施的情况。

（3）产后继续应用硫酸镁 24~48 小时。

3. 控制血压和监控并发症　脑血管意外是子痫患者最常见的死亡原因，当收缩压持续 ≥ 160mmHg、舒张压 ≥ 110mmHg 时要积极降压以预防心脑血管并发症。孕妇未并发器官功能损伤，收缩压应控制在 130~155mmHg，舒张压 80~89mmHg；孕妇并发器官功能损伤，则收缩压应控制在 130~139mmHg，舒张压控制在 80~90mmHg。

常用降压药物：肾上腺素能受体阻滞剂、钙离子通道阻滞剂及中枢性肾上腺素能神经阻滞剂等药物。通常使用静脉给予拉贝洛尔（Ⅰ-A）、酚妥拉明（Ⅱ-3B），无静脉药物时可考虑使用硝苯地平（Ⅰ-A）口服。

注意监测子痫之后的胎盘早剥、肺水肿、脑血管意外等并发症。

4. 适时终止妊娠　子痫控制且病情稳定，应尽快终止妊娠。是否需要剖宫产取决于孕龄、胎儿状况、是否临产，以及 Bishop 评分。临产且短期内可阴道分娩者，可行阴道试产，否则建议剖宫产终止妊娠。

5. 新生儿处理　胎儿存在宫内缺氧、胎死宫内、早产、胎盘早剥等风险；高危新生儿分娩时需产科、儿科共同处理，需儿科抢救并入住 NICU。

> **处理要点**
>
> 　子痫发作时处理原则为控制抽搐、纠正缺氧和酸中毒，控制血压，抽搐控制后终止妊娠。同时预防再次抽搐发作。

【病例报告——诊治部分】

入院诊断：①子痫；②宫内孕 36 周，G_1P_0，头位。

处理：闭光，避免声光刺激，保持呼吸道通畅，立即予硫酸镁负荷剂量及维持剂量解痉，心电监护，保留导尿，监测血压、心率、呼吸、尿量，联系麻醉科医师到场。血压波动于 160~170/90~100mmHg，给予尼卡地平积极控制血压，血压控制于 140~150/90~95mmHg。完善实验室检查：血气分析、血常规、凝血、肝肾功能、电解质、血脂、血糖等。联系眼科会诊，联系床旁心电图、床旁 B 超。持续胎心监护，胎心监护持续无反应，考虑胎儿窘迫，急诊行剖宫产终止妊娠。术后积极降压、硫酸镁解痉 48 小时，监测 24 小时出入量等。

结局：产妇术后病情稳定，无特殊不适，口服降压药，血压控制于 140~145/85~95mmHg，各项生化指标基本正常，术后 5 天出院。

【经验分享】

1. 子痫是在子痫前期基础上孕妇发生不能用其他原因解释的抽搐，除外其他引起抽搐的病因，是导致母儿死亡最主要的原因。

2. 对高危孕妇加强产前检查及母胎监护，重视持续性枕部、颞部头痛、视物模糊、意识状态改变等症状，重视体重短期增加、病情迅速进展者，积极控制血压。

3. 处理要点为保持气道通畅，防止母亲缺氧和创伤，快速控制抽搐，硫酸镁解痉，积极降压，评估是否立即分娩，同时注意重要脏器的保护。

4. 子痫患者远期心血管疾病患病风险显著升高，子痫抽搐时出现的脑白质病灶可长期持续存在，子痫产妇相比无子痫产妇在大脑运动功能方面较差，在其他大脑功能区域无差异，也可能出现继发的认知力受损和持续注意力受损。

【诊治流程图】

子痫诊治流程图见图 3-22。

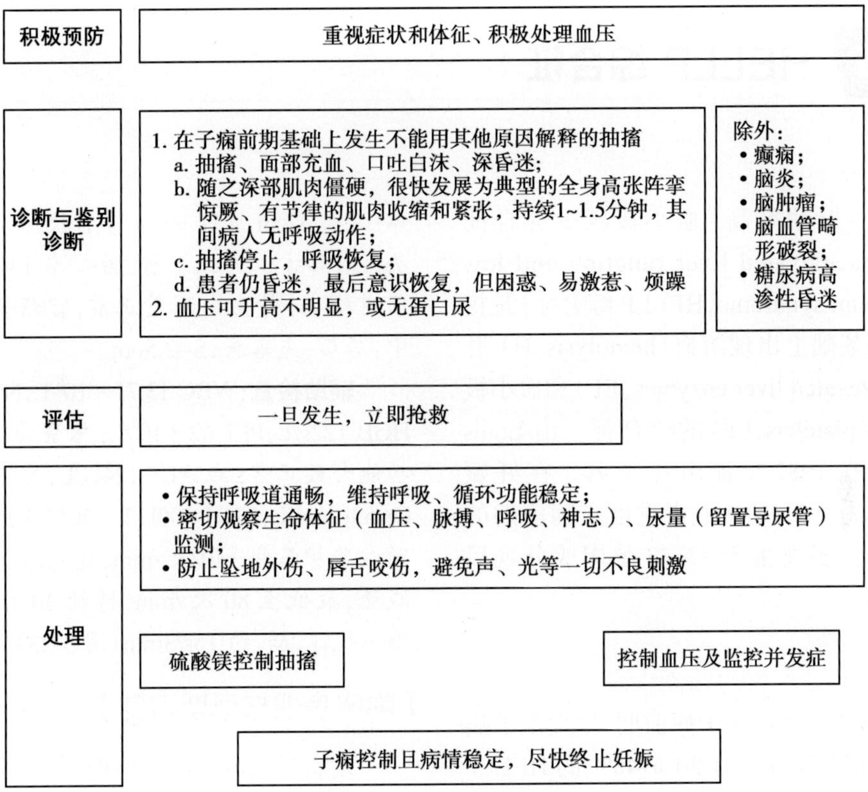

积极预防	重视症状和体征、积极处理血压

| 诊断与鉴别诊断 | 1. 在子痫前期基础上发生不能用其他原因解释的抽搐
　　a. 抽搐、面部充血、口吐白沫、深昏迷；
　　b. 随之深部肌肉僵硬，很快发展为典型的全身高张阵挛惊厥、有节律的肌肉收缩和紧张，持续1~1.5分钟，其间病人无呼吸动作；
　　c. 抽搐停止，呼吸恢复；
　　d. 患者仍昏迷，最后意识恢复，但困惑、易激惹、烦躁
2. 血压可升高不明显，或无蛋白尿 | 除外：
• 癫痫；
• 脑炎；
• 脑肿瘤；
• 脑血管畸形破裂；
• 糖尿病高渗性昏迷 |

评估	一旦发生，立即抢救

处理	• 保持呼吸道通畅，维持呼吸、循环功能稳定； • 密切观察生命体征（血压、脉搏、呼吸、神志）、尿量（留置导尿管）监测； • 防止坠地外伤、唇舌咬伤，避免声、光等一切不良刺激

硫酸镁控制抽搐　　　　　控制血压及监控并发症

子痫控制且病情稳定，尽快终止妊娠

图 3-22　子痫诊治流程图

（李笑天　胡　蓉）

参考文献

1. ACOG Practice Bulletin No. 202: Gestational Hypertension and Preeclampsia. Obstet Gynecol, 2019, 133 (1): 1-25.
2. 妊娠期高血压疾病学组 . 妊娠期高血压疾病诊治指南 (2015 版). 中华妇产科杂志 , 2015, 10 (50): 721-728.
3. WHO Reproductive Health Library. WHO recommendation on magnesium sulfate regimen to prevent and treat eclampsia (October 2011). The WHO Reproductive Health Library; Geneva: World Health Organization.
4. DULEY L, MATAR HE, ALMERIE MQ, et al. Alternative magnesium sulfate regimens for women with pre-eclampsia and eclampsia. Cochrane Database Syst Rev, 2010, 8: CD007388.
5. POSTMAN IR, BOUMA A, ANKERSMIT IF, et al. Neurocognitive functioning following preeclampsia and eclampsia: a long-term follow-up study. Am J Obstet Gynecol, 2014, 211 (1): 37. e1-9.

第四节 HELLP 综合征

溶血-肝酶升高-血小板减少综合征（hemolysis, elevated liver function and low platelet count syndrome, HELLP 综合征）是指子痫前期基础上出现溶血（hemolysis, H）、肝酶升高（elevated liver enzymes, EL）和血小板减少（low platelets, LP）的综合征。由 Louis Weinstein 在 1982 年提出并命名。在妊娠中发生率为 0.5%~0.9%，占重度子痫前期的10%~20%。多发生于 27~37 孕周或分娩后48 小时内。

【病因】

HELLP 综合征是子痫前期、早发型子痫前期的严重并发症。有 20%~40% 的 HELLP综合征患者没有高血压和蛋白尿。存在母体合并症可能，如抗磷脂综合征。

【病例报告——入院部分】

病史：患者 39 岁，孕期产检无特殊异常。入院 10 天前无诱因出现夜间上腹部不适并逐渐加重，1 天前就诊，腹部 B 超提示肝、胆、胰、脾未见明显异常，入院 4⁺ 小时前出现上腹痛加重至难以忍受，无法平卧，伴头痛，无恶心、呕吐、视物模糊等不适。既往体健，G₅P₁。5 年前孕足月自然分娩一男婴，健康。人工流产 3 次。

查体：体温 36.6℃，脉搏 78 次/min，呼吸 20 次/min，血压 120/90mmHg，一般情况尚可，痛苦面容，神志清楚，心肺查体无明显异常，腹部膨隆、软，剑突下压痛明显，肝区叩痛（+），肾区叩痛（-），双下肢无水肿。产科查

体：宫高 32cm，腹围 90cm，子宫软、松弛好，先露头，浮，胎方位为枕左前，胎心率 140 次/min。阴道检查：骨盆内测量正常，宫颈长 2cm，质中，居后，先露头，S-2.5cm。

辅助检查：WBC 13.71×10⁹/L，N% 88.6%，HGB 122g/L，PLT 62×10⁹/L；尿蛋白（2+）；凝血功能大致正常；血 ALT 124U/L，AST 123U/L，Cr 53μmol/L，LDH 400U/L，血钾 3.18mmol/L。胎心监护基线 140 次/min，变异差，可见频发减速，最低至 80 次/min，持续 30 秒恢复；宫缩不规律，弱，约 15s/3min（图 3-23）。

【临床表现与早期识别】

发病时间可从妊娠中期到产后数天的任何时期：分娩前约 70% 发生于 27~37 孕周，10%<27 孕周，20%>37 孕周。15%~25% 发生于分娩后。

患者可以出现子痫前期的临床表现：82%~88% 患者有高血压，但在 15%~50% 的病例中仅有轻度高血压。12%~18% 患者没有高血压。13% 没有蛋白尿。

临床表现多样：典型的临床表现包括乏力、右上腹疼痛及恶心、呕吐；体格检查可有右上腹压痛、肌紧张。也可以没有任何阳性体征。约 90% 的患者发病前数天有全身不适，后诉上腹部或右上腹疼痛。45%~86% 的患者有恶心、呕吐及非特异性病毒感染症状。约 30%~60% 的患者有头痛。约 20% 有视觉障碍。部分患者有轻度黄疸。凝血功能障碍严重时可出现全身出血倾向，如齿龈、消化道出血或血尿。部分病例仅主诉为子痫抽搐、

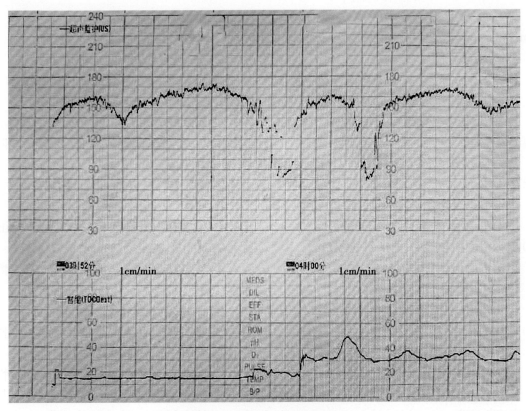

图 3-23 分娩前胎心监护图形

黄疸、鼻出血、胃肠出血、血尿,或肾区、胸部及肩部疼痛、流感样症状。

当出现肝被膜下血肿或破裂时,典型临床表现为突然出现严重的右上腹疼痛向背部放射;或原有右上腹不适突然加重。不典型症状为颈肩痛、吸气时呼吸困难或疼痛、腹胀;胎心监护异常;可伴有大量腹水或胸腔积液。腹腔出血,出现低血容量性休克。

早期识别要点

1. HELLP 综合征的临床发病时间不一、临床表现多种多样,为疾病的诊断带来困难。早期识别发病前及发病早期乏力、右上腹疼痛及恶心、呕吐等症状,加强产前检查中对疾病的筛查,是 HELLP 综合征早期诊断的关键。

2. 肝被膜下血肿往往出现于病情"平稳"的患者,实验室检查结果与肝脏局部影像学检查、血肿形成也并不平行,临床上往往不能根据肝功能变化判断肝被膜下是否形成血肿。及早识别肝被膜下血肿或破裂临床征象,并迅速处理,是孕产妇和围产儿救治成功与否的关键。

【诊断依据及标准】

1. 1990 年 Sibai 提出的 Tennessee 诊断标准

(1)微血管内溶血:外周血涂片可见破碎或变形红细胞,乳酸脱氢酶(lactate dehydrogenase,LDH)升高 >600U/L(2 倍于正常标准上限),和 / 或总胆红素水平 >1.2mg/dl。

（2）肝酶异常：谷草转氨酶（aspartate aminotransferase，AST）>70U/L（2 倍于正常标准上限）。

（3）血小板减少：血小板 <100×10⁹/L。

溶血、肝酶升高、低血小板 3 项指标中任 1 项或 2 项异常，未全部达到上述标准的称为部分性 HELLP 综合征。

2. 1991 年 Martin 等提出的 Mississippi 标准

（1）血小板减少：外周血 <150×10⁹/L。

（2）肝功能异常：ALT ≥ 40U/L，AST ≥ 40U/L，或两者均升高，LDH ≥ 600U/L。

（3）溶血：LDH 升高，进行性贫血。

以血小板减少程度划分为：

Ⅰ级：HELLP 综合征指血小板数低于 50×10⁹/L。

Ⅱ级：大于 50×10⁹/L 而低于 100×10⁹/L；

Ⅲ级：大于 100×10⁹/L 而低于 150×10⁹/L。

3. 2015 年中国妊娠期高血压疾病诊治指南诊断标准

（1）血管内溶血：外周血涂片见破碎红细胞、球形红细胞；胆红素 ≥ 20.5μmol/L（即 1.2mg/dl）；血红蛋白轻度下降；LDH 水平升高。

（2）肝酶水平升高：ALT ≥ 40U/L 或 AST ≥ 70U/L。

（3）血小板计数减少：血小板计数 <100×10⁹/L。

HELLP 综合征较为模糊的临床表现给诊断带来困难，需与以下疾病鉴别。

1. 妊娠急性脂肪肝

（1）发病多在妊娠晚期，起病急骤，典型临床表现为乏力，持续性恶心、呕吐，1 周内黄疸产生并迅速加深。

（2）出血倾向，常发生 DIC 和肝肾功能衰竭。

（3）血清胆红素明显增高，尿胆素阴性，尿酸增高，白细胞增高达（20~30）×10⁹/L，持续低血糖，B 超可见脂肪波，肝脏密度增加。

（4）高血压和蛋白尿较不常见。

2. 重度子痫前期并发 DIC

（1）重度子痫前期基础临床表现。

（2）出现出血和凝血功能障碍，三项筛选试验阳性，纤维蛋白原 <2g/L，凝血酶原时间 >15 秒，血小板 <100×10⁹/L。

3. 重症肝炎

（1）血清 AST 常显著升高，尿胆红素阳性，尿胆原增高。

（2）病原学检查阳性。

（3）通常没有血小板减少。

4. 系统性红斑狼疮（systemic lupus erythematous，SLE）

（1）临床表现为血小板减少、蛋白尿、溶血性贫血等。

（2）与 HELLP 综合征极易混淆。

（3）实验室检查抗核抗体等风湿免疫指标异常。

5. 溶血性尿毒综合征（HUS）- 血栓性血小板减少性紫癜（TTP）　病理生理特点与 HELLP 综合征相似，内皮细胞损伤、血小板聚集、微血栓形成、血小板减少和贫血。

（1）溶血性尿毒综合征：通常出现在产后，以肾脏功能损害、急性肾衰竭为主要表现。严重溶血性贫血、血小板减少，外周血涂片有异形红细胞及红细胞碎片。经肾活检证实为肾脏血栓性微血管病。

（2）血栓性血小板减少性紫癜：微血管病性溶血性贫血，血小板减少与出血倾向、神经精神异常。可同时出现肾脏功能损害和发热。

诊断要点

1. HELLP 综合征的主要标志是微血管溶血，诊断标准并不统一。

2. 典型表现包括外周血涂片异常，血清间接胆红素升高，血清结合珠蛋白降低，乳酸脱氢酶升高和血红蛋白明显降低。

3. 常规行肝脏 B 超检查有助于局部病变诊断。

4. 对于存在高危因素的患者，出现临床症状和实验室检查的异常但未达到诊断标准者仍应高度警惕，及时动态观察临床症状、实验室指标变化及影像学检查，是诊治过程中避免出现严重并发症的关键。

【处理原则与措施】

HELLP 综合征严重并发症与重度子痫前期多有重叠，在诊断 HELLP 综合征的同时注意评估有无严重并发症的发生。

1. **评估** 严密监测并稳定母体状况。

2. **血小板治疗** 输注血小板和使用肾上腺皮质激素建议见表 3-9。

表 3-9 HELLP 综合征输注血小板和使用肾上腺皮质激素建议

血小板计数	合并情况	推荐
$>50 \times 10^9/L$	不存在： • 过度失血 • 血小板功能异常	不建议： • 预防性输注血小板 • 剖宫产术前输注血小板
$<50 \times 10^9/L$		可考虑： • 肾上腺皮质激素治疗
$<50 \times 10^9/L$	存在： • 血小板数量迅速下降 • 凝血功能障碍	应考虑： • 备血 • 备血小板
$<20 \times 10^9/L$		强烈建议： • 终止妊娠前输注血小板

3. **糖皮质激素治疗** 通过抑制内皮活化、减少血管内皮的损伤、增加肝脏血流、减少肝细胞死亡、预防血栓性微血管溶血和减少血小板消耗，可以迅速提升血小板，改善孕妇病情而被广泛应用。

(1) 标准的单疗程促胎肺成熟治疗：妊娠 <34 周的孕妇应常规使用，但能否改善孕妇病情和妊娠结局尚不明确。

(2) 大剂量多次地塞米松治疗：常用地塞米松 10mg 静脉注射，间隔 12 小时一次至分娩。如产后持续血小板减少或产后才诊断的 HELLP 综合征，可在产后继续应用至 PLT ≥ $100 \times 10^9/L$ 及血 LDH 下降。

(3) 多数学者仅推荐地塞米松单疗程促胎肺成熟治疗：糖皮质激素可以提高血小板计数，改善 LDH 与血清 ALT 水平，并降低医院 /ICU 停留和输血率。能否降低孕产妇的病率和改善妊娠结局，尚无充足的证据支持，而大剂量地塞米松可影响胎儿的远期预后和造成脑损伤。

4. **期待疗法** 期待过程中母儿发生严重合并症风险较高。仅对于妊娠周数 <34 周，母儿病情平稳者，可以考虑在有条件的三级医院严密动态监测下进行期待治疗。

5. **分娩时机与方式**

(1) 绝大多数 HELLP 综合征患者应在积极治疗后终止妊娠。

(2) HELLP 综合征患者分娩方式应根据产科指征而定，需综合考虑孕妇病情和胎儿状况、宫颈成熟情况、分娩史等，可酌情放宽剖宫产指征。

(3) 剖宫产时如血小板计数 $>75 \times 10^9/L$，如无凝血功能紊乱和进行性血小板下降，首选区域麻醉，如血小板计数 $<50 \times 10^9/L$ 应采用全身麻醉。

6. **肝脏病变治疗** 肝功能明显异常时，可以应用保护肝脏药物，如葡萄糖醛酸内酯、谷胱甘肽等。

7. **其他治疗** 目前尚无足够证据评估血浆置换或者血液透析在 HELLP 治疗中的价值。

8. **肝被膜下出血的处理** 肝被膜下

出血或血肿破裂少见,但却是致命的严重并发症,文献报道发生率为妊娠总数的1/40 000~1/25 000。

(1)保守治疗:肝被膜下血肿但未破裂、血流动力学稳定的患者可采用保守治疗。

1)患者需入住重症监护病房,严密监测患者体征、血流动力学和凝血变化,以及B超或CT或MRI对血肿动态观察,以期尽早发现血肿破裂。

2)避免肝部受压迫及腹部压力增加,如肝脏叩诊、呕吐、搬动患者及子痫抽搐等。

3)如血肿无增大、破裂,并且母体、胎儿病情稳定,可以继续保守治疗。

(2)手术治疗:肝被膜下血肿破裂或母体情况恶化则立即手术治疗。

1)保守手术包括局部压迫止血、结扎门静脉或肝动脉。

2)保守止血无效需切除部分肝脏,当肝脏发生大面积坏死、出现肝功能衰竭保守治疗无效时,应当考虑肝脏移植。

9. 新生儿处理

(1)胎儿面临早产、胎儿生长受限、宫内缺氧、胎盘早剥、血小板减少和脑室内出血的风险。

(2)高危新生儿分娩时产、儿科共同处理、及时复苏并 NICU 入住。

> **处理要点**
>
> 1. HELLP 综合征的治疗包括有指征地输注血小板和使用肾上腺皮质激素,孕妇状况整体评估,适时终止妊娠。如合并重度子痫前期,应对重要器官进行监测、保护及治疗。
>
> 2. 只有当胎儿不成熟且母胎病情稳定的情况下,可在三级医疗单位进行严密监测同时行期待治疗。期待治疗过程中,病情进展或出现严重并发症应立即终止妊娠。

【病例报告——诊治部分】

入院诊断:宫内孕 34^{+5} 周,G$_5$P$_1$,胎方位为枕左前;HELLP 综合征? 肝被膜下血肿? 胎盘早剥? 子痫前期,重度? 胎儿宫内窘迫;胎儿生长受限。

处理:胎心监护为Ⅲ类图形(见图 3-23)。入院后急诊行子宫下段剖宫产术,术中见腹膜蓝染,腹腔内游离血液 850ml;羊水量 100ml,Ⅰ度污染,以枕左前位助娩一活婴,生后无窒息,出生体重 1 730g,胎盘胎膜自然完整娩出,胎盘母面可见 5cm×6cm 胎盘组织色紫,但无明显压迹,可见散在钙化点,副胎盘 6cm×6cm,探查双附件无明显异常。缝合子宫后探查盆腔无明显出血点,肝下缘可见暗红色血块,表面大网膜粘连。

手术台床旁 B 超示:肝周可见新月形混合回声区,宽约 3.2cm,未见明显血流信号,盆腹腔未见明显游离积液,提示肝周异常回声——血肿可能(图 3-24)。因上腹部暴露困难探查不清,缝合下腹部切口后行腹腔镜(图 3-25~图 3-27)。

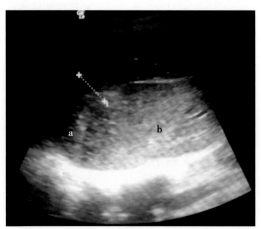

图 3-24 肝被膜下血肿超声
a. 血肿;b. 肝脏

腹腔镜下见:肝脏膈面被膜下巨大血肿,以肝右叶为主,占据右肝膈面约 2/3,肝右叶下缘膈脏面交界处被膜局部破裂,呈鱼口状,

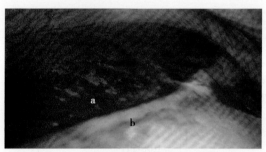

图 3-25 术中探查所见肝被膜下血肿（1）
a. 血肿；b. 肝脏

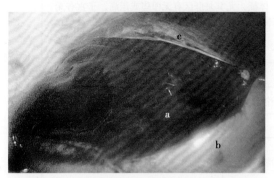

图 3-26 术中探查所见肝被膜下血肿（2）
a. 血肿；b. 肝脏；c. 肝被膜

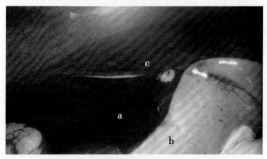

图 3-27 术中探查所见肝被膜下血肿（3）
a. 血肿；b. 肝脏；c. 肝被膜

范围约 5cm，表面覆盖部分大网膜，局部渗血明显，游离大网膜与肝下缘处粘连，在渗血处局部压迫多块止血纱，观察肝下缘出血减少至停止，生命体征平稳。术中总计出血 1 000ml（积血 850ml，出血 150ml），输悬

浮红细胞 800ml，血小板 2U，监测血 HGB：72~91g/L；PLT：(42~122)×10⁹/L；凝血功能大致正常。

结局：给予保肝、降压及对症支持治疗，监测病情：ALT 最高 1 000U/L，后逐渐下降(868→395→133U/L)；HGB 逐渐上升(86→93→102g/L)。PLT(77~122)×10⁹/L，血压波动于 138~117/82~90mmHg，多次复查肝脏 B 超局部血肿无变化，监测无腹腔内出血征象，生命体征平稳痊愈出院。

【经验分享】

1. HELLP 综合征临床发病时间不一、临床表现多种多样。应早期识别临床不典型症状。对于存在高危因素的患者，出现临床症状和实验室检查的异常但未达到诊断标准者仍应高度警惕，及时动态观察临床症状、实验室指标变化及影像学检查，是诊治过程中避免出现严重并发症的关键。

2. 对于 HELLP 综合征患者，有指征地输注血小板和使用肾上腺皮质激素，评估孕妇状况整体，适时终止妊娠。如合并重度子痫前期，应对重要器官进行监测、保护及治疗。超声检查及时发现肝被膜下出血或血肿破裂。

3. HELLP 综合征患者再次妊娠复发率为 2%~6%，罹患心血管疾病和慢性高血压的患病风险升高，HELLP 综合征孕产妇死亡率为 1%，围产儿死亡率为 7.4%~20.4%，合并肝被膜下血肿或破裂孕产妇病死率高达 17%~59%，围产儿死亡率高达 38%~62%。

【诊治流程图】

HELLP 综合征诊治流程图见图 3-28。

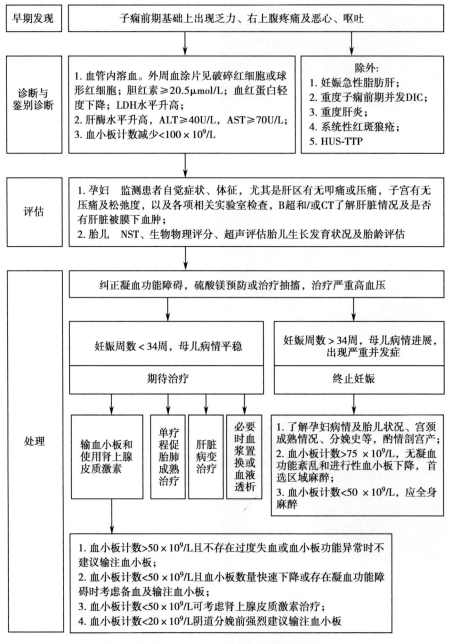

图 3-28　HELLP 综合征诊治流程图

（赵扬玉　王伽略）

参考文献

1. STEEGERS EA, VON DADELSZEN P, DUVEKOT JJ, et al. Preeclampsia. Lancet, 2010, 376 (9741): 631-644.

2. BARTON JR, SIBAI BM. Gastrointestinal complications of pre-eclampsia. Semin Perinatol, 2009, 33 (3): 179-188.

3. GABBE SG, NIEBYL JR, SIMPSON JL. Obstetrics-normal and problem pregnancies. 6th ed. Philadelphia, PA: Elsevier Saunders, 2012, 35, 781.

4. MARTIN D. HELLP syndrome A-Z: facing an obstetric emergency. Air medical journal, 2009, 28 (5): 229-231.

5. 中华医学会妇产科学分会妊娠期高血压疾病学组. 妊娠期高血压疾病诊治指南 (2015). 中华妇产科杂志, 2015, 50 (10): 721-728.

6. KATZ L, DEAMORIM MM, FIGUEIROA JN, et al. Postpartum dexamethasone for women with hemolysis, elevated liver enzymes, and low platelets (HELLP) syndrome: A double-blind, placebo-controlled, randomized clinical trial. Am J Obstet Gynecol, 2008, 198: 1-8.

7. MAO M, CHEN C. Corticosteroid Therapy for Management of Hemolysis, Elevated Liver Enzymes, and Low Platelet Count (HELLP) Syndrome: A Meta-Analysis. Med Sci Monit, 2015, 21: 3777-3783.

8. BARTON JR, SIBAI BM. Gastrointestinal Complications of Pre-eclampsia. Semin Perinatol, 2009, 33 (3): 179-188.

9. WICKE C, PEREIRA PL, NEESER E, et al. Subcapsular liver hematoma in HELLP syndrome: Evaluation of diagnostic and therapeutic options-A unicenter study. Am J Obstet Gynecol, 2004, 190 (1): 106-112.

第五节　妊娠合并维生素 B_1 缺乏性脑病

维生素 B_1 缺乏性脑病（又称 Wernicke 脑病）主要是由于维生素 B_1 缺乏造成的急性或亚急性的以中脑和下丘脑损害为主的疾病，表现为记忆障碍、眼肌麻痹、共济失调及精神障碍。维生素 B_1 缺乏性脑病多见于妊娠剧吐、慢性酒精中毒、长期禁食胃肠外营养患者。

妊娠剧吐（hyperemesis gravidarum, HG）发病率约为 0.5%，在多胎妊娠和葡萄胎等疾病中发生概率更高。妊娠剧吐患者中 Wernicke 脑病的发病率高达 10%，早期诊断困难，容易漏诊或误诊。Wernicke 脑病预后差，死亡率高，且可遗留神经系统后遗症，因此提高对该病的认识，对降低围产期死亡率意义重大。

【病因】

维生素 B_1 缺乏性脑病主要病因为 B 族维生素严重缺乏，尤其是维生素 B_1 摄入不足或过度消耗。

维生素 B_1 属水溶性维生素，又称硫胺素。维生素 B_1 以焦磷酸硫胺素的形式在人体内存储，是糖代谢过程中的重要辅酶，是神经系统及细胞生命活动中主要的能量来源。维生素 B_1 缺乏可影响三羧酸循环，ATP 产生减少、丙酮酸及乳酸堆积，对神经元产生兴奋性毒性作用，导致细胞坏死或凋亡。另外，维生素 B_1 缺乏导致胆碱酯酶活性增强，乙酰胆碱水解加速，导致胆碱能神经传导功能障碍。

成人维生素 B_1 需要量是每天 1~1.5mg，妊娠期的需要量增加，人体内维生素 B_1 储备的量为 25~30mg，长时间妊娠剧吐的孕妇如果不能及时补充足够的维生素 B_1 则可导致代谢紊乱，从而发生维生素 B_1 缺乏性脑病。

【病例报告——入院部分】

病史：患者 25 岁，因"突发意识障碍 1 小时"急诊入院。平时月经规律，停经 40 天时开始出现早孕反应，逐渐加重，不能进食，门诊给予补液治疗。1 小时前在家中突然出现烦躁不安、意识不清、谵语、视物模糊、行动障碍。既往体键。G_1P_0。查体：精神恍惚，意识欠清，巩膜轻度黄染，眼底视神经乳头水肿，眼球震颤，运动共济失调，病理征未引出。

辅助检查：

尿常规：尿酮体（++）。

肝肾功能：转氨酶 ALT 180U/L，胆红素升高，血钾 3.1mmol/L。

脑电图提示：中低波幅，调节欠佳。

磁共振显示：颅脑弥漫性受损，有脱髓鞘表现。

【临床表现与早期识别】

维生素 B_1 缺乏性脑病的典型症状为：眼肌麻痹、精神意识障碍、共济失调、多发性神经炎。

1. 眼部症状最为重要，眼肌麻痹主要表现为眼睑下垂、水平或垂直眼球震颤、复视、双眼上凝视障碍明显。视网膜出血及瞳孔光反射迟钝或消失。

2. 精神意识障碍轻者表现为淡漠、注意力不集中、定向能力缺失或出现嗜睡，重者表现为精神错乱、谵妄，甚至昏迷。

3. 共济失调出现在眼部症状之后表现为行走步态和站立姿势不稳，有急促小步和跨阈步态。

4. 多发性神经炎表现四肢无力、感觉障碍、肌肉疼痛、四肢远端呈手套或袜套型深感觉障碍，腱反射减弱或消失。

除上述症状外，还有少数患者出现心动过速、直立性低血压、呼吸困难，甚至导致死亡。

早期识别要点

维生素 B_1 缺乏性脑病多见于妊娠早期，合并长时间妊娠剧吐患者。眼部症状及共济失调出现较早，妊娠剧吐孕妇出现眼肌麻痹或步态异常或站立不稳时需考虑本病。

【诊断依据与诊断标准】

1. 诊断依据

（1）病史：长时间妊娠剧吐，一般持续 1 个月以上。

（2）临床表现：眼肌麻痹、精神意识障碍、共济失调为维生素 B_1 缺乏性脑病三大症状。

（3）辅助检查

1）实验室检查。①血常规、尿常规、血生化、血气分析：初步评估病情及内环境紊乱情况；②血清丙酮酸：有程度不同的增高，>114μmol/L 有意义；③维生素 B_1 测定：尿中维生素 B_1 少于 2μg，或血液中游离维生素 B_1 少于 5μg/L；④红细胞转酮基酶活性：是诊断维生素 B_1 缺乏的可靠指标之一，反映机体贮存维生素 B_1 的消耗程度，正常值 94~111U/ml。

2）影像学和电生理检查。①脑电图：仅有 50% 的患者表现有轻或中度的节律失调或广泛性慢波等非特异性改变。②脑部 CT 或 MRI：脑部 CT 检查有 25% 的患者导水管周围可见低密度区，或可见双侧丘脑和脑干低密度或高密度病变。相比 CT 检查，MRI 诊断维生素 B_1 缺乏性脑病更为敏感，是首选的影像学检查，主要表现为乳头体、丘脑、第三脑室、大脑皮质、白质等多部位损害的异常信号影，乳头体萎缩是维生素 B_1 缺乏性脑病的特征性影像学改变。MRI 诊断维生素 B_1 缺乏性脑病敏感性为 53%，特异性为 93%，但 MRI 正常也不能排除此病。③心电图：以 T 波改变、心动过速多见。④肌电图：用于有周围神经病变、损伤的患者。

3）眼底检查：应常规检查，以了解眼底情况及视神经乳头病变，眼底检查可见毛细血管扩张及视网膜出血，视力下降、视物模糊。

2. Pears 于 2008 年提出的诊断标准　存在以下 2~4 个症状或体征即可诊断维生素 B_1 缺乏性脑病：

（1）营养障碍。

（2）眼球运动异常。

（3）小脑功能障碍。

（4）精神状态异常或记忆力损害。影像学特征性变化及实验室检查可帮助早期诊断。

需与颅内病变、病毒性脑炎及其他引起眼部运动神经病变、精神症状及共济失调等疾病相鉴别。

诊断要点

1. 病史。长时间的妊娠剧吐。

2. 典型临床表现。眼肌麻痹、精神意识障碍、共济失调。

3. 血中丙酮酸浓度升高、红细胞转酮基酶活性降低（50U/ml 以下）、血尿维生素 B_1 含量降低（尿维生素 $B_1<2\mu g$，血游离维生素 $B_1<5\mu g/L$）有诊断意义，结合脑部 CT 或 MRI、脑电图及眼底检查可基本明确诊断。

【处理原则与措施】

1. 预防。长时间妊娠剧吐的患者，需要及时住院治疗，纠正水电解质紊乱和酸碱平衡紊乱，适当应用止吐制剂，加强营养支持治疗。禁食时间久的患者，及早补充维生素 B_1，可有效预防维生素 B_1 缺乏性脑病。

2. 本病早期大量使用维生素 B_1 治疗，100mg/d，推荐肌内注射。

3. 出现维生素 B_1 缺乏性脑病时，不应在补充维生素 B_1 前给予葡萄糖，否则可造成三羧酸循环中丙酮酸脱氢酶系活性进一步降低，丙酮酸脱羧反应进一步减慢，加重患者大脑组织损害，使意识障碍加深，病情进一步加重，甚至出现呼吸、心搏骤停。

4. 疾病早期及时补充维生素 B_1 后，各种症状都可能逐渐好转。眼肌麻痹通常在 1 周内恢复，绝大多数患者在 1 个月内能够完全恢复。共济失调治疗 3 个月后开始有改善，记忆障碍常难以完全恢复。如果未能及时诊治，病程继续进展，患者可出现昏迷、休克及心血管功能衰竭等，其病死率可达 15%~17%。

处理要点

早期大量使用维生素 B_1，对于妊娠剧吐患者同时纠正水电解质和酸碱平衡紊乱，加强营养支持。

【病例报告——诊治部分】

初步诊断：早孕，妊娠剧吐，妊娠合并维生素 B_1 缺乏性脑病。

处理：入院后给予补液补钾、止吐、加强营养等治疗，给予维生素 B_1 肌内注射治疗，症状明显好转。

【经验分享】

1. 维生素 B_1 缺乏性脑病是维生素 B_1 缺乏导致的中枢神经系统病变。

2. 典型症状为意识障碍、眼肌麻痹、共济失调。

3. 妊娠剧吐容易发生维生素 B_1 缺乏性脑病，需要及时补充维生素 B_1，可有效预防维生素 B_1 缺乏性脑病。

4. 维生素 B_1 缺乏性脑病诊断和治疗不及时，可导致患者死亡，存活者也可遗留后遗症。

（古　航）

参考文献

1. GIUGALE LE, YOUNG OM, STREITMAN DC. Iatrogenic Wernicke Encephalopathy in a Patient With Severe Hyperemesis Gravidarum. Obstetrics and Gynecology: Journal of the American College of Obstetricians and Gynecologists, 2015, 5 (5): 1150-1152.

2. BERDAI MA, LABIB S, HARANDOU M, et al. Wernicke's Encephalopathy Complicating Hyperemesis during Pregnancy. Case reports in critical care, 2016: 878-932.

3. AJOB L, BRÄNNSTRÖM I, OTT M, et al. Wernicke encephalopathy. Lakartidningen, 2017, 12: 114.

4. ANEJA T, CHATURVEDULA L, NAIR PP, et al. Complete recovery in Wernicke's encephalopathy complicating hyperemesis gravidarum. Case Reports, 2019, 12 (2): e227530.

第六节　妊娠期急性脂肪肝

妊娠期急性脂肪肝（acute fatty liver of pregnancy，AFLP）是妊娠期最常见的导致急性肝功能衰竭的疾病。妊娠晚期肝细胞内大量脂肪微粒沉积，导致严重肝功能障碍，包括肝脏合成功能和代谢功能异常，并累及肾脏，导致肾功能障碍。AFLP 发病率低，为 1/20 000~1/7 000，以黄疸、凝血功能障碍、产后出血和肝性脑病为临床特征。AFLP 具有起病急、病情重、进展快、严重危及母儿生命的特征。

【病因】

1. 初产妇、多胎妊娠及男性胎儿孕妇发病风险增加。

2. 病毒感染、遗传因素及营养情况等可能损害线粒体脂肪酸氧化导致 AFLP。

3. 孕妇雌激素、肾上腺皮质激素及生长激素的升高可使脂肪酸代谢障碍。

【病例报告——入院部分】

病史：患者 29 岁，因"停经 33 周，上腹痛伴恶心、呕吐、厌油 7 天"急诊入院。月经规律，孕期规律产检。7 天前开始出现上腹痛，伴恶心、呕吐、厌油等不适，自觉皮肤变黄，无皮肤瘙痒、阴道流血流液等，自行饮食调整，症状加重，遂至医院就诊，急诊入院。既往史：无特殊。婚育史：已婚，G_1P_0。

查体：体温 37℃，脉搏 104 次 /min，呼吸 20 次 /min，血压 112/76mmHg，神志清，查体合作，皮肤巩膜轻度黄染，右侧肝区轻压痛。产科检查：宫高 29cm，腹围 92cm，胎心率 148 次 /min。阴道检查：宫颈质硬，消退 30%，宫口未开，胎先露 S-3。

辅助检查：

血常规：白细胞 $7.8×10^9$/L，红细胞 $5.6×10^{12}$/L，血小板 $163×10^9$/L。

凝血功能：凝血酶原时间（PT）较正常值上限延长 10 秒，活化部分凝血活酶时间（APTT）较正常值上限延长 13 秒，纤维蛋白原 201mg/L。

肝功能：谷丙转氨酶（ALT）100U/L，谷草转氨酶（AST）126U/L，总胆红素 137.9mmol/L，直接胆红素 30.7mmol/L。

随机血糖 2.8mmol/L，甲、乙、丙、丁、戊各型肝炎标志物均为阴性。

腹部超声提示肝脏实质回声增强。

产科超声提示宫内单活胎，BPD：8.9cm；FL：6.9cm。

【临床表现与早期识别】

1. 中期妊娠末或晚期妊娠初期开始发生,发病早期症状轻微。

2. 患者可以表现持续的消化道症状:黄疸、全身乏力、恶心、呕吐、腹痛(上腹部或右上腹)、厌食等。

3. 严重者出现临床凝血功能障碍(胃肠道出血、静脉穿刺部位出血、盆腔或术后出血)、中枢神经系统异常(神志改变、昏睡、意识模糊、精神病、多动症、昏迷)、水肿、高压性头痛、胎儿宫内窘迫,甚至胎死宫内。

4. 实验室检查表现为转氨酶轻~中度升高,但碱性磷酸酶及胆红素明显升高,出现胆酶分离现象,低血糖,高血氨,可伴有肾功能异常;凝血时间延长,纤维蛋白原降低;白细胞显著升高,血小板减少;胎心监护异常。

早期识别要点

AFLP 常发生于妊娠晚期,对高危人群,加强产前检查中对肝功能、凝血功能的筛查和随访,是 AFLP 早期诊断的关键。重视妊娠晚期消化道症状,一旦出现,应当对血糖、凝血功能和肝肾功能行常规检查。妊娠晚期恶心、厌油、上腹痛,1 周内黄疸产生并迅速加深,伴有出血倾向,常发生 DIC 和肝肾衰竭是 AFLP 典型的临床表现。

【诊断依据及标准】

1. **诊断依据** 根据症状及实验室检查可作出 AFLP 的诊断,需排除重型肝炎、药物性肝损伤等。肝穿刺活检是诊断 AFLP 的标准,但为有创性操作,临床很少使用。

2. **Swansea 诊断标准** 符合以下情况至少 6 项:①呕吐;②腹痛;③多饮/多尿;④脑病;⑤胆红素升高 >14μmol/L;⑥低血糖 <4mmol/L;⑦尿酸升高 >340μmol/L;⑧白细胞升高 >11×10^9/L;⑨超声提示"亮肝"或腹水;⑩AST 或 ALT>42U/L;⑪血氨升高 >47μmol/L;⑫肾功能不全,肌酐 >150μmol/L;⑬凝血功能障碍,PT>14 秒或 APTT>34 秒;⑭肝活检提示微泡脂肪变性。

诊断要点

多出现在妊娠晚期,典型表现包括上消化道症状,肝功能受损、胆酶分离现象,低血糖,高血氨,可伴有肾功能异常;凝血时间延长,纤维蛋白原降低;白细胞显著升高,血小板减少。肝脏超声可发现弥漫性肝实质回声增强,病理检查发现中央小叶区见脂肪小滴,胆汁淤积。

【处理原则与措施】

一旦确诊,尽快终止妊娠,加强支持治疗,维持内环境稳定。

1. **产科处理** 尽快终止妊娠是改善母儿预后的关键。

(1)阴道试产适用于病情稳定,已临产,无胎儿窘迫征象者。

(2)若估计短时间内无法经阴道分娩,应在改善凝血功能后尽快剖宫产终止妊娠。

(3)通常选择全身麻醉,应该避免选用有潜在肝毒性的吸入麻醉剂(如氟烷)。可以应用异氟烷,此外,通过肝脏代谢麻醉剂的剂量需要调整。

2. **对症支持处理**

(1)常规处理:收入 ICU、监测血糖情况,防止发生低血糖。

(2)呼吸系统:如果发生脑病和昏睡,清理气道和人工呼吸,否则按需补充氧气;此外需对肺水肿进行评估。

(3)出血/凝血障碍:输血、新鲜冰冻血

浆,低温冷沉淀物,浓缩红细胞,血小板,纤维蛋白原、凝血酶原复合物等。

(4)胃肠道保护:H_2受体阻滞剂(雷尼替丁 50mg 静脉注射 q.8h.,法莫替丁 20mg 静脉注射 q.12h.)或硫糖铝 1g 口服 q.6h. 或在饭前 1 小时口服。

(5)中枢神经系统:减轻脑病、降低内源性氨、限制蛋白饮食;虽然对脑病的益处不确定,可考虑新霉素口服 6~12g/d 来降低产生氨的肠道菌群,乳果糖通过口或鼻胃管,45ml q.6~8h. 酸化肠腔;避免肝脏代谢药物(一定的吸入麻醉药,麻醉毒品)。

(6)肾脏或电解质:避免血容量不足、纠正电解质异常。

(7)预防感染,合理使用肝肾毒性低的抗生素。

(8)多学科协作,采用血液制品、人工肝、静脉滤过等方法防治肝性脑病、肾衰竭等并发症。

> **处理要点**
>
> 　　因该病进展迅速,可迅速恶化危及母儿生命。大多数患者肝脏功能在妊娠终止后一段时间内才能逐渐改善。一旦确诊或高度疑似 AFLP 建议尽快终止妊娠,目前多主张剖宫产分娩,并注意纠正凝血功能;若评估骨盆及宫颈条件好,估计短期内可经阴道分娩,也可选择经阴道分娩。抢救 AFLP 过程中,需要多学科协作处理围产期各种并发症。AFLP 终止妊娠后入住 ICU 非常必要,全身多脏器功能的监测和支持治疗,是改善 AFLP 预后的重要措施。

【病例报告——诊治部分】

入院诊断:①妊娠期急性脂肪肝;②宫内孕 33 周,G_1P_0,胎方位为枕右前。

处理和结局:入院后请消化内科、血液科、麻醉科及 ICU 等多学科协助诊治,给予保肝治疗,输新鲜冰冻血浆等纠正凝血功能障碍,地塞米松促胎肺成熟等治疗,同时严密监测肝肾功能、凝血功能、血糖、血电解质等及胎儿宫内状况。积极处理 24 小时后胆红素进行性升高,凝血功能基本恢复正常,立即于全麻下行子宫下段剖宫产术,术中加强子宫收缩,术后转入 ICU 继续治疗,新生儿因早产儿转儿科。患者转入 ICU 积极对症治疗后病情逐步缓解,术后 1 周出院。

【经验分享】

1. 病因不清,起病隐匿,早期症状轻微,容易导致就诊时机延误。妊娠晚期出现不典型消化道症状或乏力等,注意筛查与 AFLP 发病相关的检验指标。

2. AFLP 导致的肝功能异常通常较为严重,影响肝脏合成功能,导致低血糖、低蛋白、低纤维蛋白原和凝血因子,从而继发严重凝血功能障碍;肝脏代谢功能受损,导致高血氨、肝性脑病、高胆红素血症、严重黄疸和胎儿窘迫。部分可合并肾衰竭,可能是脂肪的代谢障碍导致肾脏内脂肪小滴沉积所致。

3. 排除妊娠期高血压疾病、重型肝炎、妊娠期肝内胆汁淤积症、药物性肝损伤、病毒性肝炎等疾病。

4. 给予保肝、纠正凝血功能、促胎肺成熟,及时终止妊娠。

5. 目前认为 AFLP 是一种胎源性疾病,妊娠终止前病情无法缓解。随着诊断及治疗水平的提高,该病的母儿死亡率均降低。AFLP 患者产后完全恢复需要数周时间,一般不留后遗症。

【诊治流程图】

妊娠期急性脂肪肝诊治流程图见图 3-29。

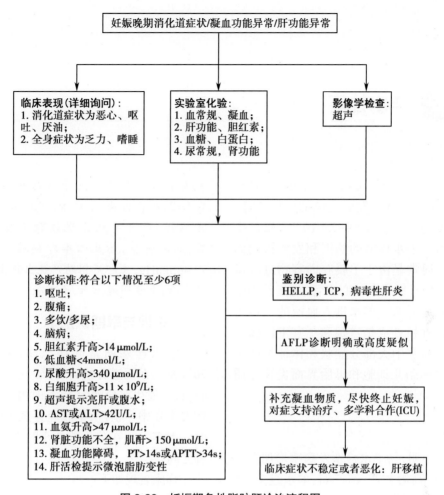

图 3-29 妊娠期急性脂肪肝诊治流程图

（漆洪波 余昕烊 张 华）

参考文献

1. CASTRO MA, FASSETT MJ, REYNOLDS TB, et al. Reversible peripartum liver failure: a new perspective on the diagnosis, treatment, and cause of acute fatty liver of pregnancy, based on 28 consecutive cases. Am J Obstet Gynecol, 1999, 181: 389.

2. KNIGHT M, NELSON-PIERCY C, KURINCZUK JJ, et al. A prospective national study of acute fatty liver of pregnancy in the UK. Gut, 2008, 57: 951.

3. GOEL A, RAMAKRISHNA B, ZACHARIAH U, et al. How accurate are the Swansea criteria to diagnose acute fatty liver of pregnancy in predicting hepatic microvesicular steatosis? Gut, 2011, 60: 138-139.

4. SIMS HF, BRACKETT JC, POWELL CK, et al. The molecular basis of pediatric long chain 3-hydroxyacyl-CoA dehydrogenase deficiency associated with maternal acute fatty liver of pregnancy. Proc Natl Acad Sci USA, 1995, 92: 841.

5. YANG Z, ZHAO Y, BENNETT MJ, et al. Fetal genotypes and pregnancy outcomes in 35 families with mitochondrial trifunctional protein mutations. Am J Obstet Gynecol, 2002, 187: 715.

6. LIU J, GHAZIANI TT, WOLF JL. Acute Fatty Liver Disease of Pregnancy: Updates in Pathogenesis, Diagnosis, and Management. Am J Gastroenterol, 2017, 112 (6): 838-846.

第七节 羊水栓塞

羊水栓塞（amniotic fluid embolism，AFE）是少见、无法预测且发展迅速的产科急症。确切发病率未知，为 1.9~7.7/10 万，死亡率 19%~86%。羊水栓塞的病因和发病机制尚不明确。通常是由于羊膜腔内容物进入母体循环产生过敏样急性心血管、血流动力学及血液系统异常。羊水进入血液的入口可能为胎盘种植处或是宫颈和子宫下段撕裂处。羊水栓塞中大部分症状和体征可能是由羊水中的胎儿细胞和母胎界面炎性介质所引起。

【病因】

病因不明，与羊水栓塞发病率增加有关的因素有：高龄初产、经产妇、羊水过多、多胎妊娠、宫颈裂伤、子宫破裂、子宫收缩过强、急产、胎膜早破、前置胎盘、死胎、剖宫产和刮宫术。

【病例报告——病史部分】

病史：患者 33 岁，因"停经 37 周，规律腹痛 8 小时"入院。婚育史：已婚，2007 年孕足月顺产一活婴，体健。

查体：体温 36.7℃，脉搏 84 次/min，呼吸 20 次/min，血压 120/76mmHg，神志清，腹软，无压痛，双下肢不肿。产科检查：宫高 37cm，腹围 100cm，头先露，胎心率 146 次/min，宫缩不规律，强度中。阴道检查：宫颈中位，质软，宫颈管消退 80%，宫口松容 1 指，S-2，宫颈 Bishop 评分 6 分。

病情进展：入院 8 小时后孕妇宫口开大 3cm 入产房待产，1 小时后宫口开全，先露 S+2，胎膜自破，羊水清，宫缩 30s/1~2min，宫缩强，患者突然出现烦躁不安、呼吸困难、面色青紫，胎儿心率即刻骤减，测血压 72/44mmHg，立即产钳助产娩出新生儿，胎盘娩出后，大量阴道出血，血不凝。

【临床表现与早期识别】

羊水栓塞通常起病急骤、来势凶险。70% 发生在阴道分娩时，19% 发生在剖宫产时，11% 发生在分娩后 48 小时内。极少数病例发生在中孕引产、羊膜腔穿刺术中和外伤时。大多发生在分娩前 2 小时至产后 30 分钟之间。

临床表现如下：

1. 羊水栓塞患者会有非特异性的前驱症状，表现为呼吸急促、胸痛、憋气、寒战、呛咳、头晕、乏力、心慌、恶心、呕吐、麻木、针刺样感觉、焦虑、烦躁和濒死感，占 30%~40%。

2. 突发血氧饱和度下降、呼吸困难和/或发绀。

3. 低血压、心动过速、抽搐、意识丧失或昏迷。

4. 全身出血倾向，表现为子宫出血、切口渗血、全身皮肤黏膜出血、针眼渗血、血尿、消化道大出血等。

5. 多器官功能衰竭，除心肺功能衰竭及凝血功能障碍外，还可出现肾衰竭和中枢神经系统受损的表现。

6. 产时胎心率急剧变化可以是羊水栓塞的最早表现，可表现为胎心减速、胎心基线变异消失、胎心过缓等。

7. 羊水栓塞可有不典型临床表现，如低血压、心律失常、呼吸短促、抽搐、急性胎儿窘迫、心搏骤停、凝血功能障碍、孕产妇出血，以及前驱症状。

8. 典型羊水栓塞临床表现为骤然的低氧血症、低血压和凝血功能障碍。

早期识别要点

羊水栓塞的特点是分娩过程中、剖宫产时或产后突发的低氧血症、低血压和凝血功能障碍（也称羊水栓塞三联症）。但若出现心律失常、呼吸短促、抽搐、急性胎儿窘迫、心搏骤停、孕产妇出血等表现时，也需警惕羊水栓塞的可能。

【诊断依据及标准】

羊水栓塞应基于临床表现和诱发因素来进行诊断，而且是排除性诊断。目前尚无国际统一的羊水栓塞诊断标准和实验室诊断指标。

应逐一排除导致心功能衰竭、呼吸功能衰竭、循环衰竭的疾病，包括肺栓塞、空气栓塞、心肌梗死、心律失常、围产期心肌病、主动脉夹层、脑血管意外、药物引发的过敏性反应、输血反应、麻醉并发症（全身麻醉或高位硬膜外麻醉）、子宫破裂、胎盘早剥、子痫等。

羊水栓塞合并产后出血时，需与子宫收缩乏力、子宫破裂及软产道裂伤导致的产后出血进行鉴别。

诊断要点

1. 诱发因素。
2. 临床表现　①血压骤降或心搏骤停；②急性缺氧如呼吸困难、发绀或呼吸停止；③凝血功能障碍或无法解释的严重出血。

3. 羊水栓塞的诊断是临床诊断。母血涂片或器官病理检查找到羊水有形成分不是诊断羊水栓塞的必要依据。如果无典型的羊水栓塞临床表现，仅母体循环中发现胎儿细胞成分则无诊断意义。如果未找到胎儿细胞成分，但有典型的临床表现同时排除其他原因则可临床诊断为羊水栓塞。

4. 血常规、凝血功能、血气分析、心肌酶谱、心电图、X线胸片、超声心动图、血栓弹力图、血流动力学监测等有助于羊水栓塞的诊断及病情监测。

【处理原则与措施】

羊水栓塞的处理原则是维持生命体征和保护器官功能。

1. **全面监测**　血压、呼吸、心率、血氧饱和度、心电图、中心静脉压、心排血量、动脉血气、凝血功能。

2. **增加氧合**　保持气道通畅，尽早实施面罩吸氧、加压给氧、气管插管或人工辅助呼吸。突发心搏骤停时，应立即进行高质量的心肺复苏。

3. **血流动力学支持**

(1) 维持血流动力学稳定：首选多巴酚丁胺 5~10μg/(kg·min) 静脉泵入、磷酸二酯酶-5 抑制剂（米力农）25~75μg/kg 静脉推注，然后 1.2~3mg/h 泵入进行强心和扩张肺动脉。低血压时应给予去甲肾上腺素 0.01~0.1μg/(kg·min) 静脉泵入升压治疗。

(2) 解除肺动脉高压：可使用米力农（用法同前）、前列环素（曲前列地尔）1~2ng/(kg·min) 静脉泵入、一氧化氮及内皮素受体拮抗剂如西地那非 20mg t.i.d. 口服等降肺动脉高压治疗。也可考虑给予盐酸罂粟碱、阿托品、氨茶碱、酚妥拉明等。

(3) 液体管理：需注意管理液体出入量，

警惕右心衰竭和全心衰竭。

4. 抗过敏

(1)大剂量糖皮质激素用于羊水栓塞治疗尚存在争议。

(2)早期使用大剂量糖皮质激素或有价值。

(3)用法:氢化可的松 100~200mg 加于 5%~10% 葡萄糖注射液 50~100ml 快速静脉滴注,再用 300~800mg 加于 5% 葡萄糖注射液 250~500ml 静脉滴注,每天剂量可达 500~1 000mg;或地塞米松 20mg 加于 25% 葡萄糖注射液静脉推注后,再加 20mg 于 5%~10% 葡萄糖注射液中静脉滴注。

5. 积极处理产后出血　补充凝血因子包括新鲜血、血浆、冷沉淀、纤维蛋白原等。不推荐肝素治疗。

6. 产科处理　立即终止妊娠,同时应准备心肺复苏。出现凝血功能障碍时,应果断快速地实施全子宫切除术。

7. 对症支持治疗　器官功能受损的对症支持治疗。

处理要点

1. 一旦怀疑羊水栓塞,立即按羊水栓塞急救流程实施抢救,分秒必争。推荐多学科协作配合抢救,包括产科、麻醉科、重症监护室、呼吸科、心血管科、血库及新生儿科等;日常针对羊水栓塞的急救模拟演练是提高抢救成功率的关键。

2. 羊水栓塞的处理主要采取支持性和对症性方法,包括全面监测、增加氧合、血流动力学支持、抗过敏、纠正凝血功能障碍、器官功能受损的对症支持治疗等。以上手段应尽快和同时进行。

【病例报告——诊治部分】

入院诊断:羊水栓塞

处理:多学科协作配合抢救,采取支持性和对症性方法,包括全面监测,吸氧或辅助呼吸增加氧合,多巴酚丁胺 5~10μg/(kg·min) 静脉泵入、米力农 25~75μg/kg 静脉推注后 1.2~3mg/h 泵入强心、扩张肺动脉,去甲肾上腺素 0.01~0.1μg/(kg·min) 静脉泵入升压,曲前列地尔 1~2ng/(kg·min) 静脉泵入解除肺动脉高压等治疗维持血流动力学稳定,地塞米松 20mg 加于 25% 葡萄糖静脉推注抗过敏,输注大量的新鲜血及血浆、低温冷沉淀、纤维蛋白原等纠正凝血功能障碍,果断快速实施全子宫切除手术,积极器官功能受损的对症支持治疗等。

结局:经多学科抢救,患者术后转入重症监护室,进行对症支持治疗后病情逐渐好转出院。

【经验分享】

1. 羊水栓塞的特点是分娩过程中、剖宫产时或产后突发的低氧血症、低血压和凝血功能障碍。

2. 羊水栓塞应基于临床表现和诱发因素来进行诊断,而且是排除性诊断。找到羊水有形物质而临床表现不支持,不能诊断羊水栓塞。

3. 羊水栓塞所导致的凝血功能障碍一般是在疾病发生早期,与出血量和血红蛋白下降不符的纤维蛋白原下降和凝血时间延长。此时,应当注意准确估计产后出血量,避免因出血量估计不足导致将消耗性凝血功能障碍解读为羊水栓塞所致弥散性血管内凝血(DIC)。

4. 正确使用缩宫素,防止宫缩过强,人工破膜在宫缩间歇期进行,产程中避免产伤、子宫破裂、子宫颈裂伤等。这些措施可以预防羊水栓塞的发生。

【诊治流程图】

羊水栓塞诊治流程图见图 3-30。

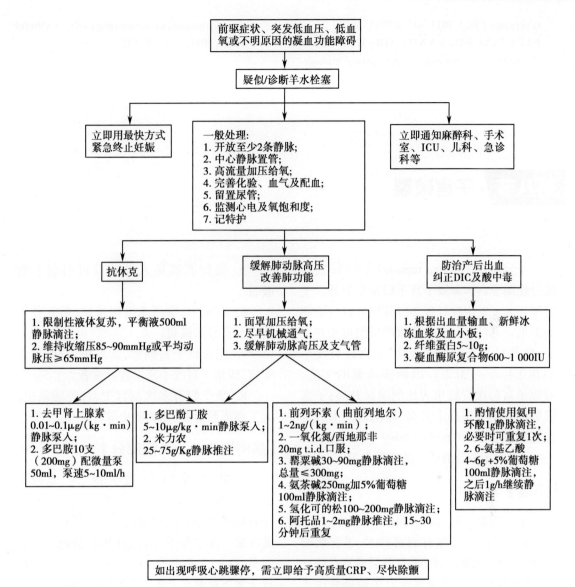

图 3-30　羊水栓塞诊治流程图

（漆洪波　余昕烨）

参考文献

1. Society for maternal-fetal medicine (SMFM). Amniotic fluid embolism: diagnosis and management. Am J Obstet Gynecol, 2016, 215 (2): B16-24.

2. CUNNINGHAM F GARY. Williams Obstetrics. 25th ed. McGraw-Hill Education, 2018.

3. 谢幸, 孔北华, 段涛. 妇产科学. 9版. 北京: 人民卫生出版社, 2018: 209-212.

4. JEEJEEBHOY FM, ZELOP CM, LIPMAN S, et al. Cardiac Arrest in Pregnancy: A Scientific Statement From the American Heart Association. Circulation, 2015, 132 (18): 1747-1773.

5. ABENHAIM HA, AZOULAY L, KRAMER MS, et al. Incidence and risk factors of amniotic fluid embolisms: a population-based study on 3 million births in the United States. American Journal of Obstetrics and Gynecology, 2008, 199 (1): 49-52.

6. DUARTE AG, THOMAS S, SAFDAR Z, et al. Management of pulmonary arterial hypertension during pregnancy: a retrospective, multicenter

experience. Chest, 2013, 143: 1330-1336.

7. PACHECO LD, SAADE GR, GEI AF, et al. Cutting-edge advances in the medical management of obstetrical hemorrhage. Am J Obstet Gynecol, 2011, 205: 526-532.

第八节　子宫破裂

子宫破裂（uterine rupture）是指妊娠期或分娩期子宫体部或子宫下段发生裂开。子宫破裂大多发生在妊娠 28 周以后，以分娩期最多见，一旦发生，将会导致严重的母儿并发症，危及母儿安全。据统计，子宫破裂发生率在 2.4/ 万 ~3.3/ 万。因两孩政策的实施，瘢痕子宫再次妊娠患者比例明显升高，子宫破裂的发生率也随着升高，以剖宫产术后再次妊娠阴道试产（trial of labor after cesarean delivery，TOLAC）的子宫破裂最常见。

【病因】

子宫破裂主要与以下因素有关：

1. 瘢痕子宫，如有剖宫产术、子宫肌瘤剔除术、宫角妊娠手术、子宫破裂或穿孔修补术、子宫畸形矫正术及靠近宫角输卵管手术等病史。

2. 梗阻性难产，如高龄、骨盆狭窄、头盆不称、胎位异常、胎儿畸形、宫颈瘢痕、软产道畸形、盆腔肿瘤等因素阻碍胎先露下降，子宫强直收缩，使子宫下段过度拉长变薄，最终导致子宫破裂。

3. 促进子宫收缩药物使用不当，导致子宫收缩过强而引起子宫破裂。

4. 宫口未开全行产钳助产术或臀牵引术、中 - 高位产钳助产术等均可导致子宫颈裂伤延至子宫下段。

5. 强行剥离植入性胎盘可引起子宫破裂。

6. 毁胎术、穿颅术可因机械、胎儿骨质损伤子宫导致破裂。

7. 先天性子宫畸形，如双角子宫、单角子宫、残角子宫等子宫发育异常者。

8. 孕产妇有多次刮宫史、宫腔感染史、人工剥离胎盘史、葡萄胎史等。

【病例报告——入院部分】

病史：患者 34 岁，因孕 38^{+6} 周，血糖增高 2^+ 个月，见红 3 天，下腹阵痛半天入院。孕期规律产检，血糖控制良好，余产检未见明显异常。孕前体重 55kg，现体重 68kg。既往体健，G_2P_1，3 年前孕 38 周因"活跃期停滞"行子宫下段剖宫产术，术后恢复良好。

查体：体温 36.6℃，脉搏 68 次 /min，呼吸 20 次 /min，血压 124/67mmHg，一般情况可，神志清楚，心肺未见异常。腹部膨隆，软，下腹部见长约 12cm 横行手术瘢痕。产科查体：宫高 36cm，腹围 95cm，宫缩 30s/4~5min，中等强度，头先露，胎方位为枕左横，已衔接。胎心率 142 次 /min。阴道检查：宫颈居中，质软，宫颈管展平，宫口开 1cm，先露 –3cm，胎膜未破。

辅助检查：实验室检查未见异常。产科 B 超示：宫内单活胎，胎方位为枕左横，体重 3 294g, 双顶径 98mm, 头围 345mm, 腹围 341mm, 股骨长 67mm, 羊水指数 100mm。

20:00 临产,03:00 胎膜自破,羊水清,胎心率 149 次/min,宫口开 5cm,先露 -2cm,宫缩 30s/2min。03:20 阴道检查:骨盆无异常,宫口开全,先露平棘,胎方位为枕左横,宫缩时先露无明显下降。持续胎心监护 3:20 起开始出现延长减速,最低达 90 次/min,缓慢恢复。查体:脉搏 112 次/min,呼吸 26 次/min,血压 102/60mmHg,腹软,无压痛及反跳痛,子宫下段无压痛,宫缩 30s/2min,强度中等,导尿见尿色清亮。考虑患者出现Ⅲ类监护,短期内经阴道分娩困难,立即在产房行剖宫产终止妊娠。

【临床表现与早期识别】

子宫破裂多发生于分娩期,部分发生于妊娠晚期。根据破裂程度分为完全性子宫破裂和不完全性子宫破裂。子宫破裂通常是渐进性的,多数由先兆子宫破裂进展为子宫破裂。

临床症状与体征很大程度上取决于子宫破裂口的部位、类型、大小,有无累及周围血管,与胎盘的关系等,不同程度的腹痛和胎心率改变是最常见、最典型的临床表现。

临床表现如下:

1. **胎心率异常** 是最常见的临床表现,发生率为 66%~75%,表现为胎儿心动过缓、变异减速或晚期减速等。

2. **下腹痛** 超过半数的孕产妇伴有下腹痛,子宫瘢痕处压痛,以及宫缩间歇期持续存在的下腹痛。破裂时产妇突感撕裂样剧烈腹痛,子宫收缩骤然停止,疼痛缓解,但随着血液、羊水及胎儿进入腹腔,很快又感到全腹持续性疼痛,伴有面色苍白、脉搏加快或脉搏微弱、呼吸急促、血压下降等休克症状。腹部轮廓改变,腹壁下扪及胎体,以往的位置不能探及胎心,甚至胎心、胎动消失。

3. 阴道检查可有鲜血流出,量或多或少,胎先露部升高,开大的宫口缩小,部分产妇可扪及子宫下段的裂口。

4. 梗阻性难产的产妇中有明显的病理缩复环,此环会逐渐上升达脐或脐上且压痛明显。产妇腹痛难忍、烦躁不安、呼吸及心率加快,由于胎先露部位紧压膀胱使之充血,出现排尿困难,形成血尿。

> **早期识别要点**
> 早期识别子宫破裂的高危因素,不同程度的腹痛和胎心率改变是最常见、最典型的临床表现。孕产妇出现子宫瘢痕处压痛,以及宫缩间歇期持续存在的下腹痛,胎心率异常,应考虑子宫破裂的可能。

【诊断依据及标准】

基于病史、产程特点、典型临床症状和体征不难诊断。辅助检查可协助诊断。

1. **血常规** 血红蛋白、红细胞计数、血细胞比容进行性下降,白细胞、中性粒细胞,中性粒细胞百分比升高。

2. **尿常规** 肉眼血尿、镜下红细胞。

3. **凝血功能、D-二聚体** 凝血酶原时间(PT)、活化部分凝血活酶时间(APTT)延长,凝血酶原活度(PTA)、纤维蛋白原(Fib)下降,D-二聚体升高,变化程度与出血量相关。

4. **超声** 对于临床表现不典型者有一定的价值。当发生子宫破裂时,彩色超声检查可发现子宫下段瘢痕出现缺陷或下段厚薄不均,下段局部失去肌纤维结构或羊膜囊自菲薄的子宫下段向母体腹部前壁膀胱方向膨出、腹腔积液等。

5. **胎心监护** 胎心监护异常可能是子宫破裂早期或唯一的临床表现,尤其是产时一旦出现不可解释的Ⅱ级或Ⅲ级监护图形,要高度警惕子宫破裂的可能。

诊断要点

1. 了解病史,是否有高危因素。

2. 孕产妇突感撕裂样剧烈腹痛,伴有面色苍白、脉搏加快或脉搏微弱、呼吸急促、血压下降等休克症状;腹部轮廓改变,腹壁下可扪及胎体,以往的位置不能探及胎心,甚至胎心胎动消失。

3. 超声可见子宫下段瘢痕出现缺陷或下段厚薄不均,胎儿与宫壁关系不正常,腹腔内常有游离液体。

4. 电子胎心监护异常可能是子宫破裂的早期或唯一的临床表现。

【处理原则与措施】

1. 先兆子宫破裂

(1)立即采取有效的措施抑制子宫收缩,如硫酸镁、静脉全麻、肌注哌替啶100mg等,以缓解子宫破裂进一步进展,为尽快终止妊娠,全麻下行剖宫产术。

(2)术中注意检查子宫是否已破裂。

2. 子宫破裂

(1)子宫破裂多伴有严重的出血及感染,无论胎儿是否存活,均应立即手术。

(2)术前应吸氧、输液、输血和抗休克治疗,术中、术后应用广谱抗生素抗感染。

(3)手术方式需综合考虑患者全身状态、裂伤部位情况、是否感染及感染程度、有无生育要求等。子宫裂口较易缝合、感染不严重者可做裂口修补术,无生育要求者建议行输卵管结扎术。对于子宫破裂伴有膀胱损伤、破裂口极不规则致子宫多处撕裂延伸至宫颈或阴道、子宫全层破裂延及宫颈或伴有子宫内翻、子宫破裂伴严重的宫腔及盆腔感染、难治性子宫出血等应考虑全子宫切除术。

(4)子宫下段破裂者,应注意检查膀胱、输尿管、宫颈及阴道,若有损伤,应及时修补。

(5)严重休克者就地抢救,若必须转院,应包扎好腹部,吸氧、输液、输血和抗休克治疗后方可转院。

3. 新生儿处理

(1)胎儿面临早产、宫内缺氧、低体重儿的风险。

(2)新生儿分娩时,产科及儿科共同处理,及时复苏并立即转入NICU。

处理要点

治疗的关键是尽可能缩短从出现子宫破裂的症状、体征开始到确定子宫破裂的诊断时间,同时尽可能缩短从诊断到开始手术治疗的时间。一旦确诊,必须在最短的时间内迅速启动产科快速反应团队,开通静脉通道,争分夺秒,立即手术娩出胎儿并维持孕妇生命体征。

【病例报告——诊治部分】

处理:立即在产房行急诊剖宫产术,术中见腹腔内有淡红色血性腹水约2 000ml,子宫前壁与盆壁少许膜性粘连,子宫下段原切口破裂长约13cm,胎头露出宫腔,快速娩出胎儿断脐后交台下新生儿科医师复苏抢救。新生儿重度窒息,Apgar评分3-4-5分,体重3 100g,转NICU进一步救治。修整子宫破裂口后缝合,探查子宫收缩好,切口无渗血,双侧附件无异常,术中失血600ml,术后给予抗感染等治疗。

诊断:①完全性子宫破裂;②胎儿窘迫;③瘢痕子宫(剖宫产史);④妊娠期糖尿病A1级;⑤孕39周,G_2P_2,胎方位为枕左横,单活婴剖宫产。

结局:产妇术后生命体征平稳,新生儿因重度窒息转NICU进一步救治。

【经验分享】

1. 产前充分评估,有子宫破裂高危因素

的可提早住院待产,无阴道试产条件的均应行剖宫产终止妊娠。

2. 产程中密切观察,对于瘢痕子宫、子宫发育异常、头盆不称、先露高、胎位异常的孕妇试产更应仔细观察,发现异常情况及时处理,必要时放宽剖宫产指征。

3. 下腹痛、子宫瘢痕处压痛、胎心率异常应警惕子宫破裂的可能。

4. 子宫破裂无论胎儿是否存活,均应立即剖宫产终止妊娠,并请多学科协助救治。

5. 子宫破裂伴严重出血及存在感染,同时输血、抗休克治疗,术后抗感染治疗。

6. 降低剖宫产率尤其是减少无医学指征的剖宫产是预防妊娠相关的子宫破裂的重要措施。提高剖宫产手术技巧、双层缝合子宫切口、彻底止血等也是减少瘢痕子宫再次妊娠发生破裂的有效手段。未生育女性若合并有子宫肌瘤或腺肌病,要严格掌握手术指征,同时选择合适的手术方式。

【诊治流程图】

子宫破裂诊治流程图见图 3-31。

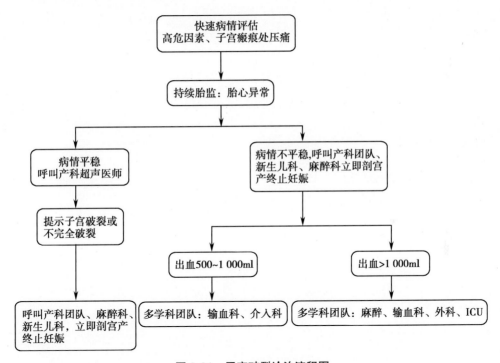

图 3-31 子宫破裂诊治流程图

(陈敦金 陈艳红)

参考文献

1. VANDENBERGHE G, BLOEMENKAMP KW, BERLAGE S, et al. The International Network of Obstetric Survey Systems study of uterine rupture: a descriptive multi-country population-based study. British Journal of Obstetrics and Gynaecology, 2019, 126 (3): 370-381.

2. AL-ZIRQI I, STRAY-PEDERSEN B, FORSEN L, et al. Uterine rupture: trends over 40 years. BJOG, 2016, 123 (5): 780-787.

3. VILCHEZ G, NAZEER S, KUMAR K, et al. Contemporary epidemiology and novel predictors of uterine rupture: a nationwide population-based study. Arch Gynecol Obstet, 2017, 296 (5): 869-875.

4. 中华医学会妇产科学分会产科学组 . 剖官产术后

再次妊娠阴道分娩管理的专家共识 (2016). 中华妇产科杂志 , 2016, 51 (8): 561-564.

5. COLMORN, LB, PETERSEN, KB, JAKO-BSSON, M, et al. The Nordic Obstetric Surveillance Study: a study of complete uterine rupture, abnor-mally invasive placenta, peripartum hysterec-tomy, and severe blood loss at delivery. Acta Obstet Gynecol Scand, 2015, 94 (7): 734-744.

6. 陈汉青 , 王子莲 . 子宫破裂的诊断及处理 . 中国实用妇科与产科杂志 , 2016, 32 (12): 1178-1182.

第四章

妊娠合并严重呼吸系统疾病

第一节 哮喘急性发作

支气管哮喘以反复发作的喘息、气急、胸闷或咳嗽为主要临床症状，在妊娠女性中发生率为3%~8%，其中20%~36%在妊娠期有急性发作，以妊娠中期多见。哮喘急性发作指喘息、气急、胸闷或咳嗽等症状在短时间内迅速加重，肺功能恶化，需要给予额外的缓解药物进行治疗的情况。急性发作时其病情轻重不一，严重者短时间内迅速恶化，偶尔数分钟内危及孕产妇生命。

【病因】

哮喘急性发作的发生往往存在高危因素，常见高危因素如下：

1. 哮喘未控制，妊娠后未规范用药。

2. 接触变应原。

3. 存在合并症，如变应性鼻炎、鼻窦炎、胃食管反流、抑郁、焦虑、肥胖、阻塞性睡眠呼吸暂停综合征等。

4. 曾经有过气管插管和机械通气濒于致死性哮喘的病史。

5. 在过去1年中因为哮喘而住院或急诊就诊。

6. 吸入用糖皮质激素使用不充分。

7. 过分依赖短效β₂受体激动剂。

8. 有心理疾病或社会心理问题，包括使用镇静剂。

9. 有食物过敏史。

10. 吸烟史及应用药物，如阿司匹林、非甾体类抗炎药物、β受体阻滞剂、血管紧张素转化酶抑制剂等。

【病例报告——入院部分】

病史： 患者37岁，妊娠9周气温变化时出现咳嗽、咳淡黄色黏痰，咳嗽后出现气喘、呼吸困难，持续45~60分钟自行缓解，门诊予以布地奈德雾化吸入治疗1个月后症状缓解不明显，间断加用沙丁胺醇至今。现妊娠29周，4天前受凉后出现咳嗽、咳痰加重，剧烈咳嗽后出现呼吸困难明显，伴口唇发绀，咳嗽后胸痛，使用布地奈德及沙丁胺醇后稍缓解。既往体健，G₃P₁，10年前因妊娠期高血压疾病剖宫产一子，现体健。

查体： 体温36.6℃，脉搏110次/min，呼吸25次/min，血压125/80mmHg，一般情况尚可，神志清楚，口唇发绀，双肺闻及弥漫性吸气相、呼气相哮鸣音，左肺更明显。腹部膨隆，质软，宫底脐上3横指，无压痛。双下肢无水肿。产科查体：宫高28cm，腹围87cm，子宫软，未扪及宫缩，先露头，浮，胎心率158次/min。阴道检查：宫颈长3cm，质硬，居后，先露头，S-3cm，胎膜未破。

辅助检查： 血气分析：pH 7.401，MCV 38%，HGB 129g/L，氧分压60mmHg，二氧化碳分压34mmHg，血氧饱和度89%，碳酸氢根20.7mmol/L，BE-4mmol/L，离子钙1.22mmol/L，血钾4.1mmol/L，血钠137mmol/L。

【临床表现与早期识别】

哮喘急性发作时间在整个妊娠期分布不均，研究发现其最常发生在妊娠17~24

周。哮喘急性发作的严重程度与妊娠前的哮喘严重程度相关,妊娠 29~36 周症状加重最严重,临产和分娩时很少发生哮喘发作症状。

临床表现如下:

1. 典型症状为喘息、咳嗽、气急、胸闷、伴哮鸣音的呼气性呼吸困难。

2. 发生时间一般常在夜间及凌晨发作或加重。

3. 诱因如变应原、感染、运动、药物使用不当等。

4. 严重者休息时感气短,甚至无法言语,焦虑、烦躁。

5. 重度、危重急性发作时,严重低氧血症,高二氧化碳血症,出现嗜睡、意识模糊等意识改变。

6. 体征为双肺可闻及广泛的哮鸣音,呼气音延长。非常危重的哮喘急性发作哮鸣音减弱,甚至消失,表现为"沉默肺"。重度、危重急性发作时呼吸、心率增快,端坐呼吸,鼻翼扇动,面色苍白或发绀,出冷汗,呼吸困难。颈静脉在呼气时怒张,心浊音界缩小。

早期识别要点

严重急性哮喘患者常有哮喘病史,早期识别高危因素,结合临床症状、发生时间及体征,早期诊断并不困难。病情恶化前的早期识别及干预是改善预后的关键。

【诊断依据及标准】

根据病史、高危因素、临床症状和体征,以及辅助检查不难诊断。常用的辅助检查包括:

1. **通气功能检测**　由于妊娠期气道力学没有明显变化,妊娠期哮喘的评估与非妊娠期类似。哮喘急性发作时以呼气流量降低为特征,呈阻塞性通气功能障碍的表现,用力肺活量(forced vital capacity,FVC)正常或下降,第 1 秒钟用力呼气容积(FEV_1)、第 1 秒率($FEV_1/FVC\%$)及最大呼气流量(peak expiratory flow,PEF)均下降,残气量及残气量与肺总量比值增加。通过比较 PEF、FEV_1 与发作前的变化可以量化病情的严重程度。峰流速仪测定呼气流速安全、便宜,是客观评估哮喘发作严重程度的最佳方法。

2. **血气分析**　严重急性哮喘发作时,PaO_2 显著降低,$PaO_2 < 60mmHg$,$PaCO_2 > 45mmHg$。由于妊娠期正常的血气分析显示 PaO_2 更高(100~106mmHg),而 $PaCO_2$ 更低(28~30mmHg),且常伴有 pH 稍偏碱性。因此,妊娠期急性哮喘发作时 $PaCO_2 > 35mmHg$ 或 $PaO_2 < 60mmHg$ 所带来的损害比非妊娠期更严重。

3. **胸部 X 线检查**　哮喘急性发作时胸部 X 线一般无发现,最常见的异常是双肺透亮度增加,呈肺气肿征。伴感染者可见肺纹理增多。

4. **血常规**　合并感染时可出现白细胞总数及中性粒细胞数升高。

严重急性哮喘首先需明确哮喘的诊断,妊娠期哮喘的诊断同正常成人哮喘诊断。

参照 2012 年中华人民共和国卫生行业标准支气管哮喘诊断标准如下:

1. 反复发作喘息、气急、胸闷、咳嗽,多与接触变应原、冷空气、物理、化学刺激、病毒性上呼吸道感染、运动等有关。

2. 发作时在双肺可闻及散在或弥漫性、以呼气相为主的哮鸣音,呼气相延长。

3. 上述症状和体征可经治疗缓解或自行缓解。

4. 除外其他疾病所引起的喘息、气急、胸闷和咳嗽。

5. 临床表现不典型者(如无明显喘息或

体征)应至少具备以下 1 项试验阳性,但妊娠期通常避免进行支气管激发试验:

(1)支气管激发试验或运动激发试验阳性。

(2)支气管舒张试验阳性。

(3)昼夜 PEF 变异率≥20%。

符合上述 1~4 条或 4、5 条者,可以诊断为哮喘。

哮喘急性发作严重程度分级:哮喘急性发作时病情轻重不一,根据病情严重程度进行分级(如表 4-1 所示),严重急性哮喘主要针对重度及危重发作。

诊断要点

1. 通过病史询问并了解患者哮喘基础病史及高危因素。

2. 典型临床表现为喘息、咳嗽、气急、胸闷加重,常由变应原、刺激物或感染诱发。

3. 双肺弥漫性哮鸣音进一步协助诊断。

4. 结合辅助检查诊断并评估病情严重程度。

表 4-1　哮喘急性发作时病情严重程度分级

临床特点	轻度	中度	重度	危重
气短	步行、上楼时	稍事活动	休息时	—
体位	可平卧	喜坐位	端坐呼吸	—
讲话方式	连续成句	单句	单词	不能讲话
精神状态	可有焦虑,尚安静	时有焦虑或烦躁	常有焦虑、烦躁	嗜睡或意识模糊
辅助呼吸肌活动及三凹征	常无	可有	常有	胸腹矛盾运动
哮鸣音	散在,呼吸末期	响亮、弥散	响亮、弥散	减弱,乃至无
脉率(次/min)	<100	100~120	>120	脉率变慢或不规则
奇脉	无,<10mmHg	可有(10~25mmHg)	常有(10~25mmHg,成人)	无,提示呼吸肌疲劳
最初支气管舒张剂治疗后 PEF 占预计值或个人最佳值/%	>80%	60%~80%	<60% 或 10L/min 或作用时间 <2h	—
PaO_2(吸空气,mmHg)	正常	≥60	<60	<60
$PaCO_2$/mmHg	<45	≤45	>45	>45
SaO_2(吸空气,%)	>95	91~95	≤90	≤90
pH	—	—	—	降低

注:只要符合某一严重程度的某些指标,而不需满足全部指标,即可提示该级别的急性发作;1mmHg=0.133kPa;—:无反应或无变化

【处理原则与措施】

妊娠期哮喘治疗原则与典型哮喘相同，基于妊娠安全性考虑，药物选择要慎重。严重急性哮喘的治疗目标是尽快解除气道痉挛，控制发作，改善低氧血症，最大限度地保护母胎健康。

1. 支持性治疗

（1）急性哮喘发作的妊娠女性建议坐位休息，而非仰卧位。

（2）持续心电监护，对低氧血症患者（PaO_2<70mmHg，血氧饱和度<90%）和呼吸困难的患者给予控制性氧疗，保证氧饱和度维持在95%以上。

（3）持续胎心监测，评估胎儿宫内状况。

（4）补液，纠正酸碱失衡及电解质紊乱，维持内环境稳定。

2. 药物解痉

（1）支气管舒张剂的应用

1）β_2受体激动剂：分为短效β_2受体激动剂（SABA维持4~6小时）和长效β_2受体激动剂（LABA，维持10~12小时）。哮喘急性发作时首选吸入性短效β_2受体激动剂（SABA），如沙丁胺醇或特布他林，两者在妊娠期间使用安全。妊娠哮喘急性发作时，咳嗽、胸闷、气急、喘息或PEF下降20%，胎动减少，以及SaO_2<90%时，应立即每20分钟吸入2~4吸沙丁胺醇，观察1小时，若无改善需立即就诊。

2）抗胆碱能药物：对于重度急性哮喘发作，特别是气流阻塞严重的患者，建议在β_2受体激动剂基础上加用异丙托溴铵。妊娠动物研究显示异丙托溴铵妊娠期使用是安全的。

3）茶碱类药物：大量临床经验表明，茶碱和氨茶碱不会增加妊娠期不良反应的发生风险。妊娠期重度急性哮喘发作时，必要时可联合静脉滴注茶碱类药物，一般氨茶碱每天剂量不超过0.8g，不推荐静脉推注氨茶碱。

由于妊娠期药物代谢改变，需要监测茶碱类药物浓度。

4）肾上腺素：由于肾上腺素可能影响子宫胎盘血供，妊娠期间通常避免使用肾上腺素，除非发生全身性过敏反应。

（2）全身糖皮质激素的应用

1）妊娠期间全身糖皮质激素的使用可能与先天畸形，如唇腭裂、早产、低体重、子痫前期、新生儿肾上腺皮质功能减退相关。但对于重度急性哮喘，因哮喘潜在低氧血症的危害大于激素的影响，仍有用药指征。对于采用了强化支气管扩张剂后仍有严重气流阻塞的患者，建议早期全身性应用糖皮质激素改善病情。

2）吸入性糖皮质激素相对口服及全身性糖皮质激素应用，前者妊娠期使用更安全。但大剂量吸入性糖皮质激素（>1 000μg/d）在妊娠早期与先天性畸形发生相关，且长期使用全身副作用大。故对于重症哮喘发作，不推荐大剂量吸入性糖皮质激素。

3）可选择口服泼尼松龙0.5~1.0mg/kg，或等效的其他药物，由于药物很少透过胎盘，妊娠期应用相对安全。对于严重急性发作及无法耐受口服患者，可静脉给予糖皮质激素。推荐用法：甲泼尼龙80~160mg/d，或氢化可的松600~1 000mg/d分次给药。

4）对于重症患者，可选择每6~12小时给予甲泼尼龙60~80mg。病情稳定者，每12~24小时给予40~60mg的甲泼尼龙。治疗的持续时间建议根据患者症状的消退及呼气流量峰值（peak expiratory flow，PEF）改善情况决定，逐渐减量直至停药。

（3）硫酸镁的应用：重度急性哮喘发作，静脉给予硫酸镁有助于控制病情，特别是对于有早产倾向或合并妊娠期高血压疾病患者。

3. 机械通气　经过上述药物治疗，临床症状无缓解，肺功能进一步恶化者，应及时给予机械通气治疗。机械通气指征：意识改变、呼吸肌疲劳、$PaCO_2>45mmHg$ 等。病情轻者,可选择无创机械通气,病情危重者需尽早气管插管机械通气。

4. 其他　大多数触发哮喘急性发作的呼吸道感染是病毒感染,而非细菌感染,除非有明确细菌感染证据,应严格控制抗生素的使用指征。

5. 分娩处理

(1)严重急性哮喘发作往往发生在妊娠期中期,需根据病情缓解程度、妊娠孕周、胎儿监测情况决定是否继续妊娠。由于严重急性哮喘患者合并低氧血症、高碳酸血症,胎儿可能发生宫内缺氧及胎儿生长受限,严重者可能有发生胎死宫内的风险。

(2)可酌情放宽剖宫产指征,若选择全身麻醉,优选氯胺酮和卤代类麻醉剂。剖宫产是作为哮喘持续状态最后的治疗手段。

(3)缩宫素是用于预防和治疗产后出血的首选药物,应避免使用前列腺素 F2a 类似物及麦角类衍生物。

6. 新生儿处理

(1)胎儿面临早产、宫内生长受限、宫内缺氧、低出生体重儿的风险。

(2)高危新生儿分娩时,产科、儿科共同处理,及时复苏并入住 NICU。

处理要点

严重急性哮喘的治疗,首先需要评估病情危重程度,根据病情合理选择支气管扩张剂及全身性糖皮质激素解痉,同时予以氧疗等支持治疗。控制急性发作后,根据病情缓解程度、妊娠孕周、母体状况、胎儿状况适时终止妊娠。应警惕病情进一步恶化及再次发作,任何情况下,母体为先。

【病例报告——诊治部分】

入院诊断: 宫内孕 29 周,G_3P_1,头位;妊娠期哮喘急性发作期(重度);低氧血症;瘢痕子宫(剖宫产史)。

处理: 予以持续心电监护,监测血氧饱和度,面罩吸氧;予以布地奈德混悬剂吸入、多索茶碱静脉滴注平喘,沐舒坦祛痰,止咳糖浆止咳;予以头孢曲松钠抗感染治疗;监测胎儿宫内状态。

结局: 患者症状逐渐改善,出院后门诊规范用药,偶有咳嗽、气喘。妊娠 39 周因前次剖宫产,此次再选择剖宫产,母胎结局好。

【经验分享】

1. 严重哮喘急性发作多在妊娠中期。患者常有哮喘病史,高危因素诱发,典型临床表现为喘息、咳嗽、气急、胸闷,双肺哮鸣音,结合辅助检查可以评估病情严重程度。

2. 妊娠哮喘急性发作时,应尽快解除气道痉挛,控制发作,改善低氧血症。

3. 急性发作控制后反复门诊评估,按阶梯治疗,监测哮喘病情,控制哮喘加重的因素,避免接触诱发因素,以减少急性发作。

4. 妊娠期哮喘的全程化管理可以减少哮喘症状反复或急性发作给孕妇和胎儿带来的不良影响。哮喘的控制是减少母体和胎儿风险的保证。

5. 妊娠期反复急性发作,积极预防性用药,避免持续发作的发生。

【诊治流程图】

哮喘急性发作的诊治流程图见图 4-1,严重哮喘急性发作的诊治流程图见图 4-2。

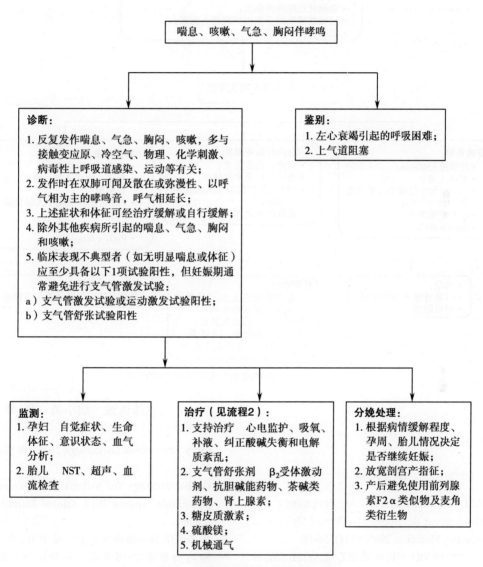

喘息、咳嗽、气急、胸闷伴哮鸣

诊断：
1. 反复发作喘息、气急、胸闷、咳嗽，多与接触变应原、冷空气、物理、化学刺激、病毒性上呼吸道感染、运动等有关；
2. 发作时在双肺可闻及散在或弥漫性、以呼气相为主的哮鸣音，呼气相延长；
3. 上述症状和体征可经治疗缓解或自行缓解；
4. 除外其他疾病所引起的喘息、气急、胸闷和咳嗽；
5. 临床表现不典型者（如无明显喘息或体征）应至少具备以下1项试验阳性，但妊娠期通常避免进行支气管激发试验：
a）支气管激发试验或运动激发试验阳性；
b）支气管舒张试验阳性

鉴别：
1. 左心衰竭引起的呼吸困难；
2. 上气道阻塞

监测：
1. 孕妇　自觉症状、生命体征、意识状态、血气分析；
2. 胎儿　NST、超声、血流检查

治疗（见流程2）：
1. 支持治疗　心电监护、吸氧、补液、纠正酸碱失衡和电解质紊乱；
2. 支气管舒张剂　β_2受体激动剂、抗胆碱能药物、茶碱类药物、肾上腺素；
3. 糖皮质激素；
4. 硫酸镁；
5. 机械通气

分娩处理：
1. 根据病情缓解程度、孕周、胎儿情况决定是否继续妊娠；
2. 放宽剖宫产指征；
3. 产后避免使用前列腺素F2α类似物及麦角类衍生物

图 4-1　哮喘急性发作的诊治流程图

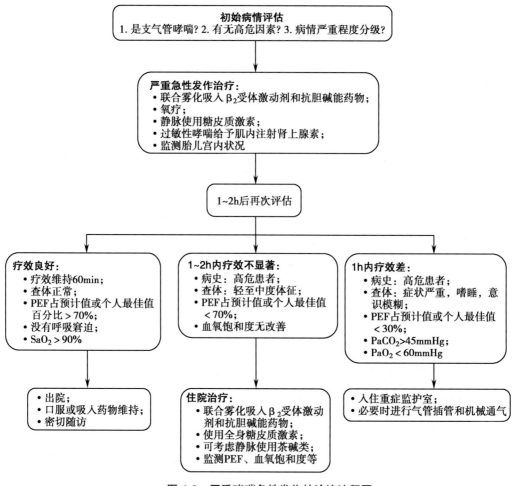

初始病情评估
1. 是支气管哮喘? 2. 有无高危因素? 3. 病情严重程度分级?

严重急性发作治疗:
- 联合雾化吸入 β₂受体激动剂和抗胆碱能药物;
- 氧疗;
- 静脉使用糖皮质激素;
- 过敏性哮喘给予肌内注射肾上腺素;
- 监测胎儿宫内状况

1~2h后再次评估

疗效良好:
- 疗效维持60min;
- 查体正常;
- PEF占预计值或个人最佳值百分比 > 70%;
- 没有呼吸窘迫;
- SaO₂ > 90%

1~2h内疗效不显著:
- 病史: 高危患者;
- 查体: 轻至中度体征;
- PEF占预计值或个人最佳值 < 70%;
- 血氧饱和度无改善

1h内疗效差:
- 病史: 高危患者;
- 查体: 症状严重,嗜睡,意识模糊;
- PEF占预计值或个人最佳值 < 30%;
- PaCO₂>45mmHg;
- PaO₂ < 60mmHg

- 出院;
- 口服或吸入药物维持;
- 密切随访

住院治疗:
- 联合雾化吸入 β₂受体激动剂和抗胆碱能药物;
- 使用全身糖皮质激素;
- 可考虑静脉使用茶碱类;
- 监测PEF、血氧饱和度等

- 入住重症监护室;
- 必要时进行气管插管和机械通气

图 4-2　严重哮喘急性发作的诊治流程图

（漆洪波　胡小靖　张　华）

—— 参考文献 ——

1. NAMAZY JA, SCHATZ M. Pregnancy and asthma: recent developments. Current Opinion in Pulmonary Medicine, 2005, 11 (1): 56-60.

2. DOMBROWSKI MP, SCHATZ M, WISE RA, et al. Asthma during pregnancy. Obstetrics & Gynecology, 2004, 103 (1): 5-12.

3. MURPHY VE, GIBSON PG, TALBOT PI, et al. Severe asthma exacerbations during pregnancy. Obstetrics & Gynecology, 2005, 106 (5): 1046-1054.

4. Global strategy for asthma management and prevention: update 2015. Global Initiative for asthma.

5. 中华医学会呼吸病学分会哮喘学组. 支气管哮喘防治指南 (2016 年版). 中华结核和呼吸杂志 , 2016, 39 (9): 675-697.

6. GLUCK JC, GLUCK PA. Asthma controller therapy during pregnancy. Am J Obstet Gynecol, 2005, 192 (2): 369-380.

第二节 急性呼吸窘迫综合征

急性呼吸窘迫综合征（acute respiratory distress syndrome，ARDS）是指由心源性以外的已知危险因素引起的一种急性弥漫性炎性肺损伤，其特征是炎症反应导致肺血管通透性增加，以及参与通气的肺组织减少，临床以急性、进行性呼吸窘迫和顽固性低氧血症为特征的急性呼吸衰竭。基于既往的流行病学和诊断标准问题，ARDS 的发病率差异很大，重症 ARDS 患者的重症监护病房病死率为 40%~50%。

妊娠女性可能由于与妊娠有关或无关的情况而发生 ARDS。一项关于妊娠女性的数据库分析显示，ARDS 患者需行机械通气的比例从 2006 年 36.5 例 /100 000 例活产增加至 2012 年 59.6 例 /100 000 例活产。队列的总体死亡率为 9%，低于一般人群中报道的死亡率。但长时间机械通气，需要血液透析的肾衰竭、肝衰竭、羊水栓塞、流感病毒感染、产科脓毒症及产褥感染使死亡风险大大增加。

【病因】

妊娠期间，ARDS 病因可分为非产科及产科相关原因。

1. **非产科原因** 包括由于肾盂肾炎导致的脓毒血症、肺炎、脑出血、输血、外伤，以及生理性改变容易发生的吸入性肺炎。其中肾盂肾炎孕产妇中有 7% 发生 ARDS，吸入性肺炎是导致孕产妇死亡的重要因素。

2. **产科原因** 包括羊水栓塞、子痫前期、高龄、高血压病史、产后出血、DIC、保胎

治疗并发症、脓毒性流产及大量静脉输液等。

【病例报告—入院部分】

病史：患者 42 岁，孕 37 周，孕期产检无特殊。入院 3 天前受凉后出现间歇性发热，次日出现流涕、鼻塞，无咳嗽、咳痰。未就诊，未服药，在家卧床休息，大量喝水。最高体温自测 38.2℃。今日出现阵发腹痛就诊。既往体健，G_3P_1。15 年前孕足月因胎儿窘迫剖宫产娩一女婴，健康。人工流产 1 次。

查体：体温 37.6℃，脉搏 106 次 /min，呼吸 24 次 /min，血压 100/60mmHg，一般情况可，神志清楚。心律齐，未及病理性杂音，两肺呼吸音略粗，未闻及湿啰音。腹膨隆，软，肝肾区无叩痛，双下肢凹陷性水肿。产科查体：宫高 30cm，腹围 96cm，子宫软，可及宫缩，持续 15 秒，间隔 5 分钟，强度中等，胎心 162 次 /min，胎方位为骶左前。胎心监护提示胎心基线 160 次 /min，变异 5~10 次 /min，胎动后加速 10~15 次 /min。

辅助检查：WBC $17.61×10^9/L$，N% 88.6%，HGB 102g/L，PLT $162×10^9/L$；尿蛋白阴性；凝血功能大致正常。B 超提示：单胎臀位，双顶径 90mm，羊水指数 11cm。

考虑孕妇为"瘢痕子宫、臀位"，入院后急诊行子宫下段剖宫产术，术中见羊水量 400ml，Ⅰ度污染，以 LSA 位助娩一活婴，Apgar 评分 9 分，出生体重 2 760g，胎盘胎膜自然完整娩出。术后头孢呋辛抗感染、补液支持治疗，并给予心电监护。

术后第一天出现胸闷、发热，呼吸困难，伴

有咳嗽、咳痰,痰黏稠,痰中带血丝。查体:体温39.5℃,脉搏116次/min,呼吸30次/min,血压90/60mmHg。血氧饱和度降至82%。一般情况较差,痛苦面容,神志欠清楚,呼吸急促,鼻翼扇动。心率116次/min,律齐,未及病理性杂音,两肺呼吸音粗,可闻及湿啰音。

【临床表现与早期识别】

1. 起病急,并迅速加重,大多72小时内发病,部分也可长至5~7天。

2. 有明显的诱因。

3. 患者常见表现为呼吸困难、发绀(即低氧血症)和弥漫性湿啰音。呼吸窘迫通常明显,包括呼吸急促、心动过速、出汗和使用辅助呼吸机呼吸。也可能存在咳嗽和胸痛。

4. 可能存在与诱因有关的临床表现。例如,由脓毒症导致ARDS的患者可能存在发热、低血压、白细胞增多、乳酸性酸中毒和弥散性血管内凝血。

5. 体格检查 呼吸急促,鼻翼扇动,三凹征;听诊双肺早期可无啰音,偶闻及哮鸣音,后期可闻及细湿啰音,卧位时背部明显。叩诊可及浊音;合并肺不张叩诊可及实音,合并气胸则出现皮下气肿,叩诊鼓音等。

6. 早期识别 缺乏早期诊断的特异和敏感指标,一旦诊断后病情往往进展迅速,晚期干预措施有限。要注意患者的缺氧早期症状及其发生的诱因。排除心源性肺水肿及低氧血症性呼吸衰竭的其他病因,识别可治疗的ARDS具体病因。

> **早期识别要点**
>
> 1. ARDS通常表现为呼吸窘迫,以呼吸困难、低氧血症、双侧肺泡浸润和弥漫性湿啰音为特征。这些表现通常在诱发事件后48~72小时内开始,然后迅速加重,一般需要高浓度辅助供氧。
>
> 2. 缺乏早期诊断的特异和敏感指标,要注意患者的缺氧早期症状和诱因,排除心源性肺水肿和低氧血症性呼吸衰竭的其他病因。

【诊断标准】

2012年,欧洲危重症协会、美国胸科协会及美国危重症协会共同发布了ARDS新的诊断标准——柏林定义(表4-2)。该标准

表4-2 柏林定义

起病时间	起病1周内具有明确的危险因素,或1周内出现新的/突然加重的呼吸系统症状
肺水肿	呼吸衰竭不能完全用心力衰竭或液体过负荷解释;如无危险因素,需行客观检查(如多普勒超声心动图)以排除静水压增高型肺水肿
胸部X线片或CT	存在符合肺水肿的双肺阴影,不能用渗出、肺(叶)不张或结节/占位影来解释
氧合障碍	
轻度ARDS	呼吸机设置为CPAP或PEEP ≥ 5cmH$_2$O时,200mmHg<PaO$_2$/FiO$_2$ ≤ 300mmHg
中度ARDS	PEEP ≥ 5cmH$_2$O时,100mmHg<PaO$_2$/FiO$_2$ ≤ 200mmHg
重度ARDS	PEEP ≥ 5cmH$_2$O时,PaO$_2$/FiO$_2$ ≤ 100mmHg

注:CPAP:持续气道正压;轻度ARDS患者,可用无创CPAP。PEEP:呼气末正压。PaO$_2$:动脉血氧分压;FiO$_2$:吸入氧浓度;若海拔高于1 000m,可用校正公式:[PaO$_2$/FiO$_2$ × 当地大气压/760]

的重要特征是取消急性肺损伤(acute lung injury,ALI)诊断,除去了肺毛细血管楔压标准,加入了最低限度的呼吸机参数设置。将ARDS分为轻、中、重度进行分层。

很多疾病都存在呼吸窘迫与低氧血症的症状,需与急性呼吸窘迫综合征鉴别。

1. **重症肺炎**　肺炎是感染性肺实质炎症,重症肺炎的诊断标准(2007美国胸科协会)包括主要标准:①需要有创机械通气;②需要使用升压药物的脓毒血症休克。次要标准:①呼吸频率≥30次/min;②氧合指数≤250;③多肺叶浸润;④意识障碍/定向障碍;⑤氮质血症(BUN≥7mmol/L);⑥白细胞减少(WBC<4.0×10^9);⑦血小板减少<100×10^9/L;⑧低血压需要液体复苏;⑨体温降低(<36℃)。符合一项主要标准或三项次要标准以上者可诊断。重症肺炎合并低氧血症,可能从定义上来讲符合ARDS的诊断,但病理不一定符合ARDS的病理过程,治疗策略及预后就有所不同。但确实有部分重症肺炎患者同时是(或者说合并)ARDS。

2. **心源性肺水肿**　心源性肺水肿常有心脏疾病史,两肺湿啰音主要分布在下肺。胸片提示心脏增大,叶间裂及胸膜渗出液多见。强心、利尿治疗有效,提高氧浓度低氧血症可改善。BNP水平测定、超声心动图可以帮助区分心源性肺水肿与ARDS。

3. **肺栓塞**　绝大多数患者都有诱因,可有急性发作的呼吸困难、胸膜炎性胸痛和咯血。通气/灌注扫描显示为高度可能或CTPA见血凝块可确诊肺栓塞。鉴别诊断取决于起病体征和症状。

4. **非心源性肺水肿**　非心源性肺水肿绝非均为ARDS,如输液过量、血浆胶体渗透压降低、肝硬化,还可见于胸腔抽液、抽气过快过多引起的肺复张后肺水肿。此类患者有明确的病史,肺水肿的症状,体征及胸片征象出现快,治疗后消失也快,低氧血症一般不严重,吸氧后较容易纠正。

诊断要点

一旦排除了心源性肺水肿,以及引起急性低氧血症性呼吸衰竭和双侧浸润的其他原因,可以诊断为ARDS。柏林定义要求满足起病时间、肺水肿、影像学表现、氧合障碍所有条件,低氧血症的程度定义了ARDS的严重程度。

【处理原则与措施】

妊娠期妇女一旦诊断或怀疑ARDS,应第一时间启动多学科协作,并转入ICU诊治。产科医师要能尽早识别。控制原发病,遏制其诱导的全身炎症反应,是预防和治疗ARDS的必要措施。对因治疗的同时,妊娠早中期酌情考虑是否继续妊娠,妊娠晚期须监测胎心情况,并请麻醉科医师会诊,作好适时终止妊娠的准备。

1. **机械通气**

(1)ARDS患者的主要治疗方法:分为无创通气与有创通气。无创通气依赖面罩进行通气,有创通气则依赖气管插管或气管切开导管进行通气,根据具体病情而确定方式与时机。

(2)策略主要包括:①肺保护通气策略:小潮气量机械通气(low tidal volume ventilation,LTVV)、压力限制性通气、允许性高碳酸血症(permissive hypercapnia,PHC)、反比通气、PEEP应用等;②肺开放策略:肺复张、最佳PEEP应用,以及机械通气模式的选择等;③机械通气辅助治疗:气道内用药(一氧化氮、前列腺素)、俯卧位通气、体外膜肺氧合技术等。

(3)无创通气在产妇身上应慎重使用,一般在患者血流动力学尚处于稳定状态的情况下使用。严密监测母体呼吸模式和胎儿心率。若30分钟低氧血症仍未改善,立即改用有创通气。

(4)患有ARDS孕产妇使用PEEP机械通

气对于改善低氧血症十分有效。6ml/kg的低潮气量机械通气，维持气道平台压≤30cmH₂O，PEEP提供65~90mmHg的PaO_2，可能是对ARDS孕产妇患者最有利的治疗方法。

2. 非机械通气治疗手法　至今尚未确定其可靠疗效。包括：肺水清除与液体管理、肺泡表面活性物质补充疗法、他汀类药物应用、糖皮质激素应用、抗凝剂应用、抗氧化剂与酶抑制剂的应用、血液净化治疗、营养干预等。其中使用皮质激素还存在争议，尤其有关治疗剂量和时间。

3. 从感染病因学的方向寻找病因　如肺炎、绒毛膜羊膜炎、肾盂肾炎或产后子宫内膜炎及中毒性休克综合征。第一时间内选用合适的抗生素十分重要，并注意避免输液过多可能导致肺水肿恶化。

4. 体外生命支持　也被称为体外膜氧合器（extracorporeal membrane oxygenator，ECMO），可以作为ARDS治疗可选择的一种模式。

处理要点

早识别，尽早控制原发病，遏制其诱导的全身炎症反应是治疗的关键。主要包括机械通气和非机械通气治疗。合理使用镇静剂、严密的血流动力学管理、营养支持、抗炎、预防血栓形成。

【病例报告——诊治部分】

入院诊断：宫内孕37周，G_3P_1，胎方位为骶左前；瘢痕子宫；上呼吸道感染。目前诊断：剖宫产术后；ARDS？

处理：评估后考虑ARDS的可能性大，立即转ICU进一步诊治。

转入ICU后情况：患者迅速出现呼吸困难、意识模糊，查体：体温40.6℃，脉搏126次/min，呼吸34次/min，血压80/50mmHg，心率126次/min，律齐，未及病理性杂音，两肺呼吸音粗，闻及湿啰音。腹软，肝肾区无叩痛，双下肢凹陷性水肿。

ICU处理：①完善检查。血尿常规、肝肾功能、血糖、电解质、血型、凝血功能、感染性疾病筛查，痰、血、尿培养，血气分析、床旁胸片、心电图、彩超等。②持续吸氧，心电监护。因持续吸氧后氧饱和度仍不能恢复正常，给予气管插管，呼吸机机械通气。③抗生素升级为亚胺培南。④持续评估，根据诊断标准，诊断为ARDS（中度）。⑤根据ARDS的处理原则进行治疗，并根据各项指标决定实行ECMO。

X线胸片：双肺透光度减低符合肺水肿表现。

实验室检查：WBC $27.61×10^9/L$，N% 90.6%，HGB 82g/L，PLT $562×10^9/L$；CRP 360gm/L；尿蛋白阴性；凝血功能大致正常；血ALT 24U/L，AST 33U/L，Cr 53μmol/L，LDH 310U/L，血钾3.0mmol/L。乳酸6mmol/L。血培养提示见肺炎链球菌及金黄色葡萄球菌。PaO_2/FiO_2：120mmHg。

结局：机械通气24天，ECMO持续11天，生命体征平稳痊愈出院。

【经验分享】

妊娠期及产后患者，必须注意其特有的生理变化对ARDS的影响。除了关注常见的危险因素，还需要关注产科因素。非产科原因导致的ARDS机械通气时间相对长，而产科原因导致的ARDS在分娩后症状能够明显得到改善。早发现和尽快启动多学科协作诊治是关键。支持治疗改进和审慎的机械通气方法使得ARDS的死亡率有下降。关键性支持治疗包括：合理使用镇静剂、严密的血流动力学管理、营养支持、血糖控制、快速评估和治疗医院内肺炎，以及预防深静脉血栓形成。

【诊治流程图】

急性呼吸窘迫综合征诊治流程图见图4-3。

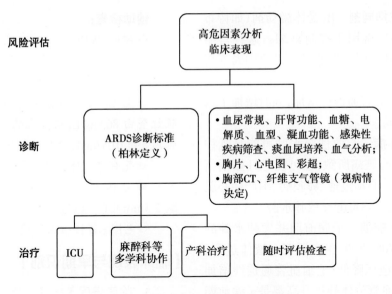

图 4-3　急性呼吸窘迫综合征诊治流程图

（古　航）

参考文献

1. RUSH B, MARTINKA P, KILB B, et al. Acute Respiratory Distress Syndrome in Pregnant Women. Obstet Gynecol, 2017, 129 (3): 530.

2. The ARDS Definition Task Force. Acute respiratory distress syndrome, the Berlin definition. JAMA, 2012, 307 (23): E1. E8.

3. FERGUSON ND, FAN E, CAMPOROTA L, et al. The Berlin definition of ARDS: an expanded rationale, justification, and supplementary material. Intens Care Med, 2012, 38 (10): 1573-1582.

4. CHEN-YIU HUNG, HAN-CHUNG HU, KUO-CHIN KAO, et al. Maternal and neonatal outcomes of respiratory failure during pregnancy. Journal of the Formosan Medical Association, 2018, 117: 413-420.

第三节　肺水肿

肺水肿是由于各种原因引起的过多液体进入肺泡所致，可简单地分为心源性肺水肿和非心源性肺水肿两种。妊娠期急性肺水肿的发生率约为 0.08%。

【病因】

妊娠期有效循环血量增加；因膈肌上抬，妊娠期功能性通气量降低，引起肺泡塌陷；妊娠期、分娩期的血流动力学将发生变化，以上这些因素使得妊娠期的女性更容易发生肺水肿。妊娠期肺水肿最常见的原因有使用宫缩抑制剂和心脏病，约占 50%，其余常见原因包括子痫前期和医源性容量超负荷。

1. **宫缩抑制剂**　β₂ 受体激动剂（如特布他林、利托君）常用于抑制宫缩。这些宫缩抑制剂的使用可导致肺水肿。其原因尚不清楚，长期暴露于 β 受体激动剂可能导致心功能不全、毛细血管通透性增加，同时增加了水钠潴留的风险。

2. **心脏病**　心源性肺水肿可能是既往已经存在的心脏病所致，也可能是妊娠期新发的心脏病。心动过速、瓣膜病、围产期心肌病、缺血梗死等均可能导致肺水肿。

3. **子痫前期**　子痫前期并发肺水肿的患者中，约 70% 发生在产褥期。液体过剩、血浆胶体渗透压降低、毛细血管通透性增加以及肺毛细血管流体静压升高都是子痫前期并发肺水肿的原因。

4. **医源性容量超负荷**　输液速度过快和显著的正平衡将导致有效循环血量增加，导致左心室容量超负荷。例如临床上抢救产后出血患者时过度补液可导致肺水肿。

【病例报告——入院部分】

病史：患者 26 岁，孕期外院规律产检。妊娠 28 周因"未足月胎膜早破"于当地医院住院保胎治疗，期间给予抗感染、地塞米松促胎肺成熟、盐酸利托君治疗。现妊娠 32^{+4} 周，2 天前无明显诱因出现咳嗽，为白色泡沫样痰，无其他不适。查血常规未见明显异常，给予"止咳、平喘"对症处理。1 天前因自觉胎动减少，行胎心监护示无反应型，考虑"胎儿窘迫"急诊行剖宫产术。手术顺利，术后咳嗽逐渐加重，并出现心率增快、呼吸困难。既往体健，G_2P_1，人工流产一次。

查体：体温 36.8℃，脉搏 115 次/min，呼吸 24 次/min，血压 132/82mmHg。一般情况尚可，神志清楚，呼吸急促，咳白色泡沫样痰。心脏听诊：心律齐，心尖区闻及舒张期奔马律。双肺中下部分可闻及较多湿啰音。腹平软，无压痛及反跳痛，腹部切口对合好。宫底脐下 3 横指，宫体质硬，双下肢轻度水肿。

辅助检查：

血常规：WBC 12.71×10⁹/L，N% 83.6%，HGB 102g/L，PLT 105×10⁹/L。

凝血功能基本正常。

血生化：白蛋白 31g/L；血钾 4.0mmol/L；肌红蛋白 86.8μg/L，肌酸激酶同工酶 1.6μg/L，肌钙蛋白 0.057μg/L，B 型脑钠肽前体 1 300ng/L。

血气分析：pH 7.39，氧分压 75mmHg，二氧化碳分压 32mmHg，血氧饱和度 91%，乳酸 2.5mmol/L。通过计算氧合指数为 357。

心电图：窦性心动过速。

【临床表现与早期识别】

1. **临床表现多样且无特异性**

(1) 呼吸困难：呼吸浅速、急促，部分患者仅表示胸闷不适。

(2) 咳嗽：为粉红色泡沫样痰或白色泡沫样痰。

(3) 心动过速：心率 >100 次/min。

(4) 可能存在外周性水肿。

(5) 可存在低血氧。

2. **体格检查**　肺部听诊可闻及提示间质肺水肿的爆破音，部分可闻及哮鸣音、湿啰音。

3. **辅助检查**

(1) 影像学检查：肺水肿的胸片可表现为双侧间质纹理。当存在双侧肺门的肺泡水肿时，可能呈典型的"蝴蝶"样。但胸片正常不能排除肺水肿。CT 和磁共振对定量诊断及区分肺充血和肺水肿有一定的帮助。

(2) 动脉血气分析：血氧饱和度低时，可用动脉血样本来量化缺氧程度。对有严重呼吸困难的患者均应进行血气分析，以了解同期状态和酸碱状态。

(3) 脑钠肽（brain natriuretic peptide，BNP）：当不确定肺水肿的原因时，测定脑钠肽可作为临床判断的补充。可用于鉴别呼吸困难是由心源性（BNP 较高）还是非心源性（BNP 正常或轻微升高）因素引起。这一方法有很高的准确度,但是临界值不能帮助明确诊断。

(4)超声心动图:超声心动图能够评估心室大小、整体和局部收缩功能、舒张功能、瓣膜疾病和心包疾病等心源性肺水肿的病因,此外还可估计右心房压力、肺动脉压及肺毛细血管楔压。

(5)Swan-Ganz 导管:目前证据并不支持常规使用血流引导的肺动脉导管。仅建议对伴有持续症状及血流动力学不稳定时采取侵入性血流动力学监测。肺毛细血管楔压 ≥ 18mmHg 时支持心源性肺水肿。但是肺动脉楔压升高不能排除非心源性肺水肿的诊断,应随着其对治疗的反应来观察临床病程。

> **早期识别要点**
>
> 妊娠期妇女一旦发生咳粉红色或白色泡沫样痰,伴有呼吸浅速、急促,应考虑肺水肿可能。具有肺水肿相关因素及肺部听诊闻及爆破音、哮鸣音、湿啰音将进一步支持临床诊断。

【诊断依据及标准】

根据相关危险因素、临床表现、体格检查及胸片,肺水肿的一般临床诊断并不困难。但至今仍缺乏满意、可靠的早期诊断肺水肿的方法。将肺水肿的临床症状和体征作为诊断依据,灵敏度较低,因为当肺血管外液增加60% 时,临床上才会出现一些症状。胸片也只有在肺水量增加30% 以上时才出现异常阴影。

肺水肿的临床表现特异性不高,需与以下疾病进行鉴别:

1. **哮喘**　反应性气道疾病可引起呼吸急促、咳嗽。患者多有过敏史和哮喘史,发作时双肺可闻及典型哮鸣音,咳出白色黏痰后呼吸困难常可缓解。

2. **肺栓塞**　肺栓塞也可表现为呼吸急促、呼吸困难、咳嗽。可通过通气灌注扫描或CT 肺动脉造影进行鉴别。

3. **羊水栓塞**　羊水栓塞是妊娠期极危重的并发症,但是较为罕见。羊水栓塞除了有呼吸困难、咳嗽、低血氧饱和度之外,还有凝血功能异常及循环异常。

> **诊断要点**
>
> 1. 对于妊娠期发生肺水肿的妇女,常存在相关危险因素,如长时间使用宫缩抑制剂、既往存在或新发心脏疾病、重度子痫前期或存在过量补液。
>
> 2. 咳粉红色或白色泡沫样痰、呼吸困难、肺部闻及哮鸣音、胸片出现典型改变可诊断为肺水肿。

【处理原则与措施】

1. **一般支持治疗**　给予鼻导管或面罩给氧纠正低血氧饱和度,必要时给予机械通气。限制液体,必要时进行血流动力学监测以指导液体管理和心血管支持。

2. **病因治疗**　识别孕产妇发生肺水肿的危险因素,针对病因进行治疗,这一点对治疗和预防复发十分重要。

3. **利尿剂**　袢利尿剂与噻嗪类两者都可使用,但是袢利尿剂更常见。袢利尿剂如呋塞米、托拉塞米,可以减少有效循环血量和肺淤积,并改善心功能。使用利尿剂时,容易发生电解质紊乱,因此需要监测血电解质水平。妊娠期妇女的肾小球滤过率增加,小剂量的利尿剂即可以引起利尿效果。

4. **硝酸盐类**　硝酸盐类是静脉扩张剂,常用于失代偿的心力衰竭。可以迅速降低心脏前负荷,对外周动脉张力也有作用。在孕期可以安全使用,可以舌下、皮下给药,也可以静脉给药。许多患者因血管内容量不足而出现心脏前负荷下降,所以临床医师必须小心避免心排血量和胎盘灌注量下降。

处理要点

肺水肿首先应针对病因治疗,避免肺水肿的复发。针对临床症状的治疗,主要是限制液体,减少前负荷。所用药物主要是利尿剂和硝酸盐,利尿剂用于减少有效循环血量和肺淤积;硝酸盐可以扩张静脉及外周动脉,也可起到降低心脏前负荷的作用。

【病例报告——诊治部分】

入院诊断: ①肺栓塞？急性心功能不全？肺水肿？②胎膜早破；③早产；④宫内孕 32^{+5} 周,G_2P_1,剖宫产已产。

处理: 双下肢静脉超声未见血栓形成；超声心动图:各房室内径均在正常范围内,静息状态下室壁未见确切矛盾运动。心包腔未见确切无回声区。多普勒及彩色血流显像探及二尖瓣及三尖瓣轻度反流。组织多普勒超声未见明显异常；静息状态下左室射血分数 58%。因孕妇有长期卧床保胎病史,目前呼吸困难、血氧饱和度低,肺栓塞及肺水肿均不能除外。故行肺 CT 肺动脉造影,提示:双侧胸腔积液伴双肺下叶肺不张。肺动脉未见明显异常,未见确切栓塞。考虑是长期使用宫缩抑制剂及过度补液引起的肺水肿。

结局: 给予半卧位,面罩吸氧 5~7L/min,限制液体入量,并使用呋塞米利尿,硝酸甘油扩张静脉。患者自觉呼吸困难好转,咳嗽症状较前减轻。床旁心电监护提示心率逐渐下降至 86 次 /min,呼吸 19 次 /min,血氧饱和度波动在 96%~98%。复查血气(面罩吸氧 6L/min):pH 7.40,氧分压 142mmHg,二氧化碳分压 34mmHg,血氧饱和度 96%。继续观察 2 天患者生命体征平稳,偶有咳嗽,遂出院。

【经验分享】

1. 妊娠期肺水肿多与孕期使用宫缩抑制剂如 β_2 受体激动剂、子痫前期、医源性容量超负荷和心脏原发疾病有关。

2. 早期诊断较困难,当出现咳粉红色或白色泡沫痰、呼吸困难、肺部可及湿啰音、胸片出现典型改变时可以诊断肺水肿。

3. 无基础疾病者,去除病因,加强容量管理,限制液体入量,给予利尿剂减少循环血容量,一般预后良好,而合并心脏原发病者预后较差。

(漆洪波　段　然)

———— 参考文献 ————

1. KUKLINA EV, CALLAGHAN WM. Cardiomyopathy and other myocardial disorders among hospitalizations for pregnancy in the United States: 2004-2006. Obstet Gynecol, 2010, 115: 93.

2. SCISCIONE AC, IVESTER T, LARGOZA M, et al. Acute pulmonary edema in pregnancy. Obstet Gynecol, 2003, 101: 511.

3. OGUNYEMI D. Risk factors for acute pulmonary edema in preterm delivery. Eur J Obstet Gynecol Reprod Biol, 2007, 133: 143.

4. DENNIS AT, SOLNORDAL CB. Acute pulmonary oedema in pregnant women. Anaesthesia, 2012, 67: 646.

5. COLLINS SP, LINDSELL CJ, STORROW AB, et al. Prevalence of negative chest radiography results in the emergency department patient with decompensated heart failure. Ann Emerg Med, 2006, 47: 13.

第四节　肺栓塞

肺栓塞(pulmonary embolism,PE)是指来自身体其他部位的物质(如血栓、肿瘤、空气或脂肪)阻塞肺动脉或其某条分支所导致,其中90%由深静脉血栓引起。我国曾报道肺栓塞的发病率为0.003%。

【病因】

主要危险因素包括易栓症、制动、肥胖、高龄、剖宫产等。

妊娠期生理性高凝状态,妊娠期发生肺栓塞的风险是非妊娠期的5~6倍。

【病例报告——入院部分】

病史:患者25岁,此次妊娠外院不规律产检。孕24周开始出现间断无痛性阴道流血。产科B超提示:前置胎盘(中央型)。孕期长期卧床保胎。3天前,因"妊娠34^{+2}周,不规律下腹痛伴阴道流血"于当地医院行剖宫产术。术中出血1 500ml,输红细胞悬液800ml。术后1天患者出现胸闷,末梢血氧饱和度波动在92%~94%。X线胸片提示双肺下叶斑片状阴影,余未见明显异常。为求进一步诊治转院。婚育史:G_4P_0,人工流产3次。

查体:体温36.4℃,脉搏110次/min,呼吸24次/min,血压115/86mmHg。一般情况尚可,神志清楚,心肺查体未及明显异常。腹平软,无压痛及反跳痛,腹部切口对合好,未见渗血、渗液。宫底脐下3横指,宫体质硬,双下肢轻度水肿,左下肢较右下肢稍增粗。阴道恶露少,无异味。

辅助检查:

血常规:WBC $16.71×10^9$/L,N% 83.6%,HGB 91g/L,PLT $105×10^9$/L。

凝血功能:D-二聚体10.39mg/L。

血气分析:pH 7.37,氧分压69mmHg,二氧化碳分压34mmHg,血氧饱和度92%,乳酸2.7mmol/L。

血生化:基本正常。

心电图:窦性心动过速。

【临床表现与早期识别】

肺栓塞可发生在妊娠期的任何时候,晚孕期较中孕及早孕期风险更高。临床表现多样且无特异性。查体可以没有任何阳性体征。约50%的患者同时合并有下肢深静脉血栓,其中20%没有下肢深静脉血栓的症状。先兆晕厥和晕厥是比较少见的症状,提示可能有大面积肺栓塞。

典型的临床表现:①呼吸困难:呼吸过快>20次/min;②心动过速:心率>100次/min;③胸膜炎性胸痛。

早期识别要点

肺栓塞缺少特异性的临床表现,为疾病的早期识别带来困难。对于妊娠期的妇女,特别是有长期卧床、高龄、肥胖、易栓症、既往深静脉血栓或肺栓塞史的,一旦出现呼吸困难急性发作、胸膜炎性胸痛和咯血中任何一项或多项症状时,应警惕并考虑肺栓塞可能。90%的肺栓塞由深静脉血栓引起，因此对有深静脉血栓表现或确诊为深静脉血栓的患者发生呼吸困难或胸膜炎性胸痛等临床表现时，应高度怀疑肺栓塞可能。

【诊断依据及标准】

妊娠期肺栓塞的临床表现与非妊娠期相同，但呼吸困难、心动过速也是正常妊娠妇女的常见特征，因此妊娠期肺栓塞表现更缺乏特异性，多需辅助检查协助诊断。

1. 实验室检查

（1）动脉血气分析：对于疑似有肺栓塞的妊娠期妇女，动脉血气分析既不敏感，也无特异性。肺栓塞中 PaO_2、$PaCO_2$ 或肺泡 - 动脉氧分压差正常很常见。但如果胸片正常的妊娠期妇女却有低氧血症，应怀疑其为肺栓塞并进行进一步检查。

（2）D- 二聚体：由于缺乏妊娠期和产褥期的正常参考值范围，使得 D- 二聚体水平在诊断妊娠期肺栓塞方面作用有限。因低敏感性和低特异性，D- 二聚体水平高对于肺栓塞不具诊断意义。

2. 影像学检查

（1）胸片：位于肺外周、基底朝向胸膜面的浅楔形阴影（汉普顿驼峰）提示可能有外周性梗死，但是很多肺栓塞的胸片并无特异性表现，甚至可能完全正常。胸片对于肺栓塞的诊断既不敏感，也缺乏特异性，但每一个怀疑肺栓塞的妊娠期妇女均应行胸片检查，目的在于指导临床医师下一步选择何种影像学检查手段。

（2）肺通气灌注扫描（ventilation and perfusion scan，V/Q 扫描）：如果妊娠期妇女胸片正常，V/Q 扫描是诊断妊娠期肺栓塞的首选。灌注扫描指静脉注射放射性核素标记的白蛋白沉积在肺毛细血管床；通气扫描指的是吸入放射性核素标记的悬浮微粒，然后通过 γ 相机评估它们的分布。将这两种扫描影像对比之后可以把肺栓塞的诊断可能性分为正常 / 极低可能、低度可能、中度可能、高度可能。只有结果为正常 / 极低度可能或高度可能时才被认为是具有诊断意义（肺栓塞可能性分别为 0~6% 和 56%~96%）。

（3）CT 肺动脉造影（pulmonary arteriography，PA）：如果妊娠期妇女的胸片异常且临床怀疑肺栓塞，CT 肺动脉造影优于肺通气灌注扫描。因为当胸片存在异常时，V/Q 扫描的结果多为中度可能，这一结果无法确诊或排除肺栓塞，对诊断没有意义。此时，CT 肺动脉造影对肺栓塞具有高敏感性和特异性，其显示的任何肺动脉或其分支的充盈缺损即可诊断。

影像学方法的选择：当胸片正常时，建议优先选择 V/Q 扫描；当胸片异常、V/Q 扫描结果无法帮助诊断、V/Q 扫描不可用或同时怀疑其他诊断时，选择 CT 肺动脉造影。V/Q 扫描与 CT 肺动脉造影比较，CT 肺动脉造影更方便，且可以识别其他疾病，如肺炎、肺水肿或主动脉夹层。国内关于肺栓塞，多由 CT 肺动脉造影检查确诊，V/Q 检查用于诊断肺栓塞的报道较少。

诊断要点

1. 肺栓塞的确诊主要依靠影像学检查而不是临床表现。

2. 动脉血气分析和 D- 二聚体水平敏感性及特异性低，对肺栓塞的确诊没有帮助。

3. 对于影像学检查的选择，当 X 线胸片正常时，建议优先选择 V/Q 扫描；当 X 线胸片异常、V/Q 扫描结果无法帮助诊断、V/Q 扫描不可用或同时怀疑其他诊断时，选择 CT 肺动脉造影。两种检查的胎儿放射暴露剂量相似，均可用于妊娠期。

【处理原则与措施】

1. **一般处理**　对于高度怀疑或已经确诊的肺栓塞患者，需严密监测呼吸、心率、血压、血氧饱和度及血气的变化。若症状严重、怀疑或确诊为大面积栓塞的妇女应入住 ICU 接受监测及治疗。因肺栓塞多由深静脉血栓脱落引起，为防止栓子脱落要求绝对卧床休息，可适当使用镇静剂及镇痛剂。

2. **呼吸循环支持**　采用鼻导管吸氧或面罩吸氧，必要时可使用无创性机械通气或气管插管行机械通气。对于出现右心功能不全、心排血量下降者，若血压尚正常，可给予多巴胺等有肺血管扩张作用和正性肌力作用的药物；若出现血压下降，可加大剂量或使用其他血管加压药物。

3. **抗凝治疗**　抗凝是肺栓塞的基本治疗措施，可以抑制血栓继续蔓延、加速血栓溶解、及时复通血管。孕期首次的肺栓塞需要接受治疗性剂量的抗凝治疗。

(1) 低分子肝素：与普通肝素相比具有副作用更少和安全性更高的优点，因此更常使用。初始治疗剂量：达肝素钠 200U/kg，1 次 /d；或达肝素钠 200U/kg，每 12 小时 1 次；或依诺肝素 1mg/kg，每 12 小时 1 次。对于极端体重的孕妇（<50kg 或超过 100kg），有其他合并症如肾功能损害、严重血小板减少、虽经抗凝治疗仍有血栓复发，可考虑监测 aXa 峰值水平。一般可在用药后 4~6 小时检测 aXa 峰值，逐渐调整剂量至 aXa 达到 0.6~1.0kU/L。

(2) 普通肝素：对于肺栓塞活跃期的妇女，普通肝素开始时静脉给药，并根据患者体重调整剂量，使 APTT 维持在正常的 1.5~2.5 倍（药物剂量调整时，每 4~6 小时监测 1 次）。肝素静脉给药 5~10 天，或患者出现症状改善。低剂量普通肝素在妊娠期使用是安全

的，但由于 6% 的患者会发生肝素诱发的血小板减少，连续使用肝素超过 4 天的患者应监测血小板计数。

(3) 临产、分娩时及产后抗凝治疗

1）一般分娩发动，应立即停用低分子肝素。若为有计划的终止妊娠，应在引产或剖宫产前 24 小时停药。

2）椎管内麻醉仅在治疗量低分子肝素停用 24 小时或静脉用普通肝素至少停用 4~6 小时、皮下普通肝素至少停用 8~12 小时进行。

3）阴道分娩后 6~12 小时、剖宫产术后 12~24 小时即可恢复抗凝治疗。

4. **下腔静脉滤网**

(1) 虽然肺栓塞多合并有下肢深静脉血栓，除非经抗凝治疗仍有肺栓塞复发或有抗凝治疗绝对禁忌证存在，妊娠期一般不推荐使用下腔静脉滤网。

(2) 急性期、亚急性期的静脉血栓尚不稳定，分娩时存在血栓脱落的风险，可考虑在分娩前放置可回收或临时性下腔静脉滤器。

5. **溶栓治疗**　妊娠期溶栓治疗的唯一指征为肺栓塞，已严重到危及生命。

> **处理要点**
>
> 1. 肺栓塞的治疗包括一般处理、呼吸循环支持以及抗凝治疗。抗凝治疗多选用低分子肝素，剂量根据体重给药。
> 2. 除非有明确指征，一般不放置下腔静脉滤网和进行溶栓治疗。

【经验分享】

1. 妊娠期发生肺栓塞的风险明显升高，主要见于高危人群，如易栓症、制动、肥胖、高龄和剖宫产术后。

2. 临床表现不典型，多需影像学检查确诊。90% 来源于深静脉栓塞，应积极行深静脉超声检查。当胸片正常时，建议优先选择

V/Q 扫描；当胸片异常、V/Q 扫描结果无法帮助诊断、V/Q 扫描不可用或同时怀疑其他诊断时，选择 CT 肺动脉造影。

3. 治疗主要包括一般处理、呼吸循环支持和抗凝治疗。剖宫产术后 12 小时或阴道分娩后 6 小时应积极恢复抗凝治疗。妊娠合并 PE 患者抗凝治疗至少 3 个月，产后持续至少 6 周。

【病例报告——诊治部分】

入院诊断：①肺栓塞？肺炎？②前置胎盘；③宫内孕 34^{+2} 周，G_4P_1，已娩；④剖宫产术后。

处理：入院后进一步完善相关辅助检查。行双下肢超声，提示：左下肢深静脉血栓。结合患者有长期卧床病史，B 超提示左下肢深静脉血栓，高度怀疑肺栓塞。

CT 肺动脉造影：右肺上叶前段、左肺上叶舌段、下叶内前底段肺动脉内充盈缺损影，余肺动脉主干、左右肺动脉及其主要分支管腔无明显局限性膨胀或狭窄征象，其内造影剂充盈良好，无明显充盈缺损征象（图 4-4~ 图 4-6）。

结局：给予面罩吸氧支持治疗，评估该患者为非高危组。因无血流动力学改变故无溶栓治疗指征。给予低分子肝素皮下注射治疗量，并监测凝血、血常规。经血管外科评估后患者病情平稳出院，出院后口服利伐沙班，并于血管外科门诊随访。

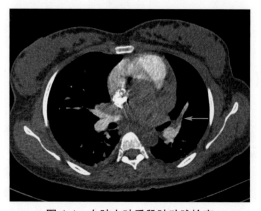

图 4-4　左肺上叶舌段肺动脉栓塞

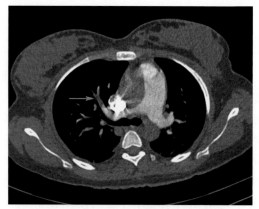

图 4-5　右肺上叶前段肺动脉栓塞

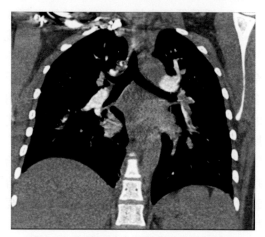

图 4-6　左肺下叶内前基底段肺动脉栓塞

【诊治流程图】

肺栓塞诊治流程图见图 4-7，非高危肺栓塞诊断流程图见图 4-8，高危肺栓塞诊断流程图见图 4-9。

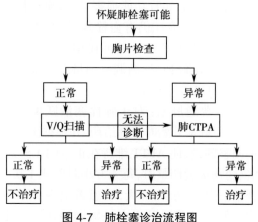

图 4-7　肺栓塞诊治流程图

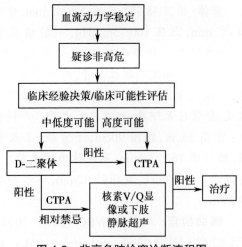

图 4-8　非高危肺栓塞诊断流程图

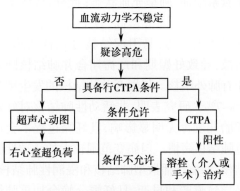

图 4-9　高危肺栓塞诊断流程图

（漆洪波　段　然）

参考文献

1. BENNETT A, CHUNILAL S. Diagnosis and Management of Deep Vein Thrombosis and Pulmonary Embolism in Pregnancy. Semin Thromb Hemost, 2016, 42: 760.

2. TO MS, HUNT BJ, NELSON-PIERCY C. A negative D-dimer does not exclude venous thromboembolism (VTE) in pregnancy. J Obstet Gynaecol, 2008, 28: 222.

3. U-KING-IM JM, FREEMAN SJ, BOYLAN T, et al. Quality of CT pulmonary angiography for suspected pulmonary embolus in pregnancy. Eur Radiol, 2008, 18: 2709.

4. 顾蔚蓉，李笑天. 妊娠相关静脉血栓栓塞症防治策略及中国实践. 中国实用妇科与产科杂志，2017, 33 (6): 578-584.

5. KEARON C, AKL EA, ORNELAS J, et al. American College of Chest Physicians. Antithrombotic therapy for VTE disease: CHEST Guideline and Expert Panel Report. Chest, 2016, 149 (2): 315-352.

第五节　急性血行播散型肺结核

血行播散型肺结核是结核分枝杆菌（结核菌）一次或反复多次进入血液循环，造成肺部病变，以及相应的病理、病理生理学改变和临床表现，如造成全身多脏器病变时则称血行播散型结核病。它是一种危重结核病，可由原发性肺结核发展而来，也可由其他结核干酪样灶破溃到血源引起。在临床上分 3 个类型：①急性血行播散型肺结核（一次或短时间内多次大量结核菌进入血流）；②亚急性血行播散型肺结核（多次小量结核菌进入血流）；③慢性血行播散型肺结核（在较长时间内多次小量结核菌进入血流）。

孕产期由于自主神经失调,体内内分泌及代谢功能改变,机体免疫力降低,加之卵巢激素增加,肺呈充血状态;此外,代谢率增加、血液中胆固醇增高、肾上腺皮质激素分泌显著增多等,易引起结核分枝杆菌感染、播散,导致妊娠期和产褥期合并肺结核同时伴有肺外结核。妊娠合并肺结核的发生率为5%~7%。研究表明,非活动性肺结核对妊娠和胎儿发育无明显影响,且妊娠过程不会加重肺结核病情。但病变范围较大的活动性肺结核,如血行播散型肺结核和浸润性肺结核,易导致流产和早产,且妊娠分娩会加重肺结核病情,甚至导致孕产妇死亡。

【病因】

结核分枝杆菌是结核病的病原菌,抵抗力较强,不产生内、外毒素。其致病性可能与细菌在组织细胞内大量繁殖引起的炎症,菌体成分和代谢物质的毒性,以及机体对菌体成分产生的免疫损伤有关。

此病属于原发性结核病,可发生于原发性结核病的近期,也可数十年后发病。在免疫力低下时,如糖尿病患者长期血糖控制差、脏器移植术后、长期抗肿瘤化疗、长时间使用激素、妊娠等情况下,结核菌一次大量进入肺动脉系统可导致双肺血行播散型肺结核。

【病例报告——入院部分】

病史:患者36岁,孕27周,孕期规律产检,无异常。因"反复发热2个月,咳嗽伴有头痛6天"入院。体温最高39.2℃,下午体温升高明显,无明显咳痰,但有恶心,呕吐数次,为胃内容物。3天前本院内科急诊就诊建议胸片检查患者拒绝。血常规提示:WBC $15.61 \times 10^9/L$,N% 88.6%,HGB 92g/L,PLT $362 \times 10^9/L$。给予青霉素抗感染治疗,但效果不佳,仍有发热、咳嗽、呕吐及头痛。遂收入院。既往体健,G_1P_0。结婚12年,无避孕措施,无生殖科就诊史。

查体:体温38.6℃,脉搏106次/min,呼吸24次/min,血压100/75mmHg,一般情况较差,神志清楚。颈部略有抵抗,心率106次/min,律齐,未闻及病理性杂音,两肺呼吸音略粗,未闻及干湿啰音。腹隆、软,肝脾肋下未触及,肝肾区无叩痛,双下肢无水肿。产科查体:宫高25cm,腹围90cm,子宫软,未及宫缩,胎心率162次/min,胎方位为枕左前。B超提示:单胎头位,双顶径62mm,羊水指数140mm。

辅助检查:血常规:WBC $15.81 \times 10^9/L$,N% 83.6%,HGB 92g/L,PLT $262 \times 10^9/L$;尿蛋白阴性;凝血功能大致正常。与家属及孕妇沟通后行肺CT检查,显示双肺弥漫性粟粒样小结节影。

【临床表现与早期识别】

急性血行播散型肺结核起病急,常有明显的结核中毒症状。

1. 高热呈稽留热或弛张热型,部分患者有盗汗、消瘦、乏力、食欲缺乏、全身不适等表现。

2. 呼吸道症状常有咳嗽、咳痰,部分患者有咯血、胸痛等表现。

3. 消化道症状表现为食欲缺乏、腹胀、腹泻、便秘等。

4. 合并结核性脑膜炎时,出现头痛、呕吐等高颅压、脑膜刺激征的表现,严重者可出现嗜睡、昏迷等神志改变。

5. **胸片**　多数急性血行播散型肺结核表现为典型的"三均匀":即大小、密度、分布均匀的粟粒结节,部分伴有斑片状、条索状及/或空洞阴影。

6. **肺部CT**　急性血行播散型肺结核表现为直径1~3mm大小、密度及分布均匀的粟粒结节;而亚急性和慢性患者表现以上中肺野为主的3~7mm大小、密度及分布不均匀的结节。结节的边界多数尚清晰,但也有表现边界模糊;结节随机分布于肺小叶、小叶间隔及胸膜下。部分患者 CT 可见斑片状、纤维条索状和 / 或空洞阴影,伴纵隔和 / 或肺门淋巴结肿大,伴不同程度的胸腔积液或胸膜增厚。

7. 细菌学检查 痰结核分枝杆菌涂片或培养是确诊肺结核的金标准。但血行播散型肺结核的痰菌阳性率仅占 30% 左右。而且痰菌阳性受诸多因素影响,如痰标本留选不当、查痰次数少、病变间歇排菌、引流支气管阻塞等。纤维支气管镜检能直接从病变周围刷检或活检,从而提高了细菌学诊断依据。

8. 免疫学检查 结核菌素试验是结核病综合诊断中一种辅助诊断方法。结核菌素试验阴性反应除表示没有结核菌感染外,尚应考虑以下情况:结核菌感染后需 4~8 周才建立充分变态反应,在该变态反应产生之前,结核菌素试验可呈阴性。应用糖皮质激素等免疫抑制药物或营养不良等患者,结核菌素反应亦可暂时消失。严重结核病及各种危重患者对结核菌素无反应,或仅出现弱阳性,与人体免疫力及变态反应暂时受抑制有关,待病情好转,可转为阳性反应。其他如淋巴细胞免疫系统缺陷(如败血病、淋巴瘤、结节病、艾滋病等)者或年老体衰者的结核菌素反应亦常为阴性。

9. 分子生物学检查 结核分枝杆菌核酸检测阳性。

10. IFN-γ 体外释放检测 结核分枝杆菌感染人体后能激活机体免疫系统,产生针对结核分枝杆菌的效应性 T 淋巴细胞和记忆性 T 淋巴细胞,当这些特异性 T 淋巴细胞再次遇到结核分枝杆菌抗原时,则能被激活,分泌细胞因子(如 IFN-γ)。因此通过特异性抗原刺激后检测患者全血或体液的 IFN-γ 有助于菌阴肺结核的诊断。

11. 临床病理学检查 包括穿刺物涂片检查和活检组织病理学诊断。

12. 其他检验 包括血常规、结核分枝杆菌 TaqMan-PCR、PPD 皮试、抗结核抗体、红细胞沉降率等,对诊断有一定参考意义。

13. 早期识别 急性血行播散型肺结核是由于结核分枝杆菌从病灶经由血行播散的结果。大量结核菌同时或在极短时间内相继进入血流所引起。因此,不仅只侵犯肺脏,它还可以引起全身粟粒性改变。最常见的并发症是结核性脑膜炎。临床出现急起高热、干咳、呼吸困难伴有盗汗、软弱无力、发绀,要警惕急性血行播散型肺结核。孕妇微血管通透性增加,有利于结核菌进入脑组织,易并发结核性脑膜炎,此时则出现头痛、畏光、恶心、呕吐症状,当出现有头痛、恶心、呕吐、嗜睡、意识障碍等要警惕并发结核性脑膜炎。开始时可能体征不明显或有肺部干、湿细小啰音,轻度肝脾大,少数可有脑膜刺激征及脑脊液改变。但肺部 X 线拍片可见密度均匀一致、分布一致、大小一致的粟粒结节。此时白细胞升高,中性粒细胞增多及核左移,呈类白血病反应。血沉加快。如能及时治疗,预后还是好的,治愈率可达 85% 以上。

> **早期识别要点**
> 常有明显的结核中毒症状,急起高热、干咳、呼吸困难伴有盗汗、软弱无力、发绀,需警惕急性血行播散型肺结核。

【诊断依据及标准】

肺结核的诊断是以病原学(包括细菌学、分子生物学)检查(表 4-3)为主,结合流行病史、临床表现、胸部影像、相关的辅助检查及鉴别诊断等,进行综合分析作出诊断。以病原学、病理学结果作为确诊依据。

1. 诊断依据

(1)易患人群:机体免疫功能低下患者如糖尿病、结缔组织病、长期使用激素或抗癌药物、脏器移植等患者具有易患因素。妊娠和分娩是其重要诱因。

表 4-3　2017 肺结核临床诊断实验室检查

实验室检查	情况
细菌学检查	
分枝杆菌图片检查	抗酸染色 荧光染色显微镜检查
分枝杆菌分离培养	有
分子生物学检查	有
病理学检查	有
免疫学检查	
γ- 干扰素释放实验	有
结核菌素皮肤实验	假阴性反应
硬结直径	阳性 ≥ 5mm;
	5mm ≤ 一般阳性 <10mm;
	10mm ≤ 中度阳性 <15mm;
	强阳性 ≥ 15mm 或局部双圈、水泡、坏死及淋巴管炎
结核分枝杆菌抗体	有
支气管镜检查	有

（2）临床有明显的结核中毒表现,畏寒、高热、盗汗、虚弱、有呼吸道症状及体征。

（3）部分患者有脑膜刺激征、肝脾大、类白血病反应等表现。

（4）X 线胸片两肺见典型粟粒阴影(图 4-10)。肺 CT 急性血行播散型肺结核表现为直径 1~3mm 大小、密度及分布均匀的粟粒结节(图 4-11);而亚急性和慢性患者表现以上中肺野为主的 3~7mm 大小、密度及分布不均匀的结节。结节的边界多数尚清晰,但也有表现边界模糊;结节随机分布于肺小叶、小叶间隔及胸膜下。

2. 诊断标准　痰结核分枝杆菌阳性仍是诊断的金标准,但痰菌阳性率不高。对于痰菌阴性的患者结合血沉、血常规、血 IFN-γ 体外释放试验、TB-PCR、TB-Ab、LAMIgG、PPDIgG 等免疫学检查,纤维支气管镜检查(刷检、钳检、灌洗)活体组织检查包括淋巴结活检、纤维支气管镜肺活检、肝及骨髓活

检等,以及诊断性抗结核治疗反应作出临床诊断。

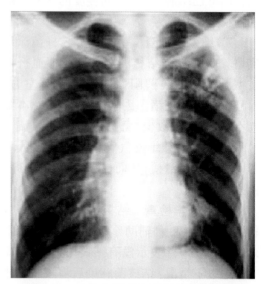

图 4-10　急性血行播散型肺结核胸片表现

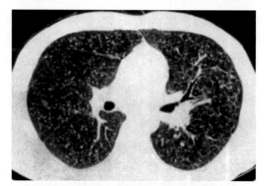

图 4-11　急性血行播散型肺结核肺 CT 表现

多数血行播散型肺结核临床表现不典型,容易出现患者自我延误和临床误诊。通常需要鉴别的疾病包括:

1. 伤寒　伤寒是由伤寒杆菌引起的急性肠道传染病,目前已很少见,偶有散发病例。全年均可发生,夏秋季为多,患者长期发热,中毒症状明显,消耗病容,但伤寒有特殊中毒面容、相对缓脉、玫瑰疹、肝脾大、白细胞下降、嗜酸性粒细胞消失,肥达反应阳性,而无呼吸道症状,胸片无阳性表现。

2. 败血症　败血症是细菌大量进入血

液循环引起的急性感染性疾病,起病急、畏寒、高热、皮肤化脓灶、出血点、肝脾大。金黄色葡萄球菌败血症较常见,其中血行播散型金黄色葡萄球菌性肺炎为代表。但 X 线胸片两肺多发结节较为分散,不对称,以两下肺野显著。结节较大,直径多为2~4mm,密度较低,边缘模糊,多分散在两肺的外围增粗的肺纹理中,中央常有空洞形成。白细胞总数增高,核左移,可见中毒颗粒,血(或其他标本)培养常阳性。

3. 肺炎　典型肺炎球菌肺炎起病急骤、高热、寒战、胸痛伴气急,咳铁锈色痰,X 线征象病变常局限于一叶,抗生素治疗有效。有轻度咳嗽、低热的支原体肺炎、病毒性肺炎或过敏性肺炎在 X 线上的炎症征象,与早期浸润型肺结核相似,支原体肺炎通常在短时间内(2~3 周)可自行消散;过敏性肺炎的肺内浸润阴影常呈游走性,血中嗜酸性粒细胞增多。

4. 肺癌　肺癌常无明显毒性症状,多有刺激性咳嗽、胸痛及进行性消瘦。X 线胸片及胸部 CT 扫描对鉴别两者常有部分帮助,结合痰结核菌、脱落细胞检查及通过纤维支气管镜检查及活检等,常能及时鉴别。肺癌与肺结核并存,亦需注意发现。

5. 硅沉着病　硅沉着病在胸片上可见弥漫型小结节影,有明确的粉尘作业史,临床有咳嗽、少量白痰等逐渐加重的呼吸道症状,呼吸功能减损。但无结核中毒症状。X 线胸片粟粒结节大小不一,密度不均,两肺中下野及肺门部较密集。

诊断要点

病原学、病理学结果是确诊依据。痰结核分枝杆菌阳性是诊断的金标准。结合流行病史、临床表现、胸部影像、相关的辅助检查及鉴别诊断等,进行综合分析作出诊断。

【处理原则与措施】

加强产前保健。播散型或纤维空洞型肺结核未经治疗者应在早孕期行人工流产术,经治疗病情稳定后再妊娠。妊娠中期及以后合并急性粟粒型肺结核、结核性脑膜炎可以继续妊娠,早诊断、有效合理的化疗(联合、规律、足疗程用药、避免间断用药,以防发生耐药)、注意休息和营养、正确的产科处理是关键,大多预后良好。

1. 全身治疗　急性和亚急性血行播散型肺结核是重症结核病,应给予合理的营养(选用富含蛋白质和维生素的食物),注意休息。

2. 抗结核化学治疗　急性和亚急性血行播散型肺结核强化期 3 个月,采用异烟肼(H)、利福平(R)、吡嗪酰胺(Z)及链霉素(S)或乙胺丁醇(E);巩固期 9 个月,采用异烟肼(H)、利福平(R)或加用乙胺丁醇(E),即 3HRZ S(E)/9HR(E)方案。若合并结核性脑膜炎或重要脏器的肺外结核、糖尿病、免疫功能严重损害的患者,应适当延长化疗总疗程。孕期结核病的第一线药物为异烟肼(INH)、乙胺丁醇,如再加用维生素 B_6 则可防止 INH 对胎儿潜在的神经毒性。第二线药物则以利福平、氨硫脲或卡那霉素为主。利福平在孕 16 周以后使用更安全。用药的疗程为病情基本控制后,再继续应用1~1.5 年。对于伴有高热、毒性症状明显的患者,可用对氨基水杨酸加于 5% 葡萄糖液中,每日静脉滴注,持续1~2 个月。待病情好转后,再选用联合抗结核药物治疗。

3. 肾上腺糖皮质激素　用于中毒症状严重、有呼吸困难、重症急性和亚急性血行播散型肺结核患者,在应用有效抗结核药物的同时可使用肾上腺糖皮质激素。成人常用泼尼松,每日 30~40mg,清晨顿服或分次服用,3~4 周后逐渐减量,疗程 8~10 周。可减轻中毒症状,降低变态反应,减轻炎症,促进渗出病变吸收,但激素不能缩短结核病疗程,应注意激素的不良反应。

4. 产科处理

(1)孕期处理:抗结核治疗和孕期保健同时进行。

(2)分娩期的处理:注意热能的供应和休息,防止宫缩乏力。第二产程适时助产。如需剖宫产者,行硬膜外麻醉为宜。产后注意预防出血和感染。

(3)产褥期的处理:对于活动性肺结核产妇,必须延长休息和继续抗结核治疗,增加营养,并积极防治产褥期感染。

(4)肺结核孕妇分娩时痰检结核分枝杆菌为阴性,则新生儿应接种卡介苗,但不必治疗。如母亲分娩时痰检为阳性,且婴儿情况良好,则应给新生儿3个月的预防性化疗,而不接种卡介苗。

> **处理要点**
> 　　早孕期诊断建议终止妊娠。中孕期及以后确诊,应严密监测,全身支持治疗的基础上,有效合理的化疗(联合、规律、足疗程用药、避免间断用药,以防发生耐药)、注意休息和营养,大多预后良好。

【病例报告——诊治部分】

入院诊断:患者宫内孕27周,G_1P_0,胎方位为枕左前;呼吸道感染;急性血行播散型肺结核?结核性脑膜炎?病毒性肺炎?重症感染?

入院后第二天:患者出现轻度呼吸困难,神志清。查体:体温39.6℃,脉搏129次/min,呼吸36次/min,血压88/50mmHg,心律齐,未及病理性杂音,两肺呼吸音粗,闻及广泛湿啰音。腹软,肝肾区无叩痛,双下肢无水肿。胎心率171次/min。传染科、感染科及ICU急会诊。并转ICU诊治。

产科意见:妊娠合并急性血行播散型肺

结核伴结核性脑膜炎,存在终止妊娠的适应症。但是考虑患者孕27周,接近围产期,且结核尚未给予任何治疗和处理,一旦终止妊娠可能面临大出血及感染加重风险,同时,患者合并结核性脑膜炎,产时疼痛及用力屏气可能导致颅内压进一步增高,严重时可能危及生命。综合考虑,暂不建议终止妊娠。

传染科处理:完善结核诊断的检查,包括脑脊液检查,确诊急性血行播散型肺结核后抗结核治疗,选择利福平、吡嗪酰胺、乙胺丁醇及异烟肼。

感染科处理:抗结核治疗的同时加强抗感染治疗,选择广谱抗生素。

ICU处理:①完善血尿常规、肝肾功能、血糖、电解质、血型、凝血功能、感染性疾病筛查、痰血尿培养、血气分析、心电图、彩超等;②持续无创正压吸氧,心电监护;③抗生素升级为亚胺培南;④降颅压、保肝营养支持治疗;⑤明确急性血行播散型肺结核伴结核性脑膜炎后正规抗结核治疗,包括椎管内给药。

肺CT:双肺大小、密度及分布均匀的粟粒结节。

测颅压:280mmH$_2$O。

实验室检查:WBC $17.01×10^9$/L,N%90.6%,HGB 82g/L,PLT $562×10^9$/L;CRP 360mg/L;尿蛋白阴性;凝血功能正常;血ALT 84U/L,AST 33U/L,Cr 53μmol/L,LDH 210U/L,血钾3.0mmol/L。乳酸4mmol/L。痰培养见结核分枝杆菌。

结局:住院期间共行腰穿12次,头痛症状减轻,颅压逐渐下降,脑脊液生化及常规趋于正常。孕32周引产,新生儿体重1 460g,外表未见畸形,母婴隔离。产后3周出院。继续抗结核治疗。产后7周复查,无自觉症状,双肺呼吸音清,肺CT较前明显好转。产后9个月随访,婴儿未发现结核病。

【经验分享】

血行播散型肺结核临床表现不典型,容易

误诊。对于发现肺内粟粒结节的患者,以下情况者应高度警惕血行播散型肺结核的可能:

1. 反复发热,抗生素治疗效果差。

2. 高危人群出现结核中毒症状,或出现发热和/或呼吸道症状。

3. 头痛、呕吐伴或不伴呼吸道症状。

4. 发热伴全身多发淋巴结肿大。

5. 不明原因的肝脾大。

6. 不明原因的乏力、消瘦。

妊娠合并血行播散型肺结核早孕期应积极终止妊娠,中晚孕期患者应尽早全身支持治疗和启动规范合理的化疗,多数血行播散型肺结核经规律、合理、全程的抗结核治疗后都能治愈。但因血行播散型肺结核合并症多,尤其急性血行播散型肺结核常合并结核性脑膜炎或脑膜脑炎时,部分出现顽固的高颅压、持续脑膜炎的患者可能预后不佳。

【诊治流程图】

妊娠合并肺结核诊治流程图见图4-12。

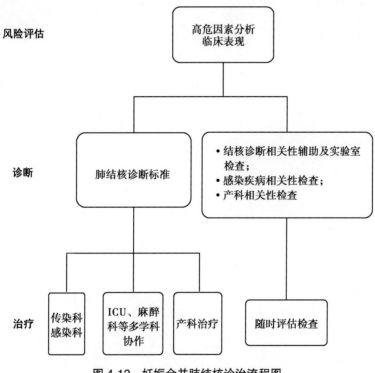

图 4-12　妊娠合并肺结核诊治流程图

（古　航）

———— 参考文献 ————

1. 中华人民共和国卫生行业标准——肺结核诊断. 中华人民共和国国家卫生和计划生育委员会, 2017, 11: WS 288-2017.

2. 刘小利, 刘涛. 新版《肺结核诊断标准》解读. 中华灾害救援医学, 2018, 6 (4): 181-183.

第五章

妊娠合并严重心血管系统疾病

心力衰竭（heart failure，HF）是各种心脏结构或功能性疾病导致心室充盈和／或射血功能受损，心排血量不能满足机体组织代谢需要，以肺循环和／或体循环淤血，器官、组织血液灌注不足为临床表现的一组综合征，主要表现为呼吸困难、体力活动受限和体液潴留。

急性心力衰竭（acute heart failure，AHF）是指心力衰竭急性发作和／或加重的一种临床综合征。临床上以急性左心衰竭最为常见，急性右心衰竭较少见。急性心力衰竭按起病的形式分为两类，慢性心力衰竭的急性发作和心脏急性病变导致的新发心力衰竭。

【病因】

1. 原发心脏病

（1）妊娠合并结构异常性心脏病：包括先天性心脏病、瓣膜性心脏病、心肌病、心包病和心脏肿瘤等。

（2）妊娠合并功能异常性心脏病：包括各种无心血管结构异常的心律失常，包括快速型和缓慢型心律失常。

（3）其他：如甲亢性心脏病、高血压性心脏病等在孕期控制不佳。

2. 严重产科并发症诱发心力衰竭

（1）子痫前期并发心力衰竭：最常见的诱发心力衰竭的产科并发症。微血管痉挛导致冠状动脉缺血缺氧，心肌受损收缩功能减退；大量蛋白尿和低蛋白血症导致心肌水肿和心包积液；长期高血压导致心脏后负荷增加，治疗不及时诱发心力衰竭。

（2）围产期心肌病。

（3）其他：双胎、羊水过多、低蛋白血症、急性羊水栓塞、急性肺栓塞等。

3. 医源性心力衰竭

（1）低蛋白血症、大量蛋白尿、贫血等，临床上常进行补充白蛋白、输血等处理，胶体成分导致血容量增加，回心血量增加，心脏负担加重而诱发心力衰竭。

（2）子痫 - 子痫前期治疗时补液过多过快，应用硫酸镁解痉治疗的同时进入过多液体，短期内血容量增加，加重心脏前负荷，诱发心力衰竭。

（3）先兆早产长期过量使用β受体激动剂。

（4）剖宫产时麻醉医师扩容过度。

（5）产科大出血等抢救过程中过量、过快的补液及过多补充晶体。

【病例报告——入院部分】

病史：患者 32 岁，因"停经 35^{+1} 周，发现血压升高 2 天"入院。孕期产检无特殊异常。2 天前查体发现血压升高，最高 164/107mmHg。患者无头晕、头痛，无恶心、呕吐，无视物模糊等不适。既往体健，G_3P_1，5 年前足月剖宫产分娩一男婴，健康。药物流产 1 次。

查体：体温 36.6℃，脉搏 78 次 /min，呼吸 20 次 /min，血压 161/111mmHg，一般情况尚可，神志清楚，心肺查体未及明显异常，腹部膨隆、软，无压痛、反跳痛，肾区叩痛（-），双下肢水肿（+++）。产科查体：宫高 32cm，腹围 94cm,子宫软、松弛好,先露头、浮,胎方位为枕左前,胎心率 147 次 /min。阴道检查:骨盆内测量正常,宫颈长 2.5cm,质中,居后,先露头、浮。

辅助检查:WBC $9.74×10^9$/L,N% 78.6%,HGB 117g/L,PLT $132×10^9$/L;尿蛋白(3+);凝血功能大致正常;生化 ALT52U/L,AST47U/L,LDH 310U/L。胎心监护基线 146 次 /min,反应型。无宫缩。

入院诊断:①宫内孕 35^{+1} 周,G_3P_1,枕左前;②重度子痫前期。

诊疗经过:患者入院后,完善各项检查,向患者及家属交代病情,择期行剖宫产术。术中粘连严重,手术困难,出血约 1 000ml,各项生命体征平稳,输浓缩红细胞 4U、血浆 400ml,输液约 2 000ml,尿量 300ml。输血、输液速度快,术中无明显不适,安返病房。术后 25 分钟,患者突发胸闷、气促、呼吸困难、咳嗽、泡沫样痰,不能平卧,面色发绀,大汗。查体:体温 37.1℃,脉搏 135 次 /min,呼吸 42 次 /min,血压 172/127mmHg。意识尚清,烦躁。双肺满布湿啰音和哮鸣音。心率快,偶有期前收缩,可闻舒张早期第三心音奔马律。

【临床表现与早期识别】

1. 早期心力衰竭患者症状可不明显,劳力性气促和阵发性夜间呼吸困难是急性左心衰竭的早期症状,要重视早期心力衰竭的表现:

(1)轻微活动后即出现胸闷、心悸、气短。

(2)休息时心率超过 110 次 /min,呼吸频率超过 20 次 /min。

(3)夜间常因胸闷而坐起呼吸。

(4)肺底出现少量持续性湿啰音,咳嗽后不消失。

2. 急性左心衰竭以急性肺水肿多见,常为突然发病。患者突发呼吸困难、端坐呼吸,伴有窒息感、烦躁不安、大汗淋漓、面色青灰、口唇发绀、呼吸频率可达 30~50 次 /min、频繁咳嗽并咳出大量粉红色泡沫痰。查体除原有心脏病体征外,心尖区可有舒张期奔马律,肺动脉瓣听诊区第二心音亢进,两肺底部可闻及散在湿啰音,重症者两肺散布湿啰音并伴有哮鸣音,常出现交替脉。

3. 急性心力衰竭的严重阶段是心源性休克,诊断标准如下:

(1)持续性低血压,收缩压降至 90mmHg 以下,且持续 30 分钟以上,需要循环支持。

(2)组织低灌注状态,可有皮肤湿冷、苍白和发绀;尿量显著减少(<30ml/h),甚至无尿;意识障碍;代谢性酸中毒。

(3)血流动力学障碍:肺毛细血管楔压(PCWP)≥ 18mmHg,心脏指数 ≤ 2.2L/(min·m²)(有循环支持时)或 1.8L/(min·m²)(无循环支持时)。

早期识别要点

心力衰竭最容易发生在妊娠 32~34 周、分娩期及产褥早期。若出现下述症状与体征,应考虑早期心力衰竭:

1. 轻微活动后即出现胸闷、心悸、气短。

2. 休息时心率每分钟超过 110 次,呼吸每分钟超过 20 次。

3. 夜间常因胸闷而坐起呼吸,或到窗口呼吸新鲜空气。

4. 肺底部出现少量持续性湿啰音,咳嗽后不消失。

患者最常表现为进行性呼吸困难或持续咳嗽,同时可伴有或不伴胸部不适。通过一系列临床体征和症状,以及特定实验室检查结果来综合作出诊断。

【诊断依据及标准】

根据典型症状与体征,一般不难作出诊断。

可结合辅助检查协助诊断。辅助检查包括：

1. 实验室检查　包括血尿常规、电解质、肝肾功能、血糖、血脂、C反应蛋白、甲状腺激素、血气分析。心肌受损程度检测如心肌酶谱、肌钙蛋白等。急性心力衰竭标志物利钠肽在急性心力衰竭诊断中有重要价值。

2. X线检查　妊娠妇女重度心力衰竭者可在铅裙保护腹部下行胸部X线检查，可鉴别左心衰竭和肺部感染性疾病。

3. 心电图和24小时动态心电图　可明确心脏电生理变化，发现各种异常心率、心律、心肌缺血、传导阻滞等。

4. 心脏超声检查　明确是否存在心脏结构和功能异常，以指导进一步的治疗。

5. 有创血流动力学监测（漂浮导管）　适合血流动力学不稳定且心力衰竭机制未明的患者。

需与以下疾病相鉴别：

1. 支气管哮喘　急性心力衰竭患者均伴严重呼吸困难，应与支气管哮喘相鉴别。后者多见于青少年有过敏史，发作时双肺可闻及典型哮鸣音，咳出白色黏痰后呼吸困难常可缓解。测定血浆BNP水平对鉴别急性心力衰竭和支气管哮喘有较大的参考价值。

2. 急性肺栓塞　部分急性肺栓塞患者以呼吸困难、胸闷、胸痛、气促、心悸等主诉，查体有呼吸急促、心率加快、低氧等表现，血气分析、D-二聚体、心电图和心脏超声检查有助于诊断；孕期可能会顾虑放射线对胎儿的影响，但高度怀疑肺栓塞还应尽早行肺部CT肺动脉造影检查。

3. 其他原因所致休克　与肺水肿并存的心源性休克与其他原因所致休克不难鉴别。疑似患者可行BNP/NT-proBNP检测鉴别，阴性者几乎可排除急性心力衰竭的诊断。

> **诊断要点**
>
> 根据病史、典型症状与体征，较易诊断。急性心力衰竭患者均伴严重呼吸困难，应与支气管哮喘相鉴别。

【处理原则与措施】

应在严密的血流动力学监测下积极开展各项抢救措施，包括减轻心脏前后负荷、增强心肌收缩力、去除诱发因素、治疗原发疾病、及时终止妊娠。

1. 一般治疗

（1）体位：半卧位或端坐位，双腿下垂，以减少静脉回流。

（2）吸氧：纠正低氧，给予高流量吸氧，导管、面罩吸氧或正压给氧，严重者采用无创呼吸机持续气道正压通气（CPAP）或双相气道正压（bi-level positive airway pressure，BiPAP）给氧，增加肺泡内压，既可加强气体交换，又可对抗组织液向肺泡内渗透。

（3）救治准备：开放静脉通道，留置导尿管，心电监护及经皮血氧饱和度监测等。

（4）胎心监护。

2. 纠正心力衰竭治疗　减轻心脏前后负荷、增加心肌收缩力。

（1）镇静：吗啡3~5mg静脉注射不仅可以使患者镇静，减少躁动所带来的额外的心脏负担，同时也具有舒张小血管的功能而减轻心脏负荷。必要时每间隔15分钟重复1次，共2~3次。产时应用可引起新生儿呼吸抑制。

（2）利尿剂：适用于急性心力衰竭伴肺循环和/或体循环明显淤血以及容量负荷过重的患者，可减轻心脏前负荷。此外还有静脉扩张作用，有利于肺水肿缓解。袢利尿剂起始剂量20~40mg，给药方式为静脉推注或持续静脉滴注，每日总量不超过200mg。噻嗪类利尿剂25~50mg，每日2次。使用时需防止低血钾发生。

（3）血管扩张剂：可用于急性心力衰竭的早期，通过扩张容量血管和外周阻力血管而减轻心脏前后负荷，如硝酸酯类、硝普钠和酚妥拉明等。收缩压 >110mmHg 且无禁忌证的患者通常可完全使用，当收缩压为 90~110mmHg 时应谨慎使用。

1）硝酸酯类：扩张小静脉，降低回心血量，使左室舒张末压（left ventricular end diastolic pressure，LVEDP）及肺血管压降低，常用药物包括硝酸甘油、硝酸异山梨酯。硝酸甘油静脉滴注起始剂量为 10~20μg/min，根据血压情况调整滴速，可每 15 分钟增加 5~10μg/min，最高剂量为 200μg/min。

2）硝普钠：为动、静脉血管扩张剂，静脉注射后 2~5 分钟起效，起始剂量 0.3μg/(kg·min)静脉滴注，最高剂量 5μg/(kg·min)。其代谢产物（氰化物）对胎儿有毒性作用，还可影响胎盘血流量而危及胎儿，不宜在妊娠期使用。

3）α-受体拮抗剂：扩张血管，降低外周阻力，减轻心脏后负荷，并降低肺毛细血管压，减轻肺水肿，也有利于改善冠状动脉供血。常用药物乌拉地尔。

（4）氨茶碱：解除支气管痉挛，并有一定的增强心肌收缩、扩张外周血管作用。

（5）正性肌力药：利尿剂和血管扩张剂后心力衰竭无改善，或患者存在低心排血量低灌注的情况应使用。

1）洋地黄类药物：毛花苷 C（lanatoside C，西地兰）为快速起效的静脉注射用制剂，最适合用于有快速心室率的心房颤动并心室扩大伴左心室收缩功能不全者，首剂 0.4~0.8mg，2 小时后可酌情再给 0.2~0.4mg。

2）磷酸二酯酶抑制剂：抑制磷酸二酯酶活性，Ca^{2+} 内流增加，心肌收缩力增加。米力农首剂 25~75μg/kg 静脉注射（>10 分钟），维持 0.375~0.75μg/(kg·min)静脉滴注。

3）β受体兴奋剂：主要作用于心肌 β 受体，可直接增加心肌收缩力。多巴胺 3~5μg/(kg·min)静脉滴注；多巴酚丁胺 2~20μg/(kg·min)静脉滴注。一旦组织灌注恢复、充血性心力衰竭症状改善，即应停用。

3. 心源性休克治疗

（1）心源性休克合并显著低血压状态时，去甲肾上腺素、肾上腺素等药物可以使血液重新分配至重要脏器，增加心排血量，收缩外周血管并升高血压，但以增加左心室后负荷为代价。肾上腺素 1mg 静脉注射，每 3~5 分钟可重复 1 次，维持 0.05~0.5μg/(kg·min)静脉滴注。去甲肾上腺素维持 0.2~1.0μg/(kg·min)静脉滴注或者 8mg+0.9% 生理盐水 36ml，1~2ml/h 静脉泵推注，根据血压和心率调节速度。

（2）肺动脉导管监测肺毛细血管楔压的变化。此外，纠正酸中毒，保持电解质平衡，注意补钾。

（3）休克仍无法纠正者，可考虑体外膜氧合器（ECMO）、心室辅助泵等机械性辅助循环。

4. 原发心脏病的治疗　应根据条件对先天性心脏病、瓣膜性心脏病、恶性心律失常、心肌病进行治疗。

5. 非心源性心脏病

（1）子痫前期并发心力衰竭：积极治疗子痫前期，包括降压、解痉、抗凝等药物治疗，并同时纠正心力衰竭治疗。

（2）甲亢性心脏病并发心力衰竭：规范应用抗心力衰竭药物同时，积极进行抗甲状腺药物治疗。

6. 产科处理

（1）终止妊娠：可纠正妊娠所导致的血流动力学改变，改善心功能。

1）心力衰竭一旦控制，胎儿在能够存活的情况下积极终止妊娠。

2）心力衰竭难以控制，即使胎儿无法存活也应积极终止妊娠。

3）分娩方式建议剖宫产术。

（2）控制补液量（<1 000ml/d）和补液速

度（<80ml/d）。

（3）继续使用抗心力衰竭药物。

（4）预防感染。

（5）不宜哺乳。

（6）产后访视6周，由产科医师和心内科医师共同随诊。

> **处理要点**
>
> 1. 急性心力衰竭孕产妇处理措施包括减轻心脏前后负荷、增强心肌收缩力、去除诱发因素、治疗原发疾病、及时终止妊娠。
>
> 2. 妊娠晚期发生心力衰竭，原则是待心力衰竭控制后再行产科处理。若为严重心力衰竭，经内科各种治疗措施均未能奏效，继续发展必将导致母儿的死亡时，可一边控制心力衰竭，一边紧急剖宫产，减轻心脏负担，挽救孕妇生命。

【病例报告——诊治部分】

诊断：①宫内孕35^{+1}周，G_3P_2，胎方位为枕左前，已娩；②产后出血；③重度子痫前期；④急性心力衰竭。

处理：立即半卧坐位，高流量吸氧，地西泮镇静，呋塞米利尿，毛花苷C强心，加强抗感染，化痰、平喘等处理，术后1小时，尿量1 000ml，症状逐渐缓解。急查HS-TnT 8.72pg/ml，CKMB-M 5.02ng/ml，MYO <21.00ng/ml，BNP 2 890pg/ml。转重症监护病房。

结局：术后1天，半卧位，低流量吸氧，限制液体入量，抗生素预防感染，盐酸乌拉地尔注射液控制血压，营养心肌等处理。无胸闷、喘憋，无头晕、头痛，无恶心、呕吐，无视物模糊等不适。查体：体温37.1℃，脉搏79次/min，呼吸18次/min，血压149/101mmHg，神志清，精神好，双肺底可闻少许湿啰音，心律齐。术后4天生命体征平稳痊愈出院。

【经验分享】

1. 对于有心脏病的育龄妇女，应孕前咨询，以明确心脏病的类型、程度、心功能状态，确定能否可以妊娠。妊娠合并心脏病者，应妊娠早期开始定期产前检查。是否行系统产前检查的心脏病孕妇，心力衰竭发生率和孕产妇死亡率可相差10倍。

2. 妊娠合并心力衰竭是心脏病患者孕期和分娩期最常见的严重并发症，也可见于无心脏病病史的孕产妇，少数患者属于医源性心力衰竭。

3. 产科医师首先要早期识别心力衰竭的临床表现，及时发现问题，并积极寻找病因。

4. 诊断心力衰竭后需心脏内外科、重症监护室、麻醉科等多科室的合作。

5. 急性心力衰竭的治疗和管理原则是在严密的血流动力学监测下积极开展各项抢救措施，包括减轻心脏前后负荷、增强心肌收缩力、去除诱发因素、治疗原发心脏病。

6. 及时根据发病原因、心力衰竭治疗效果、孕周和母胎情况来决定终止妊娠的恰当时机。

【诊治流程图】

急性心力衰竭诊治流程图见图5-1。

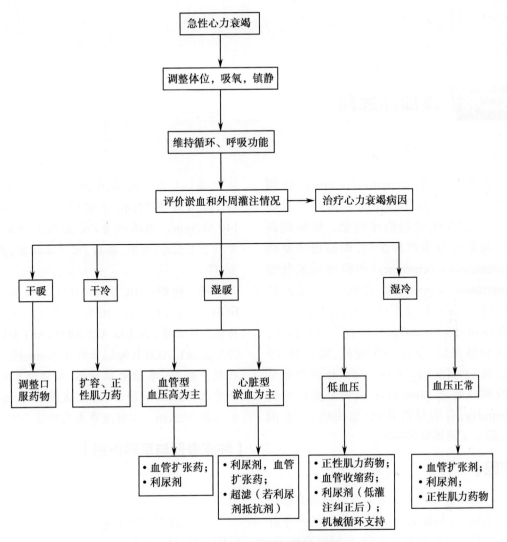

图 5-1　急性心力衰竭诊治流程图

（王谢桐　李　磊）

参考文献

1. 林建华, 傅勤. 产科急性心力衰竭的诊断和救治. 中国实用妇科与产科杂志, 2016, 32 (12): 1171-1174.

2. 林建华. 妊娠合并心衰的产科管理. 中华产科急救电子杂志, 2017, 6 (2): 65-69.

3. 中华医学会心血管病学分会心力衰竭学组, 中国医师协会心力衰竭专业委员会, 中华心血管病杂志编辑委员会. 中国心力衰竭诊断和治疗指南 2018. 中华心力衰竭和心肌病志, 2018, 2 (4): 196-225.

4. YANCY CW, JESSUP M, BOZKURT B, et al. 2013 ACCF/AHA guideline for the management of heart failure: executive summary: a report of the American College of Cardiology Foundation/American Heart Association Task Force on practice guidelines. Circulation, 2013, 128 (16): 1810.

第二节　高血压危象

高血压危象(hypertensive crisis)是指短期内血压急剧升高并伴一系列严重症状,甚至危及生命的临床现象。妊娠期高血压危象可分为两种类型,即高血压急症(hypertensive emergencies)和高血压亚急症(hypertensive urgencies)。高血压急症是指血压明显升高,收缩压超过160mmHg,或者舒张压超过110mmHg,并伴有靶器官损害,如主动脉夹层、急性心肌梗死、肺水肿、呼吸衰竭、子痫前期/子痫。高血压亚急症是指收缩压超过180mmHg,或者舒张压超过120mmHg,有明显的症状(如头痛、呼吸困难),但是无靶器官的损害。

【病因】

妊娠期高血压危象发生在妊娠期高血压疾病基础上,是妊娠期高血压疾病的严重并发症。母体可能存在合并症,如肾性高血压。

【病例报告——入院部分】

病史: 患者26岁,停经25^{+6}周,发现血压升高1天入院。定期产检未见明显异常,1天前因双下肢水肿明显来院就诊,测血压157/93mmHg。查尿常规:尿蛋白(+)。无头痛、头晕、视物模糊,无腹痛、恶心、呕吐等不适。既往体健,G$_2$P$_1$。2年前孕29周胎膜早破临产,经阴道分娩一活婴,1天后夭折。

查体: 体温36.3℃,脉搏112次/min,呼吸20次/min,血压165/106mmHg,一般情况良好,神志清,精神可,心肺查体未及明显异常,腹部膨隆、软,无明显压痛、叩痛,肾

区叩痛(−),双下肢水肿2+。产科查体:宫高24cm,腹围92cm,子宫软、松弛好,胎心140次/min。阴道检查:骨盆内测量正常,宫颈长2.5cm,质中,居后,宫口容指紧,先露头、浮。

辅助检查: WBC 7.18×10^9/L,N% 68.6%,HGB 110g/L,PLT 200×10^9/L;尿蛋白(2+);凝血功能大致正常;血生后 ALT 20U/L,AST 35U/L,Cr 35μmol/L,ALB 31.9g/L,血钾3.76mmol/L。产科超声检查:单胎中期妊娠,双顶径6.6cm,股骨长5.0cm,头围24.3cm,腹围23.3cm,羊水指数20.3cm。心脏超声未见明显异常。

【临床表现与早期识别】

1. 可发生于整个妊娠期、分娩期及产褥期。

2. 患者可以出现妊娠期高血压疾病的临床表现,呈多样性。

3. 血压持续升高超过160/110mmHg,是母体靶器官损害的一个危险信号。

4. 高血压急症伴有重要靶器官损害

(1)肺水肿和急性左心衰竭:由于妊娠过程中血容量的显著增加,以及血浆胶体渗透压的下降,高血压急症的孕妇更易发生肺水肿。血压急剧升高,心脏后负荷突然增加,左心排出受阻,影响肺静脉回流,静脉压急剧升高,肺毛细血管压力升高,肺毛细血管内液体渗入肺间质及肺泡;此外,重度子痫前期患者常伴低蛋白血症,血浆胶体渗透压下降,加重了肺毛细血管液体外渗,易形成急性肺水肿,此时患者可表现为呼吸困难,呼吸频率加

快、表浅,发绀,烦躁,咳粉红泡沫痰,听诊肺部布满水泡音,肺动脉瓣区第二心音亢进,甚至出现奔马律。

(2)子痫和神经系统损伤:高血压危象孕妇易发生子痫,并可发生颅内出血、脑梗死、皮质下水肿等中枢神经系统损伤。研究发现妊娠期及产后高血压患者收缩压水平可能是并发脑损伤最重要的相关因素。有严重临床表现和高血压危象的子痫前期孕妇可能发生枕叶皮质和皮质下出血、梗死、水肿,以及可逆性后部白质脑病综合征(posterior reversible encephalopathy syndrome,PRES)。

(3)急性肾损伤:高血压危象孕妇易并发急性肾损伤。大多数高血压急症伴有血管阻力升高、内皮损害,大量蛋白尿,血浆胶体渗透压下降,血液浓缩,血容量减少,血流缓慢,同时激活血小板和凝血功能,在循环中形成微血栓;肾小球毛细血管内形成广泛的微血栓,导致小血管闭塞,肾小球滤过率急剧下降,肾皮质肿胀、坏死;如并发严重的胎盘早剥,发生严重失血,有效血容量进一步减少,可发生急性肾衰竭,主要表现为少尿、无尿,肾功能检查肌酐、尿素升高,肾小球滤过率下降等。

早期识别要点

妊娠期高血压危象在妊娠期高血压疾病基础上发展而来。孕期监测发现血压明显升高,伴有头痛、呼吸困难表现,应注意是否合并有高血压危象。对妊娠期高血压疾病规律、高质量产前检查,及早发现血压变化是高血压危象早期诊断的关键。

高血压危象一旦明确诊断,需立即降压处理,是否早期诊断、早期识别和处理严重高血压及靶器官损害,是孕产妇和围产儿救治成功与否的关键。

【诊断依据及标准】

1. 妊娠期高血压危象的主要特征是血压急剧升高,伴或不伴有靶器官损害,目前缺乏统一的诊断标准。

2. 典型表现包括血压急剧升高,收缩压 ≥ 160mmHg 和/或舒张压 ≥ 110mmHg,和/或伴有进行性靶器官损害,如心血管、肾脏、子宫及脑损害。

2017 年,美国妇产科学会(American College of Obstetricians and Gynecologists,ACOG)提出妊娠期及产后血压突然升高达到或超过 160/110mmHg,持续 15 分钟即可诊断为高血压危象。强调血压升高为突发并持续高水平。

诊断要点

1. 目前缺乏统一的诊断标准。典型表现为血压突发升高并持续高水平,急症患者伴有靶器官损害。

2. 对于妊娠期高血压疾病患者,虽未达到诊断高血压危象标准仍应高度警惕,及时动态观察临床症状、体征、实验室指标变化及影像学检查,及时处理并预防靶器官损害的发生是关键。

【处理原则与措施】

妊娠合并高血压危象需立即住院治疗,目的是控制病情、确保母儿安全,在诊断高血压危象的同时注意评估有无严重并发症的发生。

治疗原则为控制血压、稳定母体情况和监测胎儿、分娩准备三个方面。

1. 控制血压

(1)血压降至正常高限水平(160/110mmHg)以下或者平均动脉压降低 15%~25%。

(2)降压治疗应在 1 小时以内进行,理想状态是 15 分钟以内进行。

(3)血压维持于 140~150mmHg/90~100mmHg 水平,避免靶器官低灌注损害。

(4)极度高血压(收缩压 >200mmHg 或舒张压 >120mmHg)应转入 ICU 降压治疗。

（5）一线降压药物选择

1）拉贝洛尔（labetalol）静脉注射：初始剂量 20mg，20~30 分钟后若无有效降压则剂量加倍，最大单次剂量 80mg，直至血压控制，每日最大总剂量 220mg；静脉滴注：50~100mg 加入 5% 葡萄糖液 250~500ml 中，每分钟 1~2mg，根据血压调整滴速。

2）肼屈嗪（hydralazine）静脉注射：初始剂量 5mg，如需要每 20~40 分钟给予 5~10mg，每日最大剂量 30mg。

3）硝苯地平（nifedipine）口服：初始剂量 10~20mg，如需要 30 分钟后再次给予，每日最大剂量不超过 60mg。

（6）二线降压药物选择

1）艾司洛尔（esmolol）静脉滴注：500μg/kg（30 秒内），50μg/（kg·min）维持，每 4 分钟增加 50μg/（kg·min），最大剂量 300μg/（kg·min）。

2）尼卡地平（nicardipine）静脉滴注：初始 5mg/h，每 5~15 分钟增加 2.5mg/h，最大剂量 15mg/h。

3）硝普钠（sodium nitroprusside）静脉滴注：0.25μg/（kg·min），每 2~3 分钟增加 0.25~0.5μg/（kg·min），最大剂量 5μg/（kg·min）。硝普钠能迅速通过胎盘进入胎儿体内，且代谢产物（氰化物）对胎儿有毒性作用，妊娠期不宜使用，仅在其他降压药物无效时方可使用。

2. 稳定母体病情

（1）密切监测母体生命体征，包括氧饱和度。

（2）适当、及时降压治疗。

（3）严格监测和控制液体出入量。

（4）适当的实验室及影像学检查。包括常规检查：血常规、尿常规及 24 小时尿蛋白、肝肾功能、生化、凝血功能、心电图、心脏超声及心功能、胎心监护、产科超声。进一步检查：X 线胸片、腹部超声（肝、胆、胰、脾、肾）、颅脑 CT 或 MRI。

（5）适当、及时使用硫酸镁：防治子痫，对早产儿有脑保护、降低脑瘫发生率的作用。静脉用药：负荷剂量硫酸镁 2.5~5g，溶于

10% 葡萄糖液 20ml 中缓慢静脉推注（15~20 分钟），维持量 1~2g/h 静脉滴注，24 小时总剂量不超过 25g。用药期间每日评估病情变化，决定是否继续用药。

（6）有转入 ICU 及 NICU 的条件。

3. 监测胎儿情况及分娩准备

（1）因降压治疗可能导致子宫血流灌注不足，可采用无应激试验（non-stress test，NST）、B 型超声检查（胎儿、胎盘、羊水及脐动脉 S/D）及胎儿生物物理监测评估胎儿情况。

（2）妊娠 <32 周孕妇应使用硫酸镁，能降低新生儿脑瘫发生率。

（3）妊娠 24~34 周孕妇应使用地塞米松促胎肺成熟治疗。

4. 分娩时机与方式

（1）目前尚无统一标准，可参考重度子痫前期患者处理原则。

（2）高血压亚急症、重度子痫前期不伴有靶器官损害：如果血压控制平稳、母儿病情稳定，孕周 <34 周可以考虑在有条件的三级医院严密动态监测下进行期待治疗，但期待过程中母儿发生严重合并症风险较高，一旦病情恶化需立即终止妊娠。

（3）高血压急症（除外上述情况）：不论孕周，在稳定患者病情后应立即终止妊娠。

（4）没有靶器官损害的高血压危象患者：分娩方式应根据产科指征而定，如无剖宫产指征，可考虑经阴道试产；但如果不能短时间内阴道分娩，病情可能加重，可酌情放宽剖宫产指征。

（5）有靶器官损害的高血压危象患者：如不能立即经阴道分娩，待患者病情稳定后及时剖宫产。

5. 新生儿处理

（1）新生儿面临早产、低体重、胎儿生长受限、宫内缺血缺氧、胎盘早剥、血小板减少和脑出血的风险。

（2）高危新生儿分娩时需产、儿科协作，及时复苏并入住 NICU。

处理要点

1. 妊娠合并高血压危象治疗关键是降压,及时有效的降压治疗能显著降低严重并发症的发生,降低孕产妇死亡率和改善新生儿结局。

2. 高血压危象伴有靶器官损害时,需多学科协作处理,包括孕妇及胎儿状况整体评估,及时终止妊娠,对靶器官损害的并发症及时处理。

3. 只有当胎儿不成熟、血压控制平稳、没有靶器官损害且胎儿安全情况下,可在三级医院严密动态监测下行期待治疗,但在期待过程中一旦病情恶化需立即终止妊娠。

【病例报告——诊治部分】

入院诊断: 宫内孕 25^{+6} 周,G_2P_1;子痫前期,重度。

处理: 入院后即给予尼卡地平降压、硫酸镁解痉及地塞米松促胎肺成熟。入院 1 天后血压控制平稳,145/85mmHg 左右,心率 90 次/min,呼吸 20 次/min,无头痛、头晕、视物模糊,无腹痛、恶心、呕吐及阴道流血等不适,继续上述治疗。入院 2 天后患者出现胸闷、喘憋,并急剧加重,伴有烦躁、言语不清等精神症状。测血压 195/120mmHg,心率 130 次/min,氧饱和度 80%,胎心率 152 次/min。加用拉贝洛尔口服降压,请呼吸内科、心内科及重症医学科急会诊,双肺听诊有湿啰音,左侧为著,考虑存在肺水肿,给予呋塞米治疗。复查血常规 WBC $8.41×10^9$/L,N% 77.7%,HGB 96g/L,PLT $173×10^9$/L;尿蛋白+;凝血功能正常;复查心电图示窦性心动过速。急查心肌酶谱:超敏肌钙蛋白 T(HS-TnT)35.77pg/ml,肌酸激酶同工酶质量(CKMB-M)12.70ng/ml,肌红蛋白(MYO)98.75ng/ml,N 端脑钠肽前体 669.30。考虑重

度子痫前期并有高血压危象,急性肺水肿,需立即终止妊娠。急诊在全麻下行子宫下段剖宫产术,术中见羊水量 500ml,羊水清,以枕左前位助娩一活婴,出生体重 1 020g,轻度窒息,胎盘胎膜完整娩出,因宫腔渗血明显行双侧子宫动脉上行支结扎,缝合子宫后探查盆腔无明显出血点。术后转入 ICU 继续治疗。

转入 ICU 后气管插管呼吸机辅助呼吸,给予尼卡地平静脉降压、头孢呋辛预防感染、缩宫素促进宫缩、氨溴索化痰、白蛋白+呋塞米减轻水肿及补液等对症支持治疗。术后 1 天体温 37℃,血压 110~150/62~73mmHg,心率 60~126 次/min,氧饱和度 94%~99%,双肺听诊呼吸音粗,可闻及痰鸣音,腹软,宫缩良好,阴道流血不多。复查血常规:WBC $8.35×10^9$/L,N% 76.1%,HGB 76g/L,PLT $152×10^9$/L;凝血功能 FIB 1.42g/L,余正常;血 ALT 37U/L,AST 50U/L,Cr 50.5μmol/L,ALB 24.4g/L;超敏肌钙蛋白 T(HS-TnT)29.26pg/ml,肌酸激酶同工酶质量(CKMB-M)1.97ng/ml,肌红蛋白(MYO)69.85ng/ml。床旁超声示:左侧见胸腔积液并肺不张,右侧未见明显胸腔积液及肺不张;心脏各房室腔大小基本正常,室壁运动度可,未见明显心包积液;肝脏未见明显异常,腹腔未见明显积液。胸部 CTA 未见明显肺动脉血栓。行床旁纤维支气管镜检查,见气管及主支气管通畅,段支气管黏膜充血水肿明显,开口处可见少量黄色黏痰,充分吸引共约 10ml 并做培养。术后 2 天,药物镇静状态呼吸机辅助呼吸,体温 37.3℃,血压 104~142/56~82mmHg,心率 80~95 次/min,氧饱和度 94%~98%,复查血常规:WBC $11.69×10^9$/L,N% 75.8%,HGB 68g/L,PLT $194×10^9$/L,输注红细胞 2U;术后 3 天患者体温 38.5℃,血常规:WBC $11.98×10^9$/L,N% 10.02%,HGB 88g/L,PLT $192×10^9$/L,继续留取痰培养并行血液培养,同时更换抗生素为万古霉素+哌拉西林他唑巴坦抗感染治疗。术后 1 周体温 36.6℃,心率 76~98 次/min,血压

125~150/50~70mmHg,氧饱和度90%~99%,双肺呼吸音清,未闻及干湿啰音。复查超声左侧胸腔少许积液,右侧胸腔及腹腔未见明显异常,心脏超声心内结构大致正常。痰培养及血培养均(−)。拔出气管插管。

结局:术后8天转回产科病房,监测病情:一般情况良好,偶有咳嗽,咳少量白色黏痰,生命体征平稳,双肺呼吸音清,腹软,无明显压痛,腹部切口愈合良好,复查血常规 WBC 5.38×10^9/L,N% 79.1%,HGB 103g/L,PLT 186×10^9/L;凝血功能正常;血 ALT 14 U/L,AST 15U/L,Cr 31.90μmol/L,ALB 41.3g/L;HS-TnT 18.13pg/ml,CKMB-M 2.24ng/ml,MYO 33.5ng/ml,NT-ProBN 288.20。术后10天痊愈出院。

【经验分享】

1. 早诊断、早治疗至关重要

(1)高血压危象是母胎并发症高发生率及母胎高死亡率的主要原因。

(2)收缩压高于160mmHg与不良结局密切相关,如脑血管意外、肺水肿等。

(3)一旦出现靶器官损害,需多学科协作

处理,病情稳定后及时终止妊娠。

(4)血压高于160/110mmHg且持续15分钟以上,推荐需要立即降压治疗。

(5)拉贝洛尔、硝苯地平被推荐为一线降压药物,硫酸镁不作为降压药物。

(6)一线降压药物效果不理想时,推荐专科医师会诊(心内科、ICU)协同治疗。

2. 伴有以下情况,推荐转入 ICU 治疗

(1)需要呼吸支持或者气管插管。

(2)呼吸急促,频率 >35 次 /min。

(3)极度高血压,收缩压 >200mmHg 或舒张压 >120mmHg。

(4)生命体征不平稳,如心率 >150 次 /min 或 < 40 次 /min。

(5)需心血管支持治疗。

(6)患者有酸碱平衡紊乱或者严重电解质紊乱。

(7)需要有创监测,如肺动脉导管监测。

(8)心电图异常患者需要进一步干预,如心脏电复律和除颤等。

【诊治流程图】

高血压危象诊治流程图见图 5-2。

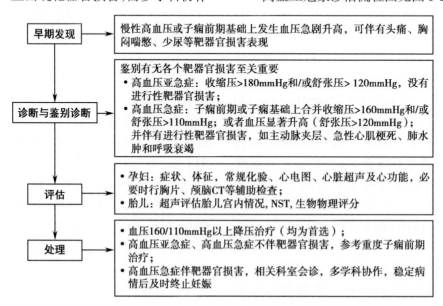

图 5-2　高血压危象诊治流程图

（王谢桐　周宇）

参考文献

1. STEEGERS EA, VON DADELSZEN P, DUVEKOT JJ, et al. Hypertensive crisis during pregnancy and postpartum period. Lancet, 2010, 376 (9741): 631-644.
2. 赵茵. 妊娠期高血压危象的早期识别及应急救治策略. 中华产科急救电子杂志, 2018, 7 (02): 81-85.
3. RAKESH BV, MICHELLE S. Hypertensive crisis in pregnancy. Clinical Obstetrics and Gynecology, 2014, 57 (4): 797-805.
4. ELFARRA J, BEAN C, MARTIN JN, et al. Management of Hypertensive Crisis for the Obstetrician/Gynecologist. Obstetrics and Gynecology Clinics of North America, 2016, 43 (4): 623-637.
5. ALEXANDER JM, WILSON KL. Hypertensive Emergencies of Pregnancy. Obstet Gynecol Clin North Am, 2013, 40 (1): 89-101.
6. American College of Obstetricians and Gynecologists. Committee opinion No. 514: Emergency therapy for acute-onset, severe hypertension with preeclampsia or eclampsia. Obstet Gynecol, 2011, 118 (6): 1465-1468.

第三节 主动脉夹层

主动脉夹层(aortic dissection,AD)是由于主动脉壁内膜撕裂导致血液从撕裂处进入血管中膜,并沿纵轴方向扩大使主动脉壁分离,形成真假两腔的一种病理改变,常见于高血压或马方综合征。

妊娠合并主动脉夹层临床中较为罕见,但是妊娠的灾难性并发症,死亡率高达21%~53%。在妊娠合并心血管并发症中,死亡率位于第二位,占妊娠期心脏疾病死亡的14%。

普通人群中,主动脉夹层发病率约为29/100万,妊娠及产后初期发生主动脉夹层或夹层破裂的比例为5.5/100万。据统计,40岁以下女性有1/2以上为妊娠期间发生主动脉夹层。

【病因】

妊娠期间好发主动脉夹层的原因有两方面:

1. 母体的血容量、心率、每搏输出量及心排血量等一系列改变,使得妊娠本身处于高血容量及高血流动力学状态。

2. 雌激素及孕激素的大量分泌可以降低主动脉内膜黏多糖类和弹性纤维含量,导致血管壁脆性增加。

其他高危因素:

1. 结缔组织病 约半数妊娠合并主动脉夹层患者患有马方综合征。

2. 主动脉直径 主动脉直径<40mm患者中,发生主动脉夹层的风险约为1%,但当主动脉直径>40mm时,发生主动脉夹层的风险可增加10倍以上。

3. 高血压病 约3.3%的患者合并高血压病。

4. 年龄 年轻孕妇更易发生主动脉夹层。

5. 二瓣式主动脉瓣畸形、主动脉炎、主动脉缩窄、主动脉弓发育不全、主动脉夹层家族史、可卡因的使用等。

有孕妇缺少上述风险因素也发生主动脉

夹层。妊娠本身可以触发主动脉夹层或主动脉破裂的发生,但其机制仍不明确。

【病例报告——入院部分】

病史: 患者36岁,停经35周,孕期产检血压轻度增高,口服拉贝洛尔控制满意。2周前无明显诱因突发心前区疼痛,疼痛剧烈持续,伴胸闷及心慌,无大汗淋漓,当地医院给予吸氧处理,效果欠佳。次日患者出现恶心、呕吐,考虑妊娠反应,给予吸氧等治疗,并静脉给予维生素等营养支持治疗多日,效果差。转至省级医院就诊,查体发现心脏杂音,心脏超声检查提示"主动脉夹层(Ⅰ型)、主动脉窦瘤、主动脉瓣中重度反流",建议手术治疗,急诊以"主动脉夹层、妊娠35周"收入院。既往体健,G_4P_1。5年前孕足月自然分娩一男婴,健康。人工流产2次。

查体: 体温36.6℃,脉搏120次/min,呼吸20次/min,血压132/49mmHg,一般情况尚可,神志清楚,颈静脉无怒张,双肺呼吸音清,未闻及干湿啰音。心前区无异常隆起,未触及震颤,心界向左下扩大,心率120次/min,律齐,胸骨左缘第3肋间可闻及舒张期叹气样杂音,周围血管征(−),肝脾肋下未触及,双下肢轻度水肿,无杵状指/趾,双侧股动脉、足背动脉搏动良好,双下肢皮温暖。腹部膨隆、软,剑突下压痛明显,肝区叩痛(+),肾区叩痛(−),双下肢无水肿。产科查体:宫高32cm,腹围90cm,子宫软、松弛好,先露头、浮,胎方位为枕左前,胎心率140次/min。阴道检查:骨盆内测量正常,宫颈长3cm,质韧,居后,先露头,S-3cm。

辅助检查:

心脏超声: 主动脉瓣环直径约2.5cm,主动脉窦部明显扩张,测内径约4.63cm,窦管连接处内径约5.21cm,升主动脉自窦部探及剥脱的内膜样回声分离管腔。二尖瓣前叶开放幅度减小。心包腔内探及少量液性暗区回声,左室侧壁深约0.89cm,右室侧壁深约

0.54cm。彩色多普勒血流成像(color Doppler flow imaging,CDFI):主动脉瓣探及中重度反流信号,反流束冲击二尖瓣前叶。

心脏大血管计算机体层血管成像(computed tomography angiography,CTA):主动脉窦部瘤并局部夹层(Stanford A 型)CTA表现;双肺炎性改变;双侧胸腔积液并肺部分膨胀不全;心包积液。

【临床表现与早期识别】

依据解剖形态进行分类:即Debakey分型和Stanford分型。

1. DeBakey 分型　依据夹层的起源部位进行分类。

Ⅰ型:夹层起源于升主动脉并延伸至主动脉弓。

Ⅱ型:夹层起源于升主动脉并局限于升主动脉。

Ⅲ型:夹层起源于降主动脉,若仅局限于胸部的降主动脉为Ⅲa型,而累及膈肌以下主动脉则为Ⅲb型。

2. Standford 分型　依据升主动脉是否累及进行分类。

A型:夹层累及升主动脉,不论破口位置(包括Debakey Ⅰ型和Debakey Ⅱ型)。

B型:夹层未累及升主动脉(包括Debakey Ⅲa型和Debakey Ⅲb型)。

Stanford分型与临床治疗方案紧密相关,A型需要外科治疗;B型通常内科治疗即可获得很好效果。与妊娠相关的主动脉夹层多为Stanford A型夹层,占79%~89%,B型夹层占11%~21%。

临床表现因病变范围、撕裂程度、主动脉分支受累情况而不同。

1. 疼痛

(1)疼痛是最常见的症状,镇痛药物难以缓解。

(2)68%的患者表现为锐痛,50%的患者表现为经典的撕裂样疼痛,仅有19%是迁延

性的疼痛。

（3）胸部疼痛在 Stanford A 型夹层患者较 B 型常见（83% 比 71%）；而背部疼痛（64% 比 47%）和腹部疼痛（43% 比 22%）更常见于 Stanford B 型夹层。

（4）妊娠期出现急性胸痛的患者应考虑是否存在主动脉夹层。

2. 脉搏变化　无近端或颈动脉脉搏和 / 或左右臂之间血压相差 >20mmHg。

3. 血压改变

（1）Stanford B 型夹层中有 70% 患者存在高血压；并发低血压的发生率不到 5%，通常意味着主动脉破裂。

（2）Stanford A 型夹层伴有高血压者仅有 25%~35%；25% 可能存在低血压，可能是主动脉破裂导致。

4. 晕厥

（1）发生率为 10%~55%。

（2）多见于 Stanford B 型夹层（19% 比 3%）。

（3）晕厥患者严重并发症发生率较高，主要包括心脏压塞、脑卒中和死亡。

5. 心脏杂音

（1）伴有严重急性胸痛的舒张期杂音是急性主动脉瓣关闭不全的征象。

（2）最常见于右胸骨边缘。

6. 局灶性神经功能缺损

（1）脑卒中或意识障碍。

（2）Horner 综合征：颈上交感神经节的压迫。

（3）声带麻痹：左侧喉返神经压迫导致。

（4）急性截瘫：源自脊髓缺血，在主动脉夹层中发生率为 2%~3%，Stanford B 型夹层更常见。

> **早期识别要点**
>
> 突发胸痛的孕妇，尤其是存在相关高危因素者，应及时行相关检查，警惕主动脉夹层。

【诊断依据及标准】

1. 经胸超声

（1）经济便捷。

（2）不建议单独通过经胸超声诊断主动脉夹层。

（3）高危患者产前检查推荐每 4~6 周行经胸超声动态监测主动脉直径。

2. 主动脉 CT 血管造影及磁共振血管成像

（1）诊断特异性与敏感性较高。

（2）CT 因辐射可能对胎儿产生不利影响，应谨慎使用。

（3）无钆磁共振成像对胎儿是安全的，其敏感度为 95%，特异性为 100%。

> **诊断要点**
>
> 1. 确诊需要依赖心血管影像学检查。在选择诊断方法时，应向患者及家属充分交代孕妇及胎儿相关风险及各项检查优缺点，由患者、家属、医师三方共同作出决定。
>
> 2. 迅速区分 Stanford A 型与 B 型，与临床治疗方案紧密相关，决定预后。

【处理原则与措施】

1. 药物治疗　控制患者的疼痛、控制血压及心室收缩速率，防止夹层进一步撕裂或破裂，以及其他严重并发症的发生，并在降低脉压的同时保证终末器官的灌注。

（1）镇痛：阿片类药物镇痛，虽然难以缓解主动脉夹层的剧痛，但可以抑制交感神经系统释放儿茶酚胺，改善患者的呼吸困难等症状。

（2）β 受体阻滞剂：可减慢主动脉扩张速度并显著降低主动脉夹层死亡率。对于有高危因素的孕妇，孕期建议预防性使用 β 受体阻滞剂，剂量以使心率降低 20 次 /min 为宜。但可能会减少胎盘血流量造成胎儿生长受限，使用前应向孕妇及家属充分交代相关风险，并严密随访监测胎儿是否有生长受限。

（3）降压：迅速降压，控制收缩压为100~120mmHg，同时控制心率75次/min以下。推荐使用硝酸甘油或肼屈嗪联合β受体阻滞剂控制血压。

2. 妊娠前预防性手术治疗

（1）早期诊断主动脉扩张并进行预防性手术可以改善母胎预后。

（2）2011年欧洲心血管协会指南建议对于患有马方综合征的育龄期妇女，当主动脉根部直径>45mm时，应行预防性手术以防止主动脉夹层的发生；当主动脉直径在40~45mm时，应结合患者是否有主动脉夹层家族病史以及主动脉扩张的增长速度综合判断患者发生主动脉夹层的危险程度，再决定是否需要干预措施。

（3）主动脉直径<40mm仍有可能发生主动脉夹层，并不存在所谓的"安全区域"。

（4）马方综合征患者即使行预防性主动脉置换术，术后仍有发生夹层的风险。

（5）孕期动态监测主动脉直径。是否行预防性手术，应综合患者是否有主动脉夹层危险因素、主动脉直径动态变化，充分交代相应风险与利弊，由医患双方共同作出选择。

3. 妊娠期间及产后主动脉夹层处理

（1）A型主动脉夹层母胎死亡率较高，治疗方式以手术治疗为主。手术方式主要包括Bentall手术、保留主动脉瓣的升主动脉置换术，以及单纯升主动脉置换术。

（2）B型主动脉夹层治疗方式的选择，临床资料较少，主要包括保守治疗、外科手术治疗，以及主动脉腔内人工血管置入术。

1）首先推荐药物保守治疗，包括严格血压控制、限制夹层撕裂的范围、降低夹层破裂风险，减少器官损伤。

2）主动脉腔内人工血管置入术近年来广泛应用于B型夹层，疗效较好，且较开放手术安全易行。但对于合并有马方综合征的妊娠期B型夹层来说，因腔内操作易损伤内膜且血管壁发育不良，不宜进行，但可作为开放手术的过渡。

4. 手术时机　单纯行心脏手术的患者胎儿死亡率均较同期行心脏手术及剖宫产手术或单纯行剖宫产手术明显升高。对孕妇来说，因心脏手术需肝素化，同期行剖宫产手术术后子宫出血风险大。

（1）手术时机的选择应结合胎龄及主动脉疾病严重程度，综合母胎双方利弊作出决定，目前并没有明确的标准，主要是结合病例个体化处理。

（2）对于A型主动脉夹层的外科手术时机，Zeebregts等提出了一套较为完善的指南和治疗策略：

1）孕28周之前，应在保胎的基础上行主动脉夹层修补或置换。

2）孕28~32周者，根据胎儿情况决定是否娩出胎儿，对于存在血流动力学不稳定及有脏器缺血表现的孕妇，应立即行剖宫产和主动脉手术。

3）孕32周以后者同时行剖宫产及主动脉手术。

5. 麻醉及体外循环的要求

（1）全身麻醉及血流动力学控制尤为重要。

（2）从胎儿方面来说，心脏的输出依赖心率，因此，尽量避免心动过缓。母体方面，保持最大的氧输出，因此，围手术期需要维持母体的心输出、血压、血红蛋白和pH。

（3）体外循环方面，建立搏动灌注体外循环，保持体温接近正常，保持高流量[>2.5L/(min·m²)]，平均血压>70mmHg，血细胞比容>28%，避免孕妇低血糖和缺氧，将孕妇置于侧位以避免下腔静脉受压，以及避免使用血管收缩剂均可降低母体及胎儿手术风险，如需提高血压可考虑泵流量。

处理要点

1. 传统手术治疗仍是主动脉夹层治疗的重要方式，特别是对于有结缔组织疾病基础的患者具有不可替代的作用。

2. 主动脉腔内人工血管置入术为B型主动脉夹层提供了新的治疗选择。

3. 早期明确诊断和及时治疗是改善预后的关键。

4. 治疗需要产科、心外科、麻醉科、新生儿科、重症医学科等多学科合作，经验丰富的心血管外科医师应尽早参与讨论何种手术及其时机选择。

5. 必须个体化，针对患者的分型、血流动力学状况、孕周、胎儿宫内情况等，以及患者及家属的期望值，充分作好术前评估与准备，共同制订治疗方案，以达到最佳的治疗效果。

【病例报告——诊治部分】

入院诊断：宫内孕 35 周，G_4P_1，胎方位为枕左前；主动脉夹层（Stanford A 型）；主动脉瓣关闭不全（中重度）。

处理：患者入院后常规术前准备，急诊在气管插管全麻下行 Bentall+ 子宫下段剖宫产术。全麻后先由心外科医师打开胸腔，建立体外循环。随后产科医师行子宫下段剖宫产术，娩出一男婴，1 分钟 -5 分钟 -10 分钟 Apgar 评分 1-6-7 分，复苏后转入新生儿监护室。娩出胎盘，Allis 钳钳夹子宫切口，子宫球囊宫腔填塞、大纱布垫压迫覆盖切口。心外科医师开胸后探查见心包内血性积液 200ml，心脏饱胀，升主动脉根部明显增宽，近主动脉升弓部正常，纵行切开升主动脉，见破口位于升主动脉，夹层累及升主动脉全周，瓣膜左无、右无交界撕脱，主动脉窦部扩张明显，主动脉瓣膜关闭不全，应用 4-0 不可吸收

缝合线带毡片分别悬吊三交界，切除主动脉瓣，置入 23# St Jude 机械瓣带瓣管道，并移植左、右冠状动脉。完成心外科手术操作，鱼精蛋白对抗后，产科医师移除球囊，观察无活动性出血，关闭切口。留置腹腔引流管。手术顺利，术后积极对症处理。患者恢复可。

结局：术后心脏超声复查提示心脏左室内径增大，余心腔内径正常。房室间隔连续完整。升主动脉区探及人工血管回声，与主动脉弓吻合口通畅。主动脉瓣探及机械瓣强回声，架固定，瓣叶开放可，瓣周未见明显异常团块样回声；余组瓣膜形态、回声未见异常。心包腔内未探及液性暗区回声室壁运动分析：左室各段心肌厚度、动度及回声未见异常。左室收缩功能：LVEF：60%；CDFI：人工血管与主动脉弓吻合口血流通畅。主动脉瓣未探及反流信号。如期出院。新生儿，男婴，2 100g，NICU 治疗 7 天出院。

【经验分享】

妊娠合并主动脉夹层少见，且临床表现不特异，早期诊断困难，但病情进展迅速，孕妇及胎儿死亡率高，使患者和临床医师面临巨大挑战。

突发胸痛患者需警惕主动脉夹层，超声心动图可以提供有效的诊断线索，CTA 可明确诊断。一旦确诊，需多学科合作共同管理和治疗。对于急性 Stanford A 型主动脉夹层，发病后应尽早行开放手术。胎儿娩出瞬间，回心血量增加，可能诱发主动脉夹层破裂和心脏压塞。因此有准备的开胸手术，是改变妊娠结局的重要保证。

（王谢桐　连　岩）

—————— **参考文献** ——————

1. 杨思姝，钱永军，梁伟涛，等 . 妊娠合并主动脉夹层的诊断及处理 . 中国胸心血管外科临床杂志，2019, 26 (05): 499-503.

2. European Society of Gynecology (ESG), Asso-

ciation for European Paediatric Cardiology (AEPC), German Society for Gender Medicine (DGesGM), et al. ESC Guidelines on the management of cardiovascular diseases during pregnancy: the Task Force on the Management of Cardiovascular Diseases during Pregnancy of the European Society of Cardiology (ESC). Eur Heart J, 2011, 32 (24): 3147-3197.

3. HIRATZKA LF, BAKRIS GL, BECKMAN JA, et al. 2010 ACCF/AHA/AATS/ACR/ASA/SCA/SCAI/SIR/STS/SVM guidelines for the diagnosis and management of patients with Thoracic Aortic Disease: a report of the American College of Cardiology Foundation/American Heart Association Task Force on Practice Guidelines, American Association for Thoracic Surgery, American College of Radiology, American Stroke Association, Society of Cardiovascular Anesthesiologists, Society for Cardiovascular Angiography and Interventions, Society of Interventional Radiology, Society of Thoracic Surgeons, and Society for Vascular Medicine. Circulation, 2010, 121: 266.

4. KAMEL H, ROMAN MJ, PITCHER A, et al. Pregnancy and the Risk of Aortic Dissection or Rupture: A Cohort-Crossover Analysis. Circulation, 2016, 134: 527.

5. NIENABER CA, CLOUGH RE. Management of acute aortic dissection. Lancet, 2015, 385: 800.

第四节　围产期心肌病

围产期心肌病(peripartum cardiomyopathy,PPCM)是一种与妊娠相关的特发性心肌病。目前各地报道的 PPCM 发病率差异较大,有种族和地域差异,非洲部分地区发病率高达 1/100,美国发病率为 1/4 000~1/1 000。目前我国尚无该病明确的流行病学资料,无确切的发病率。该病虽发病率低,但致死率高,严重危害孕产妇的健康,甚至危及母婴生命。PPCM 临床症状无特异性,其相关劳力性症状与妊娠相关的病理生理变化类似,致临床不能及时确诊或出现漏诊。

【病因】

病因和发病机制不明确,存在多种假说:病毒感染、妊娠期异常免疫反应、妊娠期血流动力学应激反应、心肌细胞凋亡增加、细胞因子调节的炎症反应、遗传、异常的激素调节等。

1. **氧化应激催乳素轴理论**　强调催乳素在 PPCM 的发病机制中的作用,氧化应激触发溶酶体酶的活化,将具有促血管生成作用的血清催乳素分解成 16kDa 催乳素子片段,16kDa 催乳素子片段发挥抗血管生成、促进细胞凋亡的作用,最终导致心肌病理性重塑。

2. **抗血管生成信号过量理论**　血管内皮生长因子(vascular endothelial growth factor,VEGF)是最主要的促进血管形成调节因子,妊娠中期至晚期可溶性 FMS 样酪氨酸激酶 1 (soluble fms-like tyrosine kinase-1,sFlt-1)从胎盘和内皮细胞释放增多,sFlt-1 与 VEGF 结合后会抑制 VEGF 的活性,达到抑制血管生长作用,从而导致内皮功能障碍和进一步的血管生成失调。

3. **家族遗传变异理论**　编码心肌肌钙蛋白 C(TNNC1)的基因突变与鸟嘌呤核苷

酸结合蛋白 B 亚基(GNB3)*TT* 基因突变提示遗传倾向、预后不良。

4. 黑色人种、多胎、多次妊娠、妊娠期高血压疾病、高龄产妇、肥胖、营养不良等,也与 PPCM 发病有关。

【病例报告——入院部分】

病史: 患者 40 岁,主因"停经 33^{+1} 周,胸闷、憋气、咳痰、不能平卧 4 天"入院,某二级医院规律产检,孕期未行羊水穿刺及口服葡萄糖耐量试验(oral glucose tolerance test, OGTT)。入院前 4 天无诱因夜间感胸闷、气短,伴咳嗽、白色泡沫痰,卧位加重,端坐位减轻,下肢水肿加重。入院前 1 天某三级医院超声心动提示左心、右房扩大,左室整体功能减低,二尖瓣重度反流,三尖瓣中度反流,肺动脉瓣轻度反流,中度肺动脉高压(肺动脉收缩压 61mmHg),LVEF 30%,尿量不少,近 4 天体重增加 8kg。既往体健,G$_5$P$_2$,1998 年、2008 年足月自然分娩俩女婴,健存,自然流产 2 次。

查体: 体温 36.5℃,脉搏 125 次 /min,呼吸 20 次 /min,血压 122/66mmHg。神清语利,心前区无隆起,心尖冲动增强,心浊音界扩大,心律不齐,无心包摩擦音。双肺呼吸音粗,右肺呼吸音低,双肺底可闻及湿啰音,无胸膜摩擦音。双下肢水肿(3+)。产科查体:子宫松弛好,宫高 36cm,腹围 116cm,胎心率 142 次 /min,先露臀、浮。

辅助检查: 超声心动图示 LVEF 32%,肺动脉收缩压 50mmHg,左室明显增大,左房增大,右房室内径在正常范围。

【临床表现与早期识别】

1. 孕前无器质性心脏病或缺乏任何心脏疾病体征。

2. 在妊娠后期或产后 6 个月内出现以左心室收缩功能减退和心力衰竭为主的临床表现。

3. 也可出现肺栓塞、心肌梗死和脑梗死等血栓栓塞的相应表现,甚至约有 1/2 的患者死于严重的动脉栓塞并发症。

早期识别要点

1. 在妊娠晚期或产后几个月内出现以左心室收缩功能障碍为主的心力衰竭,并除外其他致心力衰竭的病史和病因。超声心动图提示左心室收缩功能障碍,左心室射血分数(LVEF)<45%。

2. 对于存在高危因素的患者,出现临床症状和实验室检查的异常但未达到诊断标准者仍应高度警惕,及时动态观察临床症状、实验室指标变化及影像学检查,是诊治过程中避免出现严重并发症的关键。

【诊断依据及标准】

1. 辅助检查

(1)心电图改变无特异性,常见改变为窦性心动过速、非特异性 ST-T 改变,部分患者可能无明显心电图改变。

(2)胸部 X 线检查可发现心脏扩大、肺水肿、胸腔积液等征象。

(3)N 末端 B 型利钠肽前体常在心力衰竭急性期升高,可作为反映左心室舒张末期压力增高的指标。

(4)超声心动图检查是诊断 PPCM 的关键,出现左心室收缩功能障碍,左心室射血分数(LVEF)<45% 时即可诊断 PPCM,可伴或不伴有左心室扩张。超声心动图检查应同时注意有无左心室附壁血栓和心包积液等并发症,并除外其他引起心力衰竭的病因。

(5)心脏核磁不是常规检查,但其不受患者肥胖等影响,能更准确评估左、右心室的结构及功能情况,更好地提供心肌水肿、坏死、纤维化等可逆或不可逆的信息,可能为病理生理学和预后提供新的依据。可待患者病情相对稳定后再进一步检查。

（6）心内膜活检等也有助于心肌病的鉴别诊断，PPCM 多表现为弥漫性细胞肥大。

2. 诊断标准

（1）2000 年 Hibbard 标准

1）妊娠最后 1 个月至产后 5 个月内发生的心功能衰竭。

2）既往无心脏病病史。

3）无其他导致心功能衰竭的原因。

4）超声心动图诊断标准为：LVEF<45%、左心室缩短速率 <30% 和 / 或左心室舒张末内经 / 体表面积 >2.7cm/m^2，分别反映左心室功能不全和心室扩张。

以上 4 项标准必须全部符合才能诊断围产期心肌病。

（2）2007 年中国心肌病诊断与治疗建议工作组标准：妊娠最后 1 个月或产后 5 个月内不明原因的心脏扩大和心功能衰竭，属于扩张型心肌病，超声心动存在以下任何一种表现，即可诊断。

1）左心室舒张末内径 >5.0cm。

2）左室射血分数 <45% 和 / 或左心室缩短速率 <25%。

3）左心室舒张末内经 / 体表面积 >2.7cm/m^2。

（3）2010 年欧洲心脏病协会（European Society of Cardiology，ESC）标准

1）在妊娠晚期或产后数月出现以左心室收缩功能障碍为主的心力衰竭。

2）超声心动图提示左心室收缩功能障碍，左心室射血分数 <45%，可伴或不伴有左心室扩张。

3）且无其他导致心力衰竭的病史和病因。

以上 3 项标准必须全部符合才能诊断围产期心肌病。

（4）2016 年中华医学会妇产科学分会产科学组标准：既往无心脏病病史，于妊娠晚期至产后 6 个月之间首次发生的、以累及心

肌为主的扩张型心肌病，以心功能下降、心脏扩大为主要特征，常伴有心律失常和附壁血栓形成。通过发病时间、病变特征及辅助检查确立诊断。

【处理原则与措施】

早诊断、早治疗，患者的心脏功能有可能完全恢复。一旦考虑围产期心肌病，需立即组织心内科、心外科、产科、新生儿科、麻醉科等多个科室共同评估，决定终止妊娠的时机与方式。治疗原则：在保证孕妇安全的前提下，尽量避免使用具有胎儿毒性的药物。

1. 一般治疗　包括吸氧、限制液体量等。对于存在血流动力学不稳定、心肺功能不全的患者应尽快转至冠心病监护病房（cardiac care unit，CCU）进行治疗。

2. 产科处理

（1）对于未足月的孕妇，如孕妇病情尚平稳，尽量促胎肺成熟后终止妊娠。

（2）若血流动力学不稳定，建议立即剖宫产终止妊娠，麻醉方式可选择腰硬联合麻醉。

3. 药物治疗

（1）正性肌力药 / 升压药：儿茶酚胺类药物，如多巴酚丁胺已经研究证实会诱发不可逆的心力衰竭，因此应避免使用或谨慎使用。左西孟旦因其不增加心肌耗氧量而优选使用，而对于不适用左西孟旦的患者才考虑使用多巴酚丁胺，推荐 0.1μg/（kg·h）维持 24 小时以上。对于其他原因所致的休克，去甲肾上腺素则是一线用药。

（2）利尿剂：利尿剂对于 PPCM 患者的使用是安全的，最常用的是呋塞米和氢氯噻嗪，但因其可致胎盘血流减少，使用时应谨慎，也需注意过度脱水及代谢性碱中毒等情况的发生。螺内酯因其对醛固酮的拮抗作用，可与其他治疗协同，缓解重症患者症状，在一定程度上降低病死率。但螺内酯被认为

在妊娠早期有拮抗雄激素的作用,故应避免使用。

(3)血管紧张素转换酶抑制剂(angiotensin converting enzyme inhibitor,ACEI)和血管紧张素Ⅱ受体阻滞剂(angiotensin Ⅱ receptor blocker,ARB):ACEI和ARB由于能致胎儿发育畸形而禁用于妊娠期患者,在妊娠期间可以用肼屈嗪或长效硝酸酯类药物替代。但该类药物对心脏结构和功能的恢复起着重要作用,故可于分娩后使用,可选用依那普利、卡托普利、贝那普利等。

(4)β受体阻滞剂:用于心力衰竭稳定期,可降低心律失常和猝死的风险,改善远期预后。因其有致胎儿心动过缓及生长受限的不良反应,在孕期使用时应格外谨慎,妊娠晚期小剂量使用相对更安全,可使用琥珀酸美托洛尔;而拉贝洛尔是兼有α、β受体阻滞作用的药物,可在妊娠期及产后安全应用。

(5)抗凝剂:PPCM患者发生血栓栓塞风险高,建议适当增加肢体活动,以防止血栓栓塞的发生。对于血栓栓塞发生率高、LVEF<35%的患者建议应用抗凝药物治疗,直至左心室功能得到恢复(LVEF>45%)。低分子肝素半衰期短,不能透过胎盘屏障,妊娠期可选用,分娩前应停用,以减少出血的发生。华法林在妊娠早期有致胎儿畸形作用,禁用于妊娠期患者,但可用于产后口服抗凝。

(6)多巴胺D_2受体激动剂:根据"氧化应激催乳素轴"假说的提出,溴隐亭、卡麦角林作为多巴胺D_2受体激动剂具有抑制催乳素的分泌、减少催乳素生成的作用,从而阻断该级联反应,为PPCM的治疗提供了新的方案。欧洲心脏病学会对于溴隐亭的用法、用量也提出了建议:从急性期开始,2.5mg,每日2次,持续2周,随后为2.5mg,每日1次,持续6周。而目前已有在体外膜氧合器(ECMO)治疗期间会增加催乳素水平的报道,因此必要时可将溴隐亭剂量增加

至10mg,每日2次。但同时有研究发现,在围产期使用这些药物有出现心肌梗死、冠状动脉痉挛和卒中等多种心脑血管疾病的潜在风险。

4. 非药物治疗

(1)心脏再同步化治疗(cardiac resynchronization therapy,CRT)或埋藏式心脏复律除颤器(implantable cardioverterdefibrillator,ICD):部分PPCM患者经治疗后左心室功能可恢复,植入CRT或ICD装置的治疗成本高,且存在潜在并发症,故不推荐患者植入CRT或ICD治疗。但是,如果PPCM患者有持续6个月以上严重的左心室功能障碍,尽管有最佳的药物治疗,仍会建议患者植入CRT或ICD治疗。

(2)可穿戴式心律转复除颤器(wearable cardioverter defibrillator,WCD):是一种新型治疗可作为替代方案,可在诊断PPCM后的最初几个月中用于预防心源性猝死,直到最终决定患者必须植入ICD治疗。

(3)对于重症患者,应考虑使用主动脉内球囊反搏(intra-aortic balloon pump,IABP)、左心室辅助装置、ECMO等辅助患者循环、呼吸功能。在使用上述装置期间,应警惕其可能出现的感染、出血等并发症。在严重情况下,上述机械循环支持无效或心功能仍不能恢复的患者,心脏移植仍是治疗的金标准,但对于移植患者的预后目前仍有争议。

处理要点

1. 尽早诊断并开始治疗是PPCM诊治的关键,一旦考虑围产期心肌病,需立即组织多学科共同评估,结合患者意愿及疾病严重程度,决定终止妊娠的时机与方式。

2. 妊娠期的检查和治疗均应以母儿的生命安全为首位,避免使用具有胎儿毒性的药物。

【病例报告——诊治部分】

入院诊断: 妊娠合并心功能衰竭——围产期心肌病? 宫内孕 33^{+1} 周,G_5P_2,臀位。

入院处理: 入院经心内科、心外科、产科、新生儿科、麻醉科等多科室协同会诊后转入 CCU 病房,给予心电监护、吸氧、间断利尿、地塞米松促胎肺成熟,病情逐渐平稳,于入院第 2 天行剖宫产术终止妊娠,新生儿无窒息,身长 46cm,体重 2 380g,转儿科。术中出血 150ml。

术后继续于 CCU 病房治疗,给予利尿、扩血管治疗、咪达普利改善心脏重构、比索洛尔降低心肌耗氧、速碧林抗凝及抗感染治疗。术后 2 天超声心动图示 LVEF 32%,PASP 39mmHg。术后 9 天复查超声心动示左房、左室增大,左室壁运动弥漫性减低,LVEF 28%,肺动脉收缩压 36mmHg。术后 3 周复查超声心动示左房增大,左室增大,左室各壁运动减低,二尖瓣反流(轻度),三尖反流(轻度),LVEF 48%。术后 24 天出院。

【经验分享】

围产期心肌病是在妊娠晚期或产后几个月内出现以左心室收缩功能障碍为主的心力衰竭,并除外其他致心力衰竭的病史和病因。超声心动图提示左心室收缩功能障碍,左心室射血分数 <45%,可伴或不伴有左心室扩张。需要与妊娠期高血压性心脏病相鉴别,同时详细了解患者既往病史。PPCM 患者病死率较高,因此考虑诊断 PPCM 后,需多学科联合诊治,支持治疗包括吸氧、限制入量、根据病情给予强心、利尿、抗凝治疗。对于血流动力学不稳定、心肺功能不全的患者应尽快转至 CCU 治疗。根据患者的孕周和病情,决定终止妊娠的时机和方式。PPCM 痊愈为产后 6 个月时 LVEF 恢复到 ≥ 50%。

PPCM 患者再次妊娠时可复发,尤其是心功能未恢复或临床症状仍存在者更易复发,且可出现无法恢复的心功能减退,甚至死亡。指南建议 PPCM 患者痊愈后不要再次妊娠,特别是心功能尚未完全恢复时。

(赵扬玉　王妍　王颖)

参考文献

1. JACKSON AM, DALZELL JR, WALKER N, et al. Peripartum cardiomyopathy: diagnosis and management. Heart, 2018, 104 (9): 779-786.

2. PEARSON GD, VEILLE JC, RAHIMTOOLA S, et al. Peripartum cardiomyopathy: National Heart, Lung, and Blood Institute and Office of Rare Diseases (National Institutes of Health) workshop recommendations and review. JAMA, 2000, 283 (9): 1183-1188.

3. 中华医学会心血管病学分会,中华心血管病杂志编辑委员会,中国心肌病诊断与治疗建议工作组. 心肌病诊断与治疗建议. 中华心血管病杂志, 2007, 35 (1): 5-16.

4. SLIWA K, HILFIKER-KLEINER D, PETRIE MC, et al. Current state of knowledge on aetiology, diagnosis, management, and therapy of peripartum cardiomyopathy: a position statement from the Heart Failure Association of the European Society of Cardiology Working Group on peripartum cardiomyopathy. European Journal of Heart Failure, 2010, 12 (8): 767-778.

5. 中华医学会妇产科学分会产科学组. 妊娠合并心脏病的诊治专家共识 (2016). 中华妇产科杂志, 2016, 51 (6): 401-409.

6. BAUERSACHS J, ARRIGO M, HILIKER-KLEINER D, et al. Current management of patients with severe acute peripartum cardiomyopathy: practical guidance from the Heart Failure Association of the European Society of Cardiology Study Group on peripartum cardiomyopathy. European Journal of Heart Failure, 2016, 18: 1096-1105.

第六章

妊娠合并严重消化系统疾病

第一节 急腹症

一、妊娠合并急性阑尾炎

急性阑尾炎是妊娠期最常见的普外科疾病。发病率为 0.05%~0.1%，以妊娠早中期多见。因妊娠期病程发展快，易形成穿孔和腹膜炎，因此早期诊断和处理尤为重要。

【病因】

妊娠期急性阑尾炎的病因同非妊娠期，主要见于梗阻和感染，但妊娠期阑尾炎的炎症更容易扩散，原因如下：

1. 妊娠期盆腔血液及淋巴循环旺盛，毛细血管通透性增加。

2. 增大的子宫将腹壁与发生炎症的阑尾分开，使局部防御能力减弱。

3. 增大的子宫妨碍大网膜游走，使大网膜不能抵达感染部位发挥防御作用。

4. 炎症波及子宫可诱发宫缩，宫缩又促使炎症扩散，易导致弥漫性腹膜炎。

【病例报告——入院部分】

病史：患者 25 岁，已婚，因"停经 35 周，转移性右下腹疼痛 17 小时，阵发性加剧 6 小时"急诊入院。既往月经规律，5/28 天，孕期当地医院规律产检，均未提示明显异常。17 小时前无明显诱因出现上腹痛，呈持续性疼痛、阵发性加重，伴恶心、呕吐、发热。6 小时前疼痛加重并转移至右下腹，急诊收入院。既往体健，无慢性腹痛病史。G_1P_0。

查体：体温 38.5℃，脉搏 100 次/min，呼吸 22 次/min，血压 125/70mmHg。急性病容，被动体位，腹部膨隆，腹壁柔软，右下腹髂嵴上 2 横指局部触痛明显，无明显反跳痛，局部肌紧张不明显，移动性浊音(−)。产科查体：宫体无压痛，可触及宫缩，10s/10~20min，宫缩间歇期子宫松弛可。宫高 33cm，腹围 98cm，胎心率 155 次/min，先露头，浅入盆，S-3cm。

辅助检查：血常规：WBC 26.02×10^9/L，N 92%，Hb 102g/L，尿常规、肝肾功能正常。产科超声：单活胎，头位，羊水指数：13.5cm。腹部超声：双肾未见异常，输尿管未见扩张，双侧附件、阑尾显示不清。

【临床表现与早期识别】

妊娠期阑尾炎早期诊断比较困难，多无转移性右下腹痛的典型症状，由于增大的子宫导致阑尾尾部向上、向外、向后移位，有时疼痛点不在右下腹部。

1. 早孕期

(1) 症状：与非孕期基本相同，常有转移性右下腹痛，伴恶心、呕吐、发热。

(2) 体征：亦与非孕期基本相同，有右下腹压痛、反跳痛及腹肌紧张等。

(3) 辅助检查：血常规提示核左移(需注意妊娠女性中轻度白细胞增多可以是正常表现)，超声发现右下腹存在不可压缩的盲端管状结构且最大直径超过 6mm 则支持疑似阑尾炎的临床诊断。

2. 中、晚孕期

(1) 症状不典型，常无明显的转移性右下腹痛。

(2) 疼痛可位于右侧腰部，大多数孕妇其压痛点在右下腹,但位置常偏高。

(3)妊娠期白细胞计数 $>15 \times 10^9/L$ 时有助于阑尾炎诊断。

> **早期识别要点**
>
> 　妊娠女性出现转移性右下腹痛、恶心/呕吐、发热、右下腹压痛及白细胞增多伴核左移的典型表现应高度怀疑为阑尾炎。压痛点可随子宫增大而不断移位。
>
> 　晚期妊娠时经常存在非典型表现,需要进行影像学检查。

【诊断依据及标准】

妊娠中晚期合并急性阑尾炎的症状及体征可不典型,术前诊断率为 50%~70%,约 20% 在阑尾穿孔或并发腹膜炎时才确诊。

1. 实验室检查　白细胞、中性粒细胞百分比、快速 C 反应蛋白和降钙素等升高提示感染的存在。

2. 影像学检查　超声下可见肿大的阑尾呈不可压缩的暗区与多层管状结构,阑尾周围液性暗区提示有脓肿形成。妊娠早、中期超声诊断急性阑尾炎的敏感性及特异性较高,但是妊娠晚期,由于增大的子宫遮挡,可能会影响阑尾的显示,从而漏诊。由于辐射,一般较少使用 CT。影像学检查的主要目的是减少因诊断不明确导致的手术干预延迟,次要目的是降低阴性阑尾切除术率。

3. 腹腔镜检查　国外有学者认为腹腔镜是诊断妊娠期阑尾炎安全、有效的方法,可提高妊娠 20 周以前的急性阑尾炎的诊断准确性。

根据患者的症状(腹痛、恶心、呕吐、发热)、体征(右下腹压痛/腹膜刺激征)及辅助检查(白细胞升高、核左移、超声异常等)进行诊断。

【处理原则与措施】

1. 治疗原则　妊娠期急性阑尾炎一般不主张保守治疗。一经确诊,应在积极抗感染治疗的同时尽早手术治疗。高度怀疑急性阑尾炎,若一时难以确诊,特别是病情继续进展者,应放宽剖腹探查指征,及时采取手术治疗。

2. 手术治疗　妊娠早期可取麦氏切口或下腹正中纵切口,也可行腹腔镜手术。妊娠中晚期宜取右侧腹直肌旁切口,将手术床左倾 30°,使子宫左移,术中轻柔操作,尽量避免刺激子宫。阑尾炎为感染性手术,禁忌与剖宫产手术同时进行,避免宫腔内感染及围产儿感染。

3. 术后处理　建议选用甲硝唑并同时与青霉素类或头孢菌素类配伍使用。术后 3~4 天内予以抑制宫缩治疗。

> **处理要点**
>
> 　一经确诊,应在积极抗感染治疗的同时尽早手术治疗。延迟干预超过 24 小时会增加穿孔的风险。

【病例报告——诊治部分】

入院诊断:①宫内孕 35 周,G_1P_0,胎方位为枕左前;②妊娠合并阑尾炎;③先兆早产。

处理:入院当天在抗感染、抑制宫缩、对症治疗的同时,急诊行开腹探查术,术中见阑尾肿胀、充血明显,阑尾周围可见脓汁,阑尾穿孔,行阑尾切除术。

结局:术后应用抗生素 7 天,抑制宫缩治疗。术后 7 天痊愈出院。病理报告:化脓性阑尾炎。术后规律产检,孕 40 周自然临产,阴道分娩一活女婴。

【经验分享】

1. 由于妊娠生理和解剖的改变,使阑尾炎早期诊断比较困难,炎症容易扩散。

2. 转移性右下腹痛、恶心/呕吐、发热、右下腹压痛、白细胞增多伴核左移时应高度怀疑为阑尾炎。腹部压痛点可随子宫增大而不断移位。晚期妊娠时临床表现常不典型，血常规及超声检查可辅助诊断。

3. 应根据临床表现、诊断性影像学检查结果和临床判断作出是否手术的决定。延迟干预超过 24 小时会增加穿孔的风险。当诊断相对明确时，可在最明显的压痛点处做横切口行阑尾切除术，当诊断不太确定时，可采用低位中线纵切口，从而能够对与阑尾炎相似的外科情况进行诊断和处理。

【诊治流程图】

妊娠合并急性阑尾炎诊治流程图见图 6-1。

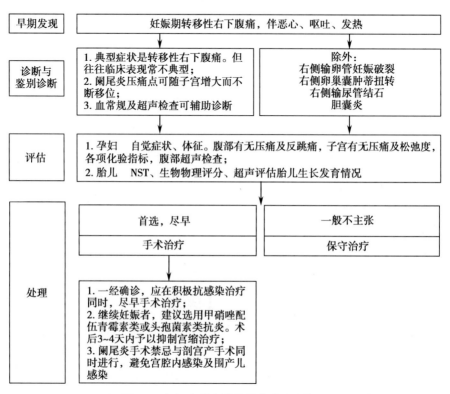

图 6-1　妊娠合并急性阑尾炎诊治流程图

（冯　玲　刘燕燕）

二、肠梗阻

妊娠并发急性肠梗阻较少见，发病率为 0.018%~0.16%。随着孕周增大，子宫增大进入上腹部，患者发生肠梗阻的风险也增加。以肠粘连和肠扭转多见，其次为肠套叠等，疝相对罕见。对母儿均有很大的影响。因子宫增大及孕激素影响，可使肠梗阻失去典型的症状及体征。

【病因】

1. 孕激素使肠管平滑肌张力降低，肠蠕动减弱。

2. 便秘导致粪块性肠梗阻。

3. 肠粘连、肠扭转、肠套叠。

4. 嵌顿疝。

5. 肿瘤压迫。

6. 肠系膜动脉血栓或栓塞。

【病例报告——入院部分】

病史：患者 28 岁，因"停经 36^{+3} 周，腹胀 2 个月加重 1 周，停止排气 1 周"急诊入院。既往月经规律，4~5 天 /28 天，孕期当地医院规律产检，均未提示明显异常。2 个月前无明显诱因出现腹胀，伴便秘，无腹痛、腹泻不适。检查发现血压升高，波动于 110~145/82~99mmHg 之间，尿蛋白（−），无头痛、头晕、视物模糊等不适。曾给予中药润肠通便，症状稍缓解，1 周前腹胀明显加剧，伴阵发性腹痛，伴恶心、呕吐，为胃内容物，伴便秘加重，排气减少，1 天前停止排气、排便，伴腹胀加重，胎动正常。就诊于社区医院予以补液治疗，无好转。便秘史 2 年，无高血压及心脏病病史，无家族遗传病病史，无手术外伤史。G$_1$P$_0$。

查体：体温 37℃，脉搏 78 次 /min，呼吸 23 次 /min，血压 165/100mmHg，痛苦面容，被动体位，腹部膨隆，未见肠型、胃型及肠蠕动波，肠鸣音弱，1 次 /min，宫体无压痛，未触及宫缩。产科检查：宫高 33cm，腹围 98cm，先露头，S-3cm。

辅助检查：血常规：WBC 7.02×10^9/L，Hb 125g/L，尿常规：尿蛋白（+++），尿酮体（+++），血生化：ALT 80U/L，AST 100U/L，血钾 3.3mmol/L，血钠 134mmol/L。产科超声：单活胎，头位，羊水指数：3.5cm。腹部超声：肠胀气严重，胆囊胆汁淤积，胰腺显示不满意。外院腹部平片：肠管胀气明显。

【临床表现与早期识别】

85% 患者有持续性或阵发性腹痛，伴呕吐，同时停止排气或排便。

> **早期识别要点**
> 妊娠期有腹部绞痛伴呕吐和顽固性便秘者，应警惕肠梗阻。警惕妊娠后期新出现的恶心和呕吐症状。

【诊断依据及标准】

1. 持续性或阵发性腹痛，伴呕吐，同时停止排气或排便。

2. 查体可见肠型或肠蠕动波，有压痛。多有肠鸣音亢进。移动性浊音阳性是绞窄性肠梗阻的重要诊断依据。

3. X 线检查肠管扩张且有液气平面对确诊有帮助。

> **诊断要点**
> 1. 对于妊娠期急性腹痛的孕妇，首先除外产科疾病如先兆早产、胎盘早剥，除外外科相关疾病如急性胰腺炎后，应警惕肠梗阻。
> 2. 妊娠期子宫增大等原因常使妊娠期肠梗阻失去典型的症状和体征，诊断较为困难。延误治疗导致电解质紊乱、胃肠道功能紊乱，感染中毒性休克、多脏器功能衰竭，增加母体和胎儿并发症发病率和死亡率。
> 3. 对于怀疑肠梗阻的孕妇，必要时可行腹部 X 线片检查，误诊所带来的危害远远大于胎儿暴露于 X 线的影响。

【处理原则与措施】

1. **保守治疗**　禁食水、胃肠减压、支持治疗，纠正水、电解质紊乱，以及酸碱平衡失调，抗感染治疗。适用于非绞窄性肠梗阻。

2. **手术治疗**
（1）保守治疗 48 小时无效。
（2）确诊或怀疑绞窄性肠梗阻。
（3）如胎儿 >34 周，可存活，可先行腹膜外剖宫产术，再行手术解除肠梗阻。如行腹膜内剖宫产术，尽量用盐水纱布保护好子宫切口。

处理要点

1. 非绞窄性肠梗阻可在严密观察下保守治疗，禁食水、胃肠减压、支持治疗、纠正水、电解质紊乱，以及酸碱平衡失调，抗感染治疗。

2. 48小时内无缓解，尽快手术解除梗阻。

静脉营养治疗，纠正水、电解质紊乱，以及酸碱平衡失调，抗感染、降压治疗，血压控制在140/90mmHg 以内。

结局： 术后10天，病情平稳出院，排气、排便通畅。外科、妇科随访。

【经验分享】

1. 妊娠并发急性肠梗阻较少见，以肠粘连和肠扭转多见，其次为肠套叠等，疝相对罕见。因子宫增大及孕激素影响，肠梗阻缺乏典型的症状及体征。

2. 妊娠期急性腹痛患者除外先兆早产、胎盘早剥、阑尾炎、胰腺炎等产科和外科疾病后，应警惕肠梗阻，必要时腹部平片检查明确诊断。

3. 诊断明确的患者，给予禁食水、胃肠减压、维持电解质平衡、对症支持治疗，保守治疗无效或可疑绞窄性肠梗阻需积极手术治疗。

【病例报告——诊治部分】

入院诊断： ①肠梗阻；②重度子痫前期；③电解质紊乱；④肝功能异常；⑤羊水过少；⑥宫内孕 36^{+3} 周，G_1P_0，胎方位为枕左前。

处理： ①禁食水、胃肠减压、支持治疗、解痉、降压治疗；②急诊剖宫产术。

手术： 入院当日急诊剖宫产术，娩出一活男婴，Apgar 评分 8-9-10 分，羊水清亮，约50ml，术中普外科医师上台会诊：肠管胀气、轻度淤血，未见器质性病变，探查阑尾未见异常。术后安返病房，继续禁食水、胃肠减压、

【诊治流程图】

妊娠合并急性肠梗阻诊治流程图见图 6-2。

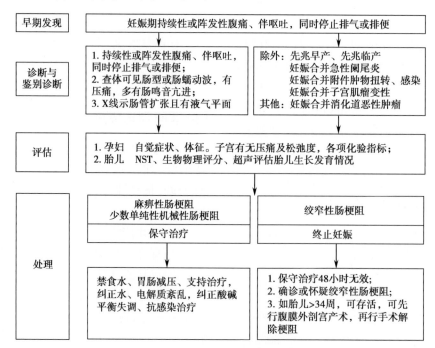

图 6-2　妊娠合并急性肠梗阻诊治流程图

（冯　玲　刘燕燕）

参考文献

1. PRODROMIDOU A, MACHAIRAS N, KOSTAKIS ID, et al. Outcomes after open and laparoscopic appendectomy during pregnancy: A meta-analysis.. European Journal of Obstetrics & Gynecology and Reproductive Biology, 2018: 40-50.

2. IWAMURA S, HASHIDA H, YOH T, et al. Laparoscopic appendectomy during the third trimester: Case presentation and literature review. Asian Journal of Endoscopic Surgery, 2018, 11 (4): 413-416.

3. SADOT E, TELEM DA, ARORA M, et al. Laparoscopy: a safe approach to appendicitis during pregnancy. Surgical Endoscopy and Other Interventional Techniques, 2010, 24 (2): 383-389.

4. MCKENNA DA, MEEHAN CP, ALHAJERI AN, et al. The use of MRI to demonstrate small bowel obstruction during pregnancy. The British Journal of Radiology, 2007, 80: 11-14.

第二节　重症急性胰腺炎

妊娠合并重症急性胰腺炎（severe acute pancreatitis, SAP）是妊娠期严重的消化系统并发症，临床上比较罕见，多发生于妊娠晚期及产褥期，具有发病急骤、临床症状不典型、病死率高的特点，可严重影响母儿安全，病死率达 15%~20%，有报道可高达 41.7%。

【病因】

1. 孕妇妊娠期由于绒毛膜促性腺激素及催乳素等各种激素的影响使机体内胆固醇和甘油三酯水平明显升高，血液黏稠度增加，导致胰腺血液循环发生障碍，同时甘油三酯被水解后生成具有毒副作用的游离脂肪酸，导致胰腺损伤。

2. 胆源性疾病是重症急性胰腺炎的主要病因。

3. 高脂血症导致的重症急性胰腺炎较胆源性胰腺炎发病率低，但一般病情较危重，母儿死亡率高。

4. 那些没有明确的病因，可称为特发性重症急性胰腺炎，在怀孕期间子宫增大、屏气等因素导致腹压增加，妊娠内分泌的影响，使得胰腺的分泌旺盛，这可能使周围组织充血、水肿、渗出，导致该病的发生。

【病例报告——入院部分】

病史：患者 32 岁，主因"停经 32 周，腹痛 3 天，加重 1 天"入院。孕期产检无异常。3 天前出现上腹不适，食欲缺乏，1 天前上腹痛加重，呈持续性，不可平卧，向腰背部放散，伴有呕吐，为胃内容物，今日未排气排便，腹胀明显，伴有发热。既往史：胆囊泥砂样结石 5 年，未治疗，偶尔胆囊炎发作，可自行缓解，否认其他疾病。婚育史：G_3P_1，4 年前孕足月自然分娩一女婴，健康，人工流产 1 次。

查体：体温 38.5℃，脉搏 120 次/min，呼吸 30 次/min，血压 85/52mmHg，一般情况尚可，痛苦面容，神志淡漠，心肺查体未及明显异常，全腹膨隆，上腹部压痛明显，反跳痛（+），肌紧张（+），肠鸣音减弱，双下肢轻度水肿。产科查体：宫高 29cm，腹围 120cm，子宫可及不规律宫缩，先露头、浮，胎方位为枕左前，胎心率 170 次/min。阴道检查：宫颈未消，外口容 1 指，内口未开，质韧，居后，先露头，高浮。

辅助检查：血常规示 WBC 18.85×10^9/L，N% 90.5%，HGB 105g/L，PLT 261×10^9/L；凝血功能大致正常；血脂：甘油三酯 15mmol/L，胆固醇 20mmol/L，血淀粉酶 454U/L，血脂肪酶 1 064U/L，尿淀粉酶 2 255U/L，血糖 6.2mmol/L，血清钙 1.5mmol/L。胎心监护基线 170 次/min，细变异差，无反应型；宫缩不规律，弱，约 10s/5~10min。B 超显示：胰腺组织弥漫性增大，胰头轮廓模糊，范围约 3.2cm×2.6cm，胰腺体、尾厚度分别为 2.0cm、2.4cm，回声减低。

【临床表现与早期识别】

1. 发病 急性胰腺炎发病时间可从妊娠早期到产后 6 周的任何时期，但多发生于妊娠晚期及产褥期。妊娠早期发生率：19%；妊娠中期发生率：26%；妊娠晚期发生率：53%；产褥期发生率：2%。

2. 症状

（1）妊娠期急性重症胰腺炎的主要症状与非妊娠期基本一致，典型的患者诊断并不困难。

（2）突然发作的持续性上腹部疼痛常为本病的主要表现和首发症状，腹痛呈持续性，阵发性加剧，可放散至腰背及肩部，多伴有恶心、呕吐、腹胀、发热等。

（3）约 20% 的患者可出现不同程度的黄疸，以轻中度黄疸多见。急性出血坏死性胰腺炎由于广泛的腹膜炎，继发麻痹性肠梗阻，可导致严重的腹胀。

（4）患者常有烦躁不安、神志淡漠、谵妄、情绪低落等精神症状。

（5）严重者发病后迅速出现脉搏细速、血压下降、四肢厥冷等休克症状。

（6）部分严重者可以发生呼吸衰竭、肾衰竭，表现为呼吸急促、少尿症状。

3. 体征 多有明显的上腹部压痛、反跳痛及肌紧张，肠蠕动减弱或者消失，腹部移动性浊音阳性，Grey-Turner 征、Cullen 征等。

早期识别要点

典型发作的重症急性胰腺炎的临床表现通常很明确，但是疾病发生早期时由于妊娠晚期胰腺位置相对较深，体征不典型，炎症刺激子宫收缩掩盖腹痛表现，且腹膜后的胰腺易被推移的胃肠和网膜所覆盖。因此腹膜炎与上腹部包块的体征可不典型。同时血、尿淀粉酶的测定对诊断胰腺炎虽具有决定性意义，但血、尿淀粉酶增高的幅度与病情常不成正比，且妊娠晚期往往存在白细胞、甘油三酯和淀粉酶升高的证据，为疾病的诊断带来困难，故易误诊。在产前检查中，对孕妇出现上腹部不适、疼痛，不明原因呕吐，尤其是有胆道疾病史或者肥胖的孕妇重点排查，行血尿淀粉酶、血脂肪酶、血钙、血糖、B 超、CT、磁共振胰胆管造影（magnetic resonance cholangiopancreatography，MRCP）检查，是重症急性胰腺炎早期诊断的关键。

【诊断依据及标准】

根据病史、症状、查体及血淀粉酶、脂肪酶等化验结果，结合影像学的表现可以协助诊断。

根据中华医学会外科学分会胰腺外科学组制定的《急性胰腺炎诊治指南（2014）》，具备以下 3 条中任意 2 条即可确诊：①急性、持续中上腹痛；②血淀粉酶或脂肪酶＞正常值上限 3 倍；③急性胰腺炎的典型影像学改变。

病情严重程度评估参考以下标准：①轻症急性胰腺炎，不伴有器官功能衰竭及局部或全身并发症；②中重症急性胰腺炎伴有一过性（≤48小时）的器官功能障碍；③重症急性胰腺炎伴有持续（>48小时）的器官功能衰竭。

或根据改良的CT严重指数评分标准，胰腺炎性反应分级为：正常胰腺（0分），胰腺和/或胰周炎性改变（2分），单发或多个积液区或胰周脂肪坏死（4分）；胰腺坏死分级为：无胰腺坏死（0分），坏死范围≤30%（2分），坏死范围>30%（4分）；胰腺外并发症，包括胸腔积液、腹水及血管或胃肠道等（2分）。评分≥4分可诊断为中重症急性胰腺炎或SAP。

此外，MRI也可以辅助诊断AP。考虑到胎儿的安全性，不提倡使用CT检查，推荐对母胎影响较小的超声内镜（endoscopic ultrasonography，EUS）或磁共振胰胆管造影（MRCP）检查。

诊断要点

1. 早期及轻度的急性胰腺炎症状并不典型。综合症状及实验室检查、超声及CT/MRCP检查可明确诊断。

2. 对于存在高危因素的患者，出现临床症状和实验室检查的异常但未达到诊断标准者仍应高度警惕，及时动态观察临床症状、实验室指标变化及影像学检查，是诊治过程中避免出现严重并发症的关键。

【处理原则与措施】

急性重症胰腺炎一般病情较危重，而且又要兼顾母婴安全，因此治疗应根据孕妇本身情况、胎儿成熟情况等制订"个体化"治疗方案。

1. 非手术治疗

（1）一般治疗：禁食、胃肠减压、镇痛、补液、营养支持。较长时间禁食能降低甘油三酯含量，但由于妊娠期间胎儿的存在，营养支持是必需的，所以降脂治疗与营养支持必须有机地结合起来，营养支持既起到补充性作用，又起到治疗性作用。

（2）抑制胃酸：包括质子泵抑制剂、H₂受体阻断剂两大类。通过适当抑制胃酸分泌来减少胰液分泌量，从而减低胰管高压。

（3）生长抑素及其类似物：可常规使用，抑制胰液分泌或胰酶合成。

（4）抗生素：目前均不推荐预防性使用抗生素，但对于孕妇，当有明显感染症状时建议积极使用抗生素。

（5）降脂治疗与营养支持降脂治疗：胰岛素激活脂蛋白脂肪酶能加速乳糜微粒分解成甘油和游离脂肪酸。尽管肝素结合胰岛素治疗能成功控制高甘油三酯，但是肝素的使用会导致循环中脂蛋白脂肪酶水平在初始上升，紧接着明显退化，耗尽血浆脂蛋白脂肪酶，造成循环中乳糜微粒堆积，所以应慎用肝素。在妊娠期一般不建议给予降脂药物，在终止妊娠后可考虑用药。

（6）血液净化治疗

1）血浆置换：可快速、安全地降低甘油三酯，改善症状。

2）连续性静脉-静脉血液滤过（continuous vein-vein hemofiltration，CVVH）：CVVH在胰腺炎治疗中的作用存在争议。胰腺炎脓毒血症研究中发现，CVVH能稳定内环境，在早期即可清除过多的细胞因子和炎症介质，改善脏器功能。

2. 外科手术治疗　对于无菌胰腺坏死的患者，非手术治疗效果优于外科手术治疗，但当出现以下情况时则考虑手术治疗：①胰腺大量坏死，保守治疗无效，出现多器官衰竭；②腹腔间室综合征（腹内压>25mmHg），持久性的器官功能衰竭；③胰腺坏死组织感染；④肠系膜缺血和/或肠穿孔。

3. 产科处理　妊娠合并急性重症胰腺

炎对母婴危害极大,因此,选择是否终止妊娠、何时终止妊娠尤为关键。目前,对于终止妊娠的指征及时机仍存在争议,且在临床实践过程中个体差异大,难以有统一的标准。对于重度胰腺炎多数文献支持及时终止妊娠。一般认为,当出现以下情况时应考虑立即终止妊娠:①明显的流产或早产征象;②胎儿窘迫或死胎;③出现呼吸衰竭或多器官功能障碍;④出现腹腔间室综合征,腹压 $\geq 25cmH_2O$;⑤胎儿已经成熟,产后生存概率高。终止妊娠能有效地减少腹腔间室综合征的发生,并且阻断妊娠带来的各项病理生理改变,对母儿均有利。

处理要点

妊娠合并急性重症胰腺炎对母儿危害极大,关键在于提高警惕、早期识别与诊断,其治疗多采用兼顾母儿的综合方案,多学科协调配合,降低孕产妇及围产儿死亡率。

【病例报告——诊治部分】

入院诊断:宫内孕 32 周,G_3P_1,胎方位为枕左前;妊娠合并重症急性胰腺炎;妊娠合并胆囊结石;妊娠合并高脂血症;胎儿窘迫;感染中毒性休克。

处理:胎心监护为Ⅲ类图形。入院后急诊行子宫下段剖宫产术,术中腹腔新鲜血液 1 500ml;羊水量 500ml,Ⅰ度污染,以枕左前位剖娩一活婴,生后无窒息,出生体重 1 430g,胎盘胎膜自然完整娩出,探查全子宫与双附件无明显异常。探查:胰腺包膜高度

水肿,部分坏死,有皂化斑,行坏死部分切除术及广泛引流术。共出血 2 000ml,输血 8U,术后转入 ICU 病房。

结局:给予血滤、抑制胰腺分泌、解痉镇痛、抗感染、促宫缩、补液、抗休克等对症支持治疗,监测病情(出院时):WBC $10.3 \times 10^9/L$,N% 71.2%,HGB 95g/L;甘油三酯、胆固醇略高,血淀粉酶、血脂肪酶、尿淀粉酶、血糖、血清钙基本正常,复查胰腺彩超及 CT 无变化,监测无腹腔内出血征象,生命体征平稳痊愈出院。

【经验分享】

1. 妊娠晚期及产褥期以突发的持续性上腹部疼痛为首发症状和主要表现,具有发病急骤、临床症状不典型、病死率高的特点。

2. 胆源性疾病为主要原因且 / 或反复发作,还常见于高脂血症患者。

3. 早期及轻度的急性胰腺炎症状并不典型,综合症状及实验室检查、超声及 CT/MRCP 检查可明确诊断。

4. 临床上需要与妊娠期急性脂肪肝、HELLP 综合征导致的肝被膜下血肿或破裂、胆囊炎和消化道溃疡穿孔相鉴别。

5. 一般支持治疗非常重要,包括禁食、补液、降脂、胃肠减压、抑酸、抑制胰酶分泌等,血液净化治疗包括血浆置换、连续性静脉 - 静脉血液滤过。必要时需手术治疗。

6. 及时终止妊娠,改善母儿结局。

【诊治流程图】

急性重症胰腺炎诊治流程图见图 6-3。

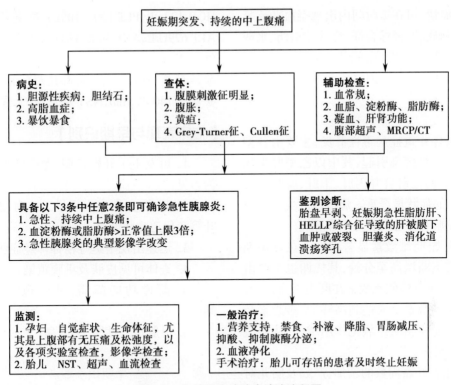

图 6-3　急性重症胰腺炎诊治流程图

（刘彩霞）

参考文献

1. 谢幸,孔北华,段涛.妇产科学.9 版.北京:人民卫生出版社,2018: 131-132.
2. 彭菊兰,罗丽琼,张桂丽,等.妊娠合并急性重症胰腺炎两例.中国计划生育和妇产科,2015, 7 (3): 73-76.
3. 王春友,李非,赵玉沛,等.急性胰腺炎诊治指南 (2014).中国实用外科杂志,2015, 53 (1): 4-7.
4. 郑永科,刘长文.妊娠合并高脂血症性急性胰腺炎的研究.全科医学临床与教育 2013, 11 (3): 285-287.
5. GREENBERG JA, HSU J, BAWAZEER M. Clinical practice guideline: management of acute pancreatitis. Can J Surg, 2016, 59 (2): 128-140.

第三节　重症病毒性肝炎

妊娠合并重症病毒性肝炎是由各型肝炎病毒急性感染引起,导致短期大量肝细胞坏死或严重变性的急性肝功能衰竭,占肝炎发病率的 0.2%~0.4%。妊娠合并重症肝炎发病急、进展快,可在短时间内出现凝血功能障碍、肝性脑病、肝肾综合征、急性肺损伤、水或电解质紊乱等并发症,病死率高达80%,是孕产妇死亡的主要原因之一。

【病因】

妊娠合并重症病毒性肝炎,主要由各型肝炎病毒急性感染引起,其中以乙型肝炎病毒最常见,而乙肝合并丙肝、丁肝、戊肝病毒重叠感染的症状最严重。病毒性肝炎由于以下原因妊娠期容易发展为重症肝炎。

1. 妊娠期雌激素显著增加。在妊娠期间雌激素不断增高至分娩,其代谢也主要由肝脏完成,而肝病使雌激素在肝内灭活减少,妊娠晚期雌激素合成达到高峰期,雌激素受体表达增强使脂质过氧化作用增强,从而造成肝细胞损坏。

2. 随着妊娠周数的增加,产妇及胎儿对营养物质需求增加,白蛋白、血糖、糖原储备减少,妊娠周数越大,越不利于肝功能恢复。

3. 妊娠期新陈代谢旺盛,产妇及胎儿的代谢解毒都需依靠母体肝脏来完成,随着妊娠周数增加,胎儿增大,肝脏负担加重。

【病例报告——入院部分】

病史: 患者24岁,孕1产0,主因"停经30周,恶心、呕吐伴皮肤黄染半个月"入院。孕期未规律产检。既往未查体,基础疾病不详,入院前半个月开始出现恶心、呕吐、乏力、食欲减退、嗜睡。

查体: 体温36.7℃,脉搏78次/min,呼吸20次/min,血压120/70mmHg,一般情况尚可,皮肤及巩膜黄染,心肺查体未及明显异常,腹部膨隆、软,肝肾区无叩痛,双下肢无水肿。产科查体:宫高30cm,腹围95cm,子宫软、松弛好,先露头、浮,胎心:140次/min。阴道检查:骨盆内测量正常,宫颈长2cm,质中,居后,先露头,S-3cm。

辅助检查: WBC 18.5×10^9/L,NE% 89%,HGB 122g/L,PLT 120×10^9/L;尿蛋白阴性;ALT 679U/L,AST 368U/L,Cr 53μmol/L,总胆红素237μmol/L,凝血酶原时间23秒,凝血酶原活动度30%。乙肝表面抗原(+)。胎心监护基线140次/min,NST反应型,无宫缩。

【临床表现与早期识别】

1. 可发生于妊娠各期,尤以妊娠晚期最为多见。

2. 起病急、黄疸出现早。乏力、恶心、呕吐等消化道症状明显。

3. 迅速出现嗜睡等精神神经症状。

4. 查体可见皮肤及巩膜黄染。

5. 凝血功能障碍,可出现全身出血倾向。

6. 肝脏进行性缩小,肝臭。

早期识别要点

1. 妊娠合并重症肝炎,可发生于妊娠各期,起病急,预后差,早期识别,及时终止妊娠可改善预后。

2. 既往有肝炎病史,出现顽固性恶心、呕吐,查体发现皮肤、巩膜黄染,辅助检查肝酶升高,凝血功能障碍是早期识别的关键。

【诊断依据及标准】

1. 2000年《病毒性肝炎防治方案》诊断依据及标准

(1)以急性黄疸型肝炎起病,2周内出现极度乏力,消化道症状明显(食欲减退、乏力、频繁呕吐)。

(2)迅速出现Ⅱ度以上肝性脑病(嗜睡、烦躁不安、神志不清、昏迷)。

(3)黄疸继续加深,血清胆红素>171μmol/L。

(4)凝血酶原活动度低于40%,并排除其他原因者。

（5）肝浊音界进行性缩小,黄疸急剧加深。

（6）或者黄疸很浅,但有上述表现者。

2. 第 3 版《中华妇产科学》诊断依据及标准

（1）黄疸迅速加深,每天上升 >85.5μmol/L,血清总胆红素 >171μmol/L。

（2）肝脏进行性缩小,肝浊音界缩小甚至消失,出现肝臭气味,肝功能明显异常。

（3）消化道症状严重,表现为食欲极度减退,频繁呕吐,腹胀,出现腹水。

（4）凝血功能障碍,全身出血倾向,凝血酶原活动度 <40%。

（5）出现肝性脑病。

（6）出现肝肾综合征。

3. 在临床工作中,一般出现以下 3 点可基本确立重型肝炎

（1）出现严重消化道症状。

（2）凝血酶原活动度 <40%。

（3）血清总胆红素 >171μmol/L。

诊断要点

孕期出现顽固性恶心、呕吐、乏力等症状。全身皮肤及巩膜黄染。辅助检查:肝炎病毒血清学检查阳性,肝酶升高,酶胆分离,血清胆红素升高,凝血酶原时间延长,凝血酶原活动度降低。

【处理原则与措施】

1. 一般处理　一旦确诊,绝对卧床,转重症监护室,持续吸氧。在积极治疗同时尽快终止妊娠。

2. 产科处理

（1）孕早期患者病情稳定后,施行人工流产。

（2）孕晚期患者短时间内能阴道分娩的可经阴道分娩,尽量缩短产程,必要时阴道助产。短时间内不能阴道分娩的需行剖宫产术。

（3）防治产前、产后出血。剖宫产术中有明显 DIC 倾向者,同时切除子宫可防止和治疗 DIC,争取抢救机会。产后出血时可先行栓塞治疗,并作好切除子宫的准备。

3. 保肝治疗

（1）肝细胞再生因子 40~120mg/d 加入 10% 葡萄糖液 250ml 静脉滴注。

（2）胰高血糖素 1mg,胰岛素 8~10U,加入 10% 葡萄糖液 300ml 静脉滴注,每天 1~2 次,疗程 10~14 天。

（3）间断输注人血白蛋白和新鲜血浆。

（4）门冬氨酸钾镁 10~20ml 加入 5% 葡萄糖液 250ml 静脉滴注。

4. 保护肾脏功能。

5. 防治凝血功能障碍　补充凝血因子、血小板、新鲜血,防止出血及纠正低蛋白血症,怀疑 DIC 时及早使用肝素。

6. 预防感染。

7. 肝性脑病的处理

（1）给予低脂、低蛋白、高碳水化合物、富含纤维素的流质或半流质饮食。

（2）静脉输入 10%~25% 葡萄糖液,酌情加高血糖素、胰岛素加强对糖的利用,抗细胞坏死。

（3）保持水电解质平衡,以免诱发肺水肿、脑水肿等。补液量可参考 24 小时尿量加 1 000ml。

（4）降血氨:根据患者情况,偏碱中毒时,选用精氨酸每日 10~20g 加入 5% 葡萄糖液 1 000ml 中静脉滴注。偏酸中毒时选用醋谷胺每日 0.6g 加入 250ml 葡萄糖液中静脉滴注。

（5）氨基酸治疗。

（6）去除诱因,减少肠道氨等毒性产物。

8. 新生儿处理

（1）妊娠合并重症病毒性肝炎需尽快终止妊娠,早产、胎儿宫内缺氧、新生儿窒息风险增加。

（2）高危新生儿分娩时需由产科、儿科共同处理,充分作好新生儿复苏准备。

处理要点

一旦确诊,尽快终止妊娠,抗病毒治疗,积极保护肝脏、肾脏,补充凝血因子,必要时切除子宫。

【病例报告——诊治部分】

入院诊断: ①宫内孕 30 周,G_1P_0,头位;②妊娠合并重症病毒性肝炎。

处理: 入院后完善各项检查,患者为初产妇,短时间内无阴道分娩条件,产科、肝病科、重症监护室及儿科多学科讨论后,充分备血急诊行子宫下段剖宫产术。以枕右前位剖宫娩出一活婴,出生后 Apgar 评分,8-9-9 分,体重 1 280g,转儿科。胎盘胎膜自然娩出,顺利完整。

手术: 术中娩出胎儿胎盘后,宫腔出血较多,卡前列素氨丁三醇促进子宫收缩,结扎双侧子宫动脉上行支,宫腔填纱压迫止血。术中出血共计 2 000ml。输注血浆 600ml、悬浮红细胞 800ml,凝血酶原复合物 1 800U,纤维蛋白原 3g。

结局: 术后转重症监护病房,给予营养支持,保肝,纠正低蛋白血症,纠正低凝状态,维持水电解质平衡,抗生素预防感染。ALT 逐渐下降,凝血功能纠正,病情平稳后转普通病房,痊愈出院。

【经验分享】

妊娠合并重症肝炎发病急、进展快,短时间内可出现凝血功能障碍、肝性脑病、肝肾综合征、急性肺损伤、水或电解质紊乱等并发症,严重威胁孕产妇生命。主要由各型肝炎病毒急性感染引起,其中以乙型肝炎病毒最常见。临床以顽固性恶心、呕吐、乏力等症状为主要表现。随着病情的发展,可出现逐渐加重的黄疸。实验室检查提示肝炎病毒血清学检查阳性,肝酶升高,酶胆分离,血清胆红素升高,凝血功能异常。一旦确诊,应积极终止妊娠。全身支持治疗的同时,需积极抗病毒、纠正凝血功能、保肝、纠正肾损害、抗感染,及时诊断和终止妊娠,对改善母婴结局至关重要。

【诊治流程图】

妊娠合并病毒性肝炎诊治流程图见图 6-4。

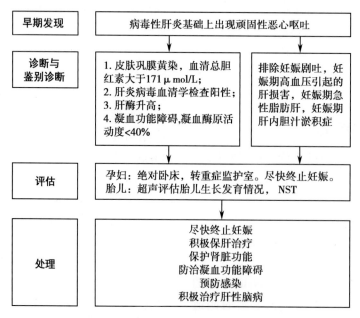

图 6-4　妊娠合并病毒性肝炎诊治流程图

（张晓红　尹秀菊）

参考文献

1. 李小毛.妊娠合并重型肝炎的治疗现状及进展.新医学,2005,36 (2):65-67.
2. 中华医学会传染病与寄生虫病学分会,肝病学分会.病毒性肝炎防治方案.中华肝脏病杂志,2000,8 (6):324.
3. 曹泽毅.中华妇产科学.3 版.北京:人民卫生出版社,2014:555-561.
4. 许波,宋岩峰,何晓宇.妊娠合并重症肝炎32 例临床分析.中国妇幼保健,2009,24 (8):1054-1055.
5. JASHNANI KD, RUPANI AB, W ANI RJ. Maternal mortality: anautopsyaudit. J Postgrad Med, 2009, 55 (1): 12-16.

第四节　消化道出血

消化道是指从食管到肛门的管道,包括食管、胃、十二指肠、空肠、回肠、盲肠、结肠及直肠。以十二指肠悬韧带(Treitz 韧带)为界,分为上消化道及下消化道。消化道出血非妊娠期年发病率为 1‰ 左右,大多数(80%~90%)急性上消化道出血是非静脉曲张性出血,其中最常见的病因包括胃十二指肠消化性溃疡(20%~50%)、胃十二指肠糜烂(8%~15%)、糜烂性食管炎(5%~15%)、贲门黏膜撕裂(8%~15%)、动静脉畸形/移植动静脉内瘘(5%)。下消化道出血发病率为 20/100 000 人次,约为上消化道出血的 1/5。

妊娠合并消化道出血较少,特别是严重出血患者罕见,多合并有原发疾病,妊娠早、中期因为胃酸、胃酶分泌下降,雌孕激素水平升高,88% 合并上消化道溃疡的孕妇症状改善。但妊娠早期妊娠剧吐患者,可能发生损伤性消化道出血。而妊娠晚期及产褥期,胃液分泌增加,雌孕激素水平下降,对胃黏膜的保护作用减弱,子宫增大改变胃肠道器官位置,因此约有 12% 的患者上消化道溃疡加重,甚至发生出血、穿孔等严重并发症。

【病因】

1. 上消化道出血

(1)上消化道疾病:①食管疾病:食管炎、食管癌、食管损伤(如食管贲门黏膜撕裂综合征,又称 Mallory-Weiss 综合征);②胃十二指肠疾病:消化性溃疡、胃癌、胃血管异常等。

(2)门静脉高压引起的食管 - 胃底静脉曲张破裂或门脉高压性胃病(10%~20%)。

(3)上消化道邻近器官或组织的疾病:胆道出血,胰腺疾病累及十二指肠,主动脉及纵隔疾病等。

(4)全身性疾病:血管性疾病,血液病,应激相关胃黏膜损伤等。

2. 下消化道出血

(1)肠道原发疾病:肿瘤和息肉、炎症性病变、血管病变、肠壁结构性病变、肛门病变。

(2)全身疾病累及肠道:白血病和出血性疾病、腹腔邻近脏器恶性肿瘤或脓肿等。

妊娠期消化道出血:妊娠剧吐导致胃食管损伤;妊娠晚期及产褥期肛门病变;原发

疾病;妊娠合并症如血小板减少、HELLP 综合征等。

【病例报告——入院部分】

病史: 患者 24 岁,既往体健,G_1P_0,孕 23^+ 周首次于区级妇幼保健院行产前检查,未见明显异常。4 天前开始出现腹泻、呕吐症状,每天腹泻 10 次,水样便,无腹痛,伴呕吐,就诊于外院,产科超声检查未见明显异常,给予头孢类抗生素静脉输注 3 天后好转。后偶有腹部隐痛,未就诊。入院当日出现阴道出血,同月经量,伴腹痛,就诊于外院,超声提示胎死宫内,同时查血常规,提示血小板 $42×10^9$/L,遂转诊于三甲医院。血压 270/140mmHg,伴视物模糊。

查体: 体温 37.1 ℃,脉搏 116 次 /min,呼吸 20 次 /min,血压 230/170 mmHg,血氧饱和度 99%。神志清,心律齐,各瓣膜听诊区未闻及病理性杂音,双肺呼吸音清,未闻及干湿性啰音。产科查体:宫高 27cm,腹围 96cm,宫缩 30s/3~4min,强度中等。阴道检查:宫颈质中,消平,中位,宫口开 3cm,先露头,S-2cm,胎膜未破。

辅助检查:

血常规:血小板计数 $12×10^9$/L,血红蛋白 126g/L。

凝血:纤维蛋白原 280.34mg/dl,D- 二聚体 8 410ng/ml。

肝肾功能:天冬氨酸转氨酶 267U/L,丙氨酸转氨酶 561U/L,乳酸脱氢酶(LDH)3 729U/L,血肌酐 62mmol/L,尿素氮 19.28mmol/L,总胆红素 82.2μmol/L,直接胆红素 30.1μmol/L。

免疫化验:狼疮 5 项、抗 dsDNA 未见异常。

【临床表现与早期识别】

1. 上消化道出血 呕血或咖啡色呕吐物,黑便或柏油样便,失血性周围循环衰竭,贫血及血象变化,发热,氮质血症。

2. 下消化道出血 便血,黑便,出血性腹泻,便潜血阳性。

3. 妊娠期消化道出血 多见于晚孕期及产褥期,偶发于早孕期,中孕期少见。

早期识别要点

1. 消化道出血以呕血和便血为主要临床表现,同时可出现便潜血阳性,多伴有血红蛋白进行性下降。患者多有相关病史,如非甾体抗炎药使用史、既往胃肠道疾病史、应激等,需通过详细问诊识别。在关注出血的同时,需要注意患者生命体征的变化,避免失血性休克的发生。

2. 孕期早期识别消化道出血,明确病因,并迅速处理,是孕产妇和围产儿救治成功与否的关键。

【诊断依据及标准】

1. 判断消化道出血位置

(1)多数患者存在相关病史,如非甾体抗炎使用史、炎症性肠病病史等。上消化道出血主要表现为呕血,同时可存在腹泻及黑便,下消化道出血主要表现为血便,即出血与大便分离,内镜检查是诊断的有效手段,对于不明位置的消化道出血,可采用胃镜和肠镜联合检查,如果均未发现病灶,可使用胶囊内镜进一步检查。钡餐 X 线检查及放射性核素检查,因其存在电离辐射及放射性对于妊娠期女性不适用。注意出血严重程度的估计和周围循环状态的判断。

(2)成人每日消化道出血 >5~10ml 便潜血即可表现阳性,每日出血量 50~100ml 可出现黑便,出血量超过 400~500ml 可出现头昏、心慌、乏力等全身症状,短时间内出血量 >1 000ml 时可出现周围循环衰竭表现。因为出血大部分积存于胃肠道,因此呕血与黑便量仅可作为出血量参考。血红蛋白、红细胞计数、血细胞比容可估计失血程度,但不能在急性失血后立即反映出来。因此周围循环状态对于急性失血的评估最为关键。在 24 小时内上消化道大量出血致血流动力学紊乱、器官功能障碍。这类危险性出血占 15%~20%。根据临床、实验室和内镜检查指标进行早期危险分层,将出血患者分为高危和低危。这种早期危险分层有助于对患者在最初 72 小时内早期干预和密切监测后获益。危险性上消化道出血的预测指标包括难以纠正的低血压、鼻胃管抽出物可见红色或咖啡样胃内容物、心动过速、血红蛋白进行性下降或 <80g/L。出血量 >400ml 时可出现头晕、心悸、出汗、乏力、口干等症状;>700ml 时上述症状显著,并出现晕厥、肢体冷感、皮肤苍白、血压下降等。

2. 出血是否停止 由于胃肠道内积血一般需经数天(一般约 3 天)排尽,因此,下列情况考虑再出血:

(1)反复呕血,或黑便次数增多,稀薄,伴有肠鸣音亢进。

(2)周围循环衰竭的表现经充分补液输血未见明显改善,或虽暂时好转而又恶化。

(3)血红蛋白、红细胞计数与血细胞比容持续下降,网织红细胞计数持续升高。

(4)补液与尿量足够的情况下,血尿素氮持续或再次增高。

(5)胃管抽出物有较多新鲜血。

3. 危险性预测 临床上多采用 Rockall 评分系统来进行急性上消化道出血患者再出血和死亡危险性的评估。该评分系统包括年龄、休克情况、合并症、内镜情况和近期出血情况,但其变量中有内镜诊断内容,限制了在急诊诊疗中的早期应用。

Blatchford 评分(表 6-1):基于简单的临床与实验室检查变量,无需内镜检查且敏感性高,适合在急诊治疗中早期应用。评分 ≥ 6 分为中高危,<6 分为低危。在预测治疗需求或死亡风险方面,优于 Rockall 评分。

表 6-1 消化道出血 Blatchford 评分

项目	检查结果	评分/分
收缩压	100~109mmHg	1
	90~99mmHg	2
	<90mmHg	3
血尿素氮	6.5~7.9mmol/L	2
	8.0~9.9mmol/L	3
	10.0~24.9mmol/L	4
	≥ 25.0mmol/L	6
血红蛋白	男性 120~129g/L	1
	100~119g/L	3
	<100g/L	6
	女性 100~119g/L	1
	<100g/L	6
其他表现	脉搏 ≥ 100 次/min	1
	黑便	1
	晕厥	2
	肝脏疾病	2
	心力衰竭	2

诊断要点

1. 消化道出血首先需判断出血位置,内镜检查是首选方法。需严密关注患者生命体征,维持循环稳定。通过危险性评分对患者进行高危分级,高危患者需积极处理。

2. 对于高危患者,出现临床症状和实验室检查的异常但未达到诊断标准者仍应高度警惕,及时动态观察临床症状、实验室指标变化及影像学检查,监测胎儿情况,是诊治过程中避免出现严重并发症的关键。

【处理原则与措施】

一般急救措施，联合相关科室共同诊治，积极补充血容量，维持循环稳定，有效进行止血(药物、内镜、介入、手术)，评估母儿情况，适时终止妊娠。

对于低危患者，在出血停止后需要持续监测，避免 NSAIDs 类药物的使用，积极治疗凝血异常，控制原发疾病，必要时抑酸治疗，争取延长孕周。对于高危患者需积极处理，有效止血，根据患者病情变化多次评估，配合抑酸、保护胃肠道黏膜等药物的使用防止再出血及并发症的发生。

1. 评估、严密监测并稳定母体状况，积极治疗原发病　监测生命体征，因呕血患者存在误吸可能，保证气道通畅。限制性补液，维持水电解质平衡，必要时输血、使用血管活性药物治疗。同时监测母儿情况，多学科联合诊治，必要时及时终止妊娠。

2. 药物治疗

(1)抑酸药物：大剂量埃索美拉唑被推荐为急性上消化道大出血紧急处理的药物选择之一。使用方法：埃索美拉唑 80mg 静脉推注后，以 8mg/h 的速度持续静脉泵入或滴注。常规剂量质子泵抑制剂治疗：埃索美拉唑 40mg 静脉滴注，每 12 小时 1 次。质子泵抑制剂针剂还有泮托拉唑、奥美拉唑、兰索拉唑、雷贝拉唑等，都是有效的抑酸止血药物。常用的 H_2 受体拮抗剂针剂有法莫替丁、雷尼替丁等。

(2)止、凝血治疗：对凝血功能障碍患者，目前的治疗观点：①输注新鲜冰冻血浆；②首先给予氨甲环酸抗纤维蛋白溶酶；③血栓弹力图监测引导下的成分输血。凝血功能障碍患者的止血治疗规范：新型口服抗凝剂增加胃肠道出血的风险，但经治疗纠正后国际标准化比值(international normalized ratio, INR)为 1.5~2.5，可进行内镜检查治疗。输血的阈值仍存在较大争议，但较一般指南

中推荐指征有所放宽。对有凝血功能障碍者，可静脉注射维生素 K，为防止继发性纤溶，可使用止血芳酸等抗纤溶药；云南白药等中药也有一定疗效。对插入胃管者可灌注硫糖铝混悬液或冷冻去甲肾上腺素溶液(去甲肾上腺素 8mg，加入冰生理盐水 100~200ml)。

(3)生长抑素及其类似物：生长抑素能够减少内脏血流，降低门静脉压力，抑制胃酸和胃蛋白酶分泌，抑制胃肠道及胰腺肽类激素分泌等，是肝硬化急性食管 - 胃底静脉曲张出血的首选药物之一，也被用于急性非静脉曲张出血的治疗。使用生长抑素可显著降低消化性溃疡出血患者的手术率，预防早期再出血的发生。首剂量 250μg 快速静脉滴注(或缓慢推注)，继以 250μg/h 静脉泵入(或滴注)，疗程 5 天。对于高危患者，选择高剂量(500μg/h)生长抑素持续静脉泵入或滴注。

(4)抗菌药物：肝硬化急性静脉曲张破裂出血者活动性出血时常存在胃黏膜和食管黏膜炎性水肿，预防性使用抗菌药物有助于止血，并可减少早期再出血及感染，提高生存率。

3. 内镜下治疗　胃肠镜是首选诊断及治疗方法。

(1)内镜治疗时机：相对 12 小时内出现的静脉曲张破裂出血，成功复苏后 24 小时内早期内镜检查适合大多数上消化道出血患者。在出血 24 小时内，血流动力学情况稳定后，无严重合并症的患者应尽快行急诊内镜检查。对有高危征象的患者，应在 12 小时内进行急诊内镜检查。对怀疑肝硬化静脉曲张出血的患者，应在住院后 12 小时内行急诊内镜检查。

(2)内镜下止血后再次出血的预测指标包括：血流动力学不稳定，胃镜检查有活动性出血，溃疡大小 >2cm，溃疡部位在胃小弯或十二指肠后壁，血红蛋白 <100g/L，需要

输血。

4. 其他治疗

(1) 介入治疗：对于内镜治疗失败的患者可以选用介入治疗止血，栓塞治疗成功率88%，且栓塞止血优于药物注射止血。介入治疗包括选择性血管造影及栓塞、经颈静脉肝内门 - 体静脉支架分流术：主要适用于出血保守治疗（药物、内镜治疗等）效果不佳、外科手术后再发静脉曲张破裂出血或终末期肝病等待肝移植术期间静脉曲张破裂出血。在未终止妊娠前，因介入治疗存在电离辐射影响胎儿可能，需谨慎选择。

(2) 三腔二囊管压迫止血：用于胃食管静脉曲张患者。

(3) 手术治疗：尽管有以上多种治疗措施，但是仍有约20%的患者出血不能控制，此时及时请外科进行手术干预。

5. 期待疗法

(1) 对于生命体征稳定的少量出血患者或低危患者，可在监测病情及胎儿宫内情况下延长孕周。

(2) 对于急性大出血或高危患者，如妊娠周数 <34 周，母儿病情平稳，可以考虑在有条件的三级医院严密动态监测下进行期待治疗。

6. 产科处理

(1) 对于生命体征稳定的少量出血患者或低危患者，消化道出血并非终止妊娠指征。

(2) 对于急性大出血或高危患者，应在积极治疗后终止妊娠。患者分娩方式应根据产科指征而定，需综合考虑孕妇病情和胎儿状况、宫颈成熟情况、分娩史等，可酌情放宽剖宫产指征。

7. 新生儿处理

(1) 胎儿面临流产、早产、宫内生长受限、宫内缺氧、胎盘早剥的风险。

(2) 高危新生儿分娩时产、儿科共同处理，及时复苏并入住 NICU。

处理要点

1. 内镜是首选诊治方法，在维持患者生命体征平稳的情况下，可行内镜明确病因并进行治疗。同时积极补充血容量，维持循环稳定，有效进行止血治疗（药物、内镜、介入、手术），评估母儿情况，适时终止妊娠。需联合相关科室诊治。

2. 低危患者可继续妊娠，高危患者如妊娠周数 <34 周，母儿病情平稳，可以考虑在有条件的三级医院严密动态监测下进行期待治疗。

【病例报告——诊治部分】

入院诊断：①宫内孕 30^{+5} 周，G_1P_0，头位；②胎死宫内；③重度子痫前期；④ HELLP 综合征；⑤胎盘早剥？⑥高血压危象；⑦临产。

处理：给予硫酸镁解痉，因不除外胎盘早剥，行人工破膜缓解宫腔压力，锁骨下静脉穿刺开放深静脉，输注血小板 1U，给予地塞米松 10mg 静脉滴注。娩出一男死婴，体重 1 490g，身长 41cm。胎盘胎膜自然娩出，查胎盘面可见暗色血块压迹，约占胎盘面积 1/4，另可见暗色凝血块及钙化。产时出血约 20ml。

产后继续使用地塞米松 10mg 小壶，每天 1 次 ×2 天，产后第 1 天出现嗜睡症状，查体 Babinski、Chadock 征阳性。继续降压，给予降颅压治疗。磁共振考虑患者多发脑梗死、高血压脑病，予以降压、抗凝、利尿治疗。产后第 4 天血红蛋白 63.4g/L，给予输血后血红蛋白上升至 82.29g/L、血小板计数由 70.3×10^9/L 稳步上升至 140×10^9/L。继续降压治疗、硫酸氢氯吡格雷片 75mg（1 次 /d）抗凝治疗。

产后第 7 天加用低分子肝素钙注射液 0.4ml（1 次 /d）抗凝，夜间患者出现黑便，血常规提示血红蛋白 51g/L，急请消化内科会诊，并给予禁食水，持续心电监护、吸氧，停用抗凝、抗血小板药物,抑酸治疗,输血支持治疗。

产后第 8 天患者输入压积红细胞和血浆各 400ml 后仍有黑便,考虑上消化道出血,消化性溃疡、急性胃黏膜损伤,继续禁食水,奥美拉唑镁注射液 8mg/h 泵入抑酸治疗,给予凝血酶 500U(1 次 /6h) 口服止血治疗。产后第 9 天给予胃肠减压,可见大量咖啡色液体引出,内混有鲜红色血,考虑患者上消化道有活动性出血,急行床旁超声检查,提示脾不大,门脉不宽。血红蛋白 50g/L;期间排黑便 860ml,呕血 400ml。考虑患者病情危重急诊胃镜检查。床旁胃镜,见十二指肠巨大溃疡,并存在活动性出血,局部予以肾上腺素及凝血酶药物止血,镜下观察无活动性出血后胃镜结束。后患者再次出血,急诊行血管介入治疗,以微导管尝试超选择性插管入胰十二指肠下动脉数次均未成功,再次造影示胰十二指肠下动脉痉挛,出血现象消失。后转回外科监护,患者面色苍白,排黑便 500ml。继续扩容,血红蛋白 34g/L。

全院相关科室再次急会诊讨论病情后急诊全麻下行手术治疗,纵向切开十二指肠球部至幽门,胃腔及十二指肠内见大量新鲜血块,量约 600ml。探查见十二指肠球部一狭长的溃疡,长约 4cm、宽约 1.5cm(图 6-5),因探查困难,术中行胃镜检查,于胃幽门切开处置入胃镜,于十二指肠球部和降部见多发溃疡,大小不等,多处渗血,十二指肠水平部、升部直至空肠上段未见明显溃疡病变。术中分解粘连过程中见十二指肠降部前壁有一直径约 1.0cm 大小溃疡穿孔,穿孔部位与结肠壁轻度粘连。行远端胃大部切除+胃空肠吻合+十二指肠造瘘+空肠营养管植入术,术后患者带气管插管返回外科监护病房,给予扩容、抑酸、生长抑素、止血、抗炎、补液、维持水电解质平衡等治疗。血红蛋白 130g/L。

结局:经积极抗感染、输血、输血浆、加强抑酸、生长抑素、保肝等治疗后无持续出血,逐渐恢复,生命体征平稳痊愈出院。

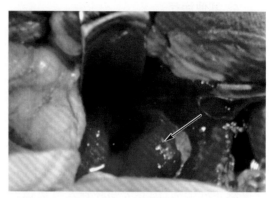

图 6-5 术中所见十二指肠溃疡(箭头所示部位)

【经验分享】

1. 妊娠期消化道出血可见于妊娠剧吐导致胃食管损伤,妊娠晚期及产褥期肛门病变,原发的消化系统疾病,妊娠合并症如血小板减少、HELLP 综合征等。需早期识别消化道出血,明确病因,并迅速处理。

2. 首先判断出血位置,首选内镜检查。严密关注患者生命体征,维持循环稳定。通过危险性评分对患者进行高危分级,高危患者需积极处理。

3. 临床观察及处理重度子痫前期HELLP 综合征患者时,除关注心、肺、肝、肾、脑凝血等重要脏器功能之外,还应重视消化道黏膜的保护,在严重应激状态下及使用糖皮质激素时应重视胃肠道症状及黏膜保护。

4. 对于产科高危患者,除了产科医师及时处理产科情况外,还需要积极观察,提高警惕,预防在先,早期发现严重问题,根据患者病情组织消化内科、胃肠外科、神经内科、心内科、呼吸内科及重症医学科多学科共同会诊,对于患者的病情及发展做出全方位的评估及治疗,以取得良好疗效。

【诊治流程图】

妊娠合并消化道出血诊治流程图见图6-6。

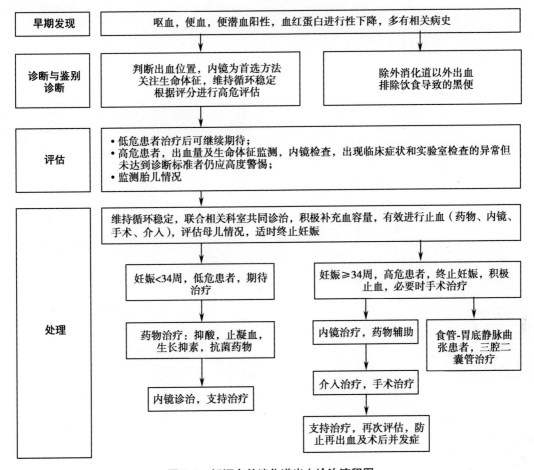

图 6-6　妊娠合并消化道出血诊治流程图

（张晓红　解珺淑）

参考文献

1. GOLDMAN L, SCHAFER AI. Goldman-Cecil Medicine. 25th ed. Philadelphia, PA: Elsevier Saunders, 2016, 136: 267-273.

2. GRALNEK IM, DUMONCEAU JM, KUIPERS EJ, et al. Diagnosis and management of nonvariceal upper gastrointestinal hemorrhage: European Society of Gastrointestinal Endoscopy (ESGE) Guideline. Endoscopy, 2015, 47: a1-a46.

3. 顾美皎, 戴钟英, 魏丽惠. 临床妇产科学. 2 版. 北京: 人民卫生出版社, 2011: 217-218.

4. PARAMPALLI U, CROSSLAND C, LONGLEY J, et al. A Rare Case of Gastrointestinal Stromal Tumour in Pregnancy Presenting with Upper Gastrointestinal Bleeding. Journal of Gastrointestinal Cancer, 2012, 43 (1): 80-83.

5. KASPER DL, FAUCI AS, LONGO DL, et al. Harrison's Principles of Internal Medicine. 19th ed. New York: McGraw-Hill Professional, 2015: 235-238.

6. 王辰, 王建安. 内科学. 3 版. 北京: 人民卫生出版社, 2015: 543-549.

7. 于学忠, 郭树彬. 急性上消化道出血急诊诊治流程专家共识. 中国急救医学, 2015, 35 (10): 865-873.

8. STRATE LL, GRALNEK IM. ACG Clinical Guideline: Management of Patients With Acute Lower Gastrointestinal Bleeding. The American Journal of Gastroenterology, 2016, 111 (4): 459-474.

第七章

妊娠合并严重血液系统疾病

第一节　血栓性血小板减少性紫癜

血栓性血小板减少性紫癜（thrombotic thrombocytopenia purpura，TTP）是以微血管内皮细胞/血管壁损伤、管腔狭窄或闭塞并可伴有微血栓形成为特征的一组临床病理综合征。妊娠合并 TTP 者占全部 TTP 患者的 10%~30%，若不及时治疗，孕妇病死率将高达 70%~80%。

【病因】

TTP 分为先天性和获得性，其中获得性 TTP 占绝大多数。获得性 TTP 的诱因包括：病毒、细菌感染、药物、预防接种、免疫复合物、抗内皮细胞抗体、产科因素（妊娠雌激素、口服避孕药）及恶性疾病。少部分获得性 TTP 患者可无明显诱因。TTP 的病理基础是微循环血管中的血栓形成，从而导致血小板聚集、大量消耗，同时引起微血管病性溶血性贫血及临床症状。

目前研究发病机制为先天性或者获得性因素导致的 ADAMTS13 活性降低，其活性水平可以间接反映体内血管性血友病因子（von Willebrand factor，vWF）多聚体的功能状态，此酶的活性降低导致微血管内 vWF 因子剪切障碍，形成超大分子量 vWF（UL-vWF）多聚体，黏附血小板增加。另外血管内皮细胞损害和/或功能障碍，释放的多种细胞因子变化，使血管收缩增加，血小板聚集、黏附功能和血液凝固性增加及纤溶活性减弱。妊娠期 TTP 发病率增高的机制尚不明确，有研究认为可能与 ADAMTS13 在孕期出现生理性下降有关。

【病例报告——入院部分】

病史：患者 24 岁，主因"停经 35^{+5} 周，头痛 2 天，胎动消失 1 天"由外院转入。患者自诉孕期顺利，外院规律产检未见异常。入院前 2 天无明显诱因出现头痛，伴乏力、恶心，并逐渐加重，入院当天胎动消失。胎心未闻及。B 超提示胎死宫内。以"宫内孕 35^{+5} 周，G$_1$P$_0$，头位。胎死宫内"收入院。

查体：体温 39.2℃，脉搏 120 次/min，呼吸 25 次/min，血压 120/80mmHg，神志清，略烦躁，查体合作。皮肤黏膜轻度黄染，可见散在瘀点、瘀斑。产科查体：宫高 33cm，腹围 93cm，宫体软，未触及宫缩，胎心未闻及，胎儿头位，未入盆。阴道检查：宫颈消 50%，质中，位中，未开，S-3cm。

辅助检查：

血常规：Hb 82g/L，PLT 25×10^9/L，WBC 18×10^9/L，网织红细胞 3.0%。

外周血涂片可见破碎红细胞。

尿常规：尿蛋白（2+）。

凝血：凝血酶原时间 13 秒，纤维蛋白原 300mg/dl。

血生化：ALT 560U/L，AST 600U/L，TBIL 600μmol/L，IBIL 540μmol/L，LDH 523U/L。

【临床表现与早期识别】

1. **出血**　以皮肤黏膜为主，严重者可有内脏或颅内出血。

2. **微血管病性溶血性贫血。**

3. 精神神经症状　轻者头痛,重者精神错乱,偏瘫及抽搐等。

4. 发热　发生率为30%~72%。

5. 肾脏损害　肾脏损害一般是轻度,仅有尿潜血或尿蛋白阳性,严重的病例可能伴有血肌酐升高。

> **早期识别要点**
>
> 　　孕妇出现发热、皮肤黏膜出血倾向,伴随头痛等精神症状,实验室检查提示贫血、血小板减少,有血管内溶血的证据,需警惕TTP。

【诊断依据及标准】

1. 临床表现　如微血管病性溶血性贫血、血小板减少、神经精神症状"三联症",或具备如微血管病性溶血性贫血、血小板减少、神经精神症状、发热、肾脏损害"五联症"。

2. 实验室检查　典型的血常规和生化变化。

(1)血常规:贫血,血小板降低($<20\times10^9$/L),外周血涂片红细胞碎片增高(>1%)。

(2)凝血功能基本正常。

(3)血生化:血清游离血红蛋白增高,LDH增高。

(4)血浆ADAMTS13活性显著降低,获得性TTP常检出ADAMTS13抗体(抑制物)。

需与以下疾病相鉴别:

1. 溶血性尿毒综合征

(1)以急性微血管病性溶血性贫血、血小板减少、急性肾衰竭三大特征为主的综合征。

(2)肾功能损害较严重,并多发生于产后。

(3)目前多倾向于TTP和HUS是同一种疾病的两种不同的临床表现,是一种多基因遗传病。

2. HELLP综合征

(1)HELLP综合征多发生于妊娠中晚期,是在妊娠期高血压疾病基础上出现溶血性贫血、肝酶升高、血小板减少。

(2)实验室检查表现为血小板进行性减少,肝酶升高,LDH升高,肌酐升高。

(3)ADAMTS13活性在正常范围。

(4)终止妊娠后迅速好转。

3. 弥散性血管内凝血(DIC)

(1)有易引起DIC的基础疾病。

(2)一般表现为严重出血、血小板减少、凝血因子减少、继发性纤维蛋白溶解的证据。

(3)没有严重的溶血性贫血。

(4)没有神经精神症状(除外脑出血及感染)。

4. 系统性红斑狼疮

(1)有相关疾病病史。

(2)可有溶血性贫血、血小板减少,一般程度较轻。

(3)最初发病可有皮肤、关节症状、肾损害或精神神经症状。

(4)自身免疫性抗体检查阳性。

5. Evans综合征

(1)本病是自身免疫性溶血性贫血伴免疫性血小板减少性紫癜。

(2)可有肾功能损害的表现。

(3)Coombs试验阳性。

(4)无神经症状。

> **诊断要点**
>
> 　　1. 发热。
>
> 　　2. 神经精神症状。
>
> 　　3. 具备微血管病性溶血性贫血、血小板减少。
>
> 　　4. 血浆ADAMTS13活性显著降低(<10%)。
>
> 　　5. 发热。
>
> 　　6. 肾脏损害。

【处理原则与措施】

1. 血浆置换 依据患者一般情况按照指南进行。

(1)2012年中国专家共识：采用新鲜血浆、新鲜冷冻血浆，2 000ml/d或40~60ml/kg，每天1~2次，直至症状缓解，PLT及LDH恢复正常。

(2)2017年日本指南：血浆用量为患者血浆量的1~1.5倍。新鲜血浆50~75ml/(kg·d)，直到血小板正常(>150 000/μl)后的2天。

2. 糖皮质激素

(1)2012年中国专家共识：甲泼尼龙(200mg/d)或地塞米松(10~15mg/d)静脉输注3~5天，过渡至泼尼松[1mg/(kg·d)]，病情缓解后减量至停用。

(2)2017年日本指南：前3天静脉使用甲泼尼龙1 000mg/d，然后根据血小板计数和ADAMTS13检测的结果逐渐减量。3天后若选择口服，可口服泼尼松0.5~1.0mg/(g·d)，然后逐渐减量。口服用法：1mg/(kg·d)×2周，然后迅速减量至0.5mg/(kg·d)，进一步减至2.5~5.0mg/周。

3. 抗血小板药物(推荐等级2B) 血小板>50 000/μl时可以使用阿司匹林80~100mg/d，直至结束糖皮质激素治疗。

4. 输注红细胞 不合并心脏异常时血红蛋白低于70g/dl，应输红细胞，伴心脏异常时血红蛋白低于80g/dl应输注红细胞(推荐等级1A)。

5. 输注血小板 有威胁生命的出血时应输血小板，但是不推荐预防性输注血小板(推荐等级1B)。

6. 脾切除 以上疗法均无效时，可考虑脾切除。

7. 产科处理

(1)孕早期胎儿死亡率高，因此孕早期一旦确诊，建议终止妊娠。

(2)孕中晚期确诊者可考虑以下治疗，积极治疗，改善预后，待胎儿可存活后终止妊娠。

> **处理要点**
>
> 一经确诊积极进行血浆置换、糖皮质激素治疗及抗血小板药物治疗，对高度疑似和确诊病例输注血小板需谨慎。

【病例报告——诊治部分】

入院诊断：①宫内孕35^{+5}周，G_1P_0，头位；②胎死宫内；③妊娠合并血小板减少：TTP？

处理：目前诊断考虑TTP，需控制病情，尽快终止妊娠。胎死宫内，宫颈不成熟，选择阴道分娩，给予甲泼尼龙(200mg/d)，备红细胞5U，血浆1 000ml，后行地诺前列酮栓引产。于入院第2天阴道分娩一死婴，体重2 000g。分娩后出现阴道出血不止。给予缩宫素、卡前列素氨丁三醇促进子宫收缩，输注纤维蛋白原、凝血酶原复合物、血浆，并进行宫腔内水囊压迫止血，但出血仍较多，在出血2 500ml时，行子宫动脉栓塞术。产后24小时内共出血3 000ml，输注红细胞8U，血浆1 600ml，血小板4U，凝血酶原复合物3 000U，纤维蛋白原5g。产后转入ICU病房。

结局：产后给予血浆置换、继续激素治疗，加强抗炎，间断输注白蛋白，并给予保肝治疗，各脏器功能逐渐恢复，分娩后20天，痊愈出院。

【经验分享】

1. TTP是微循环血管中血栓形成，导致血小板聚集、大量消耗，同时引起微血管病性溶血性贫血及临床症状，可能与ADAMTS13活性降低有关。

2. 一般根据临床表现和实验室检查进行诊断。临床表现有"三联症"——微血管病性溶血性贫血、血小板减少、神经精神症状，或"五联症"——微血管病性溶血性贫血、血小板减少、神经精神症状、发热、肾脏损害；实验室检查可有血浆 ADAMTS13 活性显著降低（<10%）。

3. 合并 TTP，孕产妇死亡率较高，获得性 TTP：死亡率曾高达 90%，血浆置换早期使用，总生存率可达 80%~85%。一经确诊应积极进行血浆置换、糖皮质激素治疗及抗血小板药物治疗。

【诊治流程图】

妊娠合并血栓性血小板减少性紫癜诊治流程图见图 7-1。

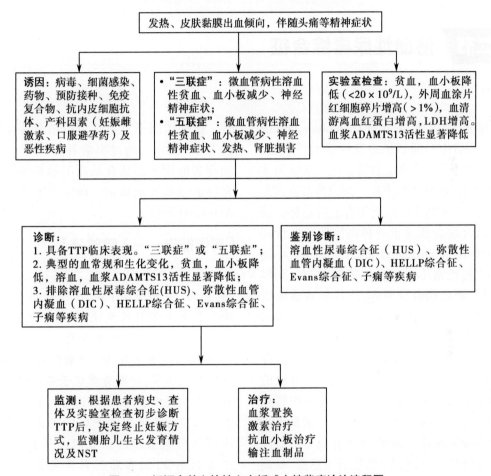

图 7-1　妊娠合并血栓性血小板减少性紫癜诊治流程图

（张晓红　尹秀菊）

参考文献

1. MOAATI-COHEN M, GARREC C, WOLF M, et al. Unexpected frequency of Upshaw-Schulman syndrome in pregnancy-onset thrombotic thrombocytopenic purpura. Blood, 2012, 119 (24): 5888-5897.

2. GEORGE JN. The association of pregnancy with thrombotic thrombocytopenic purpura hemolytic syndrome. CurrOpinHematol, 2003, 10 (5): 339-344.

3. SADLER JE, MOAKE JL, MIYATA T, et al. Recent advances in thrombotic thrombocytopenic purpura. American Society of Hematology, 2004, 42 (6): 407-422.

4. 中华医学会血液学分会血栓与止血学组. 血栓性血小板减少性紫癜诊断与治疗中国专家共识(2012年版). 中华血液学杂志, 2012, 33 (11): 983-984.

5. MATSUMOTO M, FUJIMURA Y, WADA H, et al. Diagnostic and treatment guidelines for thrombotic thrombocytopenic purpura (TTP) 2017 in Japan. Int J Hematol, 2017, 106 (1): 3-15.

第二节 溶血性尿毒综合征

溶血性尿毒综合征(hemolytic uremic syndrome, HUS)是以微血管性溶血性贫血、血栓性血小板减少和急性肾损伤三联症为主要临床特征的临床危重症。国内外报道其发病率为0.2~4.28/10万,近年有上升趋势。溶血性尿毒综合征属于一种血栓性微血管病(thrombotic microangiopathy, TMA),TMA还包括血栓性血小板减少性紫癜(TTP)、恶性高血压、硬皮病肾危象等,均可导致微血管内皮细胞损伤,诱发微血栓形成。曾认为溶血性尿毒综合征包括由于产毒志贺大肠埃希氏菌感染导致的典型溶血性尿毒综合征(STEC-HUS),以及由于补体系统异常导致的非典型溶血性尿毒综合征(aHUS)。产科角度,溶血性尿毒综合征合并妊娠是指发生于产后产褥期或者妊娠期,属于非典型溶血性尿毒综合征,一旦发生,病情进展迅速,早期识别困难,死亡率高。本节重点讨论非典型溶血性尿毒综合征。

【病因】

1. **补体旁路途径过度活化** 功能获得性突变或者功能缺失突变可以引起补体旁路的超活化,使内皮损伤和血小板聚集,最终引起非典型溶血性尿毒综合征。

2. **抗补体因子H(Anti-CFH)抗体阳**性 抗补体因子H抗体可以结合补体因子的羧基端,并且通过影响补体因子H与其细胞表面配体的结合从而削弱补体因子H介导的细胞表面保护。10%的患者表现为Anti-CFH阳性。

【病例报告——入院部分】

病史: 患者31岁,经产妇,因"停经37⁺¹周,头晕、视物模糊1周,血压升高1天"就诊。患者平素月经规律,孕期定期产检,无特殊异常,既往无特殊病史。入院测血压145/96mmHg,尿蛋白(3+),乳酸脱氢酶399U/L,肝肾功能正常,诊断为重度子痫前期。入院后完善相关检查,给予地诺前列酮促宫颈成熟。入院后1天因临产后CST出现晚期减速急诊行剖宫产终止妊娠。手术顺利,术中出血不多,胎盘胎膜剥离完整。新生儿Apgar评分1分钟9分,5分钟10分,体重3 300g。

查体: 术日,患者精神差,血压100/60mmHg,心率80次/min,呼吸深快,32次/min,呼吸音粗糙,双肺未闻及干湿啰音,心音低,子宫轮廓清,宫底脐下1指,阴道流血不多,四肢冰凉,少尿,24小时尿量约300ml。

辅助检查: 血常规:WBC 9.8×10⁹/L,HGB 78g/L,PLT 31×10⁹/L;凝血酶原时间

23.7 秒;D-二聚体定量:>1 000ng/ml;尿液分析:BLD(3+),PRO(3+);肝肾功能:ALT 611U/L,AST 895U/L,T-BIL 29.4μmol/L,D-BIL 7.3μmol/L,BUN 8.5mmol/L,Cr 237.7mol/L,K⁺ 7.06mmol/L,LDH>4 000U/L。不规则抗体筛选试验阴性,抗人球蛋白试验(Coombs 试验)阴性,抗体释放试验阴性,游离抗体测定阴性。外周血涂片提示:成熟红细胞大小不等,淡染区扩大。骨髓穿刺提示增生性贫血,网织红细胞 2%。

【临床表现与早期识别】

1. 40% 的患者出现病毒感染的前驱症状。

2. 微血管病性溶血性贫血

(1)面色苍白,黄疸,肝大。

(2)血尿或者酱油色尿,腰背部酸痛。

(3)血红蛋白降低,血浆结合珠蛋白降低。

(4)间接胆红素增高,乳酸脱氢酶增高,外周血红细胞碎片阳性。

(5)抗人球蛋白试验阴性。

3. 消耗性血小板减少

(1)皮肤黏膜出血点。

(2)血小板计数减少,部分血小板可在正常范围。

(3)凝血功能检查基本正常。

4. 急性肾衰竭

(1)少尿、无尿、氮质血症。

(2)少数伴有高血压,常为一过性,随肾功能好转可恢复。

5. 其他表现

(1)中枢神经病变。

(2)心力衰竭。

(3)呼吸系统疾病。

(4)小肠结肠炎。

(5)高血压。

(6)其他器官受累表现。

早期识别要点

溶血性尿毒综合征发病突然,临床表现非特异,多发生在正常妊娠分娩后的 1 天~10 周内,患者往往在妊娠期和产程中均很顺利,却在产后发生少尿,甚至无尿,肾功能急剧下降,以及严重的微血管病性溶血,血小板减少。虽然不同于产志贺毒素大肠埃希氏菌等引起的典型溶血性尿毒综合征,产后溶血性尿毒综合征一般无明显腹泻的前驱症状,但是非典型溶血性尿毒综合征可以发生于细菌或者病毒胃肠道感染之后。腹泻不是排除非典型溶血性尿毒综合征的因素。

【诊断依据及标准】

2016 年日本非典型溶血性尿毒综合征临床指南诊断标准:

排除血栓性血小板减少性紫癜、各类继发性血栓性微血管病诊断后,可以诊断为非典型溶血性尿毒综合征。诊断标准如下:

1. 溶血　溶血性贫血血红蛋白 <100g/L,此外,LDH 升高、血清结合珠蛋白水平降低,以及外周血涂片可见破碎红细胞进一步确诊溶血性贫血。但外周血涂片破碎红细胞不是诊断溶血性贫血的必需条件。

2. 血栓性血小板减少　血小板 <100×10⁹/L。

3. 急性肾损伤　成人诊断标准同普通 AKI 诊断标准。

除此以外,血液的低 C3 和正常 C4 水平强烈表明补体旁路途径活化,支持非典型溶血性尿毒综合征的诊断。同时推荐检测患者的补体成分 CHF、CFI 和 CFB 水平以及白细胞 CD46 水平。

非典型溶血性尿毒综合征的确诊需要相应的基因检测和抗 CFH 抗体检测。但是,基因检测和抗 CFH 抗体阴性不能排除 aHUS。大约 40%aHUS 患者无已知的基因异常。

若合并发热及神经系统异常,则需考虑TTP。

需与以下疾病相鉴别:

1. 典型溶血性尿毒综合征(STEC-HUS)

(1)粪便培养、排泄物中直接分离志贺毒素,以及抗细菌脂多糖(lipopolysaccharide,LPS)免疫球蛋白M测定有助于诊断STEC-HUS。

(2)80%的STEC-HUS患者有严重的血便。

(3)儿童TMA患者中90%为STEC-HUS。所以,6个月以上的儿童伴血便或其他胃肠道症状的患者应首先考虑STEC-HUS。

2. 血栓性血小板减少性紫癜(TTP)

(1)合并发热和神经系统异常。

(2)ADAMTS13活性低及抗ADAMTS13抗体阳性。

3. HELLP综合征

(1)血管内溶血:外周血涂片见破碎红细胞、球形红细胞、网织红细胞;血清总胆红素≥20.5μmol/L、血清结合珠蛋白<250mg/L;严重的HELLP综合征可伴有弥散性血管内凝血。

(2)肝酶升高:丙氨酸氨基转移酶(ALT)≥40U/L或天门冬氨酸氨基转移酶(AST)≥70U/L,乳酸脱氢酶(LDH)>600U/L或2次高于正常值。

(3)血小板减少:血小板计数<100×10⁹/L。

4. 继发性血栓性微血管病

(1)自身免疫性疾病和结缔组织病:系统性红斑狼疮、硬皮病肾危象、抗磷脂综合征、多发性硬化和血管炎的表现常与血栓性微血管病相似。需进行以下检查以鉴别:抗核抗体、抗磷脂抗体、抗DNA抗体、C3、C4、CH50、IgA、IgG、IgM和ANCA等。

(2)急进性或恶性高血压:急进性或恶性高血压患者常表现为血栓性微血管病;血栓性微血管病患者有时也表现为急进性或恶性高血压。所以,当血压控制满意的患者仍然表现为血栓性微血管病时需进一步鉴别非典型溶血性尿毒综合征。

(3)恶性肿瘤:恶性肿瘤晚期可以引起血栓性微血管病。有文献报道90%的晚期恶性肿瘤(胃肠道、乳腺、前列腺和肺)患者表现血栓性微血管病。

(4)感染:侵入型肺炎球菌感染常引起儿童血栓性微血管病。HIV、流感病毒、H1N1、HCV、巨细胞病毒、百日咳、水痘、链球菌感染也可引起血栓性微血管病。诊断非典型溶血性尿毒综合征时应注意鉴别感染因素。

(5)药物引起的血栓性微血管病:抗肿瘤药、抗血小板药、免疫抑制剂、抗菌药和干扰素可引起血栓性微血管病。怀疑诊断时,任何可能引起血栓性微血管病的药物应减量或停药。

(6)急性胰腺炎:急性胰腺炎是血栓性微血管病诱发的可能因素。此类患者对血浆置换反应较好。

(7)移植后血栓性微血管病:常见于干细胞和器官移植患者。患者ASAMTS13活性一般高于10%,血浆置换治疗效果差。非典型溶血性尿毒综合征导致肾衰竭的患者,肾移植后非典型溶血性尿毒综合征复发的可能性大。

5. 妊娠急性脂肪肝

(1)发病多在妊娠晚期,起病急骤,典型临床表现为乏力,持续性恶心、呕吐,1周内黄疸产生并迅速加深。

(2)出血倾向,常发生DIC和肝肾衰竭。

(3)血清胆红素明显增高,尿胆素阴性,尿酸增高,白细胞增高达(20~30)×10⁹/L,持续低血糖,B超可见脂肪波,肝脏密度增加。

(4)高血压和蛋白尿较不常见。

诊断要点

1. 非典型溶血性尿毒综合征的典型表现是微血管性溶血性贫血、血栓性血小板减少和急性肾损伤。

2. 血液的低 C3 和正常 C4 水平强烈表明补体旁路途径活化，支持非典型溶血性尿毒综合征的诊断。

3. 非典型溶血性尿毒综合征的确诊需要相应的基因检测和抗 CFH 抗体检测。但是，基因检测和抗 CFH 抗体阴性不可以排除非典型溶血性尿毒综合征。

4. 对于溶血性尿毒综合征，发病突然，鉴别诊断尤为重要。

【处理原则与措施】

非典型溶血性尿毒综合征目前尚无特效治疗方法，临床多采用综合治疗措施，包括血浆置换、血浆输注、补体抑制剂、维持水电解质及酸碱平衡、血压控制及急性肾损伤的支持治疗、免疫抑制剂和糖皮质激素等治疗方法。

1. **血浆置换**　自 20 世纪 80 年代起，血浆置换是非典型溶血性尿毒综合征的主要治疗手段。如果条件允许，应立即血浆置换。推荐：随着患者情况的好转逐日减少血浆置换的次数，血浆治疗的次数应依据患者血小板计数、LDH 水平和血红蛋白水平而定。血浆置换对大约 70% 患者有效。在不能使用血浆置换的情况下，可以采用血浆输注。

2. **补体抑制剂**　如果患者 STEC-HUS 之后诊断为 aHUS，并排除 TTP 和继发性 TMA，应该考虑给予依库丽单抗治疗。依库丽单抗也可以考虑用于多器官受累 aHUS 患者。依库丽单抗是结合补体 C5 蛋白的单克隆抗体。其可以抑制 C5 激活为 C5a 和 C5b，并抑制攻膜复合物（membrane attack complex，MAC）的生产。一般依库丽单抗治疗 1~2 周后患者血小板水平会有升高。但依库丽单抗可能导致脑膜炎球菌感染，所以患者在使用依库丽单抗 2 周前应接种脑膜炎球菌疫苗。如果未接种脑膜炎球菌的患者需要

立即应用依库丽单抗时，医师需要同时给予相应的预防性抗生素治疗。但脑膜炎球菌疫苗并不足以完全预防应用依库丽单抗的患者导致的感染，因此，需每 2 周随访一次。

3. **其他治疗**

（1）在进行上述治疗的同时应注意对症支持治疗，如水电解质及酸碱平衡、血压的控制、急性肾损伤的支持治疗。

（2）抗 CFH 抗体阳性患者，血浆置换联合免疫抑制剂或糖皮质激素效果优于单用血浆置换。

处理要点

非典型溶血性尿毒综合征的治疗包括血浆置换、血浆输注、补体抑制剂、维持水电解质及酸碱平衡、血压控制及急性肾损伤的支持治疗、免疫抑制剂和糖皮质激素等治疗方法。血浆置换治疗是本病的核心治疗，疑诊也应积极进行，如受经济或当地医疗条件等限制，没有条件进行血浆置换，也应尽快采取新鲜冷冻血浆输注以改善病情。

【病例报告——诊治部分】

初步诊断： 产后溶血性尿毒综合征。

处理： 血浆置换联合连续性肾脏替代治疗（continuous renal replacement therapv，CRRT）。同时选择对肾功能损害小的广谱抗生素抗感染；给予甲强龙 60mg/d、持续低分子肝素泵入抗凝，丙种球蛋白冲击、缩宫素促子宫收缩等治疗；补充红细胞、血小板、血浆和冷沉淀；继续降压，维持水电解质和酸碱平衡等综合治疗，维持内环境的稳定。经过连续 5 天血浆置换后，肝酶指标下降，凝血功能好转，肌酐下降至 148mol/L，继续给予 CRRT 治疗同时加强营养。术后 10 天血小板缓慢升高，肌酐水平仍是异常，行 CRRT 后第 20 天，尿量恢复，肝酶降至正常，肌酐未继续升

高。病情基本稳定返回产科病房继续治疗，术后25天，肝功能恢复正常，肾功能较前好转，24小时尿量2 850ml。3个月后随访，肝肾功能恢复正常。

【经验分享】

产后溶血性尿毒综合征是非典型溶血性尿毒综合征，由于补体系统异常导致。病情进展迅速，早期识别困难，预后差，病死率高。临床主要表现为微血管性溶血性贫血、血栓性血小板减少和急性肾损伤。一旦疑似诊断，尽早血浆置换治疗对改善预后至关重要。即使血浆置换和血浆灌注也仅对70%患者有效，远期仍存在血栓性微血管病复发、进展、尿毒症，甚至死亡的风险。*CFH*基因突变及CFH抗体阳性的患者，非典型溶血性尿毒综合征复发率高。

【流程图】

溶血性尿毒综合征诊治流程图见图7-2。

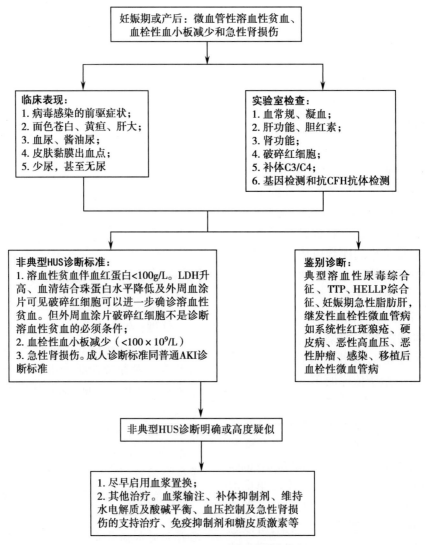

图7-2　溶血尿毒综合征诊治流程图

（赵扬玉　王永清　郭晓玥）

参考文献

1. PICARD C, BURTEY S, BORNET C, et al. Pathophysiology and treatment of typical and atypical hemolytic uremic syndrome. Pathologie-biologie, 2015, 63 (3): 136-143.

2. BRUEL A, KAVANAGH D, NORIS M, et al. Hemolytic Uremic Syndrome in Pregnancy and Postpartum. Clinical journal of the American Society of Nephrology: CJASN, 2017, 12 (8): 1237-1247.

3. KATO H, NANGAKU M, HATAYA H, et al. Clinical guides for atypical hemolytic uremic syndrome in Japan. Pediatrics international: official journal of the Japan Pediatric Society, 2016, 58 (7): 549-555.

4. GOODSHIP TH, COOK HT, FAKHOURI F, et al. Atypical hemolytic uremic syndrome and C3 glomerulopathy: conclusions from a "Kidney Disease: Improving Global Outcomes" (KDIGO) Controversies Conference. Kidney international, 2017, 91 (3): 539-551.

5. GATELY R, SAN A, KURTKOTI J, et al. Life-threatening pregnancy-associated atypical haemolytic uraemic syndrome and its response to eculizumab. Nephrology, 2017, 22 (l): 32-35.

第三节　白血病及淋巴瘤

妊娠期血液系统恶性肿瘤的发生率低，但对母儿安全构成严重影响。出血、感染、肿瘤细胞浸润导致重要脏器功能受损是孕产妇死亡的主要原因，因妊娠导致的治疗延迟会严重影响疾病的远期预后。妊娠期血液系统恶性肿瘤以霍奇金淋巴瘤最常见，其次是非霍奇金淋巴瘤和急性白血病。淋巴瘤在妊娠期间发生率约 1/6 000，急性白血病的发生率为 1/10 万~1/7.5 万。

【病因】

1. 目前认为妊娠与血液系统恶性肿瘤间并不存在因果关系。

2. 部分非霍奇金淋巴瘤表达雌孕激素相关受体，可能加快肿瘤生长。

【病例报告——入院部分】

病史：患者 33 岁，孕期建档规律产检，早孕期血液常规检查未见异常。孕 16 周产检血常规结果提示白细胞 1.16×10^9/L，血红蛋白及血小板正常，查自身抗体谱阴性，给予观察。孕 23 周无诱因出现牙龈出血，复查血常规提示全血细胞减少，行骨髓穿刺涂片可见大量原始造血细胞，考虑急性白血病收入院。发病以来自感疲乏、食欲欠佳，近 2 个月体重无明显增长。既往史：腹腔镜左侧子宫内膜异位囊肿剔除手术。婚育史：G_1P_0。

查体：体温 37℃，脉搏 86 次/min，呼吸 21 次/min，血压 126/72mmHg，一般情况好，轻度贫血貌，浅表淋巴结部分触及，胸骨无压痛，肝脾触诊欠满意。产科查体无明显异常。

辅助检查：

血常规：WBC 1.11×10^9/L，Hb 93g/L，PLT 68×10^9/L。

骨髓穿刺涂片：骨髓增生Ⅲ级，早幼粒细胞占 77%。

【临床表现与早期识别】

临床表现缺乏特异性,重叠于妊娠期的部分生理性改变,如乏力、气短等。此外,妊娠期可有生理性的白细胞轻度升高、轻度贫血和血小板降低。

1. 霍奇金淋巴瘤以结节硬化型最常见,非霍奇金淋巴瘤以侵犯乳腺、卵巢、宫颈等生殖器官更常见。临床表现多为乏力、气短、淋巴结肿大等。

2. 白血病中以急性白血病最常见,占90%,其中61%为急性髓性白血病,28%为急性淋巴细胞性白血病。临床表现除乏力、气短外,可能表现出血倾向如皮肤黏膜出血,以及部分髓外浸润症状如牙龈肿胀、呼吸窘迫等。慢性白血病可能表现出白细胞瘀滞症状,以及因血小板增多导致的血栓事件,并可能影响胎盘功能导致胎儿生长受限、早产,甚至死胎和胎儿丢失等。

> **早期识别要点**
>
> 首先注意患者主诉和临床表现,虽有妊娠生理性因素存在,也需要必要的查体和辅助检查。注意有无皮肤苍白、出血点等,有无淋巴结肿大和肝脾大等。同时完善必要的辅助检查,如血液常规、外周血涂片、凝血功能和肝肾功能检查,必要时考虑淋巴结活检和骨髓穿刺检查。

【诊断依据及标准】

妊娠合并白血病的诊断与非孕期相同,结合临床表现、体格检查及辅助检查进行诊断,同时参照 WHO 分类标准进行分类诊断,并注意完善免疫分型、细胞遗传学和分子标志物检测。妊娠合并淋巴瘤的诊断需要结合临床表现、体格检查及淋巴结活检病理进行。影像学检查中超声相对安全,CT、PET-CT 不推荐使用,妊娠中晚期可考虑 MRI 检查进行分期。

> **诊断要点**
>
> 1. 在血液常规检查中,对不明原因的白细胞异常增高或降低、不明原因的贫血及血小板计数异常等,需提高警惕,注意进行外周血涂片检查细胞形态,必要时可能需要间隔 1~2 周重复检测。注意进行铁蛋白、叶酸、维生素 B_{12} 水平测定。
>
> 2. 异常淋巴结肿大需考虑淋巴结活检。
>
> 3. 外周血涂片及血液常规异常,需考虑骨髓穿刺检查。

【处理原则与措施】

妊娠期诊断血液系统恶性肿瘤者,需要多学科团队包括血液科、产科、新生儿科及麻醉科医师的共同管理。

1. 妊娠合并急性白血病的孕期管理 妊娠期间一旦确诊急性白血病,应立即开始进行治疗。妊娠早期诊断者,考虑到化疗药物的致畸作用,建议终止妊娠。妊娠中晚期诊断者,因妊娠延迟化疗将影响白血病的病情和预后。若胎儿可以存活,建议充分评估早产的风险及胎儿暴露于化疗药物的风险后选择化疗或提前终止妊娠。孕中晚期进行化疗,化疗药物的致畸风险已显著降低,但某些化疗药物仍可能对胎儿心脏、肾脏、骨髓、神经和生殖系统构成影响,并可能同时因病情发生胎儿生长受限、早产、胎死宫内等。英国指南建议孕 13~24 周,充分评估及患者知情同意后尽早开始诱导化疗。孕 24~32 周,需评估早产及胎儿暴露于化疗药物的风险后选择化疗或终止妊娠。超过 32 周,可考虑终止妊娠后进行化疗。结合我国国情及对围产期的定义,建议孕 13~28 周,评估病情、风险及患者知情同意后尽早开始诱导化疗。孕 28~32 周，评估早产的风险及胎儿暴露于化疗药物的风险后选择化疗或提前终止妊娠。超过 32 周，可考虑终止妊娠后进行化疗。超过 34 周，建议终止妊娠后化疗。

2. 妊娠合并急性白血病围分娩期的处理

（1）妊娠 28~35 周需终止妊娠者，建议终止前 1 周给予糖皮质激素促胎肺成熟。

（2）妊娠 32 周前终止妊娠者，建议分娩前 24~48 小时给予硫酸镁神经系统保护。

（3）建议尽量计划分娩，可以采取引产措施。

（4）建议分娩时机应与末次化疗间隔 3 周，以尽可能减少胎儿骨髓抑制的风险。

（5）对胎膜早破者给予广谱抗生素治疗直到产后。

（6）血小板计数低于 $80 \times 10^9/L$ 或白细胞计数低于 $1 \times 10^9/L$ 者，不建议硬膜外麻醉。

（7）仅对有产科手术指征者进行择期剖宫产。阴道分娩者尽量减少阴道操作。

（8）产后积极应用宫缩剂预防和控制产后出血，给予广谱抗生素以预防产褥感染。

3. 妊娠合并慢性白血病的处理　妊娠合并慢性白血病以慢性粒细胞白血病为主，多数病情相对缓和，妊娠结局往往较好，通常可以维持妊娠至足月分娩。

治疗主要是靶向治疗，还可选择 α 干扰素、羟基脲，以及白细胞单采术等。靶向治疗中酪氨酸蛋白激酶抑制剂如伊马替尼，妊娠早期应用仍存在致畸风险，通常建议妊娠中晚期使用。如果孕前应用，建议病情稳定 2 年后计划妊娠，妊娠前 1 个月停用或妊娠早期停用，并可选择 α 干扰素替代治疗。目前认为干扰素不增加胎儿畸形、流产、死胎和早产等风险。羟基脲早孕期应用有致畸性，妊娠中晚期相对安全，但可能导致胎儿生长受限。

通常情况下，如慢性粒细胞白血病发生在早孕期，白细胞 $<100 \times 10^9/L$，血小板计数 $<500 \times 10^9/L$，可暂不给予治疗，超过此水平，可选择白细胞单采术。如患者不能耐受白细胞单采术或治疗无效时，建议 α 干扰素治疗。妊娠至中孕期后，根据病情及药物的反应性进行个体化选择。

4. 妊娠合并淋巴瘤的处理　治疗与非孕期基本相同，具体方案需结合疾病进展情况及孕周进行调整。参见表 7-1。

表 7-1　妊娠合并血液系统恶性肿瘤具体治疗建议及方案

治疗建议		具体治疗方案
静止型非霍奇金淋巴瘤（如滤泡型）		
整个孕期	观察和期待	
晚孕期	有症状或疾病进展进行治疗	利妥昔单抗加或不加 CVP（环磷酰胺＋柔红霉素＋长春新碱＋泼尼松）或 CHOP（环磷酰胺＋长春新碱＋泼尼松），头颈局部可考虑放疗
进展型（如弥漫性大 B 细胞淋巴瘤）和高度进展型（如 Burkitt）非霍奇金淋巴瘤		
早孕期	终止妊娠，然后治疗方案与非孕期相同	进展者利妥昔单抗加 CHOP 方案，高度进展者加用强化方案
晚孕期	治疗方案与非孕期相同	进展者利妥昔单抗加 CHOP 方案，高度进展者加用强化方案

治疗建议		具体治疗方案
霍奇金淋巴瘤		
早孕期	进展缓慢者推迟至中孕期治疗	标准治疗采用 ABVD（柔红霉素＋博来霉素＋长春新碱＋氮烯脒氨）方案
晚孕期	进展者终止妊娠后按非孕期治疗	高危者采用升级的 BEACOPP（博来霉素＋长春新碱＋甲基苄肼＋泼尼松＋依托泊苷＋柔红霉素＋环磷酰胺）方案，必要时辅助放疗
急性髓性白血病		
早孕期	终止妊娠后开始规范治疗	柔红霉素或阿糖胞苷，高剂量阿糖胞苷，考虑同种异体干细胞移植
晚孕期	治疗同非孕期，可以进行干细胞移植者考虑提前终止妊娠	柔红霉素或阿糖胞苷，高剂量阿糖胞苷，考虑同种异体干细胞移植
急性早幼粒细胞白血病		
早孕期	终止妊娠后开始规范治疗	柔红霉素＋维 A 酸
晚孕期	治疗同非孕期，可使用维 A 酸	柔红霉素＋维 A 酸
急性淋巴细胞性白血病		
<20 周	终止妊娠后开始规范治疗	多药联合化疗
>20 周	治疗同非孕期，可以进行干细胞移植者考虑提前终止妊娠	多药联合化疗
慢性髓性白血病		
早孕期	给予治疗，避免使用酪氨酸蛋白酶抑制剂	干扰素
晚孕期	治疗同非孕期	酪氨酸蛋白酶抑制剂

5. 预防血栓事件　妊娠本身即为高凝状态，某些血液系统恶性肿瘤可激活凝血系统或加重高凝状态，并可能影响胎盘功能，导致胎盘低灌注和胎儿生长受限，甚至胎死宫内，必要时需考虑应用低分子肝素或阿司匹林预防血栓事件。

6. 新生儿处理

（1）接受化疗者，胎儿面临早产、宫内生长受限、骨髓抑制等风险。

（2）高危新生儿分娩时产、儿科共同处理，及时复苏并入住 NICU。

处理要点

1. 妊娠期诊断血液系统恶性肿瘤者，需要多学科团队包括血液科、产科、新生儿科及麻醉科医师的共同管理。

2. 妊娠期间一旦确诊急性白血病或进展型淋巴瘤，即应开始进行治疗。妊娠早期诊断者，建议终止妊娠。妊娠中晚期诊断者，避免因妊娠而延迟化疗。若胎儿可以存活，建议充分评估早产及胎儿暴露于化疗药物的风险后选择化疗或提前终止妊娠。

【病例报告——诊治部分】

入院诊断：宫内孕 24 周，G_1P_0；妊娠合并急性早幼粒细胞白血病。

处理：由血液科医师会诊，充分评估及告知病情，患者知情同意后给予维 A 酸诱导及柔红霉素治疗，同时给予输血支持治疗，监测胎儿生长发育。

结局：患者接受化疗后血常规很快改善并维持正常水平，多次复查外周血涂片未见原始细胞，复查骨髓穿刺提示病情缓解。孕 32 周开始超声提示胎儿生长受限，脐动脉血流阻力轻度升高，羊水量正常，严密监测胎儿宫内状况良好，至孕 36 周阴道分娩一女婴，体重 1 700g。产后继续维 A 酸治疗，病情持续缓解。

【经验分享】

妊娠期血液系统恶性肿瘤的发生率低，但对母儿安全构成严重影响。

因早期白血病的临床症状缺乏特异性，且受妊娠期生理变化的影响，易掩盖或混淆孕期出现的严重血液系统疾病。对不明原因的白细胞异常增高或降低、不明原因的贫血及血小板计数异常等，需行外周血涂片检查细胞形态，必要时可能需要间隔 1~2 周重复检测。异常淋巴结肿大需考虑淋巴结活检。外周血涂片及血液常规异常，需考虑骨髓穿刺检查。

妊娠期间一旦确诊急性白血病或进展型淋巴瘤，应立即进行治疗。妊娠早期诊断者，建议终止妊娠。妊娠中晚期诊断者，积极化疗，避免因妊娠而延迟化疗。若胎儿可以存活，建议充分评估早产及胎儿暴露于化疗药物的风险后选择化疗或提前终止妊娠。疾病本身不是剖宫产的指征。

围分娩期处理需产科、血液科、输血科、重症监护等多学科共同管理。妊娠合并白血病患者，围分娩期产后出血和产褥期感染的风险高，尤其是急性白血病发病后及化疗后骨髓严重抑制期，因此血液制品的支持治疗和广谱抗生素的抗感染治疗是产妇的安全保障。

（张晓红　张　超）

参考文献

1. ABADI U, KOREN G, LISHNER M. Leukemia and Lymphoma in Pregnancy. Hematol Oncol Clin N Am, 2011, 25: 277-291.

2. BRENNER B, AVIVI I, LISHNER M. Haematological cancers in pregnancy. Lancet, 2012, 379: 580-587.

3. 张晓红, 王大鹏. 妊娠合并白血病. 中华产科急救电子杂志, 2015, 4: 5-9.

4. ALI S, JONES GL, CULLIGAN DJ, et al. Guidelines for the diagnosis and management of acute myeloid leukaemia in pregnancy. Br J Haematol, 2015, 170: 487-495.

5. EL-HEMAIDI, ROBINSON SE. Management of haematological malignancy in pregnancy. Best Pract Res Clin Obstet Gynaecol, 2012, 26: 149-160.

第八章
妊娠合并严重神经系统疾病

癫痫持续状态(status epilepticus,SE)是癫痫连续发作之间意识尚未完全恢复又频繁再发，或癫痫发作持续30分钟以上不自行停止。在临床中将按传统常规抗癫痫药物治疗12小时且无法控制的SE定义为顽固性癫痫持续状态。长时间的癫痫发作，如不能及时得到控制，可因高热、循环衰竭或者神经元兴奋毒性损伤导致不可逆的脑损伤，致残率及病死率极高。妊娠期癫痫的发病率为0.5%~1%，死亡率为正常健康妊娠妇女的10倍，妊娠癫痫持续状态虽少见，但严重威胁母儿安全。

【病因】

1. **遗传因素** 是特发性癫痫的主要原因。

2. **脑部疾病** 各种明确或者可能的中枢神经系统病变所致，如脑结构异常或者影响脑功能的各种因素，如染色体异常、先天性畸形、围产期损伤、颅脑外伤、中枢神经系统感染、中毒、脑肿瘤、脑血管疾病、代谢遗传性疾病和变性疾病等均可引起。

3. **全身或者系统性疾病** 缺氧、内分泌疾病、心血管疾病、高热、电解质失调、药物过量、长期饮酒戒断、睡眠剥夺和过度饮水等。

【病例报告——入院部分】

病史：患者28岁，孕期产检无特殊异常。5年前做过脑血管畸形开颅手术，后患有癫痫，未用药，每年发作2~3次。孕期仍未用药控制，近1个月发作频繁，每周3~4次小发作，今日癫痫持续发作30分钟入院。

婚育史：G_1P_0。

查体：体温37.5℃，脉搏126次/min，呼吸32次/min，血压115/73mmHg，意识不清，口角流涎，全身强直状态，腹膨隆，张力大，双下肢轻度水肿。产科查体：宫高35cm，腹围115cm，腹部张力大，宫缩触不清，胎心率120~130次/min。阴道检查：不配合，未查。

辅助检查：血气分析示pH 7.25，氧分压50mmHg，余化验检查无特殊。胎心监护无法配合，听胎心，持续120~130次/min。B超显示胎儿S/D 4.5，其他无特殊。头颅CT：未见明显异常。

【临床表现与早期识别】

1. **全面性发作持续状态**

(1)全面性强直-阵挛发作持续状态：是临床最常见、最危险的癫痫状态，表现为强直-阵挛发作反复发生，意识障碍(昏迷)伴高热、代谢性酸中毒、低血糖、休克、电解质紊乱(低血钾、低血钙等)和肌红蛋白尿等，可发生心、脑、肝、肺等多脏器功能衰竭，自主神经和生命体征变化。脑炎、脑卒中等引起者是继发性强直-阵挛发作持续状态，先出现部分性发作，然后继发为全面性强直-阵挛发作。

(2)强直性发作持续状态：表现为不同程度的意识障碍(昏迷较少)，间有强直性发作或其他类型发作，如非典型失神、失张力发作等，脑电图出现持续性较慢的棘-慢或者尖-慢波放电。

（3）阵挛性发作持续状态：阵挛性发作持续时间较长时可出现意识模糊，甚至昏迷。

（4）肌阵挛发作持续状态：(良性)特发性肌阵挛发作患者很少出现癫痫持续状态，严重器质性脑病晚期如亚急性硬化性全脑炎、家族性进行性肌阵挛癫痫等较常见。

（5）失神发作持续状态：主要表现为意识水平降低，甚至只表现为反应性下降、学习成绩下降。

2. 部分性发作持续状态

（1）单纯部分性运动发作持续状态：病情演变取决于病变性质，部分隐源性患者治愈后可能不再复发；某些非进行性器质性病变后期可伴有同侧肌阵挛，但脑电图背景正常。

（2）边缘叶性癫痫持续状态：常表现为意识障碍(模糊)和精神症状，又称精神运动性癫痫状态，常见于颞叶癫痫。

（3）偏侧抽搐状态伴偏侧轻瘫：多发生于幼儿，成人少见。

早期识别要点

典型的癫痫持续状态发作一般在排除妊娠期高血压疾病所致抽搐，也就是子痫的基础上，既往有癫痫发作的病史，近期未用药或者不适当的停用抗癫痫药物，突然发生的抽搐，持续 30 分钟以上，临床表现相对典型。

【诊断依据及标准】

由于大多数癫痫发作发生在院外，必须回顾性地确立诊断，通常根据患者的发作史，特别是可靠目击者提供的发作过程和表现的详细描述，结合发作间期脑电图出现痫性放电可确诊，必要时可通过视频脑电监测发作表现及同步脑电图记录证实。某些孕妇无可靠的目击者提供病史，夜间睡眠时发作或因发作稀少视频脑电图监测未记录到发作则临床诊断困难。

需与以下疾病相鉴别：

1. 子痫　多伴有血压升高和蛋白尿。

2. 晕厥

（1）短暂性全脑灌注不足导致短时间意识丧失和跌倒，偶可引起肢体强直阵挛性抽动或者尿失禁。

（2）有些可在久站、剧痛、见血和情绪激动时发生，或者因排尿、咳嗽和憋气等诱发。

（3）常有头晕、恶心、眼前发黑和无力等先兆，跌倒较缓慢，面色苍白、出汗，有时脉搏不规则。

（4）晕厥引起的意识丧失极少超过 15 秒，以意识迅速恢复并完全清醒为特点，不伴发作后意识模糊，除非脑缺血时间过长。

（5）这种晕厥一般为自限性，无需抗癫痫药物治疗。

3. 假性癫痫发作

（1）如癔症性发作，可有运动、感觉和意识模糊等类似癫痫发作症状，常有精神诱因，具有表演性。

（2）视频脑电图有助于诊断。

4. 发作性睡病　可根据突然发作的不可抑制的睡眠、睡眠瘫痪、入睡前幻觉及可唤醒等鉴别。

5. 低血糖症　血糖水平低于 2mmol/L 时可产生局部癫痫样抽动或者四肢强直发作，伴意识丧失，常见于胰岛 β 细胞瘤或者长期服用降糖药的 2 型糖尿病患者，病史有助于鉴别诊断。

诊断要点

癫痫持续状态最重要的诊断依据是患者的病史，如先兆症状、发作时状态及发作后意识模糊等，而不是依靠神经系统检查和实验室检查。

【处理原则与措施】

从速控制发作是治疗的关键,否则危及生命;同时给予有效的支持、对症治疗,如保持呼吸道通畅,保证供氧,纠正酸碱失衡及电解质紊乱,预防和治疗感染,产科处理。

1. **药物治疗**　有以下四种:苯二氮䓬类、苯妥英、苯巴比妥及异丙酚。苯二氮䓬类药物起效快,是治疗的首选。

(1)静脉通路建立者,静脉注射 0.1mg/kg 劳拉西泮是首选;地西泮 5~10mg 静脉缓慢推注可作为备选。

(2)如果未建立静脉通路,10~20mg 地西泮直肠给药;如果有癫痫持续状态再发风险,可 15 分钟后重复给药或者给予咪达唑仑 10mg 肌内注射。

(3)如果癫痫持续状态仍未得到控制,需考虑给予苯妥英钠,其负荷剂量为 10~15mg/kg(静脉用),常用剂量为 1 000mg。

2. **其他治疗**

(1)有脑水肿表现可用 20% 的甘露醇 250ml 快速静脉滴注。

(2)高热可用物理降温。

3. **产科处理**　根据胎儿宫内情况、孕周及孕妇情况综合决定终止妊娠的时机及方式。癫痫发作和抗癫痫药物均对妊娠有不良影响。癫痫发作可以导致外伤、流产、早产和胎儿缺氧等,一些抗癫痫药物可能导致胎儿畸形。对于妊娠合并癫痫的患者需要产科和神经科医师孕期共同管理,除了控制癫痫发作外,需要在孕前指导患者更换对胎儿不良反应小的抗癫痫药物,在孕期及时监测患者的病情,脑电图改变和胎儿发育情况。全面性发作的强直性阵挛发作或强直发作,以及癫痫持续状态可导致孕妇脑缺氧和外伤,严重者可引起胎儿流产、早产和胎盘早剥,甚至胎死宫内,如不及时控制癫痫持续状态,可导致孕妇死亡。

(1)癫痫持续状态可导致母体缺氧,继而导致子宫强直收缩、胎儿缺氧及酸中毒。

(2)如引起子宫强直收缩可考虑应用宫缩抑制剂。

(3)如妊娠 >34 周,癫痫持续状态应给予持续的电子胎心监护,如胎心 5 分钟内未恢复正常或者癫痫复发,应尽快终止妊娠。癫痫持续状态并不是剖宫产的指征,如短时间内可以经阴道结束分娩,可在抗癫痫治疗的同时,保证母儿安全的前提下尽快阴道分娩,否则应尽快剖宫产手术终止妊娠。

(4)如癫痫持续状态得到控制,胎心可恢复或者正常,孕周较小,可期待妊娠至足月。

4. **新生儿处理**　新生儿娩出后,新生儿科医师应在场,并检查新生儿是否患有由于产妇应用抗癫痫药物发生的畸形,或者应用苯二氮䓬类药物引起的新生儿戒断综合征,或者应用酶诱导性 AEDs 类药物引起的新生儿出血性并发症。

处理要点

药物治疗为主,并给予相应的支持及对症治疗,同时根据胎儿宫内情况、孕周及孕妇情况综合决定终止妊娠的时机及方式。

【病例报告——诊治部分】

入院诊断: 宫内孕 37^{+2} 周,G_1P_0,胎方位为枕左前;妊娠合并癫痫;癫痫持续状态。

处理: 入院后给予劳拉西泮静脉注射,癫痫得到控制,后胎心一过性减慢,S/D 较高,急诊全麻行子宫下段剖宫产术,以枕左前位剖娩一活婴,生后无窒息,出生体重 3 010g,胎盘胎膜自然完整娩出,探查全子宫与双附件无明显异常。

结局: 给予营养脑细胞、抗癫痫发作、抗感染、促宫缩、补液等对症支持治疗,产后恢复良好,意识清晰,复查 CT 无异常,生命体征平稳痊愈出院。

【经验分享】

1. 癫痫持续状态最重要的诊断依据是患者的病史,如先兆症状、发作时状态及发作后意识模糊等,而不是依靠神经系统检查和实验室检查。

2. 从速控制发作是治疗的关键。同时给予有效的支持、对症治疗,如保持呼吸道通畅,保证供氧,纠正酸碱失衡及电解质紊乱,预防和治疗感染。

3. 癫痫持续状态导致的外伤可引起流产、早产、胎盘早剥,甚至胎死宫内。因此妊娠合并癫痫患者需产科和神经科大夫共同管理,孕期定期监测,避免癫痫持续状态发生;如发生,根据孕周和胎儿情况综合决定终止妊娠的时机和方式。

4. 对于孕期出现大发作和反复发作的患者,尤其发作症状比非孕期加重者,需产科和神经科大夫共同管理,适时增加药物剂量,避免发作诱因,警惕严重母儿并发症的发生。

5. 癫痫持续状态在癫痫患者中的发病率为 1%~5%,至今其病死率仍高达13%~20%,及时诊断和治疗可提高患者的生存率。未及时发现和治疗,致残率及病死率较高。

【诊治流程图】

癫痫持续状态诊治流程图见图 8-1 及图 8-2。

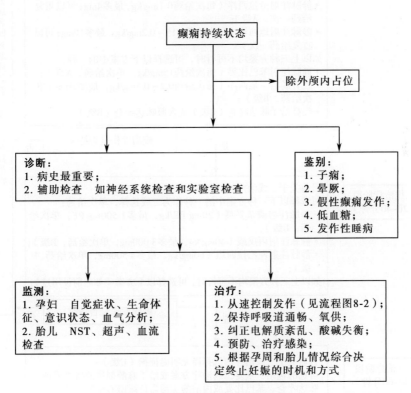

图 8-1　癫痫持续状态诊治流程图 1

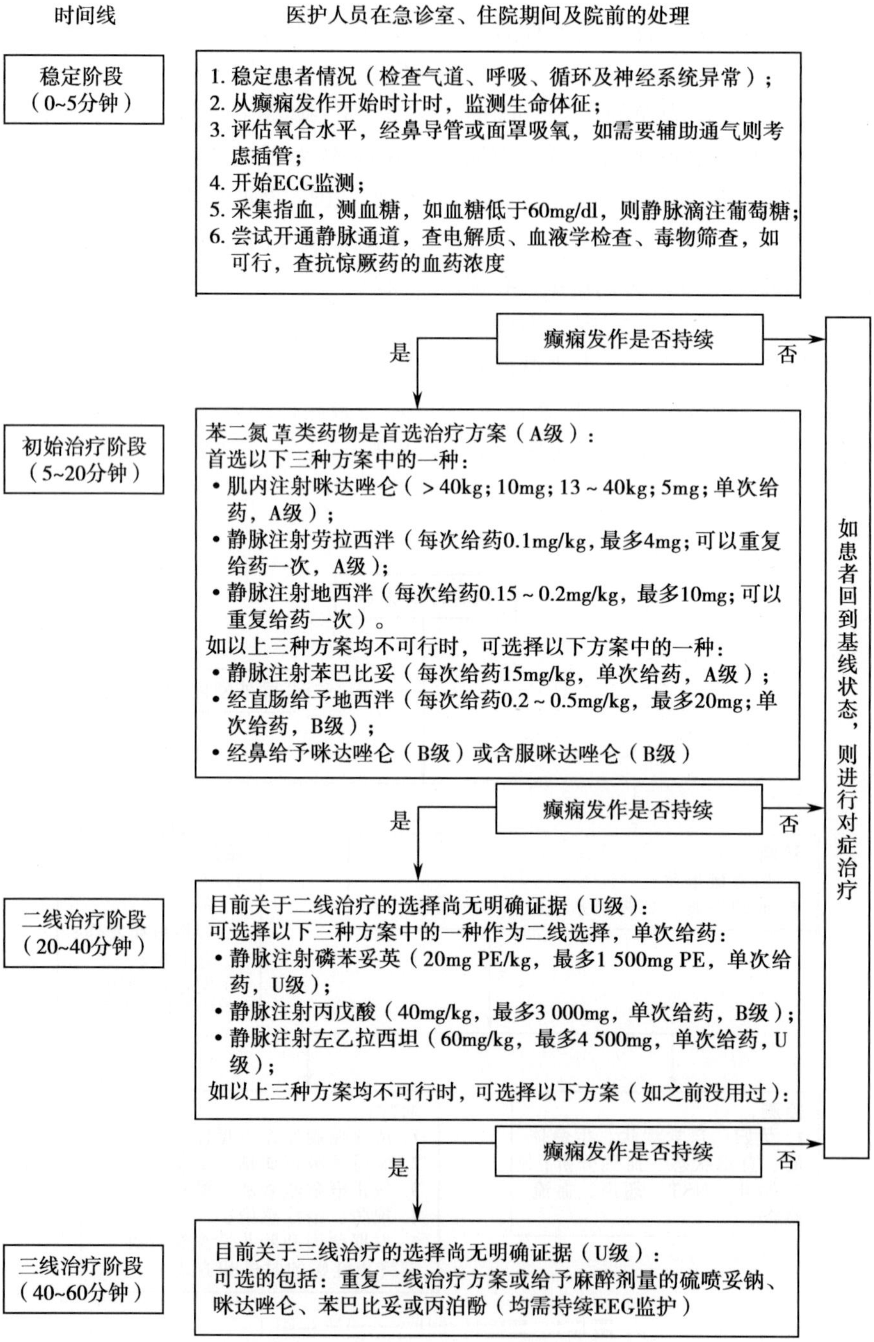

时间线　　　　　　　　医护人员在急诊室、住院期间及院前的处理

稳定阶段
（0~5分钟）

1. 稳定患者情况（检查气道、呼吸、循环及神经系统异常）；
2. 从癫痫发作开始时计时，监测生命体征；
3. 评估氧合水平，经鼻导管或面罩吸氧，如需要辅助通气则考虑插管；
4. 开始ECG监测；
5. 采集指血，测血糖，如血糖低于60mg/dl，则静脉滴注葡萄糖；
6. 尝试开通静脉通道，查电解质、血液学检查、毒物筛查，如可行，查抗惊厥药的血药浓度

癫痫发作是否持续　　　否　　是

初始治疗阶段
（5~20分钟）

苯二氮䓬类药物是首选治疗方案（A级）：
首选以下三种方案中的一种：
• 肌内注射咪达唑仑（＞40kg；10mg；13~40kg；5mg；单次给药，A级）；
• 静脉注射劳拉西泮（每次给药0.1mg/kg，最多4mg；可以重复给药一次，A级）；
• 静脉注射地西泮（每次给药0.15~0.2mg/kg，最多10mg；可以重复给药一次）。
如以上三种方案均不可行时，可选择以下方案中的一种：
• 静脉注射苯巴比妥（每次给药15mg/kg，单次给药，A级）；
• 经直肠给予地西泮（每次给药0.2~0.5mg/kg，最多20mg；单次给药，B级）；
• 经鼻给予咪达唑仑（B级）或含服咪达唑仑（B级）

癫痫发作是否持续　　　否　　是

二线治疗阶段
（20~40分钟）

目前关于二线治疗的选择尚无明确证据（U级）：
可选择以下三种方案中的一种作为二线选择，单次给药：
• 静脉注射磷苯妥英（20mg PE/kg，最多1 500mg PE，单次给药，U级）；
• 静脉注射丙戊酸（40mg/kg，最多3 000mg，单次给药，B级）；
• 静脉注射左乙拉西坦（60mg/kg，最多4 500mg，单次给药，U级）；
如以上三种方案均不可行时，可选择以下方案（如之前没用过）：

癫痫发作是否持续　　　否　　是

三线治疗阶段
（40~60分钟）

目前关于三线治疗的选择尚无明确证据（U级）：
可选的包括：重复二线治疗方案或给予麻醉剂量的硫喷妥钠、咪达唑仑、苯巴比妥或丙泊酚（均需持续EEG监护）

如患者回到基线状态，则进行对症治疗

图8-2　癫痫持续状态诊治流程图2

（刘彩霞）

参考文献

1. 常琦，任明山，吴元波，等. 抗癫痫药物的致畸作用. 中国神经免疫学和神经病学杂志，2016，23 (1): 55-58.
2. VIALE L, ALLOTEY J, CHEONGSEE F, et al. Epilepsy in pregnancy and reproductive outcomes: a systematic review and meta-analysis. The Lancet, 2015, 386 (10006): 1845-1852.
3. 王维治，罗祖明. 神经病学. 北京：人民卫生出版社，2005.
4. BERG AT, BERKOVIC SF, BRODIE MJ, et al. Revised terminology and concepts for organization of seizures and epilepsies: report of the ILAE Commission on Classification and Terminology, 2005-2009. Epilepsia, 2010, 51 (4): 676-685.
5. GLAUSER TA, SHINNAR S, GLOSS D, et al. Evidence-Based Guideline: Treatment of Convulsive Status Epilepticus in Children and Adults: Report of the Guideline Committee of the American Epilepsy Society. Epilepsy Currents, 2016, 16 (1): 48-61.

第二节　脑出血

妊娠合并脑出血（intracranial hemorrhage，ICH）是指妊娠期或产褥期孕产妇发生脑血管破裂出血，CT 或 MRI 证实的血液流出至脑实质或蛛网膜下腔，以及出现一系列临床症状与体征。妊娠期脑出血虽然发病率少见，但妊娠期的生理改变可增加脑出血的发生风险，其特点为起病突然、病情凶险、变化迅速，是导致孕产妇死亡的重要原因，即使患者幸存也会被复杂的残疾困扰终身。

【病因】

包括先天性脑血管畸形及妊娠期间相关并发症。

1. 脑血管疾病　如脑血管动静脉畸形（cerebral arteriovenous malformation，AVM）、动脉瘤、海绵状血管瘤、静脉窦血栓、蛛网膜下腔出血（subarachnoid hemorrhage，SAH）等。脑血管动静脉畸形是脑血管的先天性血管畸形，妊娠期血容量增加、静脉血压升高，机体呈现高流量状态，在此基础上，容易导致动静脉畸形的破裂。海绵状血管瘤是另一种类型的血管畸形，在孕期和产褥期激素的作用下其形态和体积均发生了变化，增加了出血的风险。

2. 妊娠相关疾病　包括子痫前期、子痫、HELLP 综合征、绒癌、妊娠期糖尿病、慢性高血压、羊水栓塞和围产期心肌病等。妊娠期脑出血 15%~44% 的病因与子痫前期有关。研究报道，子痫前期引发脑出血的风险增加 10 倍，慢性高血压增加 2.6 倍，妊娠期高血压增加 2.4 倍。这可能与子痫前期的滋养层缺氧导致的可溶性 FMS 样酪氨酸激酶（sFlt-1）水平升高有关，其水平的升高可能与内皮损伤相关，由此导致脑损伤或出血。

3. 其他因素　如药物滥用和酒精成瘾等。

【病例报告 - 入院部分】

病史：患者 37 岁，停经 30^{+3} 周，头痛伴恶心、呕吐 10 小时，意识障碍 2 小时入院。孕期规律产检，孕期血糖、血压正常。入院前

10 小时无诱因突发剧烈头痛,伴恶心、呕吐,呕吐物为咖啡色样胃内容物,2 小时前出现意识障碍,伴肢体强直,由外院急转入笔者医院。既往体健,G_3P_1,2006 年顺产一男活婴,2015 年因胎死宫内行人工流产术。

查体:体温 37.0℃,脉搏 93 次 /min,呼吸 18 次 /min,血压 140/80mmHg,深昏迷,颈项强直,心肺未及异常。产科查体:宫高 28cm,腹围 90cm,未扪及宫缩,胎心率 128 次 /min。

神经系统检查:左瞳孔直径 4.5mm,右瞳孔直径 3mm,对光反射消失,眼球无运动,肌力无法判断,肌张力不高,双侧腱反射(++),颈阻可疑阳性,病理征未明确引出。

辅助检查:

CT 检查:双侧脑室、三、四脑室积血,全脑组织肿胀。

【临床表现与早期识别】

妊娠期脑出血的临床表现与非妊娠期无明显差异,依据出血量多少、出血部位、出血速度、临床表现、体征有明显差异。

1. 主要分为颅内压增高的症状和神经系统异常体征。严重者可导致严重的神经系统损害,甚至丧失生命。如果出血量少,病情很轻微,可以仅伴随较少、较轻的临床症状。典型脑内出血,患者常伴有剧烈头痛、呕吐。

2. 查体可以发现有不同程度的意识障碍、颈项强直及瞳孔变化,存在病理反射,或者四肢活动障碍。脑出血后血压明显升高,临床症状常在数分钟至数小时达到高峰。但并非所有脑出血患者都伴发高血压,对出现突发进行性头痛但血压不高的患者也应提高警惕。临床症状、体征因出血部位及出血量不同而异。基底节、丘脑与内囊出血引起轻偏瘫是常见的早期症状,重症者迅速转入意识模糊或昏迷。典型壳核或丘脑出血可见病灶对侧偏瘫、偏身感觉缺失和偏盲的"三偏体征",大量出血可出现意识障碍。脑血管畸

形常致脑叶出血,常出现头痛、呕吐、失语症、视野异常及脑膜刺激征。

【诊断依据及标准】

1. **临床表现和体征**　对存在前述高危因素或具备有临床表现的患者,需注意细微的临床表现和体征变化,综合分析,注意鉴别诊断,提高诊断率。神经系统查体是最重要、最基本的检查。对出现可疑症状的患者,系统全面的查体往往能够提示帮助判断病情。查体内容包括意识及精神状态、脑神经、运动系统、感觉系统、反射、自主神经系统。

2. **影像学检查**　影像学检查对于脑出血的定性诊断及严重程度判断有重要的价值。妊娠期磁共振相对更安全。但 MRI 的增强造影剂钆可通过胎盘,且孕期使用是否安全尚无共识,因此目前认为,除非绝对必要尽量避免在孕期使用。CT 是非孕期脑出血首选的检查方法,可清楚地显示出血部位、出血量大小、血肿形态等。相比 MRI,CT 耗时更短,能迅速鉴别出血性及缺血性脑卒中。在病情紧急时,需权衡利弊,CT 可在有恰当盆腹部遮挡下进行,以快速明确诊断,不应过度考虑 CT 对胎儿的影响。

【处理原则与措施】

1. 脑出血的治疗方法　包括药物治疗和手术治疗。早期发现病情,多学科合作支持,及时诊断及处理是提高疗效的重要途径。

(1)药物治疗:脑出血后约48小时脑水肿达到高峰,积极控制脑水肿、降低颅内压是保守处理脑出血急性期治疗的重要环节。常规药物的使用与非妊娠期一样,例如甘露醇治疗高颅压,抗癫痫药物控制和预防癫痫发作,尼莫地平解除血管痉挛。甘露醇可能导致胎儿缺氧和酸碱度失衡。抗癫痫药物在早孕期使用,可能有剂量依赖性致畸作用。尼莫地平在动物实验中有致畸作用,缺乏人类研究资料。危重孕妇使用这些药物要评估潜在危害。加强监测母儿的血流动力学变化非常重要。

(2)手术治疗:目的是清除血肿,解除脑组织受压,彻底止血及防止再出血。脑出血最大的危险在于出血压迫脑实质或脑干,其预后主要取决于出血范围及部位。因此对于此类患者应准确把握时机,只要具备手术指征,应尽早手术。当基底节区中等量以上出血(壳核出血≥30ml,丘脑出血≥15ml)、小脑出血≥10ml或直径≥3cm,或合并明显脑积水、重症脑室出血时需要考虑手术治疗。宜根据产妇情况选择恰当的手术方式,尽可能选择简单有效的术式。脑实质出血主要是开颅清除血肿减压或行脑室引流,对于手术风险大或难度高的血肿建议观察,手术风险小的血肿可以选择产时处理。动脉瘤或脑血管畸形酌情行血管结扎、夹闭或病灶清除。若一般情况较好,内科治疗效果不好,心肾功能无明显障碍,或病情恶化,颅内压增高,脑疝的早期无深昏迷、脑干受累、瞳孔散大等危险体征时,行血肿清除术;而血肿大,且不宜手术清除者行血肿穿刺引流;脑室出血或有阻塞性脑积水时行脑室引流。对于没有脑出血病史的孕妇,可以等待产后进行动静脉畸形的手术治疗。脑血管畸形的治疗时机选择尚存在争议。

2. 产科处理　终止妊娠时机的选择根据脑出血病情病程结合孕周和胎儿发育情况综合考虑。对于妊娠期高血压疾病相关脑出血终止妊娠是去除病因、防止病情恶化和脑部损伤的根本措施。如果动脉瘤破裂出血的孕妇一般情况欠佳,可在治疗动脉瘤的同时终止妊娠。当脑出血诊断明确,应紧急终止妊娠,一般采用剖宫产。麻醉方式以连续硬膜外麻醉首选。脑部手术的时机要与神经外科协商,可在剖宫产术前、术后或同时进行。虽然风险较大,但盲目继续妊娠,不仅脑出血病情无法控制,孕妇与胎儿的安全也无法保证。多学科团队合作,是抢救成功的关键。在剖宫产过程中,禁用缩宫素以防血压升高加重脑出血。

团队治疗是治疗关键,目前尚无妊娠合并脑出血的诊治指南,处理过程与非孕期相同,但药物使用、手术方式选择需考虑对胎儿的影响。

处理要点

早期发现病情,多学科合作支持,及时诊断及处理是提高疗效的重要途径。目前尚无妊娠合并脑出血的诊治指南,处理过程中与非孕期相同,但药物使用、手术方式选择时可以考虑对胎儿的影响。

入院诊断:自发性脑出血,G_3P_1,孕30^{+3}周,单活胎。

处理:神经外科行双侧脑室引流术,同时给予止血、脑保护、促醒、营养神经治疗,病情逐步平稳,监测胎儿宫内状态。

结局:住院期间出现规律宫缩,孕33^{+2}周早产临产,联合神经外科评估顺产过程中颅内出血风险较小,与患者及家属沟通后决定顺产,母儿结局好。

【经验分享】

1. 妊娠期脑出血虽发生率低,但起病突然、病情凶险、变化迅速,是导致孕产妇死亡的重要原因。

2. 妊娠期脑出血的临床表现与非妊娠期无明显差异。主要分为颅内压增高的症状如剧烈头痛、呕吐和神经系统异常体征如意识障碍、颈项强直、瞳孔变化、病理反射阳性和四肢活动障碍。

3. 了解患者基础病史,识别高危因素,重视神经系统查体,结合影像学检查可以明确诊断。

4. 早期识别、早期诊断,多学科合作,孕期处理原则同非孕期,但药物使用、手术方式的选择应考虑对胎儿的影响。

5. 妊娠期脑出血患者,比诊断治疗更为重要的是及时识别高危人群,对有高危因素如合并有慢性高血压、脑血管畸形、血液疾病等基础疾病者,以及高龄孕妇等应规律产前检查,监测血压及与基础疾病相关的临床指标,并注意神经系统症状、体征变化,早期预防和早期干预。尤其对于子痫前期注意防止重度和避免血压波动,适时降压治疗。

【诊治流程图】

脑出血诊治流程图见图 8-3。

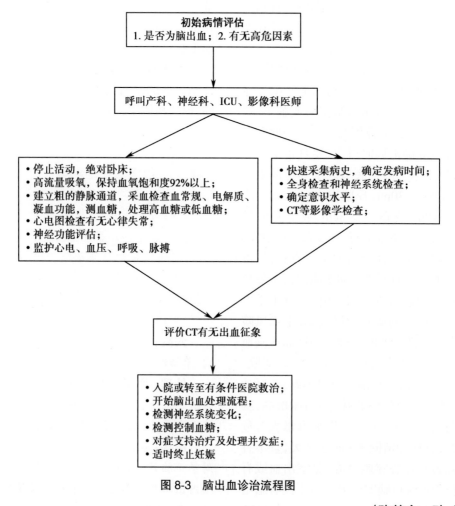

图 8-3　脑出血诊治流程图

（陈敦金　孙 雯）

参考文献

1. 梁竹巍, 蔺莉, 高婉丽 . 妊娠合并脑出血的研究进展 . 中国妇产科临床杂志 , 2016, 17 (2): 181-183.
2. 陈扬, 杨孜 . 妊娠期脑出血临床特点及处理要点 . 中国实用妇科与产科杂志 , 2011, 27 (10): 745-749.
3. CAN A, DU R. Neurosurgical Issues in Preg-nancy. Seminars in Neurology, 2017, 37 (6): 689-693.
4. ASCANIO LC, MARAGKOS GA, YOUNG BC, et al. Spontaneous Intracranial Hemorrhage in Pregnancy: A Systematic Review of the Litera-ture. Neurocrit Care, 2019, 30 (1): 5-15.
5. NEGRO A, DELARUELLE Z, IVANOVA TA, et al. Headache and pregnancy: a systematic review. Headache Pain, 2017, 18 (1): 106.

第九章

妊娠合并严重风湿免疫系统疾病

第一节　抗磷脂综合征

抗磷脂综合征（anti-phospholipid syndrome，APS）是一种非炎症性自身免疫性疾病，临床上以动脉、静脉血栓形成，病理妊娠（早期复发性流产、胎儿生长受限、死胎、子痫前期等不良妊娠）和血小板减少为表现，血清中单独存在抗磷脂抗体（aPL），上述症状可单独或多个共同存在。近年来，妊娠合并抗磷脂综合征导致的不良母胎结局愈加引起重视。妊娠合并 APS 产生并发症的发生率约 30%，临床上约 9% 的患者妊娠失败。

【病因】

病因广泛，其确切的发病机制尚未明确。病原学研究主要集中在由 aPLs 与滋养层细胞、内皮细胞和淋巴细胞之间的相互作用诱导炎性细胞因子的释放，血小板聚集增强，凝血异常和滋养细胞损伤。发病机制与内皮激活有关，机制包括 Toll 样受体、m-TORC 途径和中性粒细胞激活，诱导可控的炎症级联反应。胎盘研究证实几个因素导致不良妊娠，包括 aPLs 交互导致炎症前状态因子的产生，抑制滋养细胞迁移，减少 hCG 的产生。

APS 分为原发性、继发性及恶性 APS。原发性 APS 病因目前尚不明确，可能与遗传、感染等因素有关。继发性的 APS 多见于系统性红斑狼疮（systemic lupus erythematosus，SLE）或类风湿关节炎（rheumatoid arthritis，RA）等自身免疫性疾病。恶性 APS 病因不明，罕见但严重威胁生命，发生率 <1%。诱发因素包括感染、外伤、手术、停用抗凝药、恶性肿瘤、系统性红斑狼疮，以及妊娠（剖宫产术后或妊娠丢失）。

【病例报告—入院部分】

病史：患者 28 岁，主因"停经 34^{+2} 周，发现胎儿偏小 12 周，脐血流异常 6 周"入院。月经规律，孕期规律产检，停经 12^{+4} 周相当于 12^{+5} 周，核对预产期准确。孕 18 周行羊水穿刺产前诊断，染色体核型分析未见异常。孕 24 周 OGTT 结果为 4.7-6.4-4.9mmol/L。1^+ 年前诊断抗磷脂综合征，孕前抗心磷脂抗体 ACL-IgM 97.6，抗 β_2-IgM 106.8，dRVVT 1.73，ANA 斑点胞质颗粒型 1:80，孕前口服甲泼尼龙片 8mg q.d.，硫酸羟氯喹片 0.2g b.i.d.，阿司匹林 100mg q.d.。孕 6 周查 ANA 斑点胞质颗粒型 1:160，斑点型 1:80，阿司匹林改为 75mg q.d. 口服，那屈肝素钙注射液 4 100U b.i.d. 皮下注射。孕 22^{+4} 周 B 超提示相当于 21 周，体重 384g，考虑胎儿生长受限？将那屈肝素钙注射液改为 6 150U b.i.d. 皮下注射。孕 24^{+4} 周 ACL-IgM 61.9，抗 β_2-IgM 57.8，dRVVT 1.88，复查超声提示相当于 24^{+3} 周，双侧子宫动脉可及切迹，球拍状胎盘。孕 27^{+4} 周相当于 26^{+6} 周，S/D 3.31~4.45，阿司匹林改为 100mg q.d. 口服。孕 28^{+3} 周超声提示 S/D 3.45~4.64，脐血流异常收住院，给予地塞米松促胎肺成熟，血栓弹力图提示肝素过量，那屈肝素钙注射液改为 4 100U b.i.d. 皮下注射。孕 29^{+3} 周复查超声相当于 28^{+1} 周，S/D 3.3，出院。孕 32^{+3} 周相当于 31^{+4} 周，胎盘局限，S/D 2.7~3.7，孕 34^{+4} 周相当于 32^{+6} 周，HC 29.5cm，HC<-2SD，S/D 3.4~3.7，考虑"胎儿生

长受限,脐血流异常"入院。既往:1 年前因不良孕产史查 ACL-IgM>120,抗 β_2-IgM>200,12 周后复查仍高滴度,确诊抗磷脂综合征,住院给予静脉应用激素治疗,具体不详,逐渐改为甲泼尼龙片减量至 8mg/4mg 交替口服,并口服阿司匹林 100mg q.d.,硫酸羟氯喹片 0.2g b.i.d.。G_1P_0,2017 年孕 26 周早发型子痫前期,胎死宫内引产 1 次。

查体: 体温 36.7℃,脉搏 95 次 /min,呼吸 20 次 /min,血压 120/60mmHg,一般情况好,心肺查体阴性,腹软,无压痛,双下肢无水肿。产科检查:宫高 26cm,腹围 90cm,子宫松弛好,先露头、浮,胎心率 150 次 /min,胎心监护反应型。

辅助检查:

孕前:ACL-IgM 97.6,抗 $\beta_2$gp1-IgM 106.8,dRVVT 1.73,ANA 1 : 80。

孕 6 周:ANA 1 : 160。

孕 12 周:ACL-IgM 54.9,抗 $\beta_2$gp1-IgM 60.1。

孕 24 周:ACL-IgM 61.9,抗 $\beta_2$gp1-IgM 57.8,dRVVT 1.88。

产科超声:

孕 22^{+4} 周 B 超提示相当于 21 周。

孕 24^{+4} 周 B 超提示相当于 24^{+3} 周。

孕 27^{+4} 周相当于 26^{+6} 周,S/D 3.31~4.45。

孕 28^{+3} 周超声提示 S/D 3.45~4.64。

孕 29^{+3} 周复查超声相当于 28^{+1} 周,S/D 3.3。

孕 32^{+3} 周相当于 31^{+4} 周,胎盘局限,S/D 2.7~3.7。

孕 34^{+4} 周相当于 32^{+6} 周,HC 29.5cm,HC<−2SD,S/D 3.4~3.7。

【临床表现与早期识别】

1. 动静脉血栓形成 是 APS 最常见及最具特征性的表现。

(1)静脉血栓形成比动脉血栓形成多见。静脉血栓以下肢深静脉血栓最常见,此外还可见于肾脏、肝脏和视网膜。肢体静脉血栓形成可致局部水肿。

(2)动脉血栓多见于脑部及上肢,还可累及肾脏、肠系膜及冠状动脉等部位。肢体动脉血栓会引起缺血性坏疽,年轻人发生脑卒中或心肌梗死。

2. 血小板减少。

3. APS 相关的肾病 主要表现为肾动脉血栓 / 狭窄、肾脏缺血坏死、肾性高血压、肾静脉血栓、微血管的闭塞性肾病和相关的终末期肾病。

4. 其他 80% 的患者有网状青斑,晚期可出现心脏瓣膜病变。此外,APS 相关的神经精神症状包括偏头痛、舞蹈病、癫痫、吉兰 - 巴雷综合征、一过性延髓性麻痹等,缺血性骨坏死极少见。

5. 产科表现

(1)胎盘血管的血栓导致胎盘功能不全,可引起习惯性流产、胎儿窘迫、胎儿生长受限,甚至死胎。典型的 APS 流产常发生于妊娠 10 周以后,但也可发生得更早。

(2)APS 孕妇可发生严重的并发症,如子痫前期,甚至出现 HELLP 综合征。APS 孕妇子痫前期的发生率为 9.5%。

早期识别要点

抗磷脂综合征临床上以动静脉血栓形成、病态妊娠(复发性流产、胎儿生长受限、死胎、子痫前期等)和血小板减少为主要表现。临床上述症状可以单独或多个共存。对不明原因的自然流产、死胎、血栓形成及血小板减少症等,及时行风湿病系列及抗磷脂抗体的检查非常重要。抗磷脂抗体主要包括:狼疮抗凝物(lupus anticoagulant,LA)、抗心磷脂抗体(anticardiolipin,ACL)、抗 β_2- 糖蛋白 -1 抗体(ant-β_2 glycoprotein-1 antibody,β_2-GP1)。

【诊断依据及标准】

1. 抗磷脂抗体 aPL　血清学检查分为两大类：常规抗体和非传统抗体。

（1）常规抗体包括狼疮抗凝物（LA）：IgG/IgM、抗心磷脂抗体（ACL）IgG/IgM、抗 β_2 糖蛋白 -1 抗体（β_2-GP1）IgG/IgM。aPLs 阳性数目越多，不良妊娠结局发生率越高。3 个抗体（ACL、LA、抗 β_2-GP1）均阳性的妊娠结局最差。aPLs 滴度越高，不良妊娠结局发生率越高。滴度 3 倍或以上是不良妊娠结局的危险因素。ACL 是诊断 APS 特异性最高的抗体。抗 β_2-GP1 抗体阳性较其他单一抗体阳性对预测复发性流产、死胎、子痫前期、早产更具有意义。LA 阳性对血栓形成预测的敏感性较高。

（2）非传统抗体以阴离子型抗体更常见，如抗磷脂酰乙醇胺抗体、抗凝血酶原抗体、抗磷脂酰丝氨酸依赖的抗凝血酶原抗体、抗膜蛋白 A5 抗体、IgA 型的抗 β_2 糖蛋白 -1 抗体、免疫球蛋白 A 亚型抗体谱。由于检验技术有限以及相关研究较少，其与不良妊娠确切关系需要更多前瞻性研究去证实。

2. 其他化验检查　血、尿常规，红细胞沉降率（erythrocyte sedimentation rate，ESR），肾功能等常规检查，此外检查抗核抗体、抗可溶性核抗原（ENA）抗体和其他自身抗体以排除其他结缔组织病。

3. 其他检查

（1）超声检查：血管多普勒超声有助于外周动、静脉血栓的诊断；M 型超声、切面超声则有助于心瓣膜结构和赘生物的检测；B 超还可监测妊娠中、晚期胎盘功能和胎儿状况。

（2）影像学检查：对血栓评估最有意义，动静脉血管造影可显示阻塞部位，磁共振成像（MRI）有助于明确血栓大小和梗死灶范围。

（3）组织活检：皮肤、胎盘和其他组织活检表现为血管内栓塞形成，一般无淋巴细胞或白细胞浸润，肾活检也表现为肾小球和小动脉的微血栓形成。

目前 APS 的诊断仍采取 2006 年 Sapporo 诊断标准（表 9-1），即同时符合临床标准中的一项和实验室标准中的一项。

表 9-1　Sapporo 诊断标准

临床标准	实验室标准：≥ 2 次，间隔 ≥ 12 周
1. 影像学或组织学证实任何器官组织出现动脉、静脉或小血管血栓 1 次或以上发作。 2. 不良妊娠 （1）发生一次或以上的 ≥ 10 周的不明原因的死胎； （2）妊娠 34 周前因子痫或子痫前期或严重胎盘功能不全所致的形态正常新生儿早产； （3）<10 周前发生 3 次以上不明原因的自发流产，必须排除染色体、激素、解剖异常	1. 血浆 LA 阳性。 2. 血清出现中 / 高滴度 IgG/IgM 型抗心磷脂抗体，标准 ELISA 法检测。 3. 血清中出现中 / 高滴度 IgG/IgM 型抗 β_2- 糖蛋白 1（抗 β_2-GP1 抗体）

诊断要点

1. 抗磷脂综合征分为原发性 APS 和继发性 APS。

2. APS 诊断需要符合至少一项临床诊断标准和一项实验室诊断标准。

3. 临床标准的血管栓塞要有影像学或组织学证实。死胎或因胎盘功能不全导致的早产，须排除胎儿形态学异常。复发性流产须排除母亲解剖、激素异常及双亲染色体异常。实验室诊断标准：至少间隔 12 周，有 ≥ 2 次抗磷脂抗体阳性。

【处理原则与措施】

1. 原发性抗磷脂综合征的治疗　主要是对症治疗，防止血栓和流产的再发生。一般进行抗凝治疗，不需要激素和免疫抑制剂治疗。对于继发性 APS,如继发于 SLE 或伴有严重的血小板减少(<50×10^9/L)或溶血性贫血等特殊情况可选用激素或免疫抑制剂治疗。2011 年中华医学会风湿病学分会的治疗方案,见表 9-2。

表 9-2　APS 伴中 - 高滴度 APL 患者的治疗方案

临床情况	治疗
无症状	不治疗,或阿司匹林 75mg/d
可疑血栓	阿司匹林 75mg/d
反复静脉血栓	华法林,国际标准比率(INR)2.0~3.0 无限期
动脉血栓	INR 3,0,无限期
初次妊娠	不治疗,或阿司匹林 75mg/d
单次流产 <10 周	不治疗,或阿司匹林 75mg/d
反复流产,或 10 周以后流产,无血栓	妊娠全过程及产后 6~12 周小剂量肝素(5 000u,每日 2 次)
反复流产,或 10 周以后流产,血栓形成	妊娠全过程肝素治疗,产后用华法林
网状青斑	不治疗或阿司匹林 75mg/d
血小板 >50×10^9/L	不治疗
血小板 <50×10^9/L	泼尼松 1~2mg/kg

2. 妊娠合并抗磷脂综合征的治疗　目前没有统一的治疗方案。治疗目的是减少或消除血栓栓塞事件的发生,以及减少产科并发症而改善母胎结局。围产期抗磷脂综合征公认有效的治疗为抗凝治疗。激素和免疫抑制剂不是围产期抗磷脂综合征常规治疗。目前多数研究认为小剂量的阿司匹林(low dose aspirin,LDA)联合低分子肝素(low molecular weight heparin,LMWH)是妊娠合并抗磷脂综合征的一线治疗方案。以下实验室指标可作为治疗有效的评估:①孕前 ACL、抗 β_2-GPl 抗体转阴;② ACL、抗 β_2-GPl 抗体难以转阴时,其滴度均控制在 3 倍以内;③补体 C3、C4 水平在正常偏高值。

3. 抗凝治疗

(1)中华医学会风湿病学分会推荐的妊娠合并抗磷脂综合征治疗方案(2011 年)

1)既往无流产史或孕 10 周前发生的流产,通常以小剂量的阿司匹林治疗。

2)既往有孕 10 周后流产病史,在确认妊娠后,皮下注射普通肝素 5 000U,2 次/d,至分娩前停用。

3)既往有血栓史的孕妇,孕前开始用普通肝素或低分子量肝素抗凝治疗,孕期不用华法林。

4)由于产后 3 个月内发生血栓风险极大,产后继续抗凝治疗 6~12 周;如果可能,在产后 2~3 周内将普通肝素改为华法林口服。

(2)美国妇产科医师学会推荐的妊娠合并抗磷脂综合征治疗方案(2012 年)

1)既往有胎死宫内或复发性胎儿丢失病史,且没有血栓史的抗磷脂综合征孕妇,孕期直至产后 6 周使用预防量普通肝素或低分子肝素及小剂量阿司匹林。

2)对既往有血栓史者,孕期直至产后 6 周使用抗凝剂量的普通肝素或低分子肝素。

3)对无血栓史的抗磷脂综合征孕妇,孕期加强监测,或分娩前直至产后 6 周使用抗凝剂量的普通肝素或低分子肝素。由于不能减少不良妊娠结局,对于没有症状且没有不良妊娠结局史的抗体阳性孕妇,不需要进行预防性的抗凝、抗血小板的治疗。

4. 免疫调节治疗　对于抗磷脂综合征病理生理研究提示,抗磷脂综合征除了诱发血栓形成,还会导致自身免疫紊乱。尽管抗凝治疗可以降低血栓形成和不良妊娠结局风险,但仍有 26.8% 的患者在抗凝治疗 5 年随访期间出现新发血栓事件,其中 20% 仍会出现不良妊娠结局。所以抗磷脂综合征的治疗除了抗凝治疗外还应包括免疫调节治疗。产科抗磷脂综合征常用的免疫调节药物为羟氯喹、小剂量糖皮质激素,灾难性抗磷脂综合征(catastrophic antiphospholipid syndrome,CAPS)的治疗需采用免疫球蛋白。

5. 难治性抗磷脂综合征的治疗　抗磷脂综合征患者标准化治疗后,仍有 20%APS 孕妇发生不良妊娠结局,这种情况称为难治性抗磷脂综合征。对此类患者在基础治疗的基础上,给予强化治疗,应用小剂量激素、羟氯喹、双联抗血小板、TNF-α 抑制剂、丙种球蛋白、维生素 D、己酮可可碱等,辅助治疗对难治性抗磷脂综合征有一定疗效。难治性产科抗磷脂综合征的序贯治疗方案见表9-3。

表 9-3　难治性产科 APS 治疗

步骤	治疗方法
第一步(常规)	孕前 4 周服小剂量阿司匹林,孕后尽早用低分子肝素,补充维生素 D
第二步	第一步 + 羟氯喹或小剂量激素或双嘧达莫
第三步	第一步 + 羟氯喹 + 小剂量激素和 / 或己酮可可碱和 / 或辅酶 Q10
第四步	第一步 + 羟氯喹 + 小剂量激素 + 孕前用抗 TNF 制剂,孕后用丙种球蛋白
第五步	第一步 + 羟氯喹 + 小剂量激素 + 血浆置换或免疫吸附 + 丙种球蛋白
第六步	第一步 + 羟氯喹 + 小剂量激素 + 其他如补体抑制剂依库珠单抗、美罗华等

6. 孕前咨询　APS 患者孕前详细咨询风湿免疫科医师,判断是否可以妊娠。并告知患者,即使进行完善的治疗,孕期及产后发生并发症的风险仍相对较高。对于合并肺动脉高压、心功能衰竭或肾衰竭的患者,或有孕期 CAPS 史的患者,不建议妊娠。对于控制不满意的高血压,或近期血栓史,或近期发生

过系统性自身免疫疾病的抗磷脂抗体综合征患者,建议推迟妊娠。孕前进行 APL 相关抗体检测。

7. 孕期监测　需要妇产科、风湿免疫科和血液科等多学科医师共同参与管理,严密观察母体病情变化及胎儿的发育情况,加强母儿监护。警惕发生胎儿生长受限、胎死宫内及子痫前期。必要时可增加产检次数。妊娠期应严密监测 APL 滴度变化以及患者凝血状态包括血小板聚集率、D- 二聚体等,以便及时调整药物剂量。分娩期注意调整抗凝药的剂量,使血栓或出血的风险降到最低。建议抗凝剂使用至产后 6 周。产后风湿免疫科应随诊。

8. 围分娩期处理　目前尚无统一的抗磷脂综合征患者的合理引产时机及分娩方式。指南建议,抗磷脂综合征患者的分娩方式及时机应根据母儿情况综合决定。应用预防量低分子量肝素者,应在硬膜外麻醉前 12 小时停用。治疗量者,则应提前 24 小时停用或提前 12 小时调整至预防量。对引产和择期剖宫产的抗磷脂综合征患者,如应用预防量低分子量肝素,则应在入院前 12 小时停用。小剂量阿司匹林并不增加脊髓血肿的风险,长期抗凝治疗的孕妇,产后可以换为华法林治疗。

处理要点

1. 原发性抗磷脂综合征主要是抗凝治疗,减少产科并发症,改善母儿结局。激素和免疫抑制剂不是常规治疗。

2. 继发性 APS,如继发于 SLE 或伴有严重的血小板减少($<50×10^9/L$)或溶血性贫血等,可选用激素或免疫抑制剂治疗。

3. 产后 3 个月内发生血栓风险极大,产后应继续抗凝治疗 6~12 周。

【病例报告——入院部分】

入院诊断：宫内孕 34^{+2} 周，G_2P_0，胎方位为枕左前；脐血流异常；胎儿生长受限？妊娠合并抗磷脂综合征；不良孕产史。

处理：入院后再次完善相关检查如凝血功能、血栓弹力图，动态监测胎儿脐血流和生长发育情况，继续口服甲泼尼龙片 8mg q.d.，硫酸羟氯喹 0.2g b.i.d.，阿司匹林 100mg q.d.，那屈肝素钙注射液 4 100U q.12h. 皮下注射。孕 37 周行剖宫产术终止妊娠。新生儿出生体重 2 430g，Apgar 评分均 10 分。根据风湿免疫科会诊意见：剖宫产术日及术后 1 天给予甲强龙 40mg 静脉滴注，术后 2 天开始恢复甲泼尼龙片 8mg p.o.。产后 24 小时预防性抗凝治疗，继续硫酸羟氯喹 0.2g b.i.d. 口服。

结局：患者术后恢复好，术后 4 天病情平稳出院。产后 42 天复查 ACL-IgM 49.4，抗 $\beta_2$gp1-IgM：51.8。

【经验分享】

1. APS 是一种严重威胁母婴健康的自身免疫疾病。APS 合并妊娠易引起复发性流产、子痫前期、灾难性抗磷脂综合征、胎死宫内、胎儿生长受限等并发症，孕期也可并发动静脉血栓形成。

2. 孕前应全面评估，孕期风湿免疫科、产科医师共同管理，制订个体化治疗方案。

3. 目前对于无症状的 APL 阳性且不满足 APS 诊断标准的健康女性，尚不清楚其发生病理妊娠的风险是否增加。大量证据提示该群体病态妊娠风险极少有增加或未增加。

4. 对于符合 APL 实验室标准且出现 1 次或以上 ≥ 10 周的胎儿丢失或出现 3 次或以上不明原因、连续性、自发性 <10 周的胎儿丢失的患者，指南建议给予低剂量阿司匹林

（50~100mg/d）和预防剂量的 LMWH 的联合治疗，而不是仅给予低剂量阿司匹林治疗，且继续抗凝到产后 6 周。

5. 对于符合 APL 实验室标准且发生过 1 次或以上因重度子痫前期、子痫或其他胎盘功能不全表现而导致孕 34 周前形态正常婴儿发生早产的女性，指南建议给予低剂量阿司匹林治疗。当阿司匹林治疗失败或者当胎盘检查提示广泛蜕膜炎症、血管病变和/或血栓形成时，给予预防剂量的低分子肝素（LMWH）和低剂量阿司匹林的联合治疗，但该治疗方案尚未通过随机临床试验进行验证。

（古　航）

参考文献

1. 中华医学会风湿病学分会. 抗磷脂综合征诊断和治疗指南. 中华风湿病学杂志，2011，15（6）：407-410.

2. MIYAKIS S，LOCKSHIN MD，ATSUMI T.International consensus statement on an update of the classification criteria for definite antiphospholipid syndrome（APS）J Thromb Haemost，2006，4（2）：295-306.

3. Committee on Practice Bulletins-Obstetrics，American College of Obstetricians and Gynecologists.Practice Bulletin No.132：Antiphospholipid syndrome.Obstet Gynecol，2012，120（6）：1514-1521.

4. 刘畅，刘湘源. 应重视抗磷脂综合征合并不良妊娠的诊治. 中华风湿病学杂志，2017，21（11）：721-723.

5. 陈恩荣，吴玉萍，汪丽萍. 妊娠合并抗磷脂综合征诊疗进展. 妇产与遗传，2018，8（4）：48-53.

6. ANDREOLI L，BERTSIAS GK，AGMON-LEVIN N.EULAR recommendations for women's health and the management of family planning，assisted reproduction，pregnancy and menopause in patients with systemic lupus erythematosus and/or antiphospholipid syndrome.Ann Rheum Dis，2017，76（3）：476-485.

第二节　系统性红斑狼疮

系统性红斑狼疮(systemic lupus erythematosus，SLE)是自身免疫介导的，以免疫性炎症为突出表现的弥漫性结缔组织病。血清中出现以抗核抗体为代表的多种自身抗体和多系统受累是SLE的两个主要临床特征。SLE好发于生育年龄女性，多见于15~45岁。妊娠期间可导致SLE病情复发或加重，危及母胎安全。据报道，我国妊娠合并SLE的母儿死亡率高达8.9%。

【病因】

病因未明，可能与遗传、内分泌、感染、免疫异常及环境因素等有关。

【病例报告——入院部分】

病史：患者28岁。因停经5⁺个月，皮疹伴关节肿痛1个月入院。患者既往有系统性红斑狼疮史，泼尼松5mg q.d. 维持治疗。4个月前因妊娠自行停用泼尼松，未就诊。1个月前出现面部四肢多发盘状红斑，全身多发关节对称性肿痛，双下肢水肿伴腰痛，当地医院查血小板84×10^9/L，建议上级医院就诊，遂到笔者医院就诊，查血小板65×10^9/L，尿常规示尿蛋白(3+)，尿隐血(3+)。患者诉有光过敏，偶有脱发，无口腔溃疡，无胸痛、气促，无抽搐等，食欲、睡眠、精神可，大、小便正常，体重无明显变化。既往：患者5年前无明显诱因出现四肢关节肿痛，当地医院

检查确诊为系统性红斑狼疮，曾给予泼尼松45mg q.d. 和丙种球蛋白5g q.w. 治疗。定期当地医院就诊，泼尼松逐渐减量，1年前泼尼松减量至5mg q.d. 维持，自诉定期监测指标无明显异常。G$_1$P$_0$。

查体：体温36.6℃，脉搏88次/min，呼吸20次/min，血压127/95mmHg，痛苦面容，神志清楚，双肺呼吸音清，双肺未闻及干湿性啰音，未闻及胸膜摩擦音，心率88次/min，各瓣膜区未闻及病理性杂音；腹部膨隆、软，无压痛、反跳痛。宫高17cm，腹围90cm，胎心145次/min。阴道检查：外阴发育正常，阴道通畅，少许白带，宫颈长约3cm，未内诊。

辅助检查：WBC 7.79×10^9/L，N% 78%，HGB 82g/L，PLT 55×10^9/L；尿蛋白(4+)；肝肾功能正常。抗β$_2$-糖蛋白-1复合抗体(±)。C3 0.09g/L，C4 0.02g/L。ANA 698.73U/ml，抗双链DNA抗体462.77U/ml，抗SS-A抗体(+)，抗SS-B抗体(+)，抗RNP抗体(+)。BNP 2 259pg/ml，PCT 0.33ng/ml，ESR 8mm/h，CRP 1.7mg/L。心脏彩超：高血压性心脏改变，左房左室增大，主动脉瓣关闭不全(轻度)，二尖瓣关闭不全(轻~中度)，三尖瓣关闭不全(轻~中度)，肺动脉瓣关闭不全(轻~中度)，肺动脉高压(轻度)，心包积液(少~中量)，左心室收缩功能正常，舒张功能减低(Ⅱ级)(图9-1)。

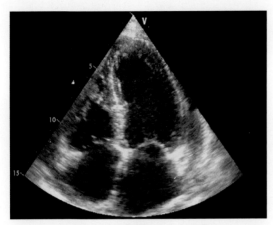
图9-1　心脏彩超示心包积液

乃至肾衰竭。50%~70% 的 SLE 患者出现肾脏受累。肾衰竭是 SLE 的主要死亡原因之一。

（6）神经系统损害：又称神经精神狼疮。轻者仅有偏头痛、性格改变、记忆力减退或轻度认知障碍；重者可表现为脑血管意外、昏迷、癫痫持续状态等。

（7）血液系统表现：贫血和／或白细胞减少和／或血小板减少常见。

（8）肺部表现：常表现为胸膜炎。肺实质浸润的放射学特征是阴影分布较广、易变。

（9）心脏表现：表现为心包炎、心包积液。可有心肌炎、心律失常。重症者伴有心功能不全，预后不良。

（10）消化系统表现：恶心、呕吐、腹痛、腹泻或便秘，以腹泻常见，伴有蛋白丢失性肠炎，引起低蛋白血症。活动期可出现肠系膜血管炎，类似急腹症，容易被误诊为胃穿孔、肠梗阻而手术探查。

（11）其他：眼部受累包括结膜炎、葡萄膜炎、眼底改变、视神经病变等。

（12）免疫学异常

1）抗核抗体（ANA）是 SLE 的筛选检查。对 SLE 的诊断敏感性为 95%，特异性相对较低为 65%。

2）抗双链 DNA（ds-DNA）抗体对 SLE 的特异性 95%，敏感性为 70%，它与疾病活动性及预后有关。

3）抗 Sm 抗体的特异性高达 99%，但敏感性仅 25%，该抗体的存在与疾病活动性无明显关系。

4）抗核糖体 P 蛋白抗体与 SLE 的精神症状有关。

2. SLE 活动性

（1）各种 SLE 的临床症状，尤其是新近出现的症状，提示疾病活动。

（2）与 SLE 相关的多数实验室指标，也与疾病的活动有关。

【临床表现与早期识别】

临床表现复杂多样。多数隐匿起病，开始仅累及 1~2 个系统，表现轻度的关节炎、皮疹、隐匿性肾炎、血小板减少性紫癜等，部分患者长期稳定在亚临床状态或轻型狼疮，也有部分患者可由轻型突然变为重症，更多的则由轻型逐渐出现多系统损害；也有一些患者一起病就累及多个系统，甚至表现为狼疮危象。

1. 全身表现

（1）发热：可能是 SLE 活动的表现；应除外感染，尤其是在免疫抑制治疗中出现的发热，更需警惕。

（2）疲乏：是 SLE 常见症状，常是狼疮活动的先兆。

（3）皮肤与黏膜

1）鼻梁和双颧颊部呈蝶形分布的红斑是 SLE 特征性的改变。

2）其他包括有光敏感、脱发、手足掌面和甲周红斑、盘状红斑、结节性红斑、脂膜炎、网状青斑、雷诺现象等。

3）SLE 皮疹无明显瘙痒。

（4）关节和肌肉：对称性多关节疼痛、肿胀，通常不引起骨质破坏。

（5）肾脏损害：又称狼疮性肾炎（lupus nephritis，LN），表现为蛋白尿、血尿、管型尿，

（3）SLE 活动性判断标准主要有 SLE 疾病活动指数（systemic lupus erythematosus disease activity index，SLEDAI）、SLE 活动测定标准（systemic lupus activity measure，SLAM）、英国狼疮小组评估标准（Britishisles Assessment Group）等。其中以 SLEDAI 最为常用（表9-4），将判断病情的各项指标按照受累程度分为 2~3 个等级积分，0~4 分为基本无活动，5~9 分为轻度活动，10~14 分为中度活动，≥ 15 分为重度活动。

3. SLE 妊娠条件

（1）病情不活动且保持稳定至少 6 个月。

（2）糖皮质激素的使用剂量：泼尼松 ≤ 15mg/d（或相当剂量）。

（3）尿蛋白定量 ≤ 0.5g/24h。

（4）无重要脏器损害。

（5）停用免疫抑制剂药物如环磷酰胺、甲氨蝶呤、雷公藤、霉酚酸酯等至少 6 个月。

（6）服用来氟米特的患者，先进行药物清除治疗后，再停药至少 6 个月。

表 9-4　SLE 疾病活动指数（SLEDAI）

临床表现	积分 / 分
癫痫发作：最近开始发作的，除外代谢、感染、药物所致	8
精神症状：严重紊乱干扰正常活动。除外尿毒症、药物影响	8
器质性脑病：智力的改变伴定向力、记忆力或其他智力功能的损害并出现反复不定的临床症状，至少同时有以下两项：感觉紊乱、不连贯的松散语言、失眠或白天瞌睡、精神活动增多或减少。除外代谢、感染、药物所致	8
视觉受损：SLE 视网膜病变，除外高血压、感染、药物所致	8
脑神经异常：累及脑神经的新出现的感觉、运动神经病变	8
狼疮性头痛：严重持续性头痛，麻醉性止痛药无效	8
脑血管意外：新出现的脑血管意外。应除外动脉硬化	8
脉管炎：溃疡、坏疽、有触痛的手指小结节、甲周碎片状梗死、出血或经活检、血管造影证实	8
关节炎：2 个以上关节痛和炎性体征（压痛、肿胀、渗出）	4
肌炎：近端肌痛或无力伴肌酸激酶 / 醛缩酶升高，或肌电图改变或活检证实	4
管型尿：HB、颗粒管型或 RBC 管型	4
血尿：>5RBC/HP，除外结石、感染和其他原因	4
蛋白尿：>0.5g/24h，新出现或近期增加	4
脓尿：>5 个 WBC/HP，除外感染	4
脱发：新出现或复发的异常斑片状或弥散性脱发	2
新出现皮疹：新出现或复发的炎症性皮疹	2
黏膜溃疡：新出现或复发的口腔或鼻黏膜溃疡	2
胸膜炎：胸膜炎性胸痛伴胸膜摩擦音、渗出或胸膜肥厚	2
发热：>38℃，需除外感染因素	1
血小板降低 <100 × 10⁹/L	1
白细胞减少 <3 × 10⁹/L，除外药物因素	1

4. SLE 妊娠禁忌证

（1）严重的肺动脉高压（估测肺动脉收缩压 >50mmHg，或出现肺动脉高压的临床症状）重度限制性肺部病变［用力肺活量（forced vital capacity，FVC）<1L］。

（2）心功能衰竭。

（3）慢性肾衰竭。

（4）既往有严重的子痫前期或即使经过阿司匹林和改善治疗仍不能控制的 HELLP 综合征。

（5）过去 6 个月内出现脑卒中。

（6）过去 6 个月内有严重的狼疮病情活动。

> **早期识别要点**
>
> 1. 有多系统受累表现（具备上述两个以上系统的症状）和有自身免疫的证据，应警惕狼疮。
>
> 2. 早期不典型 SLE 可表现为原因不明的反复发热，抗炎、退热治疗往往无效；多发和反复发作的关节痛和关节炎，往往持续多年而不产生畸形；持续性或反复发作的胸膜炎、心包炎；抗生素或抗结核治疗不能治愈的肺炎；不能用其他原因解释的皮疹，网状青斑，雷诺现象；肾脏疾病或持续不明原因的蛋白尿；血小板减少性紫癜或溶血性贫血；反复自然流产或深静脉血栓形成等。

【诊断依据及标准】

1. 美国风湿病学学会（American College of Rheumatology，ACR）1997 年推荐的 SLE 分类标准　目前普遍采用。

（1）颊部红斑：固定红斑，扁平或高起，在两颧突出部位。

（2）盘状红斑：片状高起于皮肤的红斑，黏附有角质脱屑和毛囊栓；陈旧病变可发生萎缩性瘢痕。

（3）光过敏：对日光有明显的反应，引起皮疹，从病史中得知或医师观察到。

（4）口腔溃疡：经医师观察到的口腔或鼻咽部溃疡，一般为无痛性。

（5）关节炎：非侵蚀性关节炎，累及 2 个或更多的外周关节，有压痛、肿胀或积液。

（6）浆膜炎：胸膜炎或心包炎。

（7）肾脏病变：尿蛋白 >0.5g/24 小时或（+++），或管型（红细胞、血红蛋白、颗粒或混合管型）。

（8）神经病变：癫痫发作或精神病，除外药物或已知的代谢紊乱。

（9）血液学改变：溶血性贫血，或白细胞减少，或淋巴细胞减少，或血小板减少。

（10）免疫学异常：抗 ds-DNA 抗体阳性，或抗 Sm 抗体阳性，或抗磷脂抗体阳性（包括抗心磷脂抗体，或狼疮抗凝物，或至少持续 6 个月的梅毒血清试验假阳性三者中具备一项阳性）。

（11）抗核抗体：在任何时候和未用药物诱发"药物性狼疮"的情况下，抗核抗体滴度异常。

该分类标准的 11 项中，符合 4 项或 4 项以上者，在除外感染、肿瘤和其他结缔组织病后，可诊断 SLE。其敏感性和特异性分别为 95% 和 85%。

2. 2009 年系统性红斑狼疮国际临床协作组（systemic lupus international collaborating clinics，SLICC）标准

（1）临床标准：急性或亚急性皮肤狼疮表现；慢性皮肤狼疮表现；口腔或鼻咽部溃疡；脱发；关节炎；浆膜炎；胸膜炎或心包炎；肾脏病变：尿蛋白肌酐比 >0.5 或 24 小时尿蛋白 >0.5g 或出现红细胞管型；神经病变：癫痫发作或精神病，多发性单神经炎，脊髓炎，外周或脑神经病变，急性精神混乱状态；溶血性贫血；至少 1 次白细胞减少（<4.0×10⁹/L）或淋巴细胞减少（<1.0×10⁹/L）；至少 1 次血小板减少症（<100×10⁹/L）。

（2）免疫性标准：抗核抗体阳性；抗双链DNA抗体阳性（酶联免疫吸附测定法需2次阳性）；抗Sm抗体阳性；抗磷脂抗体：狼疮抗凝物阳性/梅毒血清试验假阳性/中高水平抗心磷脂抗体/抗β_2-糖蛋白-1抗体阳性；补体减低：C3/C4/血清总补体活性（CH50）；无溶血性贫血，但Coombs试验阳性。

满足上述4项标准，包括至少1个临床指标和1个免疫学指标；或肾活检证实狼疮性肾炎（LN），同时抗核抗体阳性或抗dsDNA抗体阳性可确诊为SLE。

3. SLE病情严重程度

（1）轻型SLE：诊断明确或高度怀疑者，但临床稳定且无明显内脏损害。所有系统BILAG评分为C或D类，SLEDAI积分<10分。

（2）中度活动型狼疮：有明显重要脏器累及且需要治疗的患者，BILAG评分B类（≤2系统），或SLEDAI积分为10~14分。

（3）重型SLE是指狼疮累及重要脏器，任何系统BILAG评分至少1个系统为A类和/或>2系统达到B类者，或SLEDAI≥15分。

狼疮危象是指急性的危及生命的重症SLE。如急进性LN、严重的中枢神经系统损害、严重的溶血性贫血、血小板减少性紫癜、粒细胞缺乏症、严重心脏损害、严重狼疮性肺炎或肺出血、严重狼疮性肝炎、严重的血管炎等。

诊断要点

1. 分类标准的11项中，符合4项或4项以上者，在除外感染、肿瘤和其他结缔组织病后，可诊断SLE。部分患者起病时不一定具备分类标准中的4条，可能随着病情的进展才有其他项目的表现。

2. 免疫学异常和高滴度抗核抗体更具有诊断意义。一旦患者检查发现免疫学异常，即使临床表现不典型，也应密切随访，以尽早作出诊断并及时治疗。

【处理原则与措施】

评估、严密监测并稳定母体状况。重型SLE合并妊娠病情重，危及孕产妇生命。急性期患者的死亡原因主要是SLE的多脏器严重损害和感染，尤其是伴有神经精神狼疮和急进性LN者。治疗上通常需要大剂量甲泼尼龙冲击，根据孕妇的具体情况，针对受累脏器的对症治疗和支持治疗，以帮助患者渡过危象，尽可能在最短时间控制病情后终止妊娠。在大剂量冲击治疗前、治疗中、治疗后应密切观察有无感染发生。

1. 终止妊娠　出现以下情况时，应尽早终止妊娠。

（1）妊娠前3个月即出现明显的SLE病情活动。

（2）孕妇SLE病情严重，危及母体安全时，无论孕期大小都应尽早终止妊娠。

（3）孕期监测发现胎盘功能低下，危及胎儿健康，经产科与风湿科治疗后无好转者。

（4）合并重度妊娠高血压、精神和/或神经异常、脑血管意外、弥漫性肺部疾病伴呼吸衰竭、重度肺动脉高压、尿蛋白定量≥3g。

2. 药物治疗

（1）大剂量糖皮质激素冲击治疗

1）泼尼松≤0.5mg/（kg·d）静脉注射或者甲泼尼松500mg口服1~3天。

2）泼尼松≤0.75~1mg/（kg·d）静脉注射及硫唑嘌呤（azathioprine，AZA）2~3mg/（kg·d）或霉酚酸酯（mycophenolate mofetil，MMF）2~3g/（kg·d）或环磷酰胺（cyclophosphamide，CYC）≤2.5mg/（kg·d）静脉注射及羟氯喹（hydroxychloroquine，HCQ）≤6.5mg/（kg·d）。

3）急性期症状缓解后续治疗必须应用激素，并与其他免疫抑制剂配合使用，病情控制后激素应逐渐减量，直至达到控制病情的最小剂量。

（2）免疫抑制剂

1）对于病情严重，单用激素不能控制或

出现激素抵抗者可加用免疫抑制剂。

2）可选用的免疫抑制剂如环磷酰胺、硫唑嘌呤、霉酚酸酯、环孢素、他克莫司等。

（3）羟氯喹：用于治疗 SLE 阻止肾脏和神经系统损害，减轻狼疮的临床表现。一般 0.2~0.4g q.d. 口服。

3. 其他治疗

（1）大剂量免疫球蛋白冲击治疗，0.4~1g/（kg·d），疗程共 3~5 天。

（2）血浆置换。

狼疮危象的处理

1. 急进性肾小球肾炎

（1）治疗包括纠正水电解质及酸碱平衡紊乱、低蛋白血症，防治感染，控制血压、心力衰竭等并发症。

（2）必要时透析。

（3）明显 SLE 活动者积极使用大剂量甲泼尼龙冲击疗法，同时用环磷酰胺冲击治疗。

2. 神经精神狼疮

（1）必须除外化脓性脑膜炎、结核性脑膜炎、隐球菌性脑膜炎、病毒性脑膜脑炎等。

（2）给予抗精神病药物。

（3）癫痫大发作或癫痫持续状态时需积极抗癫痫治疗。

（4）加强护理。

（5）抗心磷脂抗体相关神经精神狼疮，需加用抗凝、抗血小板聚集药物。

（6）有全身血管炎表现的明显活动证据，大剂量甲泼尼龙冲击治疗。

3. 严重的狼疮性肺炎

（1）治疗包括氧疗、必要时机械通气、控制感染和支持治疗。

（2）甲泼尼龙冲击治疗为一线用药。

4. 血小板减少

（1）动态监测血小板变化。

（2）血小板 $\geq 50 \times 10^9$/ L，无出血倾向时，可不予特殊治疗。

（3）血小板 $<50 \times 10^9$/ L 或有出血症状时需积极处理。

（4）当血小板 $<20 \times 10^9$/ L，有自发出血倾向，输注血小板及使用丙种球蛋白，并使用糖皮质激素冲击治疗。

新生儿处理

1. 胎儿有流产、宫内生长受限、早产、胎死宫内等风险。

2. 新生儿狼疮风险，出生后需要进行心脏彩超、心电图、血液及肝脏功能检查。

3. 高危新生儿分娩时需产、儿科共同处理。

处理要点

1. SLE 的治疗包括使用糖皮质激素、HCQ、免疫抑制剂、输注丙种球蛋白、血浆置换等。需要对孕妇状况进行整体评估，适时终止妊娠。

2. 重型 SLE 危及母体安全，无论孕周大小，都应及时终止妊娠。根据 SLE 病情及产科指征，决定分娩方式，积极预防产后出血。

【病例报告——诊治部分】

入院诊断： 系统性红斑狼疮；狼疮性血液系统损害；狼疮性肾炎；宫内孕 20^{+3} 周，G_1P_0。

处理： 入院后给予甲强龙 40mg 静脉注射，q.d.，联合硫酸羟氯喹 0.2g b.i.d. 治疗，输注丙种球蛋白 25g q.d.，以及给予缬沙坦、硝苯地平控释片降压等治疗。入院第二天患者出现剧烈头痛，伴恶心，无呕吐，突发意识丧失、四肢抽搐、双眼上翻、牙关紧闭、口吐白沫，无大便失禁，测血压 158/105mmHg，考虑狼疮脑病、癫痫大发作，即给予插入口咽通气管、地西泮静脉推注、高流量湿化氧疗、丙戊酸钠静脉滴注等治疗，行头颅 CT 示双侧脑白质密度弥漫性对称性减低，双侧大脑脑回肿胀，脑沟显示不清，余颅内未见异常密度影（图9-2、图9-3）。经治疗后仍间断有四肢抽搐，经多学科讨论后将甲强龙剂量调整为 60mg q.d.，丙种球蛋白 25g q.d.，并加用环孢素治疗,给予丙戊酸钠及左乙拉西坦抗癫痫治疗。给予甲强龙治疗1周后患者出现发热,体温最高38.9℃。血培养阴性,行胸片示左下肺炎,少量胸腔积液。给予头孢呋辛静脉抗感染治疗5天无好转后更换为美罗培南抗感染1周。复查血 Hb 93g/L,PLT 220×10⁹/L,孕妇无发热,未再抽搐。经多学科讨论后给予乳酸依沙吖啶引产,顺利娩出一死胎,产后转入风湿内科继续原发病治疗。

结局: 监测病情:HGB 逐渐上升(82→62→108g/L),PLT(55→28→271)×10⁹/L,血压波动于 139~118/105~85mmHg。入院给予头孢呋辛、美罗培南等抗感染,甲强龙冲击治疗,输注丙种球蛋白,加用环孢素。经处理后病情稳定,给予乳酸依沙吖啶引产,娩出一死胎。产后继续给予甲强龙、环孢素等治疗,血小板恢复正常,仍有轻度贫血,无抽搐、头痛等表现。

【经验分享】

1. SLE 女性应在疾病已处于静止期至少6个月时计划妊娠。受孕时 SLE 处于活动期是不良母体和产科结局的危险因素。

2. 妊娠本身有加重 SLE 病情的风险,尤其初孕妇、狼疮性肾炎史或有活动性肾炎者。狼疮患者妊娠孕期子痫前期、早产、胎儿丢失、胎儿生长受限、新生儿狼疮综合征及早产儿相关并发症发生率也明显增加。

3. SLE 女性孕期应由产科与风湿免疫科医师共同管理。定期评估母体疾病的活动性,有危险因素或不良预后指标的女性需要更频繁的母儿监测。对于抗 Ro/SSA 和/或抗 La/SSB 抗体阳性的患者,孕期应行胎儿超声心动检查监测胎儿是否合并先天性心脏传导阻滞。妊娠期间活动性 SLE 的治疗取决于器官受累的严重性和程度,与非妊娠患者类似。由于部分治疗 SLE 的药物可以通过胎盘影响胎儿,因此,妊娠期间应权衡利弊风险进行治疗。

4. SLE 在妊娠期间或产后病情有加重、复发风险,据报道,复发率为 25%~65%。

【诊治流程图】

系统性红斑狼疮诊治流程图见图 9-4。

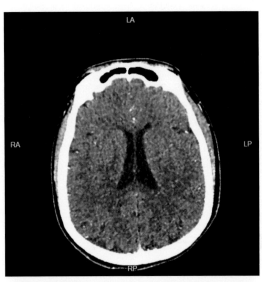

图 9-2　双侧脑白质密度减低

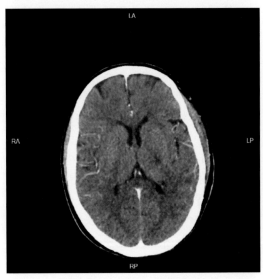

图 9-3　双侧脑回肿胀

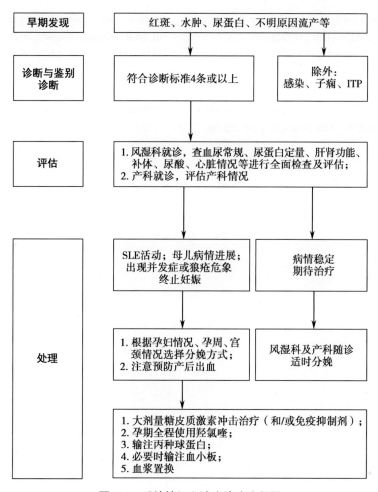

图 9-4　系统性红斑狼疮诊治流程图

（王子莲　王冬昱）

参考文献

1. GORDON C, AMISSAHARTHUR MB, GAYED M, et al. The British Society for Rheumatology guideline for the management of systemic lupus erythematosus in adults. Rheumatology, 2018, 57 (1): e1-e45.

2. 中华医学会风湿病学分会. 系统性红斑狼疮诊断及治疗指南. 中华风湿病学杂志, 2010, 14 (5): 342-346.

3. 中国系统性红斑狼疮研究协作组专家组. 中国系统性红斑狼疮患者围产期管理建议. 中华医学杂志, 2015, 95 (14): 1056-1060.

4. GLADMAN DD, IBAÑEZ D, UROWITZ MB. Systemic lupus erythematosus disease activity index. Journal of Rheumatology, 2002, 29 (2): 288-291.

5. HOCHBERG MC. Updating the American college of rheumatology revised criteria for the classification of systemic lupus erythematosus. Arthritis & Rheumatism, 1997, 40 (9): 1725-1725.

6. PETRI M, ORBAI AM, ALARCÓN GS, et al. Derivation and Validation of Systemic Lupus International Collaborating Clinics Classification Criteria for Systemic Lupus Erythematosus. Arthritis Rheum, 2012, 64 (8): 2677-2686.

7. LATEEF A, PETRI M. Management of pregnancy

in systemic lupus erythematosus. Nature Reviews Rheumatology, 2012, 8 (12): 710-718.

8. ANDREOLI L, BERTSIAS G K, AGMON-LEVIN N, et al. EULAR recommendations for women's health and the management of family planning, assisted reproduction, pregnancy and menopause in patients with systemic lupus erythe-matosus and/or antiphospholipid syndrome. Annals of the Rheumatic Diseases, 2017, 76 (3): 476-485.

9. MIN HK, HO LJ, MIN JS, et al. Pulmonary hypertension in systemic lupus erythematosus: an independent predictor of patient survival. Korean Journal of Internal Medicine, 2015, 30 (2): 232.

第十章

妊娠合并严重内分泌系统疾病

第一节　甲状腺功能亢进症

甲状腺功能亢进症（hyperthyroidism）简称甲亢，是甲状腺腺体本身产生甲状腺激素过多，导致体内甲状腺激素过高，引起机体的神经、循环、消化等系统兴奋性增高和代谢亢进的内分泌疾病。由于妊娠期涉及母体与胎儿的特殊情况，妊娠合并甲亢在诊断、治疗上与非孕期不尽相同。

【病因】

最常见的妊娠合并甲状腺功能亢进症的病因是 Graves 病，Graves 病是一种自身免疫性疾病，妊娠合并 Graves 病的发生率为0.2%。妊娠期甲状腺功能亢进病因还包括妊娠一过性甲状腺毒症（gestational transient thyrotoxicosis，GTT）、甲状腺高功能腺瘤、结节性甲状腺肿、垂体性甲亢等。

【病例报告——入院部分】

病史：患者 28 岁，因"停经 32 周，咳嗽、发热、心慌伴呕吐 7 天"急诊入院。患者 2 年前出现消瘦、多食易饥，经常乏力，未给予诊治。平素月经不规则，孕期未行产科检查，仅行 2 次超声检查。1 周前患者受凉后出现咳嗽、发热，继之发展为高热、心慌、胸闷、气促，咳黄色痰，不能平卧，伴恶心、呕吐。遂就诊当地医院，检查心率 150 次/min，血压 169/100mmHg，检查甲状腺功能明显异常，诊断为"甲亢、肺部感染、急性心力衰竭"转入笔者医院。既往：G_1P_0。

查体：体温 39.5℃，脉搏 160 次/min，呼吸 35 次/min，血压 190/112mmHg，急性病容，焦虑，精神恍惚，抬入病房，不能平卧。皮肤湿润、多汗。轻度凸眼，双眼睑水肿，口唇发绀。甲状腺Ⅱ度肿大，有杂音。双肺呼吸音粗，可闻及湿啰音。心尖冲动位于锁骨中线，未扪及震颤，心界向左扩大。心率 160 次/min，律齐，心尖区可闻及Ⅲ级收缩期杂音。肝脾扪诊不满意。双下肢凹陷性水肿。产科检查：腹部膨隆，宫高 29cm，腹围 88cm，子宫软，无压痛，头先露，胎方位为枕左前，胎心率 170 次/min。

辅助检查：血常规 WBC $19×10^9$/L，FT_3 42pmol/L，FT_4 70pmol/L，TSH<0.01mU/L，ALT 140U/L，AST 120U/L，尿蛋白（2+）。心脏彩超提示左右心室增大，心包少量积液，左心功能减退。X 线胸片提示双肺大片状阴影。产科超声提示胎儿相当于 30 周。胎心监护提示胎儿心动过速，基线 172 次/min，变异可，有加速反应，无减速。

【临床表现与早期识别】

1. 多系统兴奋性增高及高代谢综合征　心悸（休息时心率可超过 100 次/min）、怕热多汗、多食易饥、体重不能按孕周增加、四肢近端肌肉消瘦、大便次数增多、低热、失眠、手指震颤、脉压增大 >50mmHg。

2. 甲状腺肿　多数为甲状腺弥漫性对称性肿大，质软，随吞咽上下移动，甲状腺可触及震颤、闻及血管杂音。

3. 眼症　非浸润性突眼，如眼裂增宽、瞬目减少、上眼睑移动滞缓等；浸润性突眼，如畏光、流泪、结膜充血水肿、复视、眼部异物感等。

4. **甲亢危象** 甲亢孕妇在分娩、手术、感染及各种应激情况下,有发生甲亢危象可能,表现为高热(>39℃)、心率显著增快(>140次/min)、脉压增大、焦虑、烦躁、大汗淋漓、恶心、厌食、呕吐及腹泻等,可伴脱水、休克、心律失常及高心排血量心力衰竭或肺水肿。若处理不及时,孕产妇死亡率较高。

> **早期识别要点**
> 可表现出多系统兴奋性增高及高代谢综合征、甲状腺肿、眼症,甲亢危象需及时防治,若处理不及时,孕产妇死亡率较高。

【诊断依据及标准】

1. **病史** 妊娠前有甲亢病史。

2. **临床表现** 起病可急可缓,也可突然发作,进展迅速并出现甲状腺危象。

3. **体格检查** 突眼症、甲状腺肿大等。

4. **实验室检查** 是诊断甲亢的重要方法,检测的基本指标包括促甲状腺激素(thyroid stimulating hormone,TSH)、游离甲状腺素(free thyroxine,FT)。当TSH明显下降(低于正常参考值范围),同时伴FT_4的升高,要高度怀疑甲亢的可能,需要进一步检测TPOAb、TRAb。TRAb阳性,结合临床表现可诊断为Graves病。TRAb阴性者,需要与妊娠一过性甲状腺毒症(gestational transient thyrotoxicosis,GTT)相鉴别。GTT常发生在妊娠早中期,与hCG升高过度刺激甲状腺激素产生有关,临床常表现有心悸、焦虑、多汗等高代谢症状,伴血清FT_4和TT_4升高、TSH降低或者不能测及,甲状腺自身抗体阴性,妊娠剧吐(hyperemesis gravidarum)可伴发GTT。

> **诊断要点**
> 实验室检查是诊断甲亢的重要方法。检测的基本指标是促甲状腺激素(TSH)、游离甲状腺素(FT),每个医疗机构需要建立方法特异和妊娠期(T_1、T_2、T_3)特异的血清甲状腺功能指标参考范围。

【处理原则与措施】

1. **原则** 控制甲亢发展,通过治疗安全渡过妊娠及分娩。

2. **治疗目标** 使血清FT_4接近或者轻度高于参考值的上限。

3. **药物治疗** 丙基硫氧嘧啶(propyl-thiouracil,PTU)与甲巯咪唑(methimazole,MMI)是孕期治疗甲亢的首选药物。PTU通过胎盘量少、速度慢,能阻止甲状腺激素合成并阻断T_4转变为T_3。为降低药物对胎儿影响,PTU是妊娠期前16周的首选药物,但可增加孕妇肝脏负担。为降低孕妇肝损害风险,孕16周后可改PTU为MMI,PTU与MMI等效剂量比为20:1。由于抗甲状腺药物均可通过胎盘,服用抗甲状腺药物时应用其最低有效剂量,临床上甲亢疗效的判断是使FT_4值处于或略超过参考值或接近参考值的上限,治疗期间每4周监测一次FT_4、TSH、血常规、肝功能等指标。用药期间密切观察病情变化,包括安静时脉率、脉压、食欲等。

4. **手术治疗** 当内科治疗失败,或伴有喘鸣、呼吸困难、吞咽困难明显的甲状腺肿或疑有癌变者需手术治疗甲亢。妊娠中期是最佳时间。

5. **产科处理**

(1)妊娠期:甲亢孕妇易发生流产、妊娠期高血压疾病、早产、胎儿生长受限、低体重儿、死胎、甲状腺危象及充血性心力衰竭,因此孕期应加强监护。避免感染、精神刺激和情绪波动,避免甲亢危象发生。妊娠 37~38 周须评估母儿状况,并决定分娩方式。

(2)分娩期:甲亢控制良好者,除产科因素外,应鼓励阴道分娩。临产后给予精神安慰、减轻疼痛、注意补充能量、缩短第二产程。病情控制不满意或未治疗者,分娩有诱发甲亢危象的可能,可放宽剖宫产指征。无论经阴道分娩还是剖宫产均应预防感染,预防甲状腺危象。

(3)新生儿的处理:出生时取脐血检测 FT_3、FT_4、TSH。注意新生儿甲状腺大小,有无杂音,有无甲亢或甲状腺功能减退的症状和体征。

6. 产后哺乳　部分甲亢患者产后有病情加重倾向,不但需要继续用药,而且要增加药量。PTU 和 MMI 都可以少量分泌到乳汁中,但都不会影响后代身体和智力的发育。由于 PTU 潜在的肝毒性,MMI 是首选药物,PTU 作为二线药物。PTU 和 MMI 应在哺乳后服用,3 小时后再哺乳。

7. 甲状腺危象的治疗　应请内科医师协助共同治疗,治疗原则如下:

(1)降温:物理和药物降温,必要时人工冬眠。

(2)抗交感神经药物:如普萘洛尔,每次 10~20mg,口服,每天 3 次,以控制心率。但孕妇长期使用可致子宫持续收缩,影响胎盘血供,致胎儿生长受限、胎儿心动过缓,故在甲亢危象时为降低心率可以使用,孕期不宜长时间使用。

(3)抗甲状腺药物:服用剂量加倍,以阻断甲状腺激素的合成,一旦症状缓解应及时减量。

(4)碘溶液:能迅速抑制与球蛋白结合的甲状腺激素水解,减少甲状腺激素向血中释放。给予 PTU 后 1 小时,开始口服饱和碘化钾 5 滴 / 次,每 6 小时 1 次,每天 20~30 滴。碘化钠溶液 0.5~1.0g 加入 10% 葡萄糖溶液 500ml 中静脉滴注,病情好转后减量,一般使用 3~7 天停药。

(5)糖皮质激素:地塞米松 10~30mg 静脉滴注。

(6)镇静、解痉,防止子痫发生。

(7)纠正水、电解质紊乱及酸碱失衡。

(8)防治呼吸、循环衰竭。

(9)防治感染。

(10)及时终止妊娠:病情稳定后 2~4 小时后终止妊娠。

> **处理要点**
>
> 妊娠期甲亢的治疗原则是控制甲亢发展,目标使血清 FT_4 接近或者轻度高于参考值的上限。妊娠期原则上不采取手术方法治疗甲亢,药物首选丙基硫氧嘧啶(PTU)与甲巯咪唑(MMI)。妊娠 37~38 周须评估母儿状况,并决定分娩方式。及时识别甲亢危象,请内科医师共同协同治疗,病情稳定 2~4 小时后终止妊娠。

【病例报告——诊治部分】

入院诊断:宫内孕 32 周,G_1P_0,胎方位为枕左前;胎儿窘迫?甲状腺危象;重度子痫前期;肺部感染;急性心力衰竭。

处理:持续心电监护,请内分泌科、呼吸科、心内科会诊协助抢救。立即给予口服洛索洛芬钠片 30mg 退热,给予 PTU 600mg 口服,以后每 6 小时追加 200mg。在首次服用 PTU 1 小时后口服碘化钾 5 滴,并 6 小时重复 1 次。地塞米松 15mg 静脉滴注。地西泮 10mg 肌内注射。普萘洛尔 10mg 口服,8 小时 1 次。硫酸镁静脉滴注解痉预防子痫。并给予呋塞米利尿、硝酸甘油静脉滴注降压、去乙酰毛花苷注射液强心、广谱抗生素抗感染等治疗。入院第 2 天心功能有所改善,胸闷、气促症状较前明显缓解,体温 37.8℃,血压波动于 135~160/80~100mmHg,心率 100~115 次 /min,能平卧,呼吸平稳。遂行剖宫产术,娩出一活婴,重 1 100g,1 分钟 Apgar 评分 7 分,5 分钟 Apgar 评分 9 分。

结局: 术后转重症监护室进一步监护治疗,后经内科治疗后好转出院。

【经验分享】

1. 最常见的妊娠合并甲状腺功能亢进症的病因是 Graves 病。甲亢孕妇易发生流产、妊娠期高血压疾病、早产、胎儿生长受限、低体重儿、死胎、甲状腺危象及充血性心力衰竭。

2. 实验室检查是诊断甲亢的重要方法。

3. 妊娠期甲亢的治疗原则是控制甲亢发展,目标使血清 FT_4 接近或者轻度高于参考值的上限。PTU 与 MMI 是孕期治疗甲亢的首选药物。如需手术,一般在妊娠中期。

4. 应警惕甲亢危象的发生,需同内科医师共同治疗,若处理不及时,孕产妇死亡率较高。

【诊治流程图】

妊娠合并甲亢诊治流程图见图 10-1。

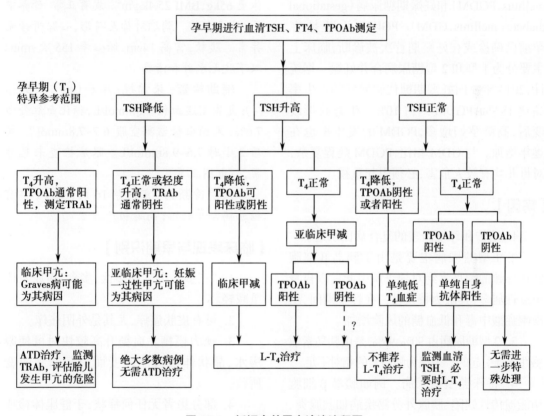

图 10-1　妊娠合并甲亢诊治流程图

（王子莲　陈海天）

参考文献

1. ALEXANDER EK, PEARCE EN, BRENT GA, et al. 2017 Guidelines of the American Thyroid Association for the Diagnosis and Management of Thyroid Disease During Pregnancy and the Post-partum, 2017, 27 (3): 315-389.

2. 张为远. 中华围产医学. 北京:人民卫生出版社,2012.

3. 中华医学会内分泌学分会,中华医学会围产医学分会. 妊娠期和产后甲状腺疾病诊治指南. 中华内分泌代谢杂志,2012, 28 (5): 354-371.

第二节　糖尿病

糖尿病是产科最常见的妊娠合并症，包括孕前糖尿病(pre-gestational diabetes mellitus，PGDM)和妊娠期糖尿病(gestational diabetes mellitus，GDM)。PGDM 可以是在孕前已确诊或在妊娠期首次被诊断，临床上主要分为 1 型和 2 型糖尿病合并妊娠。据统计，2014 年我国妊娠期糖代谢异常的发生率高达 18.9%，PGDM 约占 10%。生育政策改变后，高龄孕妇增多，PGDM 的发生率也在逐年增加。与 GDM 相比，PGDM 病程复杂，对母儿均有较大危害，必须引起重视。

【病因】

1. 遗传和环境因素的复合病因引起。

2. 1 型糖尿病主要是由于胰岛 β 细胞破坏导致的胰岛素绝对缺乏所引起。以自身免疫性居多，其次为特发性。在怀孕期间，出现酮症酸中毒和低血糖的风险增加。

3. 2 型糖尿病占 90%~95%，是由胰岛素敏感性下降引起的。表现为胰岛素的相对不足。

4. 特殊类型糖尿病。例如胰岛 β 细胞功能遗传性缺陷、胰腺外分泌疾病如胰腺炎、药物或化学品所致的糖尿病、感染等。

【病例报告——入院部分】

病史：患者 36 岁，因"停经 16 周，发现血糖升高 3 周"入院。早期超声孕周相符。孕 13 周首次产检，空腹血糖 7.5mmol/L。无腹痛、阴道流血，无多饮、多食、多尿等症状。收入院监测。既往体健，G_4P_0，人工流产 3 次。母亲患有 2 型糖尿病。

查体：体温 37℃，脉搏 88 次 /min，呼吸 20 次 /min，血压 115/60mmHg，身高 160cm，体重 65kg，BMI 25.4kg/m^2。发育正常，营养中等，神清合作。胸廓对称无畸形，心肺听诊无异常。腹软，宫高 14cm，胎心率 155 次 /min。双下肢无水肿和溃疡。

辅助检查：尿常规：尿糖(++)，尿酮体(−)；复查空腹血糖 7.8mmol/L，糖化血红蛋白 7.6%；末梢血糖监测空腹 6.7~7.8mmol/L，餐后 2 小时 7.6~9.8mmol/L。眼底检查未见异常，心电图正常。

入院诊断为：宫内孕 16 周，G_4P_0；孕前糖尿病合并妊娠；高龄初产。

【临床表现与早期识别】

1. "三多一少"，即多饮、多食、多尿及体重减轻。

2. 可有皮肤瘙痒，尤其是外阴瘙痒。

3. 视力模糊。血糖升高较快时可使眼房水、晶状体渗透压改变而引起屈光改变所致。

4. 部分患者无任何症状，于健康体检或其他疾病检查时发现高血糖。

> **早期识别要点**
>
> 孕前糖尿病已经确诊或有典型的糖尿病"三多一少"症状的孕妇，于孕期较易确诊。但大多数糖尿病合并妊娠患者孕期无典型临床表现，往往在产检行糖尿病筛查时才被发现。

【诊断依据及标准】

1. **诊断标准** 符合以下两项中任意一项者：

（1）妊娠前已确诊为糖尿病的患者。

（2）妊娠前未进行过血糖检查的孕妇，尤其存在糖尿病高危因素者，首次产前检查时需明确是否存在糖尿病，妊娠期血糖升高达到以下任何一项标准应诊断为 PGDM。

1）空腹血浆葡萄糖（fasting plasma glucose，FPG）≥ 7.0mmol/L（126mg/dl）。

2）75g 口服葡萄糖耐量试验（oral glucose tolerance test，OGTT），服糖后 2 小时血糖 ≥ 11.1mmol/L（200mg/dl）。

3）伴有典型高血糖症状或高血糖危象，同时随机血糖 ≥ 11.1mmol/L（200mg/dl）。

4）糖化血红蛋白（glycol-hemoglobin，HbA1c）≥ 6.5%〔采用美国国家糖化血红蛋白标准化项目（national glycol-hemoglobin standardization program，NGSP）/ 糖尿病控制与并发症试验（diabetes control and complication trial，DCCT）标化的方法〕，但不推荐妊娠期常规用 HbA1c 进行糖尿病筛查。

若没有明确的高血糖症状，随机血糖 ≥ 11.1mmol/L（200mg/dl）需次日复测。

2. **分级** 依据患者发生糖尿病的年龄、病程，以及是否存在血管并发症等进行分级（White 分类法），有助于判断糖尿病的严重程度及预后：

A 级：妊娠期诊断的糖尿病。

A1 级：经饮食控制，空腹血糖 <5.3mmol/L，餐后 2 小时血糖 <6.7mmol/L。

A2 级：经饮食控制，空腹血糖 ≥ 5.3mmol/L，餐后 2 小时血糖 ≥ 6.7mmol/L。

B 级：显性糖尿病，20 岁以后发病，病程 <10 年。

C 级：发病年龄 10~19 岁，或病程达 10~19 年。

D 级：10 岁前发病，或病程 ≥ 20 年，或

合并单纯性视网膜病。

F 级：糖尿病肾病。

R 级：眼底有增生性视网膜病变或玻璃体积血。

H 级：冠状动脉粥样硬化性心脏病。

T 级：有肾移植史。

诊断要点

1. 有高危因素孕妇在首次产前检查时，根据非妊娠期的糖尿病诊断标准，全面筛查 2 型糖尿病。空腹血糖是首次产检的必查项目，尤其是对有 GDM 高危因素的人群更需密切关注空腹血糖水平。

2. 孕早期的规范产检可以及时筛选出无症状的 PGDM 患者，有利于及早干预。

3. 空腹血糖、随机血糖、糖化血红蛋白是诊断 PGDM 的重要依据，一项或多项指标的异常有助于明确诊断。

4. 有 GDM 高危因素的人群，若早孕期空腹血糖水平未达糖尿病的诊断标准，建议及早做 OGTT 检查，以便能及时发现糖代谢异常并采取相应的干预措施。

5. GDM 的高危人群包括肥胖（尤其是重度肥胖）、一级亲属患 2 型糖尿病、GDM 史或大于胎龄儿分娩史、多囊卵巢综合征（polycystic ovarian syndrome，PCOS）、反复尿糖阳性等。

6. 早孕期未被诊断为糖尿病的孕妇，应在妊娠 24~28 周筛查 GDM。

【处理原则与措施】

1. **糖尿病患者能否妊娠的指标**

（1）未经治疗的 D、F、R 级糖尿病患者不宜妊娠。血糖控制好、器质性病变轻者，可在积极治疗、严密监护下妊娠。

（2）计划妊娠之前回顾病史：①糖尿病的

病程;②急性并发症;③慢性并发症;④糖尿病治疗情况;⑤其他伴随疾病和治疗情况;⑥月经史、生育史、节育史;⑦家庭和工作单位的支持情况。

(3)在不出现低血糖的前提下,空腹和餐后血糖尽可能接近正常,建议HbA1c<6.5%时妊娠。应用胰岛素治疗者HbA1c<7.0%,餐前血糖控制在3.9~6.5mmol/L,餐后血糖在8.5mmol/L以下。

(4)由专业医师评价是否存在糖尿病并发症,如糖尿病视网膜病变(diabetic retinopathy,DR)、糖尿病肾病(diabetic nephropathy,DN)、神经病变和心血管疾病等。已存在糖尿病慢性并发症者,妊娠期症状可能加重,需在妊娠期检查时重新评价。

(5)较严重的肾功能不全患者[血清肌酐>265μmol/L或肌酐清除率<50ml/(min·1.73m²)]时,不建议妊娠。

(6)糖尿病神经相关病变包括胃轻瘫、尿潴留及体位性低血压等,可进一步增加妊娠期间糖尿病管理的难度。如潜在的心血管疾病未被发现和处理,妊娠可增加患者的死亡风险,应在妊娠前仔细检查心血管疾病证据并予以处理。计划妊娠的糖尿病妇女的心功能应达到能够耐受运动试验的水平。

(7)已怀孕的糖尿病患者应在妊娠前或第一次产检、妊娠后每3个月及产后1年内进行眼科检查。有适应证时,如增殖性糖尿病视网膜病变,采取激光治疗可减少糖尿病视网膜病变加重的危险因素。

2. 糖尿病孕妇管理

(1)血糖监测方法

1)末梢血糖监测(self-monitored blood glucose,SMBG):采用微量血糖仪测定毛细血管全血血糖水平。包括4段血糖(空腹血糖、三餐后2小时血糖)监测和7段血糖(三餐前30分钟、三餐后2小时和夜间血糖)监测。

2)连续动态血糖监测(continuous

glucose monitoring system,CGMS):用于血糖控制不理想或使用胰岛素的PGDM孕妇。

(2)血糖控制目标

1)妊娠早期血糖控制不需过于严格,以防低血糖发生,保证孕妇无明显饥饿感。PGDM患者妊娠期餐前、夜间血糖及FPG宜控制在3.3~5.6mmol/L,餐后2小时血糖5.6~7.1mmol/L。经过饮食和运动管理,血糖达不到上述标准时,应及时加用胰岛素。

2)HbA1c水平的测定:HbA1c反映采血前2~3个月的平均血糖水平,可作为评估糖尿病长期控制情况的良好指标,多用于糖尿病孕妇初次评估。应用胰岛素治疗的糖尿病孕妇,推荐每1~2个月检测1次。HbA1c<6.0%是控制的目标。

3)尿酮体的监测:尿酮体有助于及时发现孕妇碳水化合物或能量摄取的不足,也是早期糖尿病酮症酸中毒的一项敏感指标,孕妇出现不明原因恶心、呕吐、乏力等不适或者血糖控制不理想时应及时监测尿酮体。

3. 孕期高血糖治疗

(1)医学营养治疗及运动指导:确诊后应立即对患者进行医学营养治疗和运动指导。推荐每餐30分钟后进行中等强度的运动,每次30分钟左右,每周不少于5次。医学营养治疗和运动指导后,FPG及餐后2小时血糖仍异常者,推荐及时应用胰岛素。

(2)胰岛素治疗

1)基础胰岛素的替代作用可持续12~24小时,而餐前胰岛素起效快,持续时间短,有利于控制餐后血糖。应根据血糖监测结果,选择个体化的胰岛素治疗方案。多选择基础胰岛素联合餐前超短效或短效胰岛素治疗。

2)妊娠期胰岛素应用注意事项:初始使用从小剂量开始,0.3~0.8U/(kg·d),每天计划应用的胰岛素总量应分配到三餐前使用,分配原则是早餐前最多,中餐前最少,晚餐前用量居中。每次调整后观察2~3天判断疗效,每次增减2~4U或不超过胰岛素每天用量的 20% 为宜,直至达到血糖控制目标。夜间胰岛素作用不足、黎明现象和 Somogyi 现象均可导致高血糖的发生。前两种情况必须在睡前增加中效或长效胰岛素用量,而出现 Somogyi 现象时应减少睡前中效或长效胰岛素的用量。妊娠中、晚期对胰岛素需要量有不同程度的增加;妊娠 32~36 周胰岛素需要量达高峰,妊娠 36 周后稍下降,应根据个体血糖监测结果,不断调整胰岛素用量。

(3)口服降糖药在孕妇中的应用:我国口服降糖药未纳入妊娠期治疗糖尿病的注册适应证。但国外有口服降糖药物二甲双胍和格列本脲在孕期应用的研究,故考虑对于胰岛素用量较大或拒绝应用胰岛素的孕妇,或孕前已使用这两种口服降糖药且不愿意更改为胰岛素注射的孕妇,应用上述口服降糖药物的潜在风险远远小于未控制的妊娠期高血糖本身对胎儿的危害。在知情同意的基础上慎用。

4. 孕期母儿监护　密切监测血糖变化,及时调整胰岛素用量以防发生低血糖。孕前患糖尿病者需适当增加产检次数,一般孕中期应每 2 周检查 1 次,妊娠 20 周时胰岛素用量开始增加,需及时调整。每 1~2 个月测定肾功能及糖化血红蛋白水平,同时每 3 个月进行眼底检查。妊娠 32 周以后应每周产检一次。

5. 分娩时机及分娩方式　血糖控制良好,可于严密监护下妊娠至 38~39 周终止妊娠。有母儿并发症,血糖控制不满意者,伴血管病变、合并重度子痫前期、严重感染、胎儿生长受限、胎儿窘迫者,应于严密监护下适时终止妊娠,必要时在终止妊娠前完成促胎肺成熟。

糖尿病不是剖宫产的指征,但糖尿病伴微血管病变、怀疑巨大胎儿、胎盘功能不良、胎位异常者等具有选择性剖宫产手术指征、妊娠期血糖控制不好且胎儿偏大或者既往有死胎死产史者,应适当放宽剖宫产手术指征。

6. 分娩期处理

(1)一般处理:注意休息、镇静,适当给予饮食,严密观察血糖、尿糖及尿酮体变化,及时调整胰岛素用量,加强母儿监护。

(2)阴道分娩:产程中一般应停用皮下注射胰岛素,计划分娩前 1 天睡前正常使用中效或长效胰岛素;计划分娩当日停用早餐前胰岛素,并给予 0.9% 氯化钠注射液静脉内滴注,根据产程中测得的血糖值调整静脉输液速度(表 10-1)。每小时监测指尖血糖 1 次,用于调整胰岛素或葡萄糖输液的速度。产程不宜过长,否则增加酮症酸中毒、胎儿缺氧和感染风险。

(3)剖宫产:手术前后、非正常饮食期间停止所有皮下注射胰岛素,改用静脉滴注胰岛素,供给孕妇足够的葡萄糖,在此期间应监测血糖、尿酮体水平。择期手术者还应检测电解质、血气分析和肾功能。

表 10-1　围手术期或产程中胰岛素的使用

血糖 (mmol/L)	胰岛素 (U/h)	点滴液体 (125ml/h)	配伍
<5.6	0	5%GNS/乳酸林格	
5.6~7.8	1.0	5%GNS/乳酸林格	500ml+4U
7.8~10	1.5	0.9%NS	500ml+6U
10~12.2	2.0	0.9%NS	500ml+8U
>12.2	2.5	0.9%NS	500ml+10U

7. 产后处理

(1)产褥期胰岛素使用:用量应该减量,并参照非妊娠期血糖控制标准调整用量。

(2)新生儿处理:新生儿为高危儿。出生时留脐血,出生后 30 分钟内行末梢血糖检测,严密监测,及时发现低血糖。注意保暖和吸氧。提早喂糖水、开奶,必要时以 10% 葡萄糖液缓慢静脉滴注。常规检查血红蛋白、血钾、血钙及镁、胆红素。警惕新生儿呼吸窘迫综合征的发生。

8. 产后的追踪随访　以自身保健和社会支持为主，提倡健康生活方式，合理饮食，经常运动，防止肥胖，给予高危人群适当生活方式干预可显著延迟或预防 2 型糖尿病的发生。

2018 年 ADA 和 ACOG 建议:GDM 孕妇产后 6~12 周时,应进行 OGTT,并根据非妊娠期的标准筛查糖尿病。有 GDM 史而产后 OGTT 正常的妇女,推荐每 1~3 年筛查 1 次是否已经发展为糖尿病或糖尿病前期状态。有 GDM 病史的妇女,如果已经发展为糖尿病前期状态,需要进行生活方式干预或二甲双胍等药物干预,预防糖尿病的发生。

处理要点

1. 血糖监测是糖尿病管理中的重要组成部分,其结果有助于评估糖尿病患者糖代谢紊乱的程度,制订合理的降糖方案,反映降糖治疗的效果并指导治疗方案的调整。

2. 妊娠期间才被确诊的 PGDM 患者必须要进行全面的体格和实验室检查,明确全身重要脏器的功能,评估可否继续妊娠以及后续的风险,并请内分泌专科医师协助处理,对伴有严重脏器功能受损不能耐受妊娠者,应及时终止妊娠。可以继续妊娠者,需采取积极的治疗措施。

【病例报告——诊治部分】

该孕妇给予饮食、运动指导,观察 3 天,血糖水平仍不达标,空腹血糖波动于 6.1~7.2mmol/L 之间,餐后 2 小时血糖 7.3~8.7mmol/L。启用胰岛素治疗,初始剂量早餐前 8U(门冬胰岛素)-午餐前 4U(门冬胰岛素)-晚餐前 6U(门冬胰岛素)-睡前 8U(地特胰岛素)。治疗 2 天后,空腹血糖波动于 5.1~5.6mmol/L 之间,餐后 2 小时血糖 6.3~7.4mmol/L,特别是午餐后血糖稍高,2 天后再调整午餐前胰岛素用量至 6U,后血糖监测满意。遂让孕妇学会自行注射胰岛素和监测血糖后出院。因高龄且孕前糖尿病未控制,建议产前诊断,孕妇拒绝,行无创产前检测,均为低风险。

孕期在门诊定期监测,根据血糖水平调整胰岛素用量,孕 28 周前用量约 8U-6U-8U-8U。28 周后用量调整至 10U-8U-10U-10U,血糖控制均满意。22 周三维畸形筛查超声、28 周胎儿生长发育超声都未见异常。每次产检复查尿常规均未见尿蛋白和尿酮体,每月复查肝肾功能均正常,孕 20 周复查糖化血红蛋白:6.0%,孕 28 周 5.8%,孕 36 周 5.7%。32 周开始每周一次电子胎心监护,均为 NST 反应型。心电图和心脏彩超未见异常。28 周复查眼底无异常。

患者孕 38 周时胰岛素用量 10U-8U-10U-10U。超声检查胎方位为枕左前,估重 3 200g。未有产兆,遂收入院。查体:生命体征平稳,宫高 33cm,腹围 100cm,枕左前,头先露,已衔接,胎心 153 次/min。未扪及宫缩。

入院诊断:宫内孕 38 周,G_4P_0,枕左前;糖尿病合并妊娠;高龄初产。

处理:每天电子胎心监护(均为 NST 反应型),监测四段末梢血糖(控制满意)。查眼底无异常。生化、肝肾功能、血尿常规、白带常规等化验无异常。计划阴道分娩。孕 38^{+6} 周时进行阴道检查,Bishop 评分 3 分,当晚放置宫颈扩张球囊,放置球囊后睡前继续使用地特胰岛素 10U,放置 12 小时后取出球囊,阴道检查 Bishop 评 6 分,给予人工破膜,羊水清,嘱其正常使用早餐前胰岛素 10U,并常规进食早餐。破膜后 1 小时出现规律宫缩,查宫口开 1cm,诊断临产,停用皮下注射胰岛素,改为胰岛素静脉滴注(根据血糖调整),每 1~2 小时监测 1 次血糖,按照 2014 版《妊娠合并糖尿病诊治指南》中"产程或手术中小剂量胰岛素的应用标准"规定,根据不同血糖水平调整补液种类和胰岛素用量,并持续胎心监护。产程进展顺利,于14小时后顺产一活婴,体重3 300g,产时出血200ml。新生儿出生后30分钟内测末梢血糖为3.5mmol/L。

结局: 产后即开始正常饮食,恢复皮下注射胰岛素,胰岛素用量调整为6U-4U-6U-8U,并监测四段末梢血糖水平。积极母乳喂养。出院后教育其按照非妊娠期糖尿病血糖控制目标控制血糖(空腹4.4~7.0mmol/L,非空腹血糖<10.0mmol/L,糖化血红蛋白<7.0%),到内分泌科随诊,并预约产后6周返院复查。

【经验分享】

1. 糖尿病包括孕前糖尿病和妊娠期糖尿病。孕前糖尿病已经确诊或有典型"三多一少"症状者,孕期较易确诊。大多数患者无典型临床表现,仅在产检糖尿病筛查时诊断。有高危因素者首次产检时应进行糖尿病筛查。妊娠期确诊的PGDM需进行全面的体格检查和实验室检查,明确全身重要脏器功能,评估继续妊娠及后续风险,对于有严重脏器功能受损者应积极终止妊娠。

2. PGDM和GDM者孕期应严密监测血糖,对于通过运动及饮食控制血糖不能达标者,加用胰岛素治疗。

3. 血糖控制良好无并发症者可妊娠至38~39周终止妊娠。糖尿病本身不是剖宫产指征。

4. 分娩期应严密监测血糖、尿糖、尿酮体变化,及时调整胰岛素用量,加强母儿监测。新生儿分娩后应监测血糖,警惕低血糖和呼吸窘迫综合征的发生。

【诊治流程图】

糖尿病合并妊娠诊治流程图见图10-2。

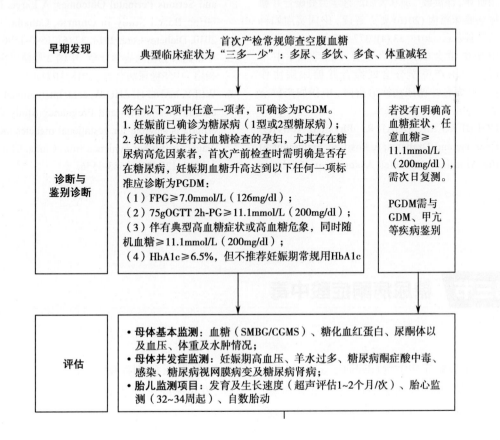

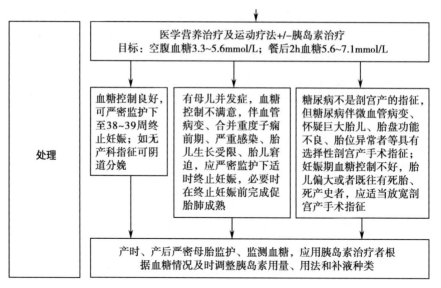

图 10-2　糖尿病合并妊娠诊治流程图

（王子莲　李珠玉）

参考文献

1. 余昕烊，漆洪波．加拿大妇产科学会妊娠合并糖尿病临床指南 (2016) 要点解读．中国实用妇科与产科杂志，2017, 33 (4): 377-382.
2. 中华医学会妇产科学分会产科学组，中华医学会围产医学分会妊娠合并糖尿病协作组．妊娠合并糖尿病诊治指南．中华妇产科杂志，2014, 8 (49): 561-568.
3. COLBERG SR, SIGAL RJ. Physical Activity/Exercise and Diabetes: A Position Statement of the American Diabetes Association. Diabetes Care, 2016, 39 (11): 2065-2079.
4. DENICE S. FEIG, JEREMIAH HWEE, et al. Trends in Incidence of Diabetes in Pregnancy and Serious Perinatal Outcomes: A Large, Population-Based Study in Ontario, Canada, 1996-2010. Diabetes Care, 2014, 37 (6): 1590-1596.
5. 中华医学会糖尿病学分会．中国 2 型糖尿病防治指南．中华糖尿病杂志，2018, 10 (1): 4-67.
6. WEI Y, YANG H, ZHU W, et al. International Association of Diabetes and Pregnancy Study Group criteria is suitable for gestational diabetes mellitus diagnosis: further evidence from China. Chin Med J, 2014, 127 (20): 3553-3556.

第三节　糖尿病酮症酸中毒

糖尿病酮症酸中毒（diabetic ketoacidosis, DKA）是因胰岛素缺乏引起的严重高血糖、脱水、酮体产生为特征的糖尿病严重并发症。

妊娠期糖尿病酮症酸中毒多发生于孕中晚期，发生率高于非孕期，占 1%~3%。

【病因】

1. 由于妊娠期胰岛素敏感性下降、脂肪分解增多,孕期糖尿病酮症酸中毒发生率较高。常在血糖控制不佳时发生。

2. 常见诱因有感染、妊娠期糖尿病漏诊或延误诊治、胰岛素使用不规范、饮食控制不合理、产程和手术应激、使用糖皮质激素或肾上腺素受体激动剂保胎等。

【病例报告——入院部分】

病史:患者 36 岁,因“停经 34^{+2} 周,多饮、多尿、多食 1 个月余,胎动减少 4 天”入院。孕期未规律产检,1 个多月前开始出现多饮、多尿、多食,未给予重视。6 天前行 OGTT,未取报告。4 天来自觉胎动减少,今日取 OGTT 结果提示 10.5-18.2-23.1mmol/L,遂来笔者医院就诊。考虑“糖尿病合并妊娠,胎儿窘迫?”收入院。既往:无特殊病史,G$_4$P$_1$,剖宫产 1 次,人工流产 2 次。

查体:体温 36.2 ℃,脉搏 88 次/min,呼吸 20 次/min,血压 100/70mmHg,体重 60kg。宫高 31cm,腹围 95cm,胎方位为枕右前,胎心率 142 次/min,双下肢水肿(1+)。

入院诊断:①宫内孕 34^{+2} 周,G$_4$P$_1$,枕右前;②糖尿病合并妊娠;③瘢痕子宫(剖宫产史);④胎儿窘迫?

【临床表现与早期识别】

1. **临床表现**　妊娠期糖尿病酮症酸中毒患者的临床表现和非孕期一致。

(1)症状:多尿、多饮、多食、体重减轻、恶心、呕吐、腹痛、脱水、虚弱无力、意识模糊,最终陷入昏迷。

(2)体征:皮肤弹性差、Kussmaul 呼吸、心动过速、低血压、精神改变,最终昏迷。

(3)血糖控制不佳的孕妇,合并有感染、应激,或不适当使用糖皮质激素的情况应高度警惕。78%~90% 发生于孕中晚期。糖尿病酮症酸中毒的代谢改变常在短时间内形成,有时全部症状可骤然发生。

2. **实验室检查**　当怀疑糖尿病酮症酸中毒时应该进行以下这些检查:血常规、血糖、BUN/Cr、血清酮体、电解质、渗透压、尿常规、尿酮体、血气分析、心电图。

早期识别要点

1. 重视高危糖尿病酮症酸中毒孕妇,尤其是 1 型糖尿病、血糖控制不佳、有合并诱因者。

2. 注意原因不明出现恶心、呕吐、腹痛等临床表现的患者。脱水、休克、昏迷的患者,尤其是呼吸有烂苹果味、血压低而尿量多者,均应想到本病的可能性。

3. 注意血糖监测,血糖水平升高常是糖尿病酮症酸中毒的首要表现。

【诊断依据及标准】

1. 血清酮体升高或尿糖和酮体阳性伴血糖增高,血 pH 和/或二氧化碳结合力降低,可诊断糖尿病酮症酸中毒。

2. 根据相应的临床表现和实验室检查,糖尿病酮症酸中毒可分为轻度、中度和重度。仅有酮症而无酸中毒称为糖尿病酮症;轻、中度 DKA 除酮症外,还有轻~中度酸中毒;酸中毒伴意识障碍(DKA 昏迷),或虽无意识障碍,但血清碳酸氢根低于 10mmol/L 诊断为重度 DKA。

DKA 的具体分度见表 10-2。

表 10-2　糖尿病酮症酸中毒的诊断和分度

DKA	血糖 （mmol/L）	动脉血 pH	血清 HCO₃⁻ （mmol/L）	尿酮体	血清 酮体	血浆有效渗 透压**	阴离子间隙 （mmol/L）	神经状态
轻度	>13.9*	7.25~7.30	15~18	阳性	阳性	可变	>10	清醒
中度	>13.9*	7.00~7.25	10~<15	阳性	阳性	可变	>12	清醒 / 嗜睡
重度	>13.9*	<7.00	<10	阳性	阳性	可变	>12	木僵 / 昏迷

注：* 孕妇血糖 >11.1mmol/L 即可发生 DKA。

** 血浆有效渗透压 $=2 \times (\lceil Na^+ \rfloor + \lceil K^+ \rfloor)(mmoL/L) + 血糖(mmol/L)$

诊断要点

1. 血清酮体升高或尿糖和酮体阳性伴血糖增高诊断为糖尿病酮症。

2. 在糖尿病酮症基础上，血 pH 和 / 或二氧化碳结合力降低，可诊断糖尿病酮症酸中毒。

3. 根据酸中毒严重程度，DKA 可以分为轻、中、重度。

4. 糖尿病者可发生 DKA，但没有糖尿病基础的患者，也可以发生酮症酸中毒。

【处理原则与措施】

糖尿病酮症酸中毒的治疗原则：尽快补液以恢复血容量、纠正脱水状态，降低血糖，纠正电解质及酸碱平衡失调，同时积极寻找和消除诱因，防治并发症，降低病死率。主要治疗方法包括：补液、胰岛素、补钾、纠正其他水电解质和酸碱平衡。具体措施如下：

1. 一般处理　严密监测孕妇生命体征、出入量、血糖水平和酮体变化情况。

2. 补液治疗

（1）补液目的：纠正失水，恢复血容量和肾灌注，有助于降低血糖和清除酮体。

（2）补液总量：第一个 24 小时补足液体丢失量。对有心、肾功能不全者，补液过程中要监测血浆渗透压，并定期对患者心脏、肾脏、神经系统状况进行评估以防止补液过多。

（3）补液速度：应先快后慢，第 1 小时输入生理盐水，速度为 15~20ml/(kg·h)，随后补液速度取决于脱水程度、电解质水平、尿量等。一般第 1 个小时补液量 1 000~1 500ml，第 2 个小时 1 000ml，第 3~5 小时 500~1 000ml，第 6~12 小时 250~500ml。

（4）补液种类：严重脱水患者，需采用等渗液体迅速补充血浆及细胞外液容量。开始补液使用生理盐水，血糖下降到 11.1mmol/L 开始改为 5% 葡萄糖注射液。

3. 小剂量胰岛素连续静脉滴注

（1）治疗目的：提高胰岛素水平，降低血糖、清除酮体。

（2）治疗方法：连续静脉输注胰岛素 0.1U/(kg·h)，重度 DKA 患者则以 0.1U/kg 静脉注射后以 0.1U/(kg·h) 输注。若第 1 小时内血糖下降不到 10%，则以 0.14U/kg 静脉注射后继续先前的速度输注。

（3）监测方法：床旁监测患者血糖及血酮，当 DKA 患者血酮值的降低速度 <0.5mmol/(L·h)，则需增加胰岛素的剂量 1U/h，同时检查静脉胰岛素注射泵装置（在 DKA 治疗期间不建议经皮下胰岛素泵注射），确保装置的正常运行。

（4）减量方法：当 DKA 患者血浆葡萄糖达到 11.1mmol/L 或 HHS 患者达到 16.7mmol/L，可以减少胰岛素输入量至 0.02~0.05U/(kg·h)，此时静脉补液中应加入葡萄糖。此后需要调整胰岛素给药速度及葡萄糖浓度以维持血糖值在 8.3~11.1mmol/L

之间,DKA 患者血酮 <0.3mmol/L。

(5)DKA 缓解标准:血糖 <11.1mmol/L,血酮 <0.3mmol/L,血清 HCO_3^- ≥ 15mmol/L,静脉血 pH>7.3,阴离子间隙 ≤ 12mmol/L。DKA 缓解患者可以进食时,应该开始常规皮下注射胰岛素。在停止静脉输入胰岛素前 1~2 小时进行胰岛素皮下注射。若患者无法进食,推荐持续静脉胰岛素注射及补液治疗。

4. 补钾治疗

(1)补钾原因:尽管机体的总钾量不足,但高血糖危象患者常发生轻~中度高钾血症。但随着补液纠正酮体的治疗,血钾浓度逐渐下降。第一,胰岛素促进葡萄糖和钾离子进入细胞中;第二,随着酸中毒的纠正,钾离子进入细胞增多;第三,随着补液扩容,尿量增多,钾排出体外。以上因素均导致血钾降低。

(2)补钾指征:在血钾 <5.2mmol/L 时,并有足够尿量(>40ml/h)的前提下,应开始补钾。一般在每 1L 输入溶液中加 KCl 1.5~3.0g,以保证血钾在正常水平。发现血钾 <3.3mmol/L,应优先进行补钾治疗。

5. 补碱治疗

(1)建议 pH<7.0 时进行补碱治疗,方法为 $NaHCO_3$ 8.4g 及 KCl 0.8g 配于 400ml 无菌用水(等渗等张液)中,以 200ml/h 速度滴注至少 2 小时,直至 pH>7.0。此后,静脉血 pH 应该每 2 小时测定一次,直到 pH 维持在 7.0 以上。

(2)pH ≥ 7.0 的患者无需进行补碱治疗。

处理要点

1. 妊娠合并糖尿病酮症酸中毒的处理包括严密的母胎监测、积极的补液治疗、小剂量胰岛素输注、积极补钾、有指征的补碱和纠正其他电解质平衡等。

2. 要注意纠正原发病,积极防治并发症,如低血糖、低血钾、高氯性代谢性酸中毒、脑水肿和预防血栓形成。

【病例报告——诊治部分】

处理:入院后完善相关检查,并行胎心监护提示反应型。入院当日查微量血糖 19.9~25mmol/L,同时检验结果回报:尿糖(++++),尿酮体(++++),血酮体 2.8mmol/L,考虑糖尿病酮症酸中毒,即给予大量 NS 补液治疗,并启用小剂量胰岛素连续静脉输注治疗,NS 500ml+ 胰岛素 50U 静脉滴注每分钟 16 滴起,并在原补液基础上加用 NS 500ml+10%KCl 15ml 静脉滴注补钾,第一天总入量计 4 000ml。后每小时监测一次微量血糖,当微量血糖降至 13.8mmol/L,即停用小剂量胰岛素连续静脉输注,恢复饮食,给予 5%GS 500ml+ 胰岛素 8U 静脉滴注。入院后第 1 天晚餐后 2 小时血糖 19.9mmol/L。19:00 复测血糖 18.9mmol/L,给予加大补液中胰岛素用量。21:40 复查血糖 20.8mmol/L,考虑血糖控制欠佳,又启用小剂量胰岛素连续静脉输注。入院后第 2 天凌晨 1、2、3 点测血糖分别为 11.0、10.2、11.lmmol/L,复查血尿酮体阴性,血气分析显示血清 HCO_3^- 18mmol/L,静脉血 pH 7.34,遂停用小剂量胰岛素连续静脉输注,改 5%GS+ 胰岛素 8U 静脉滴注。

结局:3月9日患者后续监测血糖波动在 6.7~7.8mmol/L,3 月 10 日患者恢复规律进食,热量 1 800kcal,三餐前皮下注射胰岛素 6U,夜间注射长效胰岛素 10U 控制血糖,餐前血糖为 5.1-5.5-5.4mmol/L,餐后血糖为 7.0-6.6-7.1mmol/L,夜间 0 点血糖 6.5mmol/L。入院后第 3~7 天,胰岛素维持上述用量,血糖控制良好,胎动、胎心监测正常,入院后第 8 天出院,门诊随诊。

【经验分享】

1. 对于血糖水平较高、控制不佳的患者,临床应高度警惕 DKA。

2. 对于酮症酸中毒临床表现不典型患者,在检查结果未完善情况下可先不启用

DKA 治疗，但微量血糖值 ≥ 13.9mmol/L 时补液宜选择生理盐水，停用小剂量胰岛素连续输注的指征是 DKA 缓解。

3. 诊断 DKA 后，需严密监测母儿情况、积极补液、小剂量胰岛素输注、积极补钾、有指征的补碱和纠正其他电解质平衡等。同时，要注意纠正原发病，积极防治并发症，如低血糖、低血钾、高氯性代谢性酸中毒、脑水肿和预防血栓形成。

4. DKA 引起孕妇严重脱水、酸中毒和电解质紊乱，严重者发展到急性肾功能不全、意识障碍、昏迷，甚至死亡（死亡率为 4%~15%）。

【诊治流程图】

酮症酸中毒诊治流程图见图 10-3。

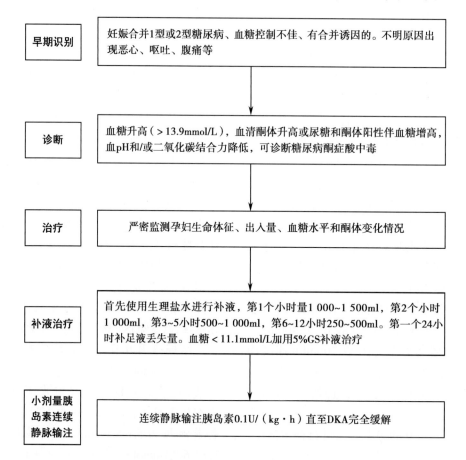

早期识别	妊娠合并1型或2型糖尿病、血糖控制不佳、有合并诱因的。不明原因出现恶心、呕吐、腹痛等
诊断	血糖升高（＞13.9mmol/L），血清酮体升高或尿糖和酮体阳性伴血糖增高，血pH和/或二氧化碳结合力降低，可诊断糖尿病酮症酸中毒
治疗	严密监测孕妇生命体征、出入量、血糖水平和酮体变化情况
补液治疗	首先使用生理盐水进行补液，第1个小时量1 000~1 500ml，第2个小时1 000ml，第3~5小时500~1 000ml，第6~12小时250~500ml。第一个24小时补足液丢失量。血糖＜11.1mmol/L加用5%GS补液治疗
小剂量胰岛素连续静脉输注	连续静脉输注胰岛素0.1U/（kg·h）直至DKA完全缓解

图 10-3　妊娠合并酮症酸中毒诊治流程图

（王子莲　刘　斌）

参考文献

1. 中华医学会糖尿病学分会 . 中国高血糖危象诊断与治疗指南 . 2012.
2. 中华医学会糖尿病学分会 . 中国高血糖危象诊断与治疗指南 . 中华糖尿病杂志 , 2013, 5 (8): 449-461.
3. 中华医学会糖尿病学分会 . 中国 2 型糖尿病防治指南 (2017 年版). 中华糖尿病杂志 , 2018, 10 (1): 4-67
4. Introduction: Standards of Medical Care in Diabetes-2018. Diabetes Care, 2018, 41 (1): 86-156.
5. Committee on Practice Bulletins-Obstetrics. ACOG Practice Bulletin No. 190: Gestational Diabetes Mellitus. Obstet Gynecol, 2018, 131 (2): 49.

第四节 暴发性 1 型糖尿病

暴发性 1 型糖尿病（fulminant type 1 diabetes mellitus，FT1DM）是一种特殊类型的糖尿病，2000 年日本学者首次提出。该病可发生于妊娠期和非妊娠期。其特点是起病迅速，在短时间内出现严重胰腺 β 细胞的功能破坏而导致严重代谢紊乱，其临床表现不同于自身免疫性 1 型糖尿病，以高血糖及酮症酸中毒、胰酶升高并缺乏胰岛相关抗体为临床特征。

【病因】

FT1DM 的发病机制尚不完全明确，有研究表明可能与病毒感染、妊娠、遗传、自身免疫等相关。遗传易感性：与 *HLA-Ⅱ* 基因多态性相关；病毒感染：与柯萨奇病毒、埃可病毒、疱疹病毒、肠道病毒等感染相关；自身免疫：与谷氨酸脱羧酶 GAD 等抗体相关。

【病例报告——入院部分】

病史：30 岁，停经 27^{+2} 周，孕期产检无特殊异常，孕 24 周行 OGTT 结果分别为 4.9-9.2-6.9mmol/L。入院前 4$^+$ 小时因阵发性腹痛，外院给予硫酸镁治疗，入院前 2$^+$ 小时患者突发呼吸困难，伴心悸（心率 130 次/min），无法平卧，伴头痛，无恶心、呕吐、视物模糊等不适。既往体健，青霉素过敏史。G_2P_0，流产 1 次。

查体：体温 36.5℃，血压 130/85mmHg，心率 130 次/min，呼吸 30 次/min，呼吸急促，呼之可应，意识淡漠，急性病容，双侧瞳孔等大等圆，腱反射存在，眼球活动正常，心律齐，各瓣膜听诊区未闻及杂音，无心包摩擦音。双肺呼吸音粗，未闻及干湿啰音及胸膜摩擦音。腹膨隆，无压痛及反跳痛，子宫松弛好，有不规律宫缩，双下肢无水肿。产科检查：胎心未及。

辅助检查：WBC 41.93×10^9/L，N 88.3%，HBG 149g/L；尿糖（3+），尿酮体（2+）（尿量：200ml）；血糖：34.7mmol/L；脂肪酶 661U/L，淀粉酶 522U/L；CKMB 37U/L，LDH 350U/L，K 5.12mmol/L，Na 124.2mmol/L，Cr 151μmol/L；HbA1c 6.3%；血气分析：pH 7.05，PaO$_2$ 150mmHg，PCO$_2$ 13mmHg，HCO$_3$ 3.6mmol/L，BE−24.6mmol/L；ECG 示：室性期前收缩二联律，心动过速。

【临床表现与早期识别】

1. **发病时间** 可从妊娠中期到产后数天的任何时期，特别是妊娠后 3 个月及分娩后 2 周内发病较多见。

2. **前驱症状** 70% 患者发病前可有发热、咽痛、咳嗽等流感样症状或恶心、呕吐、腹痛等呼吸道及消化道症状。

3. **高血糖及代谢紊乱表现** 表现为严重的多饮、多食、多尿等高血糖症状，几乎所有患者在高血糖症状出现 1 周内迅速进展为代谢紊乱综合征，90% 患者出现严重的高血糖和酮症酸中毒，其酸中毒程度明显较 1 型糖尿病严重。在发病时血糖很高而 HbA1c 多接近正常。

4. **其他系统表现** 98% 患者出现血清胰酶（淀粉酶、脂肪酶、弹性蛋白酶-1 及磷脂酶）升高，但胰腺影像学表现多无明显异常；

40% 患者会出现胰腺 β 细胞各种自身抗体阳性，但其滴度明显低于经典的 1 型糖尿病；多数患者血清谷丙转氨酶和谷草转氨酶可轻度升高；少部分患者血清 CK、CK-MB、肌钙蛋白、BNP 升高，甚至心力衰竭。极少数患者可能合并急性肺水肿、脑水肿、横纹肌溶解导致急性肾衰竭等。

早期识别要点

1. 起病前常有前驱症状如发热、上呼吸道感染或胃肠道症状。

2. 糖尿病酮症酸中毒，严重的代谢紊乱可能合并有多器官损害、胰酶及肌酶升高等，如肝肾功能异常。

3. 起病时 GLU ≥ 16.0mmol/L 且 HbA1c<8.7%。

4. 妊娠期暴发性 1 型糖尿病起病急，早期识别发病前及发病早期 1 型糖尿病典型临床表现及呼吸道、消化道症状，加强产前检查中对血糖的监测，是妊娠期暴发性 1 型糖尿病早期诊断的关键。

【诊断依据及标准】

目前国际上尚无统一标准，主要参考 2012 年日本糖尿病协会提出的标准。

1. 高血糖症状出现 1 周或 1 周内发生酮症或糖尿病酮症酸中毒。

2. 起病时 GLU ≥ 16.0mmol/L 且 HbA1c <8.7%。

3. 起病时空腹 C 肽 <0.1nmol/L，而且餐后 2 小时（胰高糖素释放试验）C 肽 <0.17nmol/L。

以上 3 条均符合时即可诊断为 FT1DM。

另外可有其他特征：

1. 绝大多数患者胰岛自身抗体阴性。

2. 在给予胰岛素治疗前病程仅为 1~2 周。

3. 可出现胰酶、肌酸激酶、转氨酶升高，甚至有可能发生横纹肌溶解症、急性肾衰竭、病毒性脑炎、心律失常等。

4. 70% 患者起病前有流感症状（发热、上呼吸道感染症状）或者胃肠道症状（上腹痛、恶心、呕吐等）。

5. 可发生在妊娠期或者分娩后。

需与以下疾病相鉴别：

1. 妊娠期酮症酸中毒

（1）已明确诊断妊娠期糖尿病，典型临床表现为：烦渴、尿量增多、呼吸深快等。

（2）血酮体 >5mmol/L，血气分析表现为明显酸中毒。

（3）血糖升高一般在 16.7~33.3mmol/L。

2. 妊娠合并饥饿性酮症　临床无明显症状，血糖正常或偏低，血酮体阳性，酸中毒症状较轻。补液进食后酮体可转阴。

3. 妊娠合并急性胰腺炎　因妊娠期暴发性 1 型糖尿病 98% 患者出现血清胰酶升高，故需与此鉴别。

（1）起病急，常发生于饱餐后 12~48 小时，表现为：中、上腹部持续性疼痛，可伴阵发性加重，可呈刀割样痛、绞痛或钻痛，可伴恶心、呕吐等胃肠道症状。

（2）血清淀粉酶升高 >500U，超过正常值的 3 倍；尿淀粉酶 >250U；血清脂肪酶、肝功能及乳酸脱氢酶升高。

（3）超声可见胰腺肿大，胰内及胰周围回声异常。

（4）通常不出现酮症酸中毒。

4. 妊娠合并急性阑尾炎　因部分患者腹部症状明显故需与此鉴别。

（1）妊娠早期 70%~80% 患者有转移性右下腹痛，表现为右下腹麦氏点压痛、反跳痛及肌紧张、发热等。妊娠晚期腹痛症状不明显，偶可伴腰痛。

（2）白细胞计数超过 15×10^9/L。

（3）不出现血糖升高及酮症酸中毒。

诊断要点

1. 1周内发生酮症酸中毒(起病急)。

2. 起病时 GLU ≥ 16.0mmol/L 且 HbAlc<8.5%。

3. 严重的高血糖及酮症酸中毒。

符合以上诊断标准即可诊断,对于存在高危因素的患者,出现临床症状和实验室检查异常但未达到诊断标准者仍应高度警惕,及时动态观察临床症状、实验室指标变化及影像学检查,是诊治过程中避免出现严重并发症的关键。

【处理原则与措施】

临床上一旦怀疑为妊娠期暴发性1型糖尿病,需立即完善血糖、血气、尿酮体等检查,明确诊断后应立刻联合妇产科和内分泌科共同启动治疗。

1. 单纯高血糖 可根据血糖的情况静脉使用胰岛素,维持电解质平衡,同时需保护胰腺功能,应用抑制胰酶分泌等治疗措施。

2. 高血糖合并代谢紊乱的治疗 以补液、降血糖和维持电解质平衡为原则纠正糖尿病酮症酸中毒。大剂量静脉补液和小剂量胰岛素持续静脉滴注,根据我国1型糖尿病诊疗指南,小剂量胰岛素需血钾 3.3mmol/L 以上时才能开始胰岛素治疗,以免发生心律失常、心搏骤停和呼吸肌麻痹,胰岛素以 0.1U/kg 静脉输注后以 0.1U/(kg·h)持续输注或者连续静脉输注胰岛素 0.14U/(kg·h),胰岛素输注速度一般不低于 0.05U/(kg·h),必要时可输入含糖液体,以维持血糖水平;由于妊娠期心肺基础负荷较非孕期增加,需注意补液量与速度,严密监测血糖、血酮体、生化、血气、胰酶和心电图等相关指标;由于暴发性1型糖尿病患者的胰岛分泌功能几乎全部丧失,且妊娠期与产褥期激素水平升高拮抗胰岛素作用,血糖较难控制,患者胰岛素需要量较一般1型糖尿病患者大,通常可采用速效或超短效胰岛素联合中长效胰岛素长期强化治疗,经济条件允许可采用胰岛素泵强化治疗。

3. 合并症的治疗 当出现血清胰酶升高、肝肾功能异常、心电图改变时,轻者无需特殊处理,但需严密观察,一般随着高血糖和糖尿病酮症酸中毒的纠正而改善。重者如合并心力衰竭、横纹肌溶解及急性肾衰竭时,在纠正代谢紊乱的同时,需采取综合治疗措施。

4. 产科处理

(1)妊娠中、晚期因水电解质紊乱可影响胎儿神经系统的发育,严重时甚至可导致胎死宫内。根据胎儿在宫内的存活情况,以及孕周决定是否进行剖宫产手术。

(2)若孕周 >28 周或出生后有存活条件者,估计短期内不能自然分娩,需进行剖宫产术以保证胎儿的最大存活概率;若已发生胎死宫内,则应尽早进行引产术。

处理要点

高度怀疑或明确诊断为暴发性1型糖尿病,必须立即治疗,及时纠正糖尿病酮症酸中毒,适时终止妊娠。如合并其他系统疾病,应对重要脏器功能进行监测、保护及治疗。

【病例报告——诊治部分】

入院诊断:①宫内孕 27^{+2} 周,G_2P_0;②胎死宫内;③糖尿病合并妊娠?④糖尿病酮症酸中毒;⑤肾功能受损。

处理:入院后直接转入 ICU,留置中心静脉,给予积极补液,同时给予静脉胰岛素降糖,纠正酸中毒,补钾,亚胺培南抗感染,禁食水、洛赛克静脉滴注抑酸治疗。全院联合会诊,考虑暴发性1型糖尿病、糖尿病酮症酸中毒诊断明确,继续补液、降糖、纠酸等治疗,并加用药物保肝治疗。患者病情平稳后给予米非司酮引产治疗。

结局：予以补液、降糖、纠酸等积极治疗后，糖尿病酮症酸中毒得到纠正，血糖下降，后转回产科病房行米索前列醇和催产素静脉滴注顺利引产，因血糖波动大控制不佳，监测血糖波动于 9.9~16.1mmol/L 之间，流产后转内分泌科继续调整血糖。

【经验分享】

暴发性 1 型糖尿病起病迅速，短时间内出现严重胰腺 β 细胞的功能破坏而导致严重代谢紊乱，以高血糖及酮症酸中毒、胰酶升高并缺乏胰岛相关抗体为临床特征。与病毒感染、妊娠、遗传、自身免疫等相关。常有前驱症状如发热、上呼吸道感染或胃肠道症状。出现以下 3 点：1 周内发生酮症酸中毒（起病急）、起病时 GLU ≥ 16.0mmol/L 且 HbAlc<8.5% 和严重的高血糖及酮症酸中毒时即可诊断。明确诊断后应多学科合作共同治疗。及时纠正糖尿病酮症酸中毒，适时终止妊娠，同时注意重要脏器的保护和治疗。

妊娠期暴发性 1 型糖尿病患者需终身依赖胰岛素治疗。至今未观察到胰岛功能的恢复，且胰岛素使用剂量明显高于 1A 型糖尿病患者，发生糖尿病相关并发症的风险更高，甚至会引起急性心肌梗死、心搏骤停、横纹肌溶解及急性肾衰竭。

（赵扬玉　张　龑　于　洋）

━━━━━ 参考文献 ━━━━━

1. IMAGAWA A, HANAFUSA T. Fulminant type 1 diabetes-an important subtype in East Asia. Diabetes Metab Res Rev, 2011, 27: 959-964.

2. TAN F, LOH WK. Fulminant type 1 diabetes associated with pregnancy: A report of 2 cases from Malaysia. Diabetes Research and Clinical Practice, 2010, 90 (2): e30-e32.

3. KAWASAKI E, MARUYAMA T, IMAGAWA A, et al. Diagnostic criteria for acute-onset type 1 diabetes mellitus (2012): Report of the Committee of Japan Diabetes Society on the Research of Fulminant and Acute-onset Type 1 Diabetes Mellitus. Diabetes Investing, 2014, 5 (1): 115-118.

4. TSUTSUMI C, IMAGAWA A, IKEGAMI H, et al. Class Ⅱ HLA genotype in fulminant type 1 diabetes: A nationwide survey with reference to glutamic acid decarboxylase antibodies. Journal of Diabetes Investigation, 2012, 3 (1): 62-69.

5. HOSOKAWA Y, HANAFUSA T, IMAGAWA A. Pathogenesis of fulminant type 1 diabetes: Genes, viruses and the immune mechanism, and usefulness of patient-derived induced pluripotent stem cells for future research. Diabetes Investing, 2019, 10 (5): 1158-1164.

6. YONEDA S, IMAGAWA A, FUKUI K, et al. A histological study of fulminant type 1 diabetes mellitus related to human cytomegalovirus reactivation. The Journal of Clinical Endocrinology and Metabolism, 2017, 102 (7): 2394-2400.

第十一章

妊娠合并严重泌尿、生殖系统疾病及其他

第一节 急性肾损伤

急性肾损伤（acute kidney injury，AKI）既往称为急性肾衰竭（acute renal failure，ARF），是指由多种病因引起的肾功能突然丧失，导致尿素和其他含氮废物潴留且细胞外液容量失调和电解质失调。任何能够引起一般人群发生 AKI 的疾病，都能导致妊娠相关 AKI。同时，不同妊娠阶段所特有的并发症也可能与肾损伤相关。尽管目前对 AKI 愈加重视，但目前仍无特异治疗，死亡率高，是肾脏系统疾病中的急危重症。

【病因】

AKI 病因多样，根据病因发生的解剖位置不同可分为肾前性、肾性和肾后性。肾前性 AKI 的常见病因包括血容量不足、肾内血流动力学改变等。肾性 AKI 常见病因是由缺血、肾毒性物质或脓毒症损伤肾小管上皮细胞，导致急性肾小管坏死（acute tubular necrosis，ATN）。肾后性 AKI 主要是由于尿路梗阻所致。然而疾病通常同时具有多种分类特征，肾前性、肾后性 AKI 均可引起 ATN。

由于不同妊娠阶段所特有的并发症也可能与肾损伤相关，故妊娠期 AKI 的常见病因取决于妊娠阶段，本文主要介绍与妊娠相关 AKI 的常见病因。

1. 妊娠早期

(1) 妊娠剧吐。

(2) 流产合并感染。

(3) 病毒 / 细菌感染或脓毒症。

2. 妊娠中晚期

(1) 子痫前期伴严重表现：妊娠期 AKI 最常见的病因。

(2) 子痫前期伴严重表现合并 HELLP 综合征：研究提示，3%~5% 的患者会出现 AKI。

(3) 血栓性血小板减少性紫癜（TTP）或溶血性尿毒综合征（HUS），AKI 更常见于 HUS。

(4) 妊娠期急性脂肪肝（AFLP）。

(5) 出血相关性疾病如前置胎盘、胎盘早剥、羊水栓塞等可导致肾皮质坏死。

(6) 急性肾盂肾炎，妊娠女性发生 AKI 风险更高，常发生在妊娠中期。

(7) 妊娠晚期尿路梗阻。

【病例报告——入院部分】

病史：患者 32 岁，妊娠 28 周前产检无特殊异常。妊娠 31^+ 周患者出现双下肢水肿，门诊测血压 140/98mmHg，尿蛋白（3+），Cr 50μmol/L，予以硝苯地平控释片 30mg b.i.d. 口服降压。现妊娠 32 周，1^+ 天前患者自述水肿加重，全身水肿明显，偶有头痛，无恶心、呕吐、视物模糊等不适，门诊测血压 170/97mmHg，尿蛋白（4+），Cr 162μmol/L。婚育史：G_7P_1，7 年前因子痫前期剖宫产一男婴，健康。人工流产 5 次。

查体：体温 36.6℃，脉搏 90 次 /min，呼吸 20 次 /min，血压 166/114mmHg。一般情况可，神志清楚，眼睑水肿，心肺查体未见明显异常,腹部皮肤水肿明显,腹部未扪及宫缩,肝区叩痛(−),肾区叩痛(−),双下肢水肿。产科查体:宫高 32cm,腹围 95cm,子宫软、松弛好,先露臀、浮,胎心率 150 次/min,胎心监护反应型。会阴水肿明显。阴道检查:骨盆内测量正常,宫颈长 3cm,质中,居后,先露臀,S-4cm。

辅助检查(入院第 1 天):

血常规:WBC 7.71×10^9/L,N%63.6%,HGB 110g/L,PLT 336×10^9/L。

尿常规:尿蛋白(4+)。

凝血:大致正常。

血生化:ALB 22g/L,血 ALT 56U/L,AST 75U/L,Cr 142μmol/L,LDH 543U/L,血钾 4.51mmol/L,血钠 127mmol/L,碳酸氢根 17.9mmol/L;BNP 100ng/L。

【临床表现与早期识别】

1. 妊娠相关 AKI 不同妊娠阶段病因不同,临床上可表现出病因自身特有的临床特征。

2. AKI 早期无特异性表现,以原发病因临床特征为主。当病情进展,肾功能进一步减退时,可出现一系列临床症状,常被原发病因掩盖:

(1)少尿,无尿,水肿。

(2)全身各系统非特异性表现

1)消化系统:乏力、厌食、恶心、呕吐等。

2)呼吸系统:容量超负荷致肺水肿,表现为咳嗽、呼吸困难等症状。

3)循环系统:高血压、心力衰竭、心律失常等。

4)神经系统:意识障碍、谵妄、抽搐等尿毒症脑病症状。

5)血液系统:出血倾向及贫血表现。

(3)水、电解质和酸碱平衡紊乱

1)代谢性酸中毒。

2)高钾血症。

3)低钠血症。

4)低钙血症。

5)高磷血症。

早期识别

急性肾损伤由于原发病因众多,临床表现不一且无特异性,为疾病的早期识别带来困难。明确原发病因,早期识别与急性肾功能下降相关的症状与体征如少尿、无尿、水肿等,有助于实施干预以改善预后。

【诊断依据及标准】

关于 AKI 的诊断标准,包括 RIFLE 标准、AKIN 标准及 KDIGO 修订标准,目前比较公认的是 2012 年改善全球肾脏病预后组织(Kidney Disease:Improving Global Outcomes,KDIGO)对 RIFLE 及 AKIN 的修订标准及分期标准,国内正常成人 AKI 诊断同样采用 KDIGO 修订标准。然而,由于妊娠期肾小球滤过率(glomerular filtration rate,GFR)明显增加,妊娠女性的基线血清肌酐水平低于正常成人,看似正常的血清肌酐水平可能已经高于基线值,故尚不清楚以上 AKI 诊断标准是否适用于妊娠期 AKI。

1. 2012 年 KDIGO 提出的 AKI 修订标准

(1)48 小时内血清肌酐绝对值升高≥ 0.3mg/dl(26.5μmol/L)。

(2)7 天内血清肌酐升高至基线值的 1.5 倍及以上。

(3)尿量 <0.5ml/(kg·h),持续时间 >6 小时。

符合以上任何一项标准即可诊断为 AKI。

2. KDIGO 根据血清肌酐及尿量提出的分期标准 如表 11-1 所示。

表 11-1　AKI 的分期标准

分期	血清肌酐	尿量
1 期	增至基础值 1.5~1.9 倍 或升高 ≥ 0.3mg/(26.5μmol/L)	<0.5ml/(kg·h),持续 6~12 小时
2 期	增至基础值 2.0~2.9 倍	<0.5ml/(kg·h),时间 ≥ 12 小时 <0.3ml/(kg·h),时间 ≥ 24 小时 或无尿 ≥ 12 小时
3 期	增至基础值 3 倍 或升高 ≥ 4.0mg(353.6μmol/L) 或开始肾脏替代治疗 或 <18 岁患者 eGFR<35ml/(min·1.73m^2)	

诊断要点

1. 妊娠期急性肾损伤的诊断,首先需要明确原发病因。

2. 在原发病基础上,出现急性肾功能下降表现包括血清肌酐及尿量的改变,结合诊断标准可以明确 AKI 诊断。

3. 明确 AKI 诊断后需进一步根据血清肌酐水平及尿量进行分期,有助于判断预后。由于妊娠期泌尿系统的生理改变,血清肌酐基线低于正常成人。对于血清肌酐未达诊断标准者,应警惕 AKI 的发生,需及时动态监测临床症状、尿量、血清肌酐等实验室指标变化,早期识别,早期干预。

【处理原则与措施】

妊娠期急性肾损伤,由于原发病因不同,针对原发疾病的治疗不同。针对已经发生的 AKI,早期诊断、及时干预能最大限度减轻肾损伤,促进肾功能恢复。AKI 的治疗主要以支持治疗为主,病情严重者需肾脏替代治疗。

1. 病因治疗　快速确定 AKI 病因,尽早纠正并坚持病因治疗。

2. 一般治疗　纠正水电解质及酸碱平衡紊乱,维持体液平衡。

(1)容量不足:除非存在禁忌证,否则只要患者存在液体丢失的病史、符合低血容量的体格检查结果,都应进行静脉补液治疗。可使用晶体液或胶体液。在初始治疗时首选晶体溶液,慎用含钾的晶体溶液(如乳酸林格液)。补液过程需密切监测患者临床状态,避免容量超负荷的发生。

(2)容量超负荷:应用袢利尿剂增加尿量,清除体内过多液体。如使用后尿量增加不明显,需停止使用再次评估,警惕不良反应的发生。若使用大剂量利尿剂后反应不明显,应考虑透析。

(3)代谢性酸中毒:如血清碳酸氢根浓度低于 15mmol/L,可予以 5% 碳酸氢钠 100~250ml 静脉滴注;严重的酸中毒患者,应立即予以透析治疗。

(4)高钾血症

1)对于血钾超过 6.5mmol/L,心电图明显异常的患者,需予以紧急处理,药物治疗的同时应考虑透析治疗。

2)钙剂的应用:10% 葡萄糖酸钙 10~20ml 稀释后缓慢静脉注射(5 分钟),直接拮抗高钾血症的细胞膜作用。

3)葡萄糖加胰岛素的应用:50% 葡萄糖溶液 50~100ml 加胰岛素 6~12U 缓慢静脉注射,促进钾离子进入细胞内,可每 2~4 小时重复给药,注意预防低血糖的发生。

4)11.2% 乳酸钠溶液 60~100ml 静脉滴注,或 5% 碳酸氢钠 100~200ml 静脉滴注,后者避免与葡萄糖酸钙混合使用,以免出现碳酸钙沉积。

(5)营养支持:为机体提供足够的能量、蛋白质,根据病情严重程度及妊娠状态决定营养需求。对于病情严重及透析患者,适当增加蛋白质摄入;限制钾的饮食摄入,避免静脉或药物摄入钾。

3. 抗生素的使用　感染是 AKI 死亡原因之一,有明确感染者,尽早使用抗生素。抗生素的选择应根据细菌培养及药敏试验选用肾毒性小或无肾毒性的药物。

4. 肾脏替代治疗(renal replacement therapy,RRT)　包括血液透析(hemodialysis,HD)、腹膜透析(peritoneal dialysis,PD)。病情危重的 AKI 患者死亡率高,尽早启用 RRT 治疗可以防止肾功能进一步衰竭及因肾衰竭的不良并发症导致的死亡。AKI 患者 RRT 治疗指征如下:

(1)利尿剂无效的难治性容量超负荷。

(2)严重高钾血症(>6.5mmol/L)。

(3)重度代谢性酸中毒(pH<7.1)。

(4)出现尿毒症脑病症状。

5. 产科处理

(1)病情稳定患者可在密切监测下继续妊娠,根据病情发展决定分娩时机与方式。

(2)若病情危重,出现危及患者生命的并发症如容量超负荷、高钾血症、代谢性酸中毒、尿毒症等,应在积极治疗的同时及时终止妊娠,分娩方式应酌情放宽剖宫产指征。

6. 新生儿处理

(1)AKI 原发病因不同,胎儿及新生儿并发症发生风险不一。一旦发生 AKI 严重并发症,胎儿均面临早产、宫内生长受限、宫内缺氧、胎死宫内等风险。

(2)高危新生儿分娩时产、儿科共同处理,及时复苏并入住 NICU。

处理要点

急性肾损伤的治疗首先需尽早明确并纠正病因,同时对并发症对症处理,纠正水电解质紊乱及酸碱失衡,适当予以营养支持及抗感染治疗。病情严重者需尽早透析治疗。只有当胎儿不成熟且母儿病情稳定的情况下,可在严密监测下期待治疗。一旦发生严重并发症危及母亲生命,需紧急处理的同时及时终止妊娠。

【病例报告——诊治部分】

入院诊断:①妊娠期急性肾损伤;②子痫前期,重度;③低蛋白血症;④低钠血症;⑤代谢性酸中毒;⑥瘢痕子宫(剖宫产史);⑦宫内孕 32 周,G_2P_1,臀位。

处理:入院后立即心电监护,记 24 小时出入量,胃肠内营养保证每日能量供应,予以盐酸乌拉地尔注射液泵入(6ml/h)降压,予以地塞米松促进胎肺成熟,适当补液,白蛋白纠正低蛋白血症,输注白蛋白后予以呋塞米利尿。

结局:促肺完成后积极剖宫产终止妊娠。术后口服降压药,血压维持在135~140mmHg/80~90mmHg,随访血清肌酐值缓慢下降,尿量正常,密切监测患者血压、尿量及全身情况变化。

【经验分享】

妊娠相关性 AKI 病因复杂,孕期发病有两个高峰期:妊娠早期和妊娠晚期及产褥期。妊娠早期主要为败血症流产、妊娠剧吐和失血性休克,妊娠晚期及产褥期多为妊娠期高血压疾病、胎盘早剥、妊娠期急性脂肪肝、羊水栓塞、严重产后出血等。

明确妊娠相关性 AKI 的主要病因及病

情严重程度,有利于改善最终结局。但最重要的还是积极预防和早期诊治。预防在于早期发现并去除危险因素,包括治疗原发病、纠正水电解质紊乱和维持酸碱平衡等,而对已经发生 AKI 的患者应在充分了解病因的同时及时采取对症支持治疗和肾脏替代治疗。需产科、肾内科、儿科等多学科合作共同管理。

妊娠期 AKI 预后与原发病因及并发症的严重程度相关。不同病因预后不同,

总体来讲,肾前性及肾后性 AKI 如能早期诊断早期干预,整体预后较好,肾功能大多可恢复。肾性 AKI 若合并多脏器衰竭,死亡率达 30%~80%,预后差。积极治疗原发病,早期发现、早期干预是改善 AKI 预后的关键。

【诊治流程图】

妊娠期急性肾损伤诊治流程图见图 11-1。

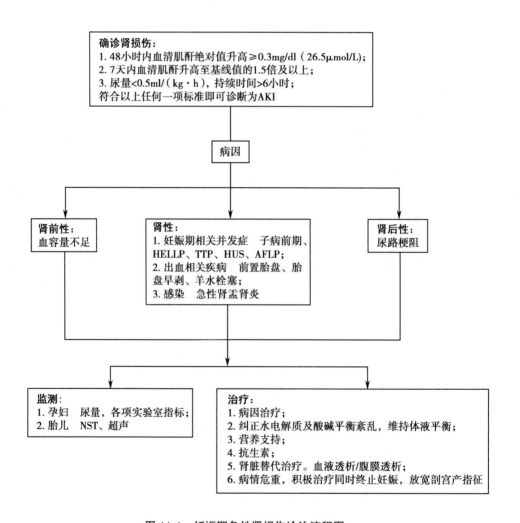

图 11-1　妊娠期急性肾损伤诊治流程图

（漆洪波　胡小靖　张华）

参考文献

1. FAKHOURI F, VERCEL C, FRÉMEAUX-BACCHI V. Obstetric nephrology: AKI and thrombotic microangiopathies in pregnancy. Clin J Am Soc Nephrol, 2012, 7: 2100.

2. DRAKELEY AJ, LE ROUX PA, ANTHONY J, et al. Acute renal failure complicating severe preeclampsia requiring admission to an obstetric intensive care unit. Am J Obstet Gynecol, 2002, 186: 253.

3. ACHARYA A, SANTOS J, LINDE B, et al. Acute kidney injury in pregnancy-current status. Adv Chronic Kidney Dis, 2013, 20: 215.

4. THOMPSON C, VERANI R, EVANOFF G, et al. Suppurative bacterial pyelonephritis as a cause of acute renal failure. Am J Kidney Dis, 1986, 8: 271.

5. SHARMA P, THAPA L. Acute pyelonephritis in pregnancy: a retrospective study. Aust N Z J Obstet Gynecol, 2007, 47: 313.

6. 葛均波, 徐永健. 内科学. 8版. 北京: 人民卫生出版社, 2014.

7. KELLUM JA, LAMEIRE N, ASPELIN P, et al. Kidney disease: Improving global outcomes (KDIGO) acute kidney injury work group. KDIGO clinical practice guideline for acute kidney injury. Kidney International, 2012, 2 (1): 1-138.

第二节　宫颈癌

妊娠合并子宫颈癌是指妊娠期和产后6个月内诊断的子宫颈癌。妊娠期子宫颈癌的发生较为少见，文献报道的发病率为1/10 000~1/1 200。

【病因】

1. 目前认为绝大多数子宫颈癌是由高危型HPV感染导致。妊娠期间，雌激素升高使柱状上皮外移至宫颈阴道部，转化区的基底细胞出现不典型增生，同时妊娠期免疫功能低下，易患HPV感染。

2. 大部分妊娠期患者为低级别上皮内病变，少数为高级别上皮内病变。无证据表明妊娠期间宫颈上皮内病变比非孕期更易发展为宫颈浸润癌。

3. 妊娠不会加快子宫颈癌前病变和子宫颈癌的进展。

【病例报告—入院部分】

病史: 患者23岁，孕9周间断阴道血性分泌物，量少，口服地屈孕酮保胎治疗。孕19周阴道出血量多于月经量，妇科检查宫颈肥大，轻度糜烂，宫口活动性出血，超声提示单活胎，宫腔积血，HGB 90/L，给予黄体酮肌内注射及口服铁剂治疗。孕20周药物治疗后症状缓解不明显，行液基薄层细胞学检查(thin-prep cytology test, TCT)提示非典型鳞状上皮，不除外上皮内高度病变。阴道镜活检病理:鳞状细胞癌(中-低分化)。为进一步诊治收入院。既往体健。22岁结婚，婚后初次性生活，否认多个性伴侣，G_1P_0。

查体: 生命体征平稳，轻度贫血貌，心肺未及明显异常，腹软。产科查体:腹部膨隆，宫底脐上 3 横指,胎心率 144 次 /min。妇科检查:外阴已婚未产型,阴道畅,宫颈异常肥大,暴露不清,唇形仍在,4cm×7cm×7cm,表面重度糜烂,质硬,触血(+)。穹窿暴露不清,双侧宫旁不对称,触诊质软,左侧主韧带增厚短缩。

辅助检查:SCC 7.6mg/ml,CA-125 51.9U/ml,HPV 3.20pg/ml。盆腔 MRI:宫颈左侧壁不规则团块 7.3cm×2.8cm,累及左侧宫旁,向下累及阴道穹窿,后缘与直肠前壁关系密切,考虑宫颈癌ⅡB 期。阴道镜图片见图 11-2。

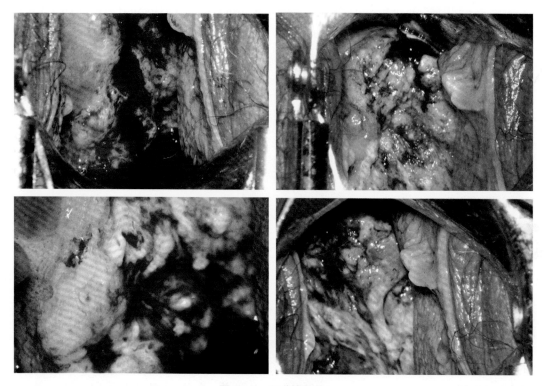

图 11-2　阴道镜图片

【临床表现与早期识别】

1. 疾病早期通常无症状,晚期可出现阴道出血、接触性阴道出血、阴道排液等症状。

2. 妊娠期宫颈癌临床表现缺乏特异性,出现阴道出血的症状容易误诊为产科相关出血,且妊娠期女性对窥器检查较抵触,常导致病情延误。因此,当患者出现症状时,积极的窥器阴道检查是必要的。而对于无症状的患者,孕期的宫颈细胞学检查至关重要。

3. 2018 年中国妊娠合并子宫颈癌管理的专家共识中指出:①未规范参加子宫颈癌筛查的女性,尤其是从来没有接受过筛查的女性;②恰到需要再次进行子宫颈癌筛查的女性;③需要在孕前检查或第一次产前检查时进行子宫颈癌筛查。

4. 孕前和孕期保健指南(2018)提出在妊娠 6~13[+6] 周首次产前检查时需常规妇科检查(孕前 3 个月未查者),子宫颈细胞学检查(孕前 12 个月未检查者)。

【早期识别要点】

妊娠期阴道出血患者，应警惕宫颈病变。对于未接受过子宫颈癌筛查或者孕前 12 个月未检查者，孕期应行子宫颈癌筛查。

【诊断依据及标准】

1. 诊断　宫颈癌的"三阶梯"诊断方法：宫颈细胞学筛查、阴道镜检查及宫颈活组织检查同样适用于妊娠期宫颈癌的诊断。主要采用以宫颈细胞学为主的筛查方法，在整个妊娠期行细胞学检查不会对母儿构成威胁。对于临床症状和体征不能除外子宫颈癌者，应直接进行阴道镜检查或直接活检，根据病理学结果明确诊断。孕期进行阴道镜检查和宫颈组织活检是安全的，但宫颈搔刮术是禁忌。

2. 评估　当组织病理学诊断为子宫颈癌时，应对子宫颈癌的恶性程度进行评估：

（1）组织学类型。

（2）临床分期：根据妇科检查，进行 FIGO（2009）分期。

（3）影像学检查：MRI 有助于评估肿瘤大小、间质浸润、阴道及宫旁受浸润程度，以及淋巴管转移情况。美国放射学会提出，到目前为止，并未发现在妊娠期任何时间 MRI 暴露会对胎儿的发育产生影响。

（4）肿瘤标志物，即鳞状细胞癌抗体检测等。

【诊断要点】

1. 妊娠期 HPV 阳性的意义不明的非典型鳞状细胞（atypical squamous cells of undetermined significance，ASC-US）、低级别鳞状上皮内病变（low-grade squamous interaepithelial lesion，LSIL）及以上鳞状细胞学异常、腺细胞异常者需转诊阴道镜。

2. 如患者病史异常，出现不能解释的非产科因素的阴道出血或同房后出血，以及体征异常，即子宫颈肿物，或肉眼可见外观异常，或盆腔检查明显异常，可疑浸润癌时均需转诊阴道镜。

3. 妊娠期阴道镜应由有经验的阴道镜医师完成。

4. 如果在妊娠早期阴道镜检查不能全面识别并评价转化区和病变者，可于妊娠 20 周后复查阴道镜。

【处理原则与措施】

应在有条件和经验的医院采取多学科管理模式，包括妇科肿瘤、产科、病理学、影像学、儿科医师共同管理，综合子宫颈癌的恶性程度、妊娠周数及胎儿发育情况，采取个体化的管理方案。多学科医师在妊娠期间严密监测患者病情发展及产科情况，及时沟通。在决定治疗方案前，应让患者及家属充分知情，结合病情，选择是否保留胎儿。对选择保留胎儿者，妊娠期间应随时告知患者及家属母儿情况，并取得知情同意。

1. 2009 年及 2014 年国际妇科肿瘤学会（International Gynecologic Cancer Society，IGCS）和欧洲妇科肿瘤学会（European Society of Gynaecological Oncology，ESGO）认为对于阴道镜可疑的镜下微小浸润癌，妊娠 12~20 周间应行诊断性锥切术。

（1）妊娠 22~25 周前诊断的 ⅠA1 期宫颈癌，孕期行锥切范围足够且相对安全。期别高者需行淋巴结清扫。淋巴结阳性者可考虑终止妊娠。

（2）对于 ⅠA2~ⅠB1、肿瘤直径 <2cm、淋巴结阴性，可进行单纯的子宫颈切除术或大的锥切，或推迟治疗，待胎儿成熟分娩后完成治疗。

（3）对于淋巴结阳性或者更高期别的子宫颈癌，新辅助化疗（neoadjuvant

chemotherapy，NACT）是唯一可以保留胎儿至成熟的方案。

（4）由于产科不良结局高达 32%，不推荐妊娠期间进行根治性子宫颈切除术。

（5）对于妊娠 22~25 周后诊断的子宫颈癌，不建议行淋巴结切除术，因此不依赖淋巴结状态选择治疗方案。

（6）对于ⅠA2~ⅠB1 期，肿瘤直径 <2cm 者，待胎儿成熟后再行治疗，如果发现病变进展，可以行 NACT 或提前终止妊娠。

（7）对于更高期别而又期望继续妊娠者，NACT 是唯一的治疗方案。

2. 欧洲肿瘤内科学会（ESMO）提出的治疗指南认为，早期宫颈癌的治疗可以推迟到产后，孕期严密监测，孕期锥切在妊娠 14~20 周之间为宜，锥切后预防性行子宫颈环扎手术。

（1）任何时期发现子宫颈癌如患者同意，均可以考虑终止妊娠后治疗。

（2）如果患者要求继续妊娠，妊娠早期发现的子宫颈癌需严密监测至妊娠中期治疗。

（3）妊娠中期的ⅠB1 子宫颈癌，可行淋巴结清扫，淋巴结阴性则孕期严密监测或孕期化疗，产后行子宫切除或大的锥切手术。淋巴结阳性，则直接行 NACT，产后继续治疗。

（4）妊娠中晚期发现的ⅠB2 期及以上子宫颈癌，如发生远处转移，如果患者要求继续妊娠，NACT 是唯一保留胎儿的治疗方案。

3. 我国目前对妊娠各期子宫颈癌的治疗尚无成熟方案，可参照以下原则：

（1）不考虑继续妊娠，与非妊娠期的处理相同。

1）在妊娠期间，各期子宫颈癌均可根据患者及家属的意愿，终止妊娠并治疗子宫颈癌。

2）妊娠 20 周前发现ⅠA2 及以上的子宫颈癌，原则上建议进行终止妊娠手术及子宫颈癌常规手术。

3）对需要保留生育功能的早期子宫颈癌患者，可以在终止妊娠后行保留生育功能的手术。

（2）如选择继续妊娠保留胎儿，多采取个体化处理原则。结合我国现状，由于缺乏足够的技术和经验，建议对妊娠期行腹腔镜下淋巴切除及子宫颈切除术取慎重态度。根据我国现有经验，妊娠期子宫颈癌的管理应首先考虑孕妇的安全，同时考虑到胎儿的伦理。

1）子宫颈癌ⅠA1 期：期待治疗，在妊娠期间严密监测管理，包括重复细胞学、阴道镜检查，如未发现肿瘤进展，可以推迟到产后治疗。由于此种方法存在子宫颈癌进展的风险，需要患者及家属明确的知情同意。

2）在妊娠 20~30 周ⅠB 期以上的患者，可采用 NACT 2~3 疗程后，促进胎儿肺成熟。

3）妊娠 30 周以上发现的子宫颈癌患者，也可以进行 NACT，一般进行一个疗程，在化疗最后一个疗程到预计分娩时间，应有 3 周间隔，以避免化疗对母儿产生骨髓抑制（感染、出血及贫血）。

（3）NACT 的时机：妊娠中期开始，需常规胎儿监护，不建议在妊娠 33 周后进行 NACT。

（4）NACT 的方案：推荐以铂类为基础的化疗方案，报道较多的是顺铂（70~75mg/m^2）+ 紫杉醇（135~175mg/m^2），每 3 周一次。

（5）分娩时机：IGCS 和 ESGO 关于妊娠合并子宫颈癌 2009 年共识认为，分娩应推迟至妊娠 35 周以后，2014 年共识认为分娩应推迟至足月妊娠（≥ 37 周），但如孕妇状况恶化或需要放射治疗，可以提前终止妊娠。

（6）分娩方式：对于宫颈病变仍然存在的妊娠期子宫颈癌患者建议进行剖宫产，切口建议选择在子宫体部，避免选择子宫下段切口，避免肿瘤发生转移，术后胎盘送病理检查明确是否存在转移。

（7）2013 年的 ESMO 指南中提出还应对

妊娠合并子宫颈癌患者进行孕期和产后的心理治疗。

4. 新生儿处理

(1) 接受 NACT 者，胎儿面临早产、宫内生长受限、骨髓抑制等风险。

(2) 高危新生儿分娩时产、儿科共同处理，及时复苏并 NICU 入住。

(3) 母乳喂养并非完全禁忌。

> **【处理要点】**
>
> 1. 妊娠合并子宫颈癌的治疗原则应该个体化，根据 FIGO 分期、诊断孕周、继续妊娠的意愿及母儿所承担的风险综合决策。
>
> 2. 对于那些要求继续妊娠者，需要多学科团队的合作，包括妇科肿瘤学、影像学、产科、儿科、病理科。妊娠中期后可以进行 NACT，继续妊娠过程中如出现病情进展，应积极终止妊娠。

【病例报告—诊治部分】

入院诊断：宫内孕 22^{+5} 周，G_1P_0；宫颈鳞状细胞癌ⅡB 期，G2。

处理：患者首次怀孕，继续妊娠意愿强烈。充分知情同意后妊娠 22^{+6} 周、27^{+1} 周分别给予 TC 方案（紫杉醇注射液 240mg+卡铂注射液 600mg）化疗。妊娠 30 周复查阴道镜：宫颈完全失去正常形态，大小约 5cm×6cm，外生状结节。右侧和前穹窿部分可见，余不能窥见穹窿。前右穹窿表面光滑隆起，质硬，可见异型血管，自宫颈向右前穹窿延伸。考虑外生性病变进展（图 11-3）。妊娠 31 周出现腰腿痛，向左下肢放射，阴道出血，色红，肿瘤标志物呈现上升趋势（图 11-4~ 图 11-7）。妊娠 31^{+6} 周行 BVP 方案化疗（博莱霉素 1.5+1.0 万 U，长春新碱 1.5mg，顺铂 90mg）。妊娠化疗期间胎儿胎心监护及胎儿生长情况良好（图 11-8）。妊娠 34^{+3} 周入院促胎肺成熟，腰腿痛症状加重，妊娠 35 周剖宫产分娩早产男活婴，体重 2170g，身长 44cm，Apgar 评分均 10 分。

术中见：术中出血 400ml，术中探查子宫表面光滑，宫颈肿物约 7cm×8cm，质硬，左侧宫旁短缩，弹性尚可，右侧宫旁软，盆腔淋巴结未及肿大，双附件未见异常。

结局：患者分娩后腰骶部疼痛未减轻，口服止痛药物效果欠佳。分娩后 2 周行 BIP 方案（博莱霉素 15+10mg，注射用异环磷酰胺 4+3g，奥沙利铂甘露醇注射液 100mg）化疗。分娩后 1 个月开始同步放化疗。分娩后 2 个月复查 MRI 示肿瘤明显缩小，活检未见鳞状细胞癌，分娩后 3 个月行静脉化疗＋动脉介入。

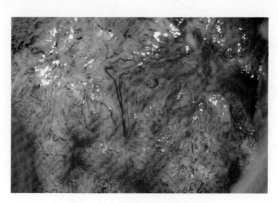

图 11-3　阴道镜下异型血管

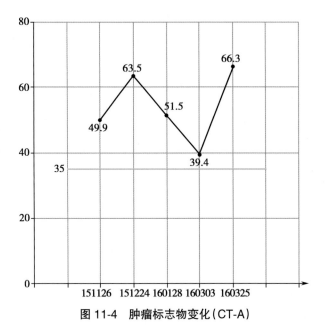

图 11-4　肿瘤标志物变化（CT-A）

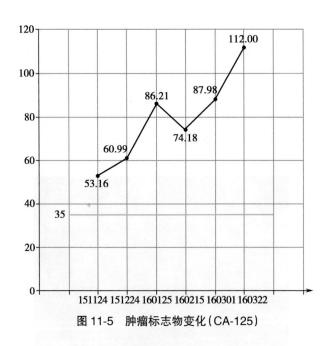

图 11-5　肿瘤标志物变化（CA-125）

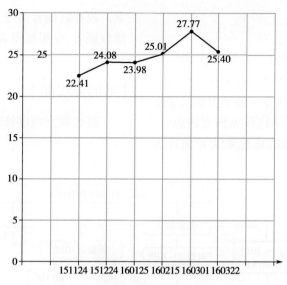

图 11-6　肿瘤标志物变化（CA-153）

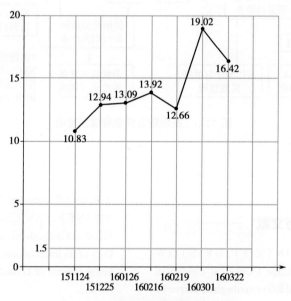

图 11-7　肿瘤标志物变化（SCC）

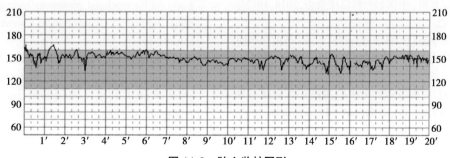

图 11-8　胎心监护图形

【经验分享】

　　妊娠合并子宫颈癌早期临床表现不特异,对于孕期异常阴道出血的患者需要行子宫颈癌筛查除外宫颈病变。诊断方法同非孕期。妊娠期明确诊断子宫颈癌病变的患者,应根据是否继续妊娠的意愿来决定治疗方案。放弃妊娠者治疗方案同非孕期。要求继续妊娠者,应根据患者病情个性化处理,多学科协助,妊娠中期后可以进行 NACT。

【诊治流程图】

　　妊娠期宫颈癌管理流程图见图 11-9。

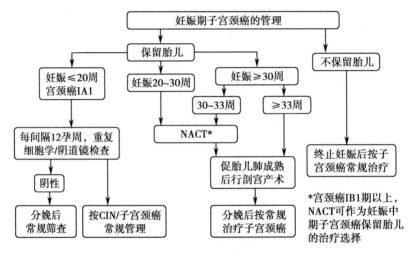

图 11-9　妊娠期宫颈癌管理流程图

（张晓红　许　琦）

参考文献

1. NGUYEN C,MONTZ FJ,BRISTOW RE.Management of Stage I Cervical Cancer in Pregnancy.Obstetrical&Gynecological Survey,2000,55(10):633-643.
2. 魏丽惠,赵昀,谢幸,等.妊娠合并子宫颈癌管理的专家共识.中国妇产科临床杂志,2018,19(2):190-192.
3. 中华医学会妇产科学分会产科学组.孕前和孕期保健指南(2018).中华妇产科杂志,2018,53(1):7-13.
4. KANAL E,BARKOVICH AJ,BELL C,et al.ACR guidance document for safe MR practices:2007.AJR Am J Roentgenol,2007,188(6):1447-1474.
5. AMANT F,VAN CALSTEREN K,HALASKA MJ,et al.Gynecologic cancers in pregnancy:guidelines of an international consensus meeting.International Journal of Gynecological Cancer,2009,19:S1-S12.
6. AMANT F,HALASKA MJ,FUMAGALLI M,et al.Gynecologic cancers in pregnancy:guidelines of a second international consensus meeting.International Journal of Gynecological Cancer,2014,24(3):394-403.
7. PECCATORI FA,AZIM HJ,ORECCHIA R,et al.Cancer,pregnancy and fertility:ESMO clinical practice guidelines for diagnosis,treatment and follow-Up.Ann Oncol,2013,24:160-170.

第三节　卵巢肿瘤

妊娠合并卵巢肿瘤的发生率为(1∶81)~(1∶2 500),妊娠合并卵巢肿瘤与同期孕妇之比为 1∶450。卵巢肿瘤蒂扭转的发生率各文献报道差异较大,为 3%~15%,较非妊娠期增加 3~5 倍。

卵巢肿瘤本身对胎儿的生长发育无直接不良影响,但肿瘤体积过大时限制和妨碍了子宫的增长有可能导致晚期流产或早产;分娩时如卵巢肿瘤嵌顿于盆腔内,阻碍胎先露下降发生梗阻性难产。妊娠子宫偶有可能压迫卵巢肿瘤导致后者破裂和出血。卵巢肿瘤破裂的发生率为 1%~3%。卵巢肿瘤在孕期发生扭转及破裂等并发症的风险较高,是妊娠期常见的妇科急腹症。

【病理类型】

1. 功能性肿块　卵泡、黄体和卵泡膜黄素化囊肿等占 54%。

2. 其他良性肿瘤

(1)成熟畸胎瘤。

(2)浆液性囊腺瘤。

(3)卵巢冠囊肿。

(4)黏液性囊腺瘤。

(5)巧克力囊肿。

3. 交界性卵巢肿瘤　占 21.7%。

4. 恶性肿瘤(包括低度恶性)　占 2%~3%。

(1)最常见的是未成熟畸胎瘤和无性细胞瘤。

(2)妊娠合并上皮性卵巢癌较少见,以腺癌为主。

一、卵巢肿瘤蒂扭转

【临床表现】

1. 诱因　体位改变、运动、性交、外伤或盆腔检查后。

2. 典型症状　突然发生一侧下腹剧痛,可进行性加重,逐渐扩展至整个下腹部。

3. 伴随症状　恶心、呕吐、发热,甚至休克。

4. 查体　盆腔检查可触及包块,位于子宫旁,子宫与肿块连接处即蒂部触痛明显。

5. 辅助检查　血常规可见白细胞升高,超声可发现附件区包块。

早期识别要点

妊娠女性发生卵巢囊肿蒂扭转和非妊娠期的表现相似,典型表现为单侧下腹痛,常伴有恶心、呕吐、低热和 / 或白细胞增多,腹痛可在改变体位后出现。危险因素包括存在卵巢肿瘤,以及诱导排卵(导致多囊性卵巢增大)。

【病例报告——入院部分】

病史:孕妇 25 岁,已婚,因"停经 25^{+2} 周,突发下腹痛 9 小时入院"急诊入院。既往月经规律,5/28,孕前未行妇科超声检查,孕期未规律产检。于 9 小时前无明显诱因出现下腹坠胀痛,呈持续性疼痛,右下腹为重,伴恶心、呕吐,无发热。既往体健,G_1P_0。

查体: 体温 37.5℃,脉搏 100 次/min,呼吸 22 次/min,血压 128/74mmHg。痛苦病容,被动体位,下腹明显压痛,反跳痛(+),无肌紧张。腹部膨隆,未触及明显包块。专科检查:宫底平脐,宫体无压痛,宫缩(−)。宫高 23cm,腹围 92cm,先露头,胎心 155 次/min。

辅助检查: 血常规:WBC $21.47×10^9$/L,N 94.3%,HB 111g/L,凝血四项、肝肾功能正常,D-二聚体 2.33mg/L,CEA 428.8ng/ml,AFP 92.75U/ml,CA125 60.33U/ml,心电图正常。超声:孕妇盆腔右侧混合性包块,104mm×95mm×68mm,形态不规则,内含大小不等囊腔,囊壁厚薄不均。盆腹腔积液,盆腔 40mm,肝前液暗区 35mm。

【诊断依据及标准】

有盆腔包块史、急骤发生一侧腹痛、盆腔检查发现子宫与肿块交界处触痛明显等易于确诊。

【处理原则与措施】

1. 卵巢囊肿蒂扭转者应立即急诊手术。
2. 术中常规检查对侧附件。
3. 卵巢坏死者行患侧附件切除,肿瘤为良性,扭转较轻,表面尚未变色,也可考虑剔除囊肿,保留患侧卵巢。

> **处理要点**
>
> 1. 卵巢肿瘤蒂扭转常发生于中等大小、瘤蒂较长、活动度大的肿瘤。
>
> 2. 妊娠期的任何阶段均可发生,但最常见于早期妊娠。
>
> 3. 肿瘤扭转的程度和时间,扭转后瘤蒂血流供应情况决定病变的轻重。
>
> 4. 卵巢肿瘤扭转者应立即急诊手术,少数情况可以保留患侧卵巢。

> 5. 妊娠期直径 >6cm 持续存在的附件包块,应在妊娠 16~20 周行手术治疗。

【病例报告——诊治部分】

入院诊断: ①卵巢肿瘤蒂扭转?卵巢肿瘤破裂?②宫内孕 25^{+2} 周,G_1P_0。

处理: 入院当天在抗感染、抑制宫缩、对症治疗的同时,确定诊断后,急诊行腹腔镜探查术。术中见右侧卵巢 105mm×90mm×60mm 囊肿,瘤蒂顺时针扭转 360°。行右侧卵巢囊肿剥除术。术中冷冻病理:右侧卵巢黏液性囊腺瘤。顺产一活女婴。

结局: 术后病理示(右侧卵巢)子宫内膜异位囊肿。术中、术后予以硫酸镁抑制宫缩治疗,继续妊娠至孕 39 周自然临产,阴道分娩一活女婴。

【经验分享】

1. 卵巢囊肿蒂扭转可能发生卵巢坏死、感染及腹膜炎,诱发子宫收缩,且妊娠期卵巢囊肿中少数可能为恶性肿瘤。因此,若腹痛症状明显,一经确诊,应及早手术。

2. 手术方式分为开腹手术及腹腔镜手术。开腹手术具有视野好、暴露较充分、操作相对容易的优点,适合于妊娠各个时期,同时手术操作技巧相对容易掌握。腹腔镜手术具有微创、分辨率高、探查腹腔方便的优点,但需具备一些条件,症状出现时间不长,术者有娴熟的腹腔镜手术经验,无已知的严重盆腔粘连或不能耐受腹腔镜手术的内科疾病等。

【诊治流程图】

卵巢囊肿蒂扭转诊治流程图见图 11-10。

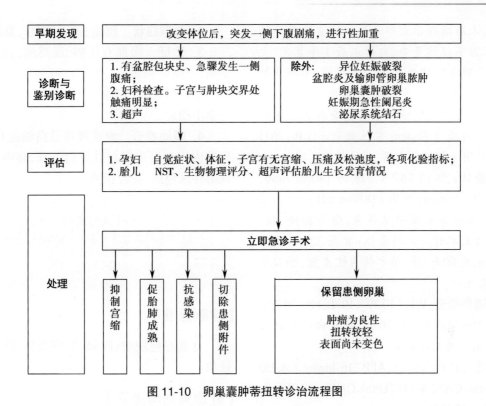

图 11-10　卵巢囊肿蒂扭转诊治流程图

二、卵巢肿瘤破裂

【病因】

卵巢囊性肿瘤较实性及囊实性肿瘤更易破裂，多见于卵巢黄体囊肿以及巧克力囊肿破裂。可能会引起突发单侧下腹部疼痛。疼痛往往在剧烈身体活动时出现。

【病例报告——入院部分】

病史：患者30岁，主因"停经32⁺¹周，不能平卧半个月，胎动减少半天"入院。平素月经欠规律，NT 0.9mm，唐氏筛查高危，行无创 DNA 示阴性，未产前诊断。OGTT 正常。患者孕前 B 超提示双侧附件区肿物，未处理。孕15⁺周 B 超提示子宫右后方见9.5cm×8.2cm×6.4cm 的囊性肿物，内见中等回声分隔，左附件区见 4.8cm×4.8cm×4.5cm 无回声，未处理，复查 B 超肿物逐渐

增大。孕23周 B 超提示左附件区 6.1cm×5.6cm×4.7cm 囊性无回声，内可见中等回声分隔，壁上可见点状血流信号。右附件区可见 11.8cm×10.3cm×7.2cm 的囊性无回声，内可见中高回声，呈丘样突起，其上均可见点状血流信号，囊肿周边见半环状野性暗区，最大液深 5.7cm，建议上级医院就诊，未遵医嘱。孕26周 B 超提示右侧附件区肿物进一步增大至 15⁺cm，左附件区肿物 6cm 左右。盆腹腔大量积液，最大液深 6.6cm。1个月前自觉腹围增加，感腹胀，半个月前无法平卧入睡，需抬高床头 60°~90°，偶感胸闷憋气，平素活动不受限，无咳嗽、心慌、晕厥等不适。1天前复查超声提示盆腔右侧可及 20⁺cm 的囊实性包块，左侧直径8cm 的囊实性包块，包块内均可见乳头。腹腔大量积液，左髂窝最深17.3cm，肝肾区 7.2cm。产检胎心监护提示细变异差，无加速，胎动自觉减少1/3，急诊收住院。既往：4年前行腹腔镜左侧卵巢囊肿剔

除术,术后病理示左卵巢黏液性囊腺瘤伴钙化,术后不规律复查,自诉术后 1 年复发,左卵巢囊肿直径波动于 4~7cm 之间,不规律复查肿瘤标志物,自诉正常,当地医院建议手术治疗,患者未遵医嘱。孕前复查超声提示双附件区可及直径 4cm 囊性回声。G_2P_1,2011 年足月阴道分娩一女婴,现体健。

查体:体温 36.7℃,脉搏 130 次 /min,呼吸 20 次 /min,血压 128/94mmHg,神志清楚,心肺查体未及明显异常,腹部膨隆、软,双下肢无水肿。产科查体:宫高 32cm,腹围 120cm,先露头、浮,胎方位为枕左前,胎心率 140 次 /min。

辅助检查:WBC $10.39×10^9$/L,N% 78.7%,HGB 128g/L,PLT $237×10^9$/L;尿蛋白(+);凝血功能、肝肾功能均正常。

肿瘤标志物:AFP 216.4ng/ml,CA-153 9.13U/ml,CA72-4 135.7U/ml,CA125 38.3U/ml,CA19-9 62.6U/ml。

腹部超声:腹膜、肠系膜上可见多发中低回声,边界不清,形态不规则,部分融合成片,单个大者约 13.4cm×7.6cm,内可见少量血流信号,大网膜广泛不均匀增厚,最厚 1.2cm,腹盆腔可见大量游离积液,内透声差,最大液深 19cm。提示盆腹腔多发中低回声,考虑恶性,转移性? 大网膜不均匀增厚,考虑转移性,腹盆腔大量积液。

产科超声:宫内孕相当于 30^{+4} 周,胎儿生长受限,双侧盆腔囊实性包块,子宫左侧无回声大小 6.6cm×6.3cm,囊壁向腔内突起中等回声 2.7cm×1.3cm,实性部分内未探及血流信号,子宫右侧无回声 20.6cm×19cm×16.6cm,内可探及形态不规则的中等回声,实性部分血流较丰富,腹腔积液深 13.1cm。

【临床表现及早期识别】

1. 诱因　腹部重击、分娩、性交、外伤或妇科检查。

2. 典型症状　腹痛、恶心、呕吐、发热。

3. 体征　腹部有压痛、反跳痛,宫颈有举痛,穹窿处触痛。一侧附件可触及包块,压痛明显。可能因严重的盆腔出血出现血流动力学不稳定。

4. 辅助检查　血常规可见白细胞升高,腹腔内出血可出现血红蛋白下降,超声可发现附件区包块、盆腔积液。

早期识别要点

附件包块病史、腹痛(可轻可重)、腹部体征。

【诊断标准】

有盆腔包块史、腹痛、腹膜炎体征、超声征象。

【处理原则与措施】

1. 保守治疗

(1)破裂前 B 检查提示单纯的囊性包块、没有乳头样结构和 / 或没有提示实性的成分。

(2)患者离预产期的时间还有 6 周以上,没有明显的早产表现或经过处理早产的表现被抑制。

(3)患者及家属充分了解卵巢破裂的风险依然存在,如为恶性肿瘤则有扩散的风险,愿意承担这些小概率事件的风险。

以上 3 点全都满足时,可考虑对症保守治疗,保守治疗过程中密切观察病情变化并及时处理。

2. 手术治疗

(1)实性、囊实性肿瘤破裂者需尽早手术。

(2)切除的肿瘤送术中冷冻病理,怀疑恶性者留取腹腔液送细胞学检查。

3. 产科处理

(1)良性肿瘤

1)行卵巢肿瘤剥除术,保留正常卵巢

组织。

2）术中尽量避免刺激子宫,预防流产、早产的发生。

3）术后给予安胎药物治疗。

（2）交界性卵巢瘤

1）可采用保守性手术:行患侧附件切除、腹水细胞学检查和腹膜活检。

2）手术过程中应保持肿瘤包膜的完整性。

3）双侧交界性卵巢瘤或患者仅有单侧卵巢时,可行肿瘤剔除术。虽然术后复发率高,但交界性卵巢瘤复发后多数仍为交界性,仍可选择手术治疗。

（3）非上皮性卵巢癌

1）单侧的生殖细胞肿瘤和性索间质肿瘤,宜行患侧附件切除及大网膜切除。

2）双侧的恶性肿瘤,与非孕期相同,行全面的分期手术:全子宫双附件大网膜阑尾切除及盆腔腹主动脉旁淋巴结清扫术。

3）局限在一侧卵巢且为低度恶性的肿瘤,可考虑行保留生育功能(保留子宫和双侧附件)的手术,该类患者必须具备以下条件:①年轻,渴望生育;②ⅠA期;③细胞分化良好(G1);④对侧卵巢外观正常;⑤有条件随诊。完成生育后视情况再行手术切除子宫及对侧附件。

4）子宫过大限制术野暴露,过度操作可能导致风险,也可暂不进行盆腔及腹主动脉淋巴结清扫。

（4）上皮性卵巢癌

1）处理方式基本与非妊娠状态相同。

2）如果妊娠24周内诊断出Ⅱ～Ⅳ期上皮性卵巢癌,则不建议患者继续妊娠,应尽快行分期手术或细胞减灭术。

3）如是在妊娠24周后诊断,且患者强烈要求继续妊娠,可考虑保守性手术或先行新辅助化疗,待胎儿成熟后再行手术。

4）如采用后一种方案,可提前在妊娠32~36周采用剖宫产终止妊娠,同时行分期手术或细胞减灭术。剖宫产前评估胎肺成熟度。

处理要点

1. 卵巢肿瘤破裂引起的后果取决于肿瘤的性质及有无腹腔内出血。

2. 若保守治疗,需满足条件,过程中密切观察病情变化并及时处理。

3. 实性、囊实性肿瘤破裂者需尽早剖腹探查术。

【病例报告——诊治部分】

入院诊断: ①宫内孕 32^{+1} 周,G_2P_1,头位;②双侧卵巢肿物性质待查——卵巢癌?③胎动减少;④腹腔积液;⑤妊娠期高血压?⑥腹腔镜左卵巢囊肿剔除术史。

处理: 入院后完善相关化验检查,监测血压舒张压间断>90mmHg,24小时尿蛋白定量最高0.56g,诊断子痫前期,轻度。经全院讨论后考虑妊娠合并卵巢恶性肿瘤,决定终止妊娠后治疗肿瘤。入院后4天行人工破膜,催产素静脉滴注引产,顺娩一活婴,生后无窒息。产后给予缩宫素静脉滴注促进子宫收缩,回奶治疗。产后1天转入妇科病房。产后2天行腹腔穿刺放腹水治疗,产后8天行开腹探查+粘连松解+右侧附件切除+左侧卵巢囊肿剔除+盆腔腹膜活检+大网膜切除+腹主动脉旁淋巴结切除+盆腔淋巴结清扫+阑尾切除术。术后病理提示右侧卵巢黏液性囊腺癌,未见脉管内癌栓,慢性阑尾炎,浆膜层显著炎症反应及间皮增生,大网膜等可见大量泡沫细胞反应及间皮细胞增生,腹腔假黏液瘤形成。术后21天行紫杉醇+卡铂化疗。

术后诊断: ①卵巢黏液性囊腺癌,ⅠC2期;②腹腔积液;③产褥期。

【经验分享】

1. **腹腔镜手术** 具有创伤小、出血少、对子宫刺激小、术后疼痛轻等优点。与开放性手术相比,妊娠期行腹腔镜手术不增加流产、早产的发生风险。对于卵巢肿瘤破裂的患者,开腹手术优于腹腔镜。

2. **妊娠期化疗**

(1)患者是否化疗应根据肿瘤的分期、组织学类型和分级,以及妊娠时期,权衡产妇、胎儿的获益及危险而定,选择适当的化疗时机。目前并无关于妊娠期患者使用化疗药物(铂类和紫杉醇)的大样本安全性研究。

(2)妊娠早期化疗所致的胎儿畸形率很高,对于确定需要化疗的孕早期(≤3个月)患者应终止妊娠。

(3)中、晚期妊娠胎儿器官除大脑和性腺外均已发育完全,化疗相对安全,此时化疗主要引起胎儿生长受限、早产,以及可能发生的大脑、性腺发育受损。

(4)妊娠中、晚期应用顺铂为主的联合化疗,并未发现对胎儿有明显的毒副作用或致畸作用,但多数作者主张在妊娠期采用单剂铂类化疗以降低毒性。

(5)怀孕期间禁忌使用靶向治疗药物。

【诊治流程图】

卵巢囊肿破裂诊治流程图见图 11-11。

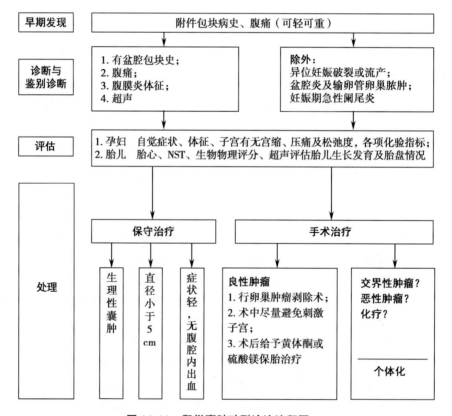

图 11-11 卵巢囊肿破裂诊治流程图

(冯 玲 刘燕燕)

参考文献

1. CHEN DB, ZHANG H, ZHANG YH, et al. Analysis of proliferative lesions of haematopoietic and lymphoid tissue in the female productive tract. Zhonghua Fu Chan Ke Za Zhi, 2018, 53 (4): 263-269.
2. YAMAMOTO R, ISHII K, NAKAJIMA E, et al. Ultrasonographic prediction of antepartum deterioration of growth-restricted fetuses after late preterm. Journal of Obstetrics and Gynaecology Research, 2018, 44 (6): 1057-1062.
3. 曹泽义. 中华妇产科学. 3 版. 北京：人民卫生出版社，2010: 254.
4. 郭建新，刘强. 卵巢囊肿破裂或蒂扭转的围生期诊断和处理. 实用妇产科杂志，2016, 32 (1): 1-3.

第四节　乳腺癌

妊娠相关乳腺癌是指妊娠期、产后第一年或哺乳期确诊的乳腺癌。妊娠期乳腺的生理性改变使乳腺癌的早期诊断变得困难，但任何时候乳腺触及包块均应经专业乳腺医疗团队进一步评估，避免延误诊断。手术联合放化疗是妊娠相关乳腺癌的主要治疗手段。

【病因】

1. 病因尚不明确，乳腺是多种内分泌激素的靶器官，其中雌酮及雌二醇与乳腺癌的发病有直接关系。

2. 乳腺癌是女性最常见的恶性肿瘤之一，发病率高达 1/10 000，而妊娠相关乳腺癌的发病率可上升至 1/3 000。

3. 年龄 <50 岁的乳腺癌患者中妊娠相关乳腺癌的比例仅为 0.2%~3.8%，但年龄 <35 岁的乳腺癌患者中这一比例高达 15%。

【病例报告——入院部分】

病史：患者 29 岁，停经 3 周触及左乳晕区一肿物，约 1cm×1cm，质中，无明显压痛，无发热，无咳嗽、咳痰，无恶心、呕吐，未予以重视。肿物随孕期进行性增大，并伴阵发性隐痛且有压痛，停经 19 周行乳腺超声示：左乳实性占位，性质待排，未排乳腺癌；左侧腋窝多发肿大淋巴结；右乳腺未见占位。停经 27 周左乳肿物穿刺活检病理示:(左) 乳腺浸润性导管癌。既往体健，G_2P_1，5 年前足月自然分娩一女婴，健康。

查体：体温 36.8℃，脉搏 98 次/min，呼吸 20 次/min，血压 127/68mmHg。一般情况尚可，神志清楚，心、肺、腹部查体未及明显异常。双侧乳腺对称，右侧乳腺表皮无破溃，左侧乳腺表皮呈暗红色，脱皮结痂；右侧乳腺未及明显肿物，左侧乳腺乳晕区可触及一大小约 6cm×6cm 肿物，质硬，有压痛，边界欠清，左腋窝触及肿大淋巴结，约 5cm×5cm，右腋窝未及明显淋巴结肿大。

产科查体：宫高 28cm，腹 88cm，子宫软，头先露，胎心率 138 次/min。

辅助检查：乳腺超声示左侧乳腺病变 (5.6cm×4.4cm)，性质待定，纤维腺瘤与叶状肿瘤鉴别:双侧乳腺囊性增生,右侧腋窝未见异常淋巴结,左侧腋窝肿大淋巴结(图11-12)。肿物穿刺活检:(左)乳腺浸润性导管癌。血常规:WBC 9.95×10/L,Hb 119g/L,PLT 367×10/L,凝血功能大致正常。肿瘤标志物:癌胚抗原(carcinoembryonic antigen,CEA)1 131μg/L,CA125 33.90U/ml,CA153 26.00U/ml。

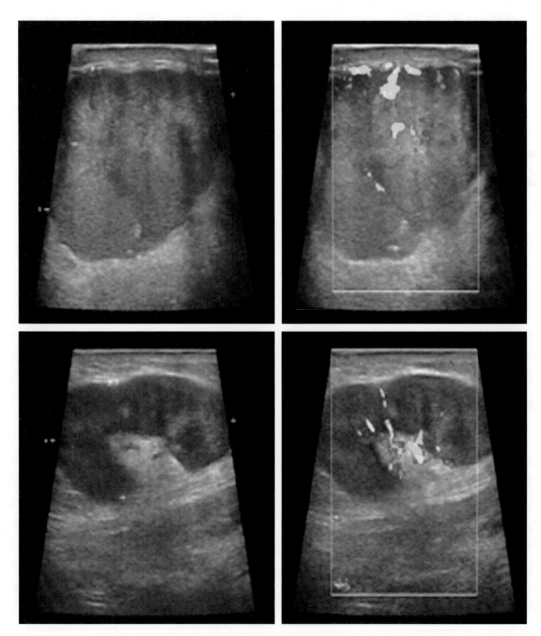

图 11-12　治疗前乳腺超声

【临床表现与早期识别】

妊娠及非妊娠期乳腺癌最常见的临床表现均为乳腺无痛性肿块。有时哺乳期婴儿拒绝吸吮也暗示着乳腺癌的可能，被称为拒乳征。妊娠期及哺乳期乳腺的生理变化使乳腺充血肿胀及结节增多，因此患者及医师难以通过触诊对肿瘤进行鉴别，从而导致乳腺癌的诊断延迟 2 个月，甚至更久，这也是导致妊娠期或哺乳期乳腺癌诊断时多已为晚期的原因之一。在一个描述肿瘤随时间进展的数学模型中，原发肿瘤治疗延迟 1 个月将导致腋窝转移的风险升高 0.9%~1.8%。因此医师对第一次产前检查及其以后每次产检的妊娠女性均应进行全面的乳腺检查。

尽管 80% 的孕妇乳腺活检提示为良性，但对于任何持续存在达 2~4 周的乳腺肿块均应进行活检。

> **早期识别要点**
> 妊娠期乳腺癌最常见的临床表现为乳腺无痛性肿块，任何持续存在达 2~4 周的乳腺肿块均应进行活检。

【诊断依据及标准】

1. 影像学检查

(1)超声具有经济、对胎儿安全、能鉴别 97% 的实体肿瘤和囊性病变等优点，为妊娠期乳腺肿块检查的首选。如果可触及肿大的淋巴结，应行腋部超声及超声引导下细针穿刺活检术评估并进行分期。

(2)妊娠期乳腺 X 线摄影假阴性率较高，敏感度波动于 63%~78% 之间。

(3)钆增强 MRI 对侵袭性乳腺癌的诊断较乳腺 X 线摄影敏感，因钆可穿透胎盘且动物实验中钆可引起鼠胚胎畸形，因此在妊娠女性中的应用受到限制。因此，不推荐使用 MRI 诊断妊娠期乳腺癌。但 2013 年欧洲肿瘤内科学会(European Society for Medical Oncology, ESMO)在临床指南中提到，在其他诊断手段不能确诊或有可疑的骨、脑转移的情况下，可以考虑使用 MRI 检查。产褥期乳腺癌可考虑钆增强 MRI。

2. 活检

(1)粗针穿刺活检是妊娠期疑似乳腺癌确诊的首选方法，可在局麻下进行，并且无妊娠相关风险。

(2)哺乳期穿刺活检的已知并发症为乳瘘，发生率较低。活检前暂停哺乳可减少发生率。活检组织除行病理检查外，还应行雌孕激素受体及人表皮生长因子受体 2(HER2 或 ERBB2)的免疫组化染色。

3. 分期

(1)评估：美国癌症联合委员会(American Joint Committeeon Cancer, AJCC)制定的肿瘤、淋巴结和转移(TNM 分期)系统同时适用于妊娠和非妊娠的乳腺癌女性。与非妊娠乳腺癌患者相比，妊娠女性确诊乳腺癌时常处于较晚期，可归因于诊断的延迟。因此，对可疑乳腺癌患者应进行全面的病史询问及胸部和腋窝的体格检查，以准确对其进行分期。

(2)腋窝(淋巴结)分期：体格检查可触及的肿大淋巴结需行超声引导下细针抽吸活检以明确诊断。前哨淋巴结活检是淋巴结触诊阴性的早期乳腺癌分期的标准方法，但在妊娠女性中的应用还未得到充分的评估。部分小样本研究认为使用双滤锝硫胶体对妊娠期乳腺癌患者进行前哨淋巴结定位较为安全，但目前并无大样本研究支持。因此目前临床上仍不推荐对妊娠期乳腺癌行前哨淋巴结活检。

(3)远处转移：乳腺癌最常转移至肺、肝和骨。与非妊娠女性一样，无症状且淋巴结触诊阴性的妊娠期乳腺癌患者不需要做进一步分期。有症状、淋巴结可触及和 T_3、T_4 期患者应进行完整的放射性检查以准确分期。对妊娠期乳腺癌患者,加设腹部屏障可进行安全的胸部 X 线检查,但应避免行胸部 CT。如果需要进一步评估,可考虑选择胸部 MRI(无钆增强)。腹部超声是妊娠期探查是否肝转移最安全的方法,必要时可考虑 MRI。对妊娠期女性不推荐使用腹部和盆部 CT,因其对胎儿辐射量可达 250mrad。对于骨转移,可行胸部及腰椎部位低剂量骨扫描或不含对比剂的 MRI,骨扫描辐射剂量仅 0.001Gy。MRI 也是扫描脑部转移灶的安全且敏感性最高的检查方法。

4. 妊娠相关乳腺癌病理　浸润性导管癌是妊娠相关乳腺癌最常见的病理类型,占 75%~90%。肿瘤发现时通常体积较大,转移率高,易侵犯淋巴结与血管。相对于非妊娠乳腺癌,妊娠相关乳腺癌中炎性乳腺癌发生率和转移率高。妊娠相关乳腺癌中雌孕激素受体阳性率较非妊娠乳腺癌低。

诊断要点

　　粗针穿刺活检是妊娠期疑似乳腺癌确诊的首选方法,结合查体、影像学检查,根据是否淋巴结或远处转移,对其进行分期。

【处理原则与措施】

　　手术联合放化疗的综合性治疗是妊娠相关乳腺癌的主要治疗手段。妊娠相关乳腺癌的治疗与非妊娠乳腺癌相似,但为保护胎儿会有部分改变。治疗应以治愈为目标并尽量缩减治疗延迟的时间。治疗方案应个体化,需考虑孕周、疾病分期,以及患者与家属的意愿。制订治疗计划时,除个别病例外,通常不推荐终止妊娠。妊娠期乳腺癌患者的治疗,需要产科、新生儿科和乳腺外科或肿瘤科医生共同合作。产后乳腺癌患者的治疗同非妊娠患者相同,但在接受系统性治疗时应避免哺乳。

1. 局部治疗

(1)手术治疗是妊娠相关乳腺癌的首选治疗方法。对 I 期、II 期和部分 III 期并选择继续妊娠的乳腺癌患者,乳房切除术加腋窝淋巴结清扫术是最佳选择。对 I 期和 II 期患者行乳房切除术降低了进一步放疗的必要性,因此减少了胎儿辐射相关风险。因为手术时间的延长可增加胎儿并发症的发生,因此,如果患者需要行乳房重建术,应推迟至产后。对中孕晚期和晚孕早期的乳腺癌患者可选择乳腺保留手术。乳房肿瘤切除加腋窝淋巴结清扫术同样适用,并且同侧乳腺放疗可推迟至产后。对于局部进展期肿瘤的患者,可考虑在根治性手术前行新辅助化疗,是否可行保留乳房的手术取决于新辅助化疗的效果。局限性晚期乳腺癌患者可考虑手术治疗前行新辅助化疗,保乳手术是否可行取决于新辅助化疗的效果。

(2)由于淋巴结转移在妊娠相关乳腺癌患者中较为常见,因此腋窝淋巴结清扫术是其分期和治疗的重要组成部分。系统性治疗的选择也取决于淋巴结的转移情况。虽然前哨淋巴结活检是淋巴结触诊阴性的乳腺癌患者分期的首选方法,但此操作对妊娠女性的安全性与可靠性尚不明确,因此对早期乳腺癌的孕妇,不推荐行前哨淋巴结活检。

(3)辅助性放疗可改善乳腺癌的局部治疗情况,提高生存率。在保留乳房乳腺癌手术后,放疗是重要组成部分。放疗致畸和诱发儿童期恶性肿瘤和血液系统疾病等并发症的风险并不影响其在妊娠期乳腺癌治疗中的应用。对充分咨询和评估后的患者可行放疗,辐射剂量应低于最低胎儿致畸剂量(5rad)。辐射剂量超过 10rad 将造成损伤。经典的治疗方案的剂量约为 50Gy

（5 000rad），母体乳腺或胸壁的照射量对胎儿的暴露剂量仅为总量的 0.1%~0.3%，即妊娠早期时低至 0.05~0.15Gy，5~15rad，妊娠晚期可达 20rad，应权衡利弊酌情应用。部分专家不推荐妊娠期放疗，但对不同患者应根据其具体情况予以咨询。

2. 全身化疗 化疗在乳腺癌的治疗中占有重要地位。所有乳腺癌的化疗药物在美国 FDA 分级为 D 或 X，意味着可能会出现致畸反应。目前妊娠期应用的化疗药物研究的相关信息多来源于病例报告或小样本研究。因妊娠期血容量升高、肝肾清除率增加、血清白蛋白降低及胃排空减慢所致吸收增加，妊娠期化疗药用量的制定较为复杂。ER 或 HER2 表达增高的乳腺癌患者，内分泌或生物治疗有一定效果。

（1）妊娠早期为胎儿器官形成阶段，此时应用化疗药可导致自发性流产、染色体异常所致死胎及先天异常的风险升高。因此早孕期只要母体健康不会因治疗推迟而受到损害，化疗常需延迟。

（2）妊娠中晚期行化疗所致的先天畸形率较低。文献报道，妊娠中晚期接受化疗的孕妇中，胎儿致畸率为 1.3%，而妊娠早期远远高于妊娠中晚期，高达 16%。但妊娠中晚期接受化疗的孕妇中，50% 发生胎儿生长受限、早产和低体重儿。

（3）妊娠期乳腺癌最常用的化疗方案为阿霉素加环磷酰胺（AC 方案），可加或不加 5- 氟尿嘧啶（FAC 方案）。在唯一的一项关于妊娠期乳腺癌化疗的前瞻性研究中，对 24 名妊娠期乳腺癌患者应用 FAC 方案（未在妊娠早期进行），剂量与非妊娠患者相同，其结果提示平均分娩孕周为 38 周，且无新生儿缺陷发生。目前宫内暴露于蒽环类药物对胎儿是否有心脏毒性还未知。

（4）整个妊娠期都应避免使用甲氨蝶呤，因其可能导致流产和致畸。尽管有病例报告提示妊娠期使用紫杉烷类药物较为安全，但其长期效应还不明确，现行的国际妊娠期乳腺癌化疗药物使用指南不推荐紫杉烷类药物。分娩前 3~4 周应暂停化疗，以避免一过性骨髓抑制造成的感染性并发症。

（5）曲妥珠单抗在辅助化疗中的应用使 HER2 过表达的乳腺癌患者无病生存率和整体生存率大大提高。但一篇包含 17 项研究（18 例患者，19 例新生儿）的系统性回顾性分析显示，妊娠相关乳腺癌在妊娠期应禁止使用曲妥珠单抗，因有 61.1% 病例出现羊水过多或羊水过少，4 名新生儿在出生后 5.25 个月内死亡。

（6）对于激素受体阳性的妊娠期乳腺癌患者，应用三苯氧胺或其他选择性雌激素受体调节剂的内分泌治疗需延迟至分娩后。该类药物与阴道出血、自然流产、胎儿出生缺陷及死胎有关。三苯氧胺对女胎的远期影响仍未知。

（7）止吐药如异丙嗪、昂丹司琼或地塞米松在妊娠期间的使用被认为是安全的。粒细胞集落刺激生长因子和促红细胞生成素也可安全地用于妊娠患者，其使用应按照通用指南进行。

3. 妊娠期监测 产科医师和乳腺外科或肿瘤科医师应共同密切监测妊娠期乳腺癌患者，产前检查除常规产科查体外，应增加对乳腺及腋窝淋巴结查体，注意肿瘤数目、位置、大小是否改变。对于行放疗和 / 或化疗的患者，应定期进行血常规，肝、肾及心脏功能等复查，胃肠道反应剧烈的患者可酌情予药物治疗。

4. 分娩时机的选择 应准确推算孕周，以决定化疗和分娩的时机。如条件允许可在化疗后 3~4 周再分娩，为血细胞的恢复赢得一定时间。分娩时机的选择与孕妇状态、是否需要进一步治疗和围产儿的预期结局有关。通常情况下，化疗期间的患者应暂停母乳喂养。

5. 终止妊娠　早期终止妊娠并不能改善妊娠期乳腺癌的预后。有研究提示,相比于继续妊娠,部分选择性终止妊娠的患者的预后相对较差。终止妊娠的决策应个体化,取决于患者是否接受癌症治疗对胎儿可能带来的风险、整体预后及照顾子代的能力。

6. 随访　与非妊娠期乳腺癌患者相同,妊娠合并乳腺癌患者应监测其癌症治疗的复发情况和长期副作用。

7. 乳腺癌后妊娠　年轻的女性乳腺癌患者,未来妊娠对肿瘤的影响目前尚未明确。三项大型研究结果提示,治疗成功的患者再次妊娠对其预后无不良影响。除此之外,有研究显示早期乳腺癌患者妊娠可改善其预后,提示妊娠可能有抗肿瘤的作用。多数乳腺癌的复发时间是接受治疗后的最初 2 年,因此肿瘤专家建议将计划妊娠的时间推迟2~3 年。

> **处理要点**
>
> 　　产科医师和乳腺外科或肿瘤科医师共同密切监测患者,治疗方案应个体化,需考虑孕周、疾病分期,以及患者与家属的意愿。

【病例报告——诊治部分】

入院诊断:宫内孕 27 周,G_2P_1;(左)乳腺浸润性导管癌(Ⅰ1 期)。

处理:孕中晚期给予 EC 方案行 4 个疗程新辅助化疗,具体为表柔比星 150mg+ 环磷酰胺 0.9g,每次化疗间隔 3 周。化疗期间基本情况:一般情况可,神志清楚,心、肺、腹部查体未及明显异常。产科查体:宫高、腹围与孕周相符,子宫软,头先露,胎心率135~156 次 /min。

结局:4 次化疗后乳腺超声示:左侧乳腺病变(4.5cm×4.4cm×4.3cm),符合乳腺癌,BI-RADS6 类(较前次超声结果缩小)。双侧乳腺囊性增生。左侧腋窝淋巴结,考虑转移性。右侧腋窝未见异常肿大淋巴结(图11-13)。

妊娠结局:分娩孕周示 39^{+4} 周,分娩方式为顺产。

新生儿结局:足月活婴,出生体重:3.2kg;身长:48cm;头围:33cm;肩围:34cm;Apgar 评分 1、5、10 分钟评分:9-10-10 分。

乳腺癌结局:分娩后行 4 个疗程新辅助化疗,具体为多西他赛注射液 160mg+ 注射用曲妥珠单抗 440mg,化疗后行乳腺癌改良根治术,术后继续靶向治疗。

【经验分享】

1. 乳腺无痛性肿块是妊娠期乳腺癌最常见的临床表现,乳腺肿块持续存在 2~4 周需活检。

2. 粗针穿刺活检是妊娠期疑似乳腺癌确诊的首选方法。

3. 妊娠期乳腺癌患者孕期需产科医师、乳腺外科或肿瘤科医师共同管理,根据孕周、疾病分期、患者及家属的意愿选择治疗方案。如需化疗,应于妊娠中晚期进行,最常用的化疗方案是阿霉素加环磷酰胺,可加或不加 5-氟尿嘧啶。

4. 妊娠期乳腺癌远期无病生存率较非妊娠期乳腺癌患者无明显差异。对于乳腺癌患者,建议接受治疗后 2~3 年再计划妊娠。

【诊治流程图】

妊娠合并乳腺癌诊治流程图见图11-14。

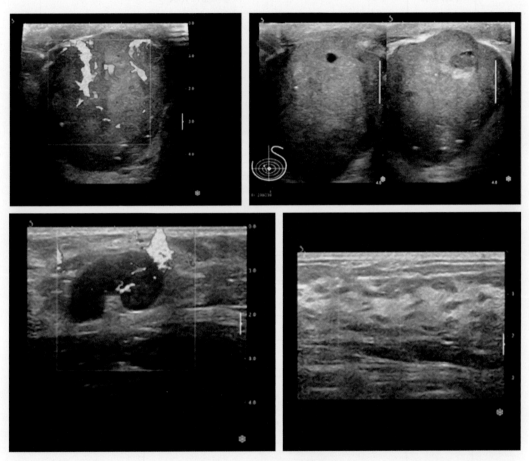

图 11-13　化疗后乳腺超声

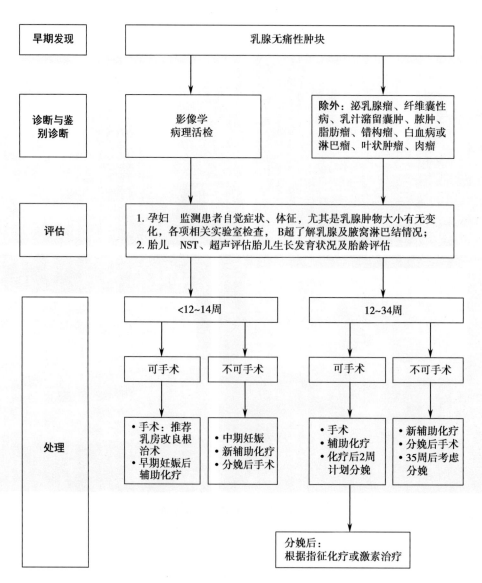

图 11-14　妊娠合并乳腺癌诊治流程图

（王子莲　邓松涛）

参考文献

1. PENTHEROUDAKIS G, ORECCHIA R, HOEK-STRA HJ, et al. ESMO Guidelines Working Group. Cancer, fertility and pregnancy: ESMO Clinical Practice Guidelines for diagnosis, treatment and follow-up. Ann Oncol, 2010, 21 (5): 266-273.

2. 王中华, 徐兵河. 129 例 30 岁以下女性乳腺癌的临床特点及预后分析. 中华肿瘤杂志, 2005, 27 (2): 111-113.

3. NETTLETON J, LONG J, KUBAN D, et al. Breast cancer during pregnancy: quantifying the risk of treatment delay. Obstet Gynecol, 1996, 87: 414-418.

4. GAREL C, BRISSE H, SEBAG G, et al. Magnetic resonance imaging of the fetus. Pediatric Radiology, 1998, 28 (4): 201-211.

5. WOO JC, YU T, HURD TC. Breast cancer in pregnancy: a literature review. Arch Surg, 2003, 138: 91-98.

6. MAYR NA, WEN BC, SAW CB. Radiation therapy during pregnancy, Obstet Gynecol Clin North Am, 1998, 25: 301-321.

7. ZEMLICKIS D, LISHNER M, DEGEND-ORFER P, et al. Maternal and fetal outcome after breast cancerin pregnancy. Am J Obstet Gynecol, 1992, 166: 781-787.

8. CULLINS SL, PRIDJIAN G, SUTHERLAND CM. Goldenhar's syndrome associated with tamoxifen given to the mother during gestation. JAMA, 1994, 271: 1905-1906.

9. LAMBERTINI M, KROMAN N, AMEYE L, et al. Long-term safety of pregnancy following breast canceraccording to estrogen receptor status. JNCI J Natl Cancer Inst, 2018, 110 (4): 206.

10. IQBAL J, AMIR E, ROCHON PA, et al. Association of the timing of pregnancy with survival in women with breast cancer. JAMA Oncology, 2017, 3 (5): 659-665.

第十二章

重症诊治关键技术

第一节 呼吸监测和支持技术

一、孕产妇呼吸系统的生理变化

孕产妇在妊娠期间及产褥期间,其各个系统均会发生适应性生理变化,其中呼吸系统生理变化较大。因此在诊治合并心肺疾病的高危孕产妇时,需充分考虑这些生理性变化,意识到孕产妇的特殊性。

(一)上呼吸道的生理变化

1. 上呼吸道发生黏膜水肿、变脆,毛细血管充血,腺体分泌亢进。

2. 鼻腔黏膜在雌激素、胎盘生长激素、血容量增加等效应下出现鼻炎症状,鼻炎发生率18%~42%,分娩后48小时鼻炎症状大多可消退。

3. 常出现鼻出血症状。

4. 鼻炎使孕妇喉部变得狭窄,导致气管插管难度增加,也会导致其他并发症,如打鼾、睡眠呼吸障碍,这两种症状均是妊娠期高血压疾病的相关因素,进而出现胎儿生长受限。

(二)胸廓的变化

孕产妇的胸廓出现结构性变化:胸廓的肋下角和下胸壁的周径增加,膈肌上抬。孕期下肋角可进行性从68.5°增加至103.5°,胸廓的前后径和横径各扩大2cm,孕晚期膈肌上抬约4cm,但胸廓周径增大可缓解膈肌上抬所导致的肺容积影响。

(三)肺容积和呼吸功能变化

1. 一些肺功能参数在孕期无明显改变,如肺容积、肺活量、肺顺应性基本不变,大气道功能无影响,孕期呼吸频率变化不大,如呼吸急促(>20次/min)则需考虑病理情况。

2. 孕酮对延髓的呼吸中枢具有直接兴奋作用,可增加呼吸驱动。每分钟通气量增加30%~50%,这主要源于潮气量增加了约40%。

3. 孕早期孕妇动脉血氧分压可升至106mmHg,胎儿因此依靠更高的氧压力梯度差从胎盘更顺利得到氧。

4. 高达75%的孕妇可出现呼吸困难的症状。生理性呼吸困难并不影响日常生活活动,并且与运动、咳嗽、哮鸣等呼吸系统症状无关。出现下列症状时,需考虑病理性呼吸困难:突然出现呼吸急促、进行性加重呼吸困难、静息状态下呼吸困难、端坐呼吸、咳嗽、胸痛、发热、咯血等。

二、呼吸监测指标

(一)临床表现的监测

1. **血压、心率、尿量** 有效的机械通气可使心率趋向正常,血压平稳及每小时尿量稳定改善。

2. **呼吸频率** 对已行机械通气或将要脱机的患者,其自主呼吸频率的变化是一个敏感的指标。一般来说,呼吸频率>30次/min,脱机极少成功。

3. **呼吸方式** 胸腹运动的协调。目前临床常用浅快呼吸指数(rapid shallow breathing index,RSBI)监测呼吸形式,一般认为RSBI>105者难于脱机。RSBI=呼吸频率/潮气量。

4. **意识** 意识变化是判断通气效果极重要的指标。有效的通气可使患者意识转清,烦躁不安转向安静。

5. 皮肤　皮肤的颜色、温度、湿度及有无水肿是衡量机械通气患者组织供氧、灌注情况的重要指标。

(二)脉搏血氧饱和度(SpO_2)监测

脉搏血氧饱和度(saturation of pulse oximetry,SpO_2)监测是根据血红蛋白具有光吸收的特性设计而成,此技术被认为是重症医学和麻醉医学的重要发展之一,可以提供持续无创动脉血氧饱和度的间接监测数据。

目前,SpO_2监测已在手术室、ICU、急诊室、患者的术后恢复和呼吸睡眠的研究等方面得到广泛应用。评价血氧饱和度或亚饱和度状态,了解机体氧合功能,尽早发现低氧血症,提高麻醉和危重病患者的安全性,尽早探知SpO_2下降可有效预防或减少围手术期和危重期的意外死亡。

(三)呼气末二氧化碳分压($P_{ET}CO_2$)监测

呼气末二氧化碳分压(partial pressure of end-tidal carbon dioxide,$P_{ET}CO_2$)监测指呼气终末期呼出的混合肺泡气含有的CO_2分压值($P_{ET}CO_2$)或CO_2浓度($C_{ET}CO_2$)。正常值:$P_{ET}CO_2$为35~45mmHg,$C_{ET}CO_2$为5%。$P_{ET}CO_2$监测可用来评价肺泡通气、整个气道及呼吸回路的通畅情况,通气功能、循环功能、肺血流情况,所以$P_{ET}CO_2$监测已成为继体温、心率、呼吸、血压、动脉血氧饱和度之后的另一重要生命体征。

$P_{ET}CO_2$监测可以反映患者的代谢、通气和循环状态。血液中的CO_2含量、肺泡通气量和肺血流灌注量三者共同影响肺泡CO_2的浓度或压力。其临床意义包括:①监测通气功能,维持正常通气;②确定气管插管的位置;③及时发现呼吸机的机械故障;④监测体内CO_2产量的变化;⑤了解肺泡无效腔及肺血流量的变化;⑥监测循环功能。

(四)呼吸力学监测

呼吸力学包括肺和胸壁的机械力学性质

的测定。孕产妇的肥胖发生率为20%~40%,加之妊娠期间横膈逐渐上升,因此继发于胸壁重量增加及活动受限而导致胸壁顺应性降低。因妊娠期间上呼吸道发生黏膜水肿、变脆,毛细血管充血,腺体分泌亢进,分泌物增多而导致气道阻力增加。

1. 呼吸压力　气道压(paw)是指气道开口处的压力,常用于正压通气过程中的监测,通常在呼吸机的Y形管近患者端测定。Paw在呼吸过程中动态变化,常用的有气道峰压(P_{peak})、平台压(P_{plat})、平均气道压(M_{paw})、内源性呼气末正压(intrinsic positive end-expiratory pressure,PEEPi)。

2. 气道阻力　气道阻力(raw)是指气流通过气道进出肺泡所消耗的压力,用单位流量所需要的压力差来表示。通常分为吸气阻力和呼气阻力,气道阻力增加表示支气管痉挛或分泌物增多。

3. 顺应性的监测　顺应性(compliance,C)是指单位压力(ΔP)改变所产生的容量变化(ΔV),是反映弹性回缩力大小的指标。呼吸系统的顺应性(C_{rs})包括肺的顺应性(C_L)和胸廓顺应性(C_W)。在肺纤维化、肺水肿、充血、ARDS时肺顺应性降低。肺泡壁破坏导致弹性纤维破坏,顺应性增加,如慢性阻塞性肺疾病(chronic obstructive pulmonary disease,COPD)等。

4. 呼吸功测定(WOB_P)　自主呼吸或机械通气辅助呼吸是呼吸机克服气道阻力和顺应性产生潮气量所做的功,功率=胸腔压力差×容量的改变(力×距离)。WOB_p正常值:0.3~0.6J/L;<0.75J/L撤机易成功;>0.75J/L可导致呼吸机疲劳;>1.25J/L可导致严重呼吸机疲劳负荷。

5. 流量-容量曲线监测　以功能残气量(functional residual capacity,FRC)为基点、流量变化为纵坐标,肺容积变化为横坐标的关系曲线。它反映了气道阻力的变化。

6. 呼吸神经肌肉功能检查

(1) 最大吸气压力（maximum inspiratory pressure, MIP）：是反映呼吸肌力量的指标。正常男性 MIP<−75cmH_2O，女性 <−50cmH_2O。临床上机械通气时，MIP 能产生 −30cmH_2O 的吸气压，脱机常易成功。不足 −20cmH_2O 负压提示呼吸肌疲劳，不能够继续产生和维持肺泡压，以保证代谢所需的通气量。呼吸肌疲劳是呼吸衰竭的重要原因之一，也是脱机失败的重要原因。

(2) 气道闭合压（$P_{0.1}$）：是气道阻塞后吸气开始第 100 毫秒所测定的吸气压力，是反映呼吸中枢兴奋性、呼吸驱动力的指标。$P_{0.1}$ 正常值为 2~4cmH_2O，$P_{0.1}$<6cmH_2O 脱机易成功，COPD 患者如 $P_{0.1}$>6cmH_2O 脱机往往失败。高水平是因为呼吸肌功能未完全恢复。

三、呼吸支持技术

(一) 气管插管

无论抢救重度外伤还是妇产科危重患者，首要措施就是保持呼吸道畅通。尤其在心肺复苏的过程中，无论是基础生命支持还是高级生命支持，排在重要位置的"A"就是开放气道。人工气道是将导管直接插入气管或经上呼吸道插入气管所建立的气体通道，为气道的通畅、有效引流及机械通气提供条件。目前最常用的建立人工气道的方法是气管插管和气管切开。气管插管分为经口气管插管和经鼻气管插管，孕产妇常使用的为经口气管插管。

1. 气管插管适应证

(1) 需行产科全麻手术。

(2) 预防和处理误吸或呼吸道梗阻，如腹内压增高、频发呕吐、颈部肿瘤、压迫气管、极度肥胖等。

(3) 呼吸功能不全，需接人工呼吸机。

(4) 心跳、呼吸停止，需高级生命支持。

2. 气管插管相对禁忌证

(1) 喉头水肿。

(2) 急性喉炎。

(3) 升主动脉瘤。

3. 气管插管的优缺点

(1) 优点

1) 保持呼吸道通畅，防止误吸。

2) 保证人工气道密闭不漏气，便于人工呼吸机的控制与辅助呼吸模式管理，顺利并有效地行正压通气。

3) 降低呼吸阻力，减少呼吸做功。

(2) 缺点

1) 需要专业的解剖、生理学知识和专门的培训。

2) 气管导管存在折屈不通、插管过深或导管脱出的危险。

3) 插管可引起较多的并发症，如因操作不当即刻引起的并发症、导管存留期间的并发症，以及拔管后即刻或延迟性发生的并发症等。

4. 气管插管注意事项

(1) 气管插管要求动作熟练、快速紧凑，时间在 60 秒钟内完成。

(2) 如果气管插管失败或不顺利，应立即停止插管、退出喉镜和导管，不要再盲目地乱插；必须马上改为面罩给氧，1 分钟后再次尝试，以免因插管时间过长，造成患者心搏骤停，或者喉头水肿。

(3) 确定导管是否在气管内，避免导管误入食管。

(4) 妊娠后期鼻、咽喉、气管黏膜充血水肿，在吸痰、放喉镜和气管插管时易出血，甚至声门不能暴露而致插管困难。因此可以选择较小号的气管导管（6.5~7.0mm），并且注意轻柔操作。

5. 拔管指征及注意事项

(1) 自主呼吸恢复良好，咳嗽和吞咽反射存在；双肺呼吸音正常，脱离吸氧后无缺氧现象。

(2) 呼吸频率，成人 14~20 次 /min，通气量恢复到正常水平；动脉血气分析保持正常。

(3) 呼唤患者有反应，如睁眼、抬眉、张口、举手等。

（4）拔管前必须先吸净口腔及鼻咽腔内分泌物；更换吸痰管后，再吸净气管导管内及气管内分泌物，在气管内操作每次不超过10秒。

（5）拔管时应将吸痰管放入气管导管内并超出导管远端，然后保持负压边吸边拔，一同拔出。

（6）拔管后立即面罩给氧，观察呼吸，循环稳定后方可离开。

（二）气管切开术

气管切开术是切开颈段气管前壁、置入导管以使患者可以通过新建立的通道进行呼吸的一种手术。相对于气管插管而言，气管切开更适用于上呼吸道梗阻、长期机械通气的患者，可以解放患者口腔，但是下呼吸道感染的概率增加。

1. 气管切开适应证

（1）预期或需要较长时间机械通气治疗者。

（2）上呼吸道梗阻导致气管插管困难者。

（3）气道保护性机制受损。

（4）口腔、颌面、咽喉、头颈部大手术或严重创伤患者。

（5）破伤风患者。

2. 气管切开禁忌证　常规手术气管切开无绝对禁忌证。

（三）机械通气

机械通气是在呼吸机的帮助下，以维持气道通畅、改善通气和氧合、防止机体缺氧和二氧化碳蓄积，为使机体有可能渡过基础疾病所致的呼吸功能衰竭，为治疗基础疾病创造条件。机械通气是利用机械装置来代替、控制或改变自主呼吸运动的一种通气方式。产科常用于全麻手术中，或术中经历大出血术后转至ICU的患者。

1. 机械通气的生理与临床目标

（1）机械通气的生理目标

1）改善或维持动脉氧合。

2）支持肺泡通气。

3）维持或增加肺容积。

4）减少呼吸功。

（2）机械通气的临床目标

1）纠正低氧血症。

2）纠正急性呼吸性酸中毒。

3）缓解呼吸窘迫。

4）防止或改善肺不张。

5）防止或改善呼吸肌疲劳。

6）减少全身氧耗。

2. 适应证及禁忌证

（1）机械通气适用于脑部外伤、感染、脑血管意外及中毒等所致中枢性呼吸衰竭；支气管、肺部疾患所致周围性呼吸衰竭；呼吸肌无力或麻痹状态；胸部外伤或肺部、心脏手术；心肺复苏等。

（2）机械通气是治疗呼吸衰竭和危重患者呼吸支持最为有效的手段。为抢救患者生命，以下一些所谓禁忌证是相对的：

1）张力性气胸或纵隔气肿（未引流前）。

2）肺大疱和肺囊肿。

3）活动性大咯血（已有呼吸衰竭或窒息表现者除外）。

4）低血压（未经治疗前）。

5）食管 - 气管瘘等。

3. 并发症

（1）气压性损伤。

（2）呼吸道感染。

（3）喉损伤：最重要的并发症，插管超过72小时即可发生轻度水肿，可静脉滴注或局部雾化吸入皮质激素，重者拔管困难时可行气管切开。

（4）肺 - 支气管发育不良：长期使用呼吸机，特别是长期使用高浓度的氧吸入时可发生。

（四）无创通气

无创通气是指呼吸机通过口或鼻面罩与患者相连进行的正压通气，无需建立有创人工气道。应用无创通气，患者必须具备以下基本条件：较好的意识状态、咳痰能力、自主呼吸能力、血流动力学稳定和良好的依从性。

（冯　玲）

第二节　血流动力学监测技术

自然分娩及产后是孕产妇发生血流动力学改变的重要阶段,表现为心排血量、血压及外周血管阻力的改变。健康的孕产妇通常能够代偿,一旦患者合并心脏疾病,往往出现血流动力学失代偿的表现。因此,对高危患者进行血流动力学监测非常必要。监测指标包括血压、心排血量和血管阻力。现分别介绍血流动力学监测的指征和各项监测技术。

（一）血流动力学监测的指征

1. 为什么低氧?

• 肺动脉压力增高是心源性肺水肿导致的吗?

• 肺动脉压力增高是二尖瓣狭窄导致的吗?

• 有急性呼吸窘迫综合征（ARDS）吗?

2. 为什么持续高血压?

• 是血管阻力增加吗?

• 是心排血量增加吗?

3. 为什么低血压?

• 是容量不足吗?

• 是感染性休克导致的外周阻力下降吗?

4. 为什么尿量少?

5. 分娩过程中有可能出现血流动力学不稳定吗?

（二）动脉穿刺置管术

循环波动大或需要反复测量血压的危重症患者,放置动脉导管可以监测有创动脉压。动脉置管便于抽取动脉血做血气分析。产科目前较常用于胎盘植入、前置胎盘等术中出现快速、大量出血的麻醉准备。

1. 适应证

（1）各种原因休克（低血容量、心源性或感染性休克等）。

（2）应用血管活性药物患者。

（3）血压不易控制的高血压患者。

（4）心肌梗死和心力衰竭抢救时。

（5）需反复抽取动脉血作血气分析的患者。

（6）严重创伤和多器官功能衰竭患者。

2. 禁忌证

（1）若该动脉是某部位唯一血供来源,不得在此作长时间动脉置管。

（2）桡动脉穿刺时 Allen 试验阳性。

（3）穿刺部位局部感染出血倾向或溶栓治疗期间。

3. 穿刺部位　最常用的血管是桡动脉,亦可选用股动脉、尺动脉、颞动脉和足背动脉。

（三）深静脉置管术

深静脉置管是产科危急重症救治中常用且重要的有创诊疗措施,主要适用于危重患者及重大手术后的患者,在快速扩容、中心静脉给药、术后营养支持、监测中心静脉压等方面都发挥着不可替代的作用。

1. 适应证

（1）监测中心静脉压。

（2）快速扩容、输血。

（3）静脉营养。

（4）血浆置换、血液透析及血液滤过等血液净化患者。

2. 禁忌证　无绝对禁忌证,但以下情况应谨慎操作:

（1）肝素过敏。

（2）穿刺部位感染。

（3）严重出血性疾病、溶栓或使用大剂量肝素抗凝治疗。

（4）心脏及大血管内有附壁血栓。

（5）上腔静脉综合征。

3. 穿刺部位 通常选用颈内静脉、锁骨下静脉和股静脉。

4. 并发症

（1）置管并发症：①心律失常；②出血、血肿；③损伤神经及淋巴管；④气胸、血气胸；⑤其他：空气栓塞、肺动脉破裂、导管打结、瓣膜损伤、心脏穿孔等。

（2）留管并发症：①感染；②血栓形成及栓塞；③管腔堵塞；④血小板减少；⑤空气栓塞；⑥导管打结。

（四）脉波轮廓温度稀释连续心排血量监测技术

脉波轮廓温度稀释连续心排血量监测技术（pulse indicator continuous cardiac output，PiCCO）是结合经肺热稀释法和动脉脉波轮廓分析法，对血流动力学参数进行监测的一种微创技术，已广泛应用于临床。

1. 工作原理 从中心静脉导管注入低温液体（与体液温差 >10℃），指示剂从腔静脉进入右心房、右心室，通过肺，回到左心房，然后从左心室到达大动脉，动脉导管尖端的热敏电阻探测到盐水温度，在监护仪屏幕上将显示温度的变化曲线，以及热稀释测量的结果，从而测得心排血量。通过测得的心排血量对动脉脉波轮廓波形下面积代表的每搏量进行校正，从而得出持续的每搏量指标，以及其他参数的连续性变化。其可获得的参数如表 12-1 所示。

2. 测量参数 参数主要包含容量指标、压力指标及心功能指标。可获得关于心脏前负荷参数（如胸腔内血容量）、心脏收缩功能参数（如全心射血分数）、心排血量和每搏量，以及心脏后负荷指标，即外周血管阻力，还包含血管外肺水及通透性指标，肺水增加伴通透性指标升高，考虑为 ARDS 渗出增加导致的肺水肿，而通透性指标正常的肺水增多，考虑静水压增加的肺水肿。

表 12-1 PiCCO 测量血流动力学参数

缩写	单位	中文全称	英文全称
C.O.	L/min	心排血量	cardiac output
C.I.	L/(min·m²)	心脏指数	cardiac index
SV	ml/b	每搏射血量	stroke volume
GEF	%	全心射血分数	global ejection fraction
CFI	L/min	心功能指数	cardiac function index
dPmx	mmHg/s	左室收缩力指数	left ventricular contractility
GEDV	ml	全心舒张末期容量	global end diastolic volume
ITBV	ml	胸腔内血容量	intrathoracic blood volume
ITBVI	ml/m²	胸腔内血容量指数	intrathoracic blood volume index
SVV	%	每搏量变化	stroke volume variation

续表

缩写	单位	中文全称	英文全称
PPV	%	脉搏压变化	pulse pressure variation
SVRI	DS·m²/cm⁵ 或 kPa·s·m²/L	外周血管阻力指数	systemic vascular resistance index
EVLW	ml/kg	血管外肺水	extravascular lung water

3. 适应证

(1)各种血流动力学不稳定、需要监测心功能和循环容量的患者。

(2)各种原因休克的鉴别和管理。

(3)高风险外科手术患者的围手术期监护。

4. 禁忌证

(1)对于动脉插管和中心静脉插管有禁忌证的患者(如穿刺部位感染、严重全身出血性疾病)。

(2)对于接受主动脉内球囊反搏(intra-aortic balloon pump,IABP)治疗的患者,脉搏轮廓分析法监测的参数不能使用,但是经肺热稀释技术监测参数仍然适用。

(五)心电监护

1. 无创心电监测 心电监测能持续监测心电图、呼吸、血压、脉搏、经皮血氧饱和度等项目。无创血压是常规监测项目,原则上对所有患者都应该监测无创血压,根据病情调整监测频率,阴道分娩后、剖宫产术后患者亦可行持续心电监测。对于重症或血流动力学明显不稳定的患者最好进行有创血压监测。

2. 有创压力监测 有创压力监测是重症患者重要的生命体征监测技术,包括中心静脉压、有创动脉血压、肺动脉压等,一般以mmHg 为单位。中心静脉压是指腔静脉与右房交界处的压力,反映右心前负荷。中心静脉压监测是通过中心静脉导管测得的胸腔内大血管或右心房内的压力,是评价重症患者血流动力学的重要指标。

有创动脉血压监测是重症患者血流动力学监测的主要手段之一,为动脉血压直接测定法,它比袖带测量法更为准确,低血压状态或心搏量明显下降伴血管收缩时,袖带测定法的误差明显增大,而通过有创动脉导管直接测压可获得可靠的监测结果。

(1)适应证:适用于任何原因引起的血流动力学不稳定或存在可能引起这些改变危险因素的患者。

(2)禁忌证:无绝对禁忌证,但以下情况需慎用:

1)肝素过敏。

2)穿刺部位局部感染。

3)严重出血性疾病,或进行溶栓治疗。

血流动力学监测技术为临床治疗提供重要参数,但不能盲目相信参数,因为存在个体差异性,尤其重症产妇,其病情复杂,脏器可能处于潜在失代偿状态,我们一定要结合患者临床情况合理解读各项参数,科学指导临床治疗。

（冯 玲）

参考文献

1. 邱海波,黄英姿. ICU 监测与治疗技术. 上海:上海科学技术出版社,2009.

2. NAGAPPA M, HO G, PATRA J, et al. Postoperative Outcomes in Obstructive Sleep Apnea Patients Undergoing Cardiac Surgery: A Systematic Review and Meta-analysis of Comparative Studies. Anesth Analg, 2017, 125 (6): 2030-2037.

3. HEAD C. Heart Disease in Pregnancy. 2nd Edition. Obstetric Medicine, 2009, 2 (3): 130-131.

第三节　血液滤过技术

重症产妇治疗经常需要血液净化技术，其对急性脏器损伤提供功能支持和对全身的内环境紊乱进行调整，从而促进损伤脏器功能恢复及改善预后。血液净化方式主要包括血液滤过、血液透析、血浆置换及血液吸附（血液灌流），根据患者病情可选择相应模式，甚至可选择多种模式组合即集成的血液净化技术。在临床工作中，针对孕产妇病理生理情况（如妊娠及分娩均可加重心脏负担，诱发心力衰竭，以及妊娠期间诱发免疫性疾病风险增加），围手术期较多应用对血流动力学，尤其心脏功能影响较小的床旁连续血液滤过、血浆置换技术，以及两者联合应用模式。

（一）血液滤过基本原理

连续性血液净化是指所有连续、缓慢清除水分和溶质的所有治疗方式的总称。清除物质的方式主要有三种：弥散、对流及吸附。

血液滤过是指利用对流原理清除溶质，依靠滤器内膜两侧的压力差，液体从压力高的一侧通过半透膜向压力低的一侧移动称为超滤，液体中的溶质也随之通过半透膜，这种方法即为对流。水分的清除主要依靠超滤，而溶质的清除则是依靠对流。由于高通量透析膜的使用，血液滤过方式对小分子溶质清除已达到满意水平，绝不逊色于透析方式，而滤过方式中对中、大分子溶质的清除效果，则是透析方式无法比拟的，同时血液滤过为等渗性脱水，血流动力学稳定，因此，临床中多采用血液滤过模式，即连续性静脉-静脉血液滤过（continuous veno-venous hemofiltration，CVVH）。

相比于血液滤过，血液透析以弥散清除为主，溶质通过半透膜的一种方式，主要驱动力是透析膜两侧浓度差，这种清除率也与分子大小、膜孔通透性有关。这种方式对血液中尿素氮、肌酐，以及电解质等小分子清除效果好，而中大分子物质清除效果差。

与间歇性血透相比，连续血液滤过具有以下优势：①稳定性：血液透析要求短时间内清除大量水分，可能造成血流动力学失衡及频繁的低血压的出现，而血液滤过是连续性缓慢清除水分，对血流动力学影响较小；②连续性：能够不断清除循环中存在的毒素或中分子物质，持续稳定地控制氮质血症及电解质和水盐代谢；③溶质的清除率高：对各种分子量的物质清除率高，有利于脓毒症炎性介质的清除；④可行性：可在床旁进行。

（二）血液滤过基本技术组成

基本设备：包含血管通路、上机管路、滤器、血泵、置换液泵、废液泵。

1. **上机管路**　不同品牌的血液净化机器配备不同的上机管路。要求管路内径大和短管，这样阻力小。

2. **血管通路**　包含临时性和永久性两类血管通路。临时性血管通路：适用于各种原因导致的急性肾衰竭、慢性肾衰竭而未建立永久性血管通路，而病情需要实施血液净化治疗的患者。穿刺置管位置主要为颈内静脉、股静脉和锁骨下静脉。对于短期内病情有望改善的患者，如急性心力衰竭、中毒、急性肾衰竭等，可优先选择临时性血管通路；永久性血管通路：适用于长期需要血液透析患者，主要是动静脉内瘘及血管移植：其中动静脉内瘘是最为安全、应用时间最长的血管通路，内瘘最好是在术后 4 周使用。

3. 滤器 滤器是血液净化溶质交换的场所，由半透膜和支撑材料组成，半透膜用来分隔血液和透析液，在血液净化治疗过程中血液和置换液在透析膜两侧反向流动，用于清除体内毒素和废液。理想的滤器应该是高通透性、低阻力和凝血倾向小的特点，滤器的平均使用时间为 35~46 小时，主要受抗凝剂量的影响，切忌为延长滤器的使用时间而盲目地加大抗凝药物剂量。影响滤器寿命的因素包含：①血管通路的影响。导管血流量不足，特别是血泵抽吸现象时，将空气吸入血液回路中，增加气液接触，从而加重凝血（通常与导管打折及位置不佳有关）；②弥散与对流的影响。血液滤过，特别是后稀释型血液滤过，由于滤器中血液浓缩，滤器内血液凝血因子、血小板浓度都增高，以及增加血液与滤器膜的接触面积，都会加重滤器的凝血；③血流量：低血流量容易导致血流停滞，但高血流量则容易导致湍流，两者都会加重凝血。

4. 置换液 置换液中无钾离子。若患者为高钾血症，则采用无钾置换液，如果是低钾血症或正常血钾，需要将透析液中钾离子浓度配成 2~4mmol/L，1L 透析液中加入 10% 氯化钾 1.5~3ml。

5. 抗凝 血液与循环回路材料接触造成血浆蛋白的吸附，随之而来的血小板激活，凝血因子内源性途径激活，被认为是这些人工材料凝血发生的关键性步骤。为了保证血液净化的连续性进行，体外循环中为了预防管路和滤器内血栓的形成，通常需要有效的抗凝。

（三）连续血液净化治疗的参数设置

连续血液滤过治疗顺利进行有赖于制订精准的治疗计划、可持续进行和根据治疗效果及时调整治疗策略，而治疗参数的设置尤为重要，包括治疗模式、血流速、脱水速率、治疗剂量、抗凝剂量等，直接影响患者的预后。

1. 血流速 是指单位时间内流经滤器的血流量。一般在连续血液滤过模式，将血流速设置为 100~200ml/min。对于血流动力学不稳定的患者可从 50~100ml/min 开始，逐步上调血流速，在数分钟内达到目标值；而高容量血液滤过由于置换液流速较高，所需的血流速往往也较高，200~300ml/min。

2. 脱水速率 脱水速率也称净超滤率，是指单位时间内额外超滤出的液体量。由于患者外周还有液体输入、自身的尿量、排便量、引流量、胃肠减压量等出量，脱水速率并不是患者最终的全身液体平衡，因此患者的液体平衡 = 治疗液体总入量（除外置换液和透析液）− 患者自身出量（除外废液的总出量，包括尿量、排便量、引流量等）− 脱水量。脱水速率需要根据患者的血流动力学状态，动态进行调整。临床上常以固定的时间（如 8 小时）为单位建立容量平衡的整体目标，但有血流动力学不稳定的患者可根据下腔静脉宽度及其活动度、中心静脉压和其他有创血流动力学监测手段实施评估患者容量状态。

3. 血液滤过治疗剂量

（1）治疗剂量是指单位时间内按照体重校正的废液流量，单位为 ml/(kg·h)，即对治疗所用液体——置换液和 / 或透析液速率的设定。一般为 20~25ml/(kg·h)。

（2）血液滤过前后稀释方式的选择：以滤器为参照物，在滤器前输入置换液为前稀释，在滤器后输入置换液为后稀释。后稀释溶质清除效率高，但存在血液浓缩比较明显，滤器内凝血风险比较大；而前稀释时血液浓缩比较少，滤器相对不易发生凝血，但由于血液先会被稀释，溶质的清除效率会下降，大约为后稀释效率的 15%~20%。临床上选择前后稀释方式通常要考虑患者是否容易发生滤器内凝血。当然选择前后稀释并存，按照一定比例输注也是临床常见的一种做法。

4. **滤过分数** 是指超滤液流速与流经滤器的血浆流速的比值，是评价血滤时滤器发生凝血风险的一个重要指标。滤过分数 = 超滤液流速（前稀释置换液流速 + 后稀释置换液流速 + 净超滤液流速）/［血流速（1- 血细胞比容）+ 前稀释置换液速率］。应控制在 25%~30% 以下，可以避免滤器内血液过度浓缩导致凝血形成。

5. **连续血液净化的温度控制** 为避免体外管路热量持续丢失导致低体温，在仪器上安装了加温器。一般控制在 36℃。同时也可采用血滤对高温患者达到降温效果。

6. **抗凝初始计量设置和调整** 抗凝的方法：理想抗凝剂的作用应能防治滤器及管路凝血，同时不引起机体出血。

7. **全身普通肝素** 抗凝作用主要与抗凝血酶Ⅲ结合，增加其抗凝血酶作用，同时还抑制因子Ⅹ和Ⅸ活性。优点是半衰期短，为1~1.5 小时，有拮抗剂。副作用包括不能被血液滤过清除，其清除主要在肝脏；可通过直接活化或通过免疫介导肝素诱导的血小板减少症，导致出血。

抗凝监测：体内凝血指标反映了其安全性。目前建议体内 APTT 维持在 35~45 秒较为安全。肝素的拮抗剂为鱼精蛋白，中和比例为 1mg 鱼精蛋白 ：100U 普通肝素。

8. **低分子量肝素** 主要抑制因子Ⅹ，同时与蛋白及细胞结合也较少，因此诱发 HIT 机会下降，但已经发生 HIT 的也禁止使用。半衰期主要受肾脏的影响，它只能被鱼精蛋白中和。临床需要检测抗凝血因子Ⅹ活性，通常在 0.3~0.6U/ml 可达到理想的抗凝效果且无出血风险。通常临床很难进行；而且肾功能不全患者长时间使用存在体内蓄积可能；分子量较小，CRRT 过程被清除一部分。

9. **局部枸橼酸抗凝** 是目前最理想的抗凝方式。在管路引血端持续泵入枸橼酸三钠，通过络合作用，降低管路内血清离子钙浓度，阻断其作用，进而阻断了管路内血液凝固作用；但这种作用是可逆的，只要在回血端再加入足够的离子钙，凝血功能立即恢复正常，使机体凝血功能保持正常。并发症主要包括低离子钙血症、枸橼酸中毒、代谢性酸碱紊乱及高钠血症。维持血清中离子钙浓度 1.0~1.2mmol/L 即可减少出血风险。单纯监测钙离子浓度，难以反映枸橼酸根的蓄积，因为临床通过增加补钙量可纠正枸橼酸根蓄积引起的离子钙降低。增加补钙量，会升高血清总钙水平，因此有人提出，认为血清总钙 / 离子钙水平的比值 >2.5 即可能存在枸橼酸根的蓄积。也可以将血气分析结果与血清钙离子水平的变化结合，判断体内枸橼酸根的代谢情况，如果离子钙水平降低伴进行性代谢性酸中毒加重，则说明枸橼酸根蓄积，须降低枸橼酸根的输入速度。而在肝衰竭患者，枸橼酸代谢下降，导致枸橼酸蓄积诱导凝血病发生。

10. **肝素 / 鱼精蛋白局部抗凝** 利用鱼精蛋白在 1 分钟内迅速与肝素结合形成稳定的复合物，同时失去抗凝活性的特点而实现体外抗凝，不容易导致机体出血。实施方法：在血管通路滤器前静脉泵入肝素，在滤器后以鱼精蛋白 1mg：100U 普通肝素的比例持续输注。

11. **无抗凝剂** 对于高出血风险的可不使用抗凝剂。可通过以下措施减少管路内凝血：预充液中加入肝素，预充后用不含肝素的生理盐水将管路和滤器内的肝素预充液排出去掉；适当提高血流速度，保证充足的血流量，但应避免抽吸现象；尽可能采取前稀释模式。

2012 年改善全球肾脏病预后组织

（Kidney Disease：Improving Global Outcomes，KDIGO）指南推荐在间歇性血液透析患者，推荐普通肝素或低分子肝素抗凝，而连续血液净化推荐枸橼酸局部抗凝，而有枸橼酸抗凝禁忌的患者，建议使用普通肝素或低分子肝素。而出血风险增加的患者，不推荐采用无抗凝剂方式，建议应用局部枸橼酸抗凝；避免局部肝素化（即肝素／鱼精蛋白局部抗凝）。而对于肝素诱导的血小板减少症，必须停用所有肝素，建议使用直接凝血酶抑制剂阿加曲班或因子X抑制剂（达肝素钠或磺达肝癸钠）。

（四）连续血液滤过的适应证

1. 急性肾损伤（AKI）　是一组由各种原因所致的急性肾结构和功能在短时间内发生改变的临床综合征，表现为肾小球滤过率突然或持续性下降，尿素和其他代谢产物在血液中蓄积而出现的临床综合征。2012年KDIGO确立了最新的KDIGO-AKI诊断标准：48小时内血肌酐升高≥26.5μmol/L，或7天内血肌酐增高至基础值的1.5倍，或持续6小时尿量<0.5ml/（kg·h）。AKI在妊娠早期多见于感染性流产、产褥期脓毒症，妊娠晚期多见于先兆子痫/HELLP综合征，产后出血及继发的DIC，妊娠期急性脂肪肝和血栓性微血管病。

当急性肾损伤较重时，肾脏不能维持液体、电解质、代谢酸性产物，以及废物的清除平衡。血液滤过治疗的基本原则是为了清除过多的水分或溶质。对于危重患者，血液滤过治疗应尽早开启。

现代ICU开启血液净化肾脏替代治疗（包括血液滤过和血液透析）指征包括：

（1）少尿（尿量<200ml/12h）。

（2）无尿（尿量：0~50ml/12h）。

（3）尿素>35mmol/L。

（4）血肌酐>400μmol/L。

（5）血清钾>6.5mmol/L或快速升高。

（6）对利尿剂无反应的肺水肿。

（7）不能被代偿的代谢性酸中毒，pH<7.1。

（8）血钠离子浓度<110mmol/L或>160mmol/L。

（9）体温>40℃。

（10）尿毒症并发症（脑病、肌病、神经病变、心包炎）。

（11）透析毒素过量。

如果上述有一条满足，即可开始替代治疗，一旦满足2条，强烈建议替代治疗。

模式选择：间歇血透、腹膜透析以及持续肾脏替代治疗（CRRT）均可应用。在2012版KDIGO-AKI指南中明确建议对血流动力学不稳定的AKI患者，建议优先使用持续血液净化而不是间歇血液透析。另外，存在颅脑损伤、脑水肿或颅内压增高的AKI患者，间歇血液透析容易诱发低血压和失衡综合征，从而影响脑灌注压或加重脑水肿。

连续血液滤过治疗剂量的选择：理论上讲，高容量的血液滤过可清除更多的炎性介质，可减轻肾损伤，但并未降低AKI死亡率。2012年KDIGO颁布的AKI指南推荐，AKI患者行肾脏替代治疗时应置换出20~25ml/（kg·h）废液，为避免肾脏替代治疗意外停止造成的置换量不足，可将置换量调成25~30ml/（kg·h）。

血液净化期间仍需要准确评估肾脏功能，以便于制订进一步的血液净化方案和评估肾脏恢复的可能性。虽然在KDIGO标准中根据肌酐、尿量的变化对肾功能的评估至关重要，但是血液净化期间血滤对肌酐的清除，尿量可能因为超滤量的变化而变化，因此尿量和肌酐在评估肾功能方面应用价值受到挑战。有研究认为AKI的生物学标志物NGAL（分子量25kD）不会被CRRT清除，其下降的趋势可准确反映肾功能的恢复。在临床实践中，患者如无明显容量超负荷导致肺水肿的风险时，可适当减少脱水量观察患者自主尿量，从而判断肾功能恢复情况。

何时停止血滤之肾脏替代治疗：包括何时将 CRRT 改为低强度的肾脏替代治疗，如日间持续肾脏替代治疗或间歇血透，肾脏替代治疗何时结束。KDIGO 指南推荐根据以下两项指标选择停止替代治疗时机：一是肾功能改善足以满足患者的需求；而是原发病恢复加强了肾脏支持能力。在停止 CRRT 前后均需评估肾功能状态的变化。有研究认为自主尿量 >100ml/24h 可预示撤离 CRRT 成功。但指南不建议应用利尿剂或降低 CRRT 持续时间及频率来促进肾功能恢复，有可能加重肾功能。对于何时由 CRRT 向间歇血透治疗模式过渡，目前尚无统一定论。我们的经验是循环动力学稳定、心功能恢复可尝试向间歇血透过渡，一旦肾功能出现恶化或血流动力学不稳定，应立即恢复 CRRT 模式。

2. 脓毒症 脓毒症（sepsis）的病理生理学机制复杂，目前普遍接受的是，循环中的促炎和抗炎介质参与了复杂的瀑布样反应，引起细胞和器官功能障碍，严重时导致死亡。脓毒症早期为促炎阶段。血液净化可广谱清除炎性介质，恢复免疫功能。但除了在脓毒症合并 AKI 时进行肾脏支持治疗，目前不推荐高通量血液滤过用于脓毒性休克的常规治疗。但其价值仍待进一步评估。

3. 心肾综合征 心肾综合征为心脏和肾脏中一个器官发生急性或慢性功能失调而导致另一个器官发生急性或慢性损伤和 / 或功能障碍的动态关系。血液净化可通过清除水分减轻心脏的前负荷，清除体内代谢产物及毒素，从而纠正内环境紊乱，减少其对心肌和肾脏的损害。虽然血液净化疗效显著，但并不是所有的心肾综合征都需要行血液净化治疗。慢性心肾综合征除出现药物不能控制的水肿和容量负荷过重外，一般无需血液净化，而对于脓毒症导致的继发性心肾综合征则建议行连续性血液净化治疗。与血液透析相比，连续性血液滤过避免或减少循环容量的波动，稳定了血流动力学，避免了肾脏灌注的不良影响。对于尚有机会恢复肾功能的急性心肾综合征，血液净化方式首选连续性血液净化治疗。

4. 急性肝功能衰竭 肝衰竭（liver failure）是由多种因素引起的肝脏合成、解毒、排泄和生物转化等功能发生严重障碍或失代偿，出现以凝血功能低下、黄疸、肝性脑病等为主要表现的一种临床综合征，病死率极高。在美国和英国，对乙酰氨基酚是急性肝功能衰竭的主要原因，而在世界范围内以病毒性肝炎为主要病因。产妇多见于妊娠期急性脂肪肝、HELLP 综合征、肝破裂。妊娠相关的肝衰竭与其他原因导致的肝衰竭治疗基本相同，主要是避免肝脏毒性药物和支持治疗。对于妊娠相关的急性肝衰竭，尽早分娩可促进肝脏功能恢复，改善母体和胎儿预后。不要因为妊娠的原因而对救命的措施有所保留，因为暴发性肝衰竭或不接受治疗的风险远远大于治疗对胎儿的危害。人工肝是指可替代肝脏功能的体外人工装置，用以支持患者生存等待自身肝细胞再生或桥接至肝移植。其中非生物型人工肝包含一系列血液净化技术，模式可以选择血浆置换、血液灌流、间歇血透、持续血液滤过，其中血浆置换是临床最常用的人工肝治疗模式，将血液中蛋白结合毒素清除，并补充肝衰竭所缺乏的凝血因子，但不能清除中小分子的水溶性物质；而血液滤过，主要清除中分子和部分大分子物质，用于清除体内毒素，并且纠正常见的水电解质紊乱和酸碱平衡的失调；而血液灌流可清除可导致昏迷的芳香族氨基酸、短链脂肪酸、γ- 氨基丁酸、Na^+-K^+-ATP 酶抑制物。非生物型人工肝治疗的适应证：①以各种原因引起的肝衰竭早、中期，凝血酶原活动度介于 20%~40% 的患者为宜；晚期肝衰竭患者病情重、并发症多，应权衡利弊，慎重进行治疗,同时积极寻求肝移植机会。②终末期肝病肝移植术前等待肝源、肝移植术后排斥反应及移植肝无功能期的患者。③严重胆汁淤积性肝病经内科药物治疗效果欠佳者、各种原因引起的严重高胆红素血症。

5. 急性胰腺炎　是多种病因引起的胰腺局部炎症、坏死和感染,并伴有全身炎症反应和多器官功能损害的疾病。在孕产妇,胰腺炎病因多为胆石症,其次为脂质代谢异常导致的高脂血症性急性胰腺炎。对于重症急性胰腺炎,血液净化可清除促炎因子,调节机体免疫紊乱,对脏器有显著的保护功能,改善患者的预后。方式包含连续血液滤过及血浆置换。一般来说,血甘油三酯 >10mmol/L 的患者可接受清除血脂的血液净化治疗,达到甘油三酯 <5mmol/L 的安全水平。

6. 血栓性微血管病　当出现肾损伤时,除了需要血液滤过对肾脏功能进行支持外,还通过血浆置换清除体内特异性致病性抗体和补充体内缺乏的因子。

(么改琦　赵志伶)

参考文献

1. 黎磊石,季大玺. 连续性血液净化. 南京:东南大学出版社,2004.
2. STIMAC D, STIMAC T. Acute pancreatitis during pregnancy. Eur J Gastroenterol Hepatol, 2011, 23 (10): 839-844.
3. 中华医学会消化病学分会胰腺疾病学组,中华胰腺病杂志编辑委员会,中华消化杂志编辑委员会. 中国急性胰腺炎诊治指南(2013 年,上海). 中华消化杂志,2013, 33 (4): 217-222.

第四节　血浆置换技术

血浆置换(plasma exchange)已经成功应用于妊娠相关性血栓性微血管病(TMA),如血栓性血小板减少性紫癜(TTP)、产后溶血性尿毒综合征(HUS),以及妊娠相关急性脂肪肝、高甘油三酯性急性胰腺炎等的治疗,可改善母儿结局。本章节就血浆置换机制、原理及适应证进行详细介绍。

血浆置换是血浆治疗(plasma therapy)中最传统的一种方法,是指用离心或血浆分离器(滤过或吸附方式)的方法,从全血中分离出血浆,同时向体内补充等量新鲜血浆或其他替代品,从而达到清除其中含有的致病因子、补充血浆因子和免疫调节作用的治疗方法。

一、血浆置换的机制

能清除致病因子包括自身抗体、免疫复合物、炎症因子,以及与蛋白结合的毒物与药物等,进而减轻上述致病因子对组织器官的损害;血浆置换对于大多数疾病并非病因性治疗,能迅速有效地降低致病因子浓度,降低由此导致的损害,使疾病得以缓解,故不能忽视针对性的病因治疗。补充血浆因子如白蛋白、免疫球蛋白、凝血因子、补体、调理因子及其他重要的生物活性因子并可以起到免疫调节作用。

二、血浆分离技术原理

血浆置换过程中血浆与血液分离的方式主要有离心和膜过滤方式。

1. 离心法　离心法利用离心力根据其密度将全血分离成血浆和细胞成分。

2. 膜式分离法　膜过滤技术使用不同孔径的合成膜滤器。与血液透析过滤器类似，血浆置换过滤器由许多中空纤维管组成，这些中空纤维管由具有相对较大孔径（直径 0.2~0.6μm）的膜材料并行布置。血液通过中空纤维管泵送；大孔隙足以允许血浆（蛋白质和血浆水）滤过并弃掉，同时将细胞保留在中空纤维腔内。当细胞通过典型的血液透析管路返回患者体内时，血浆被排出。

3. 其他　血浆置换与其他形式耦合在一起，先分离出血浆和细胞成分，再从细胞成分中进一步分离出血小板和白细胞进而予以清除。

三、血浆置换参数设置

1. 临时血管通路的建立　可通过静静脉穿刺、动静脉穿刺及中心静脉留置导管建立临时血管通路。其中深静脉置管可保证持续且较大的引血速度，临床较为常用。

2. 血浆置换的量和频率　血浆置换的目的是清除致病性自身抗体和毒素，最初始的每次治疗剂量是置换 1~1.5 倍的血浆容量，可以分别达到清除体内 60%~75% 的大分子物质。

$$预估血浆容量（成人）=0.07×体重（kg）×（1-血细胞比容）$$

血浆置换效果取决于以下两个因素之间的平衡：①异质蛋白或抗体产生的速率；②血浆清除的效果。抑制异质蛋白的生成可能需要几周的时间，可能较长时间内需要每

日或几乎每日的血浆置换治疗。

3. 置换液的选择　新鲜冷冻血浆或库存血浆，5% 白蛋白，晶体液如 0.9% 生理盐水或乳酸林格液。首选血浆，当血浆数量不足时，常用 5% 的白蛋白和 0.9% 生理盐水按照 1:1 的比例混合替代缺少的血浆，但是此配比缺乏凝血因子和免疫球蛋白。

4. 血泵流速设置　膜式血浆分离要求血流速稳定在 80~120ml/min，跨膜压应低于 50mmHg，血浆清除速率为控制在血流速的 20%~25%，跨膜压 ≤ 50mmHg 离心式血浆分离法要求血流速稳定在 30~50ml/min 即可。

5. 抗凝　为防止体外管路内凝血系统的激活，血浆置换需要抗凝。

（1）无肝素禁忌时可选用肝素抗凝，维持剂量为 20U/(kg·h)，可根据抗凝效果调整肝素剂量，使得滤器后血液 APTT 维持在 100~140 秒，体内维持在 35~45 秒。由于有显著的肝素和血浆一起被清除，肝素在血浆置换中应用的剂量是高于血液透析或血液滤过的。

（2）当凝血功能异常或有明显的出血风险时，优先使用枸橼酸抗凝。

（3）在接受标准口服抗凝剂的情况下，可在管路局部内加用肝素过的枸橼酸钠，肝素的用量可减少 50%。

四、血浆置换的临床适应证

当致病因子是大分子物质或者疾病是由于缺乏血浆某种成分时即可考虑进行血浆置换治疗。

1. 血栓性微血管病（TMA）　是一组急性临床病理综合征，主要表现为微血管病性溶血性贫血、血小板减少、微循环中血小板血栓造成器官受累。经典的 TMA 主要指 HUS 及 TTP。病理学上主要表现为血管内皮细胞肿胀、内皮下无定形绒毛状物质沉积和血管腔内血小板聚集形成微血栓导致血管腔内栓

塞,出现血小板消耗性下降、红细胞通过管腔内机械性破坏增加导致红细胞碎裂等微血管系统异常。

TTP 分为先天性和获得性(免疫源性)两种,前者主要是编码 vWF 剪切酶 *ADAMTS-13* 基因的纯合或复合杂合突变导致 ADAMTS-13 严重不足,后者是由于存在 IgG 型抗 ADAMTS-13 抑制性自身抗体。获得性 TTP 又分为原发性和继发性两种,大多数获得性 TTP 属于原发性,病因不明,继发性 TTP 常常具有潜在疾病或诱发因素,比如系统性红斑狼疮、HIV 感染、巨细胞病毒感染和 / 或特定的诱发因素(如妊娠或药物)。急性期 ADAMTS-13 活性低于 10% 是诊断 TTP 的阈值。

TTP 被美国血液分离协会、澳大利亚及新西兰学会认定为临床一线治疗策略。可疑 TTP 时即可进行血浆置换,同时在血浆置换前要留取血样检测 ADAMTS-13 活性用于确诊 TTP。确诊 TTP 后应尽快进行血浆置换,因其可补充大量 ADAMTS-13,清除 ADAMTS-13 抗体或大分子 vWF,接受血浆置换后,80% 获得性 TTP 的患者可治愈。血浆置换应每日进行,直至血小板恢复正常。

血浆置换目前是治疗非典型 HUS 的一线方案,尤其是对于补体 H 因子基因突变或者存在 H 因子抗体的患者。血浆置换可清除患者血液中的自身抗体或脱变的补体调节因子,并替换那些缺失或功能不足的补体调节因子。如今随着对疾病发病机制的了解加深,以及依库珠单抗的广泛应用,TPE 应用减少,不过在确诊前,仍然考虑将 TPE 作为疑似 TTP 患者的标准治疗。

2. 灾难性抗磷脂综合征(CAPS) 抗磷脂综合征是由于抗心磷脂抗体、抗磷脂抗体(狼疮抗凝物质)和抗 β_2- 糖蛋白抗体的存在,从而导致机体处于高凝状态,表现为微血管动静脉血栓形成、妊娠丢失和多脏器功能衰竭的自身免疫性疾病。而 CAPS 是抗磷脂综合征的严重表现,起病急,如不及时识别和治疗可导致死亡,目前该定义为:①至少累及 3 个器官(肾脏损害定义为血肌酐上升 50%,严重高血压 >180/100mmHg 和 / 或 24 小时蛋白尿 >500mg);②在不到一周内出现临床症状(在几天或几周);③组织病理学证实一个组织中的血管出现闭塞;④存在抗磷脂抗体(滴度高于 40U/L)。孕期和产褥期均可出现,以孕期为主,产妇死亡率可高达 46%。妊娠和产后是 CAPS 的高危时期,治疗措施主要包括消除诱发因素,预防和控制血栓的进展,抑制过量产生的细胞因子。血浆置换可以清除孕期抗磷脂抗体、炎症介质、补体,并补充凝血因子。另外,血浆置换可短暂延长孕周为激素促进胎儿成熟争取一定时间。

美国血液分离协会将血浆置换作为灾难性抗磷脂综合征 II 类的支持治疗措施。抗磷脂综合征工作小组在第十四届会议上推荐抗凝、糖皮质激素联合血浆置换为 B 级推荐意见。如对抗凝和糖皮质激素没有反应时可开始治疗性血浆置换。对于重症患者和有微血管溶血性贫血的患者,治疗性血浆置换可作为一线治疗。此血浆被用作置换液,以补充天然抗凝剂如抗凝血酶和蛋白 C 和 S。大多数已发表的病例中报告每日或隔日一次治疗性血浆置换,根据临床反应确定治疗性血浆置换治疗持续时间;无单一临床参数或实验室参数用于确定何时停止治疗。

3. 系统性红斑狼疮 系统性红斑狼疮(SLE)是一种慢性炎性疾病,血液中的自身抗体、免疫复合物及补体沉积导致细胞和组织损伤。该疾病主要见于育龄期女性(男:女为 1:10)。临床症状不特异(如疲乏、不适、发热、厌食、恶心、体重下降),可有一个或多个器官系统受累。SLE 肾脏受累(狼疮肾炎)与高死亡率有关,但进展程度及进展率差异较大。TPE 可清除致病性自身抗体和免疫复合物,可降低抗核抗体滴度、抗双链 DNA 滴度,并促进补体成分的恢复,但对于临床预后的改善报道不一。目前在重度狼疮如狼疮脑炎或合并弥漫性肺泡出血患者建议血浆置换治疗,为 Ⅱ 级推荐,而狼疮肾炎为 Ⅳ 级推荐。

4. HELLP 综合征　是一种围产期血栓性微血管病变,特征是出现溶血、血小板减少和肝功能异常。通常出现在孕期,有 1/4 发生在分娩后。HELLP 综合征伴随着先兆子痫,也可无高血压或蛋白尿。重症患者可能出现 DIC 和多器官功能衰竭。HELLP 综合征的治疗应及时终止妊娠。治疗性血浆置换通常用于产后 48~72 小时临床症状没有改善的患者,为 Ⅱ 级推荐。

5. 妊娠期高甘油三酯血症性胰腺炎　妊娠期受多种激素影响,胆固醇和甘油三酯升高,脂蛋白酯酶活性降低,脂蛋白代谢异常,严重时可导致高甘油三酯血症。大量甘油三酯在胰腺中被分解,产生的过量的游离脂肪酸,对毛细血管和腺泡细胞具有高度毒性,必要时需要 TPE。文献报道在单次 TPE 治疗后,49%~80% 的病例出现甘油三酯水平的降低。对于急性胰腺炎患者,进行一次治疗性血浆置换可改善其临床情况,并降低甘油三酯水平,为 Ⅲ 级推荐。

6. 妊娠急性脂肪肝（AFLP）　是一种少见但致命的妊娠期并发症,大多数发生在妊娠晚期,病理生理特点是肝脏脂肪微滴浸润,大量细胞在短时间内可快速发生脂肪变性,以肝肾功能急剧衰竭和凝血功能障碍为主要特征,并可伴有肝性脑病。当患者肝功能急剧恶化或经综合支持治疗病情仍进展,行血浆置换,可改善临床预后。

五、血浆置换的并发症

通常来说,血浆置换患者耐受性好,比较安全。即使发生并发症,后果并不严重,死亡事件罕见发生。

1. 管路相关的并发症

(1)导管相关血行感染:指留置血管内装置的患者出现菌血症,经外周静脉抽取血液培养至少一次结果阳性,同时伴有感染的临床表现,且除导管外无其他明确的血行感染源。常见表现为发热、寒战,或置管部位红肿、硬结或有脓液渗出。出现下述任意一项可考虑为导管相关性感染:①有 1 次半定量导管培养阳性(每导管节段 ≥ 15CFU)或定量导管培养阳性(每导管节段 ≥ 1 000CFU),同时外周静脉血也培养阳性并与导管节段为同一微生物;②从导管和外周静脉同时抽血做定量血培养,两者菌落计数比(导管血∶外周血) ≥ 5∶1;③从中心静脉导管和外周静脉同时抽血做定性血培养,中心静脉导管血培养阳性出现时间比外周血培养阳性至少早 2 小时;④外周血和导管出口部位脓液培养均阳性,并为同一株微生物。

(2)根据血滤置管的位置不同,有导致血气胸或局部血肿形成的风险。

2. 置换液相关的并发症

(1)过敏反应:发热、寒战、荨麻疹、低血压及哮喘。

(2)病毒感染。

(3)电解质紊乱:如低钾血症、低钙血症和维生素的丢失,以及枸橼酸导致的代谢性碱中毒。

(4)25% 白蛋白导致的溶血,反复应用白蛋白作为置换液会导致免疫球蛋白和补体的缺失。

3. 其他　血浆置换的初期出现低血压,血小板减少症,液体负荷过重导致心力衰竭或抗凝不充分导致肺栓塞等。

（么改琦　赵志伶）

————　**参考文献**　————

1. SCULLY M, CATALAND S, COPPO P, et al. Consensus on the standardization of terminology in thrombotic thrombocytopenic purpura and

related thrombotic microangiopathies. J Thromb Haemost, 2017, 15 (2): 312-322.

2. SCHWARTZ J, PADMANABHAN A, AQUI N, et al. Guidelines on the Use of Therapeutic Apheresis in Clinical Practice—Evidence-Based Approach from the Writing Committee of the American Societyfor Apheresis: The Seventh Special Issue. J Clin Apher, 2016, 31 (3): 149-162.

3. FOX LC, COHNEY SJ, KAUSMAN JY, et al. Consensus Opinion on Diagnosis and Management of Thrombotic Microangiopathy in Australia and New Zealand. Intern Med J, 2018, 23 (6): 507-517.

4. MIYAKIS S, LOCKSHIN MD, ATSUMI T, et al. International consensus statement on an update of the classification criteria for definite antiphospholipid syndrome (APS). J Thromb Haemost, 2006, 4: 295-306.

5. ESPINOSA G, BUCCIARELLI S, CERVERA R, et al. Laboratory studies on pathophysiology of the catastrophic antiphospholipid syndrome. Autoimmun Rev, 2006, 6: 68-71.

6. ANDREAS K, BILJANA B, LUIS FQ, et al. Efficacy of plasma exchange and immunoadsorption in systemic lupus erythematosus and antiphospholipid syndrome: A systematic review. Autoimmun Rev, 2016, 15 (1): 38-49.

第五节　体外膜氧合技术

人工心肺替代技术也称作体外生命支持技术（extracorporeal life support，ECLS）。它可以通过人工机械装置对呼吸、循环功能的辅助支持达到部分或全部替代患者心肺功能，挽救急危重症患者生命。目前，公认的可以快速建立的 ECLS 系统是体外膜氧合（extracorporeal membrane oxygenation，ECMO）技术，ECMO 作为一种短期心肺辅助支持系统，是目前危重症心肺功能障碍有效、可靠的床旁支持手段。ECMO 以血泵及体外氧合器为核心组成了人工体外循环装置，可以进行体外的气体交换和循环驱动，从而部分或完全替代患者心肺功能，实现对呼吸和／或循环的支持。

ECMO 是由体外循环心血管手术中使用的人工心肺机发展而来。1971 年，世界上首次运用 ECMO 技术成功抢救多发伤导致呼吸衰竭的成年患者。1975 年，美国报道了第一例用 ECMO 技术成功救治新生儿

呼吸衰竭的病例。随着技术水平的提高和心肺辅助设备的改进，尤其是 2009 年以来 ECMO 成功用于重症甲型流感肺炎的呼吸支持之后，全球 ECMO 病例数量呈现快速增长势头。截至 2017 年，在体外生命支持组织（extracorporeal life support organization，ELSO）注册的 ECMO 中心已达 305 个，其中也包括我国北京、上海和广州等多个省市的大型医院。不但数量增长，ECMO 的救治成功率也逐年升高。据统计，ECMO 在救治甲型流感所致的呼吸窘迫综合征（ARDS）患者时生存率已达 60%~70%。ECMO 从最初多用于新生儿呼吸衰竭的治疗，已拓展到成人重症病例的治疗，主要用于治疗 ARDS 和急性心力衰竭等。

一、ECMO 的原理

ECMO 的高效运转有赖于通畅的体外循环通路，这一通路的建立可采用血管

内插管方式来实现。按插管方式不同，ECMO 主要分为静脉 - 动脉 ECMO（VA-ECMO）和静脉 - 静脉 ECMO（VV-ECMO）两种基本模式。这两种模式可以发生不同方式的变化和组合，以满足特定情况下的需求。

　　VA-ECMO 是通过静脉血管内插管将未氧合血经静脉插管引出体外，经体外管路，通过氧合器（人工肺）后获得氧合，再回输到大动脉（通常是主动脉）的过程，血液流经体外管路的动力来源于血泵高速旋转产生的驱动力（图 12-1）。VV-ECMO 也是将未氧合血经静脉插管引出到体外管路，经过氧合器氧合后转变为氧合血，然后再回输到右心，依靠自主循环氧合血从右心进入肺循环、左心，最终灌注外周组织器官（图 12-2）。

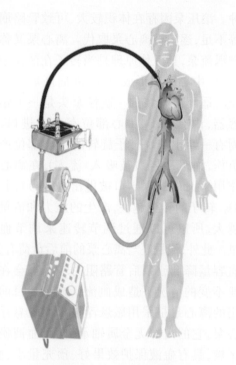

图 12-2　VV-ECMO 原理

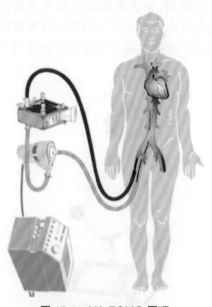

图 12-1　VA-ECMO 原理

　　无论是 VV-ECMO，还是 VA-ECMO 模式，它们都是将静脉血从中心静脉引流到体外管路，经过氧合器，再泵入患者体内。VV-ECMO 在静脉血回流到右心前进行气体交换，用于救治严重呼吸衰竭患者，它没有直接的血流动力学支持作用，又称为呼吸 ECMO。VV-ECMO 需要在上腔和下腔静脉的主要属支血管分别插管，如右侧颈内静脉与左或右侧股静脉。与 VV-ECMO 不同，VA-ECMO 除了能提供呼吸支持外，还可以提供血流动力学支持，又被称为心脏ECMO。VA-ECMO 只能将一部分回流右心的静脉血引至体外 ECMO 管路，通过氧合器后回输动脉系统，剩余静脉血仍然回流到右心，经患者自身肺循环流入左心，再进入动脉。VA-ECMO 需要在颈内静脉或股静脉与股动脉分别插管。

二、ECMO 的装备

　　简单来讲，ECMO 是将血液引出体外后在机械泵的驱动下再次注入患者循环系统，在此过程中氧合器供给氧气并排出二氧化碳，下面简要介绍 ECMO 需要的关键设备与耗材。

（一）血泵

　　ECMO 血泵分为滚压泵和离心泵两

种。滚压泵因存在体积较大、可致管路崩脱等不足，逐渐被离心泵取代。离心泵又称强制涡流泵，其工作原理是当转子在液体中旋转时，中心区域形成负压，外周区域形成正压。适配离心泵的一次性泵头是一个塑料容器，内有转子，中心部位有一个进口，外周有一个出口。转子旋转时中心部位产生负压，血液从入口被吸入（流入），在离心力作用下又从外周出口被甩出（流出）（图12-3）。转子的转速越快，产生的压力和流量就越大，所以可以通过调节转速来调节血流量。此外，流量还与离心泵的前后负荷有关，血容量降低或泵后管路阻力增高都会在转速不变的情况下造成血流量减少。目前常用的离心泵是采用磁悬浮技术的磁悬浮离心泵，它的内部无金属轴承，也无血液瘀滞区域，具有血液保护效果好、预充量小、血-异物接触面积小、可长时间连续工作等优点，已逐步占领应用的主流地位（图12-4A、图12-4B）。

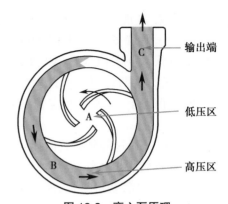

图 12-3　离心泵原理
A. 低压区；B. 高压区；C. 输出端

（二）氧合器

氧合器是ECMO系统的关键部件，它分为膜式氧合器和渗透膜氧合器，膜式氧合器又分为微孔型膜式氧合器和无孔型膜式氧合器。渗透膜氧合器已在ECMO系统中被临床广泛使用，正逐渐取代其他类型氧合器。它内部由大量相互交叉的中空纤维丝构成，不同的纤维丝内部分别流动着血液与气体，

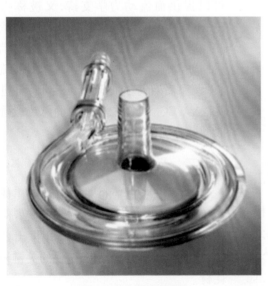

图 12-4A　离心泵泵头

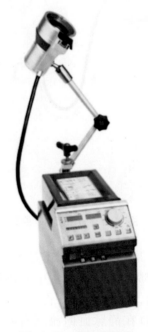

图 12-4B　离心泵装置

两者不断进行着气血交换。渗透膜氧合器相对其他类型氧合器能基本避免血浆渗漏、气体交换性能更为优越、可长时间使用。另外，其材料表面还加有肝素涂层隔离了血液与人工材料，减少了凝血系统的激活，生物相容性较好，优点更为突出。它还将变温水直接引入氧合器内，在血液流经氧合器时就能完成血液的温控（图 12-5）。

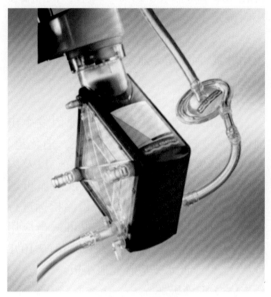

图 12-5　氧合器

（三）动静脉插管

ECMO 是一种体外循环系统，需要把患者的血液从体内引出，然后再回输。合适口径的血管内插管与适当的插管位置对于 ECMO 治疗成功与否至关重要。从患者体内引流血液至 ECMO 系统的插管属于静脉插管，而把血气交换后的血液回输患者体内的插管属于动脉插管。ECMO 的治疗方式不同，插管位置的选择亦有不同。VV-ECMO 时静脉与动脉插管的途径通常选择右侧股静脉做静脉插管，右侧颈内静脉做动脉插管。简言之，血液是从股静脉经体外循环流向右心房。但如果患者腹压增高影响到股静脉插管的血液引流，如妊娠等，则应

选择右侧股静脉做动脉插管，右侧颈内静脉做静脉插管，此时血液流动方向与前相反。有研究显示，前一种插管方式的再循环比例较低。VA-ECMO 时静脉插管途径可选股静脉、颈内静脉等，动脉插管途径可选股动脉、腋动脉和颈总动脉等。动静脉插管都有不同口径可供选择，准备施行 ECMO 前，须根据患者体重选择合适的插管（图 12-6A、图 12-6B）。

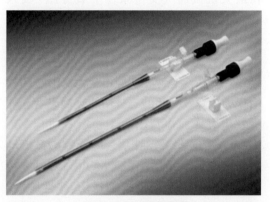

图 12-6A　动脉插管

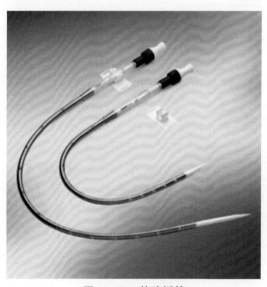

图 12-6B　静脉插管

（四）变温水箱

变温水箱也是 ECMO 系统的重要组成部分。它能对患者体温进行双向调节，即升

高或降低体温,主要作用是维持正常体温或治疗性低温。变温水箱产生的变温水经氧合器的特定接口进入内部与血液进行热交换,实现对血液温度的控制,但在氧合器内部血液与水是相互分离的。

三、成人 ECMO 应用

(一) 适应证及禁忌证

VV-ECMO 适应证是重度 ARDS 患者,在最大机械通气支持条件下氧分压/吸入氧浓度(PaO$_2$/FiO$_2$)<100mmHg,肺泡动脉氧分压差(AaDO$_2$)>600mmHg,或肺内分流>30%,而 VA-ECMO 适应证是各种原因导致的急性或慢性心功能不全无法通过药物治疗维持有效循环的心脏功能衰竭患者。呼吸发生衰竭而血流动力学稳定者适合 VV-ECMO,而继发于心脏泵衰竭导致的血流动力学紊乱适合采用 VA-ECMO 模式,以进行循环支持。不可恢复的脑损伤、恶性肿瘤、严重不可逆性多器官损害则为 ECMO 的禁忌证。

(二) 循环管理

对于泵功能衰竭的心脏 ECMO 支持,将多巴胺、多巴酚丁胺、肾上腺素等正性肌力药物用量降至较低水平,保持一定的心脏兴奋性,同时减少心脏的容量负荷,维持中心静脉压(CVP)低于 8mmHg 较为理想。如 CVP 过高可利尿或用血液滤过排出体内过多的液体。成人 ECMO 平均动脉压维持在 50~60mmHg。如混合静脉血氧饱和度(SvO$_2$)>60%,脉搏血氧饱和度>95%,血乳酸<2mmol/L,则提示组织灌注良好。

(三) 呼吸管理

让肺休息是 ECMO 治疗的主要目的之一,通过采用小潮气量,限制气道平台压在 30cmH$_2$O 以内,避免肺泡萎陷等肺保护性通气策略最大限度减少肺的进一步损伤。根据血气分析及胸部影像学检查评判肺功能恢复情况,维持组织器官最佳氧供,并适时逐步向自主气体交换过渡。

(四) 抗凝管理

血液引出体外接触到管路时会激活自身凝血系统导致血栓形成,因此 ECMO 治疗需对患者全身抗凝。肝素是最常用的抗凝剂,激活凝血时间(ACT)和活化部分凝血活酶时间(APTT)可以作为监测指标,把 ACT 维持在 150~200 秒,APTT 50~70 秒。间隔 2~3 小时测定上述指标,随时调整肝素用量维持凝血状态。发生严重渗血、出血时可少用或不用肝素,但需增大血泵流量,减少血栓形成机会。

(五) 出血处理

ECMO 患者可能由于各种原因发生出血,它也是 ECMO 的常见并发症。消化道、颅内等部位出血可通过症状、体征,以及内镜、CT 等检查方法发现。如出现渗血可通过 ACT、APTT、血栓弹力图等检验指标进行监测,并补充相应凝血物质,也可适当应用止血药物。血小板需维持在(50~70)× 10^9/L 或以上,低于此水平应补充血小板。

(六) 血液破坏

一般情况下,ECMO 造成的红细胞、血小板等血液成分破坏较轻。但如果发生严重溶血,出现血红蛋白尿,应补液、利尿、碱化尿液,促进血中游离血红蛋白排出,保护肾脏功能。

(七) ECMO 脱机指标

VA-ECMO 辅助下患者心脏功能如逐步恢复,就可以缓慢减少 ECMO 提供的流量,当流量减至仅为患者自身血流量的 10%,可考虑停止 ECMO 治疗,停用后需适当调整正性肌力和血管活性药物剂量,稳定患者循环。

动脉血的动脉血氧饱和度(SaO$_2$)逐渐升高,超过肺动脉静脉血的 SvO$_2$ 时,说明患者自身的肺能够氧合静脉血,从而使 SaO$_2$ 高于 SvO$_2$,肺功能恢复,此时可考虑停用 VV-ECMO。

四、ECMO 的机械并发症

ECMO 治疗时出现机械并发症并不少见,据 ELSO 注册数据库统计其发生率为14.9%。并发症可在看似平稳的运行过程中突然发生,然而在发生前往往有易被忽略的征兆,比如循环管路的压力升高,氧合器排气口缓慢漏血,以及动脉管路中出现气体等。因此,需要有专业的医师守护在床旁及时发现这些征象,并快速处理。

(一) 血栓形成

ECMO 管路中的血栓形成是最常见的机械并发症之一,有时即使凝血指标达到了抗凝方案的要求也不能完全杜绝血凝块形成。一旦确定是血栓阻塞导致 ECMO 体外循环无法进行,则需更换部分或全部部件。

(二) 气栓

据 ELSO 数据库统计管道内气栓占总并发症的 4%。小的气栓可以是静脉管路中的微小气泡,大的气栓则可能直接进入患者体内造成气体栓塞。ECMO 的静脉管路位于血泵前端,由于血泵旋转产生的抽吸作用会形成很大的负压,一旦静脉管路打折、堵塞或者静脉血引流不畅时,血液中的气体会被负压抽吸出来,如此时血泵不及时停止,大量气体会经过管路进入患者体内形成气栓。管路内压力过高造成氧合器膜破裂后气路与血路连通或管路崩脱同样也是造成气栓的原因。

静脉端接口不紧或静脉插管侧孔移位可形成小的气泡,这些气泡很小,对患者危害不大,可以被 ECMO 管路上的气体捕捉装置截获、排出。氧合器也可以拦截大量气泡,通过预留的开口同样能排出气泡。

(三) 氧合器失效

氧合器失效在 ECMO 运行过程中很少发生,失效的原因有氧合器血气交换效率下降,氧合器内血凝块形成致氧合器前压力显著上升,氧合器血浆渗漏。若出现这些现象,需要 ECMO 团队医师加以鉴别,并判断是否有必要更换氧合器。

(四) 插管相关并发症

ECMO 动静脉插管的相关并发症主要发生于置管时和之后的 ECMO 运转过程中。置管操作时主要是各种血管损伤,插入静脉导管时可能撕裂颈内静脉和上腔静脉造成胸腔大出血;插入动脉导管时可能损伤颈总动脉内膜造成动脉夹层,甚至主动脉夹层;动脉导管置入过深,可进入升主动脉、锁骨下动脉或通过主动脉瓣进入左心室等。插管位置不正确会引起相应的症状,假如导管误入右锁骨下动脉,氧合血大量灌注右上肢,全身其他部位因得到的是未氧合血而出现低氧和发绀。所以,插管后应拍摄胸部 X 线片以确定导管位置和深度。此外,插管在使用时还可能发生意外脱出,但属于很罕见的并发症。

(么改琦　汪宗昱)

参考文献

1. SHORT BL, WILLIAMS L. ECMO specialist training manual (ECMO 培训手册). 赵举, 金振晓, 等译. 北京: 人民卫生出版社, 2015.
2. SAAD AF, RAHMAN M, MAYBAUER DM, et al. Extracorporeal Membrane Oxygenation in Pregnant and Postpartum Women with H1N1-Related Acute Respiratory Distress Syndrome. Obstet Gynecol, 2016, 127 (2): 241-247.
3. 龙村. 体外膜肺氧合循环支持专家共识. 中国体外循环杂志, 2014, 12 (2): 65-67.

第六节　产科输血及液体管理

一、产科输血

危重症产妇输血的主要目的是维持有效循环血容量,保证足够的血液携带运输氧气的能力,补充凝血物质,改善凝血功能。输血量过多,可能引起重要器官功能的异常,加重患者病情。在临床输血过程中,需要对输血量,以及输注成分和输血速度进行严格管理,保证危重症产妇的输血安全。

(一)输血适应证

包括急、慢性血容量和血液成分丢失及凝血机制障碍等。通常情况下,产妇失血量在自体血容量 10% 以下,可通过机体自身组织间液向血液循环的转移而得到代偿,临床上常无血容量不足的表现,通常不需输血。血容量减少在自体血容量的 10%~20%,也可考虑不给予输血,补充适量的晶体溶液或胶体溶液。当失血量占血容量的 20%~50% 时,在补充适量的晶体溶液或胶体溶液的同时,应输红细胞,使血细胞比容达到 35%。当血容量减少在 50% 以上时,除输红细胞、晶体溶液或胶体溶液外,还应适量输白蛋白和血浆,补充凝血物质,必要时可输血小板。

(二)成分输血

1. 成分输血主要种类　包括红细胞、血浆、冷沉淀、血小板及凝血物质。成分输血的优点是成分血的浓度和纯度高,副作用小,可以节省血资源,减少输血反应。

2. 成分输血指征

(1)红细胞输注主要用于提高血液携氧能力,用于有效循环血容量基本正常或低血容量已被纠正的患者。同时存在低血容量时,可在输注红细胞同时输注晶体液或胶体液补充有效循环血容量。当血红蛋白 <70g/L,应考虑输注红细胞;血红蛋白在 70~100g/L 之间,根据患者病情决定是否需要输注红细胞。当急性大失血、生命体征不稳定时,应迅速输血,不建议以化验指标作为输血依据。

(2)血小板输注用于血小板数量减少或功能异常伴有出血倾向的患者。无出血或不需要手术的患者,血小板计数 $<10 \times 10^9/L$ 时应输注血小板。血小板计数 $<30 \times 10^9/L$,伴出血或出血倾向者,应输注血小板。在 $(50\sim100) \times 10^9/L$ 之间,应根据患者具体情况决定。有严重出血或重要功能部位的出血,如中枢神经系统,可适当放宽指征(最宽至 $100 \times 10^9/L$)。对于接受手术或有创操作的患者应输注血小板至 $50 \times 10^9/L$ 以上。对于 TMA 患者,原则上不给予输注血小板,必要时多学科共同讨论决定。

(3)血浆输注用于各种原因引起的多种凝血因子缺乏,并伴有出血表现时。理论上新鲜冷冻血浆含有全部凝血因子、白蛋白和免疫球蛋白,主要用于补充多种凝血因子,实际含量因血浆采集过程和储存时间等因素存在差异。普通冷冻血浆含有全部稳定的凝血因子(缺乏不稳定的凝血因子-凝血因子Ⅷ和凝血因子Ⅴ),主要用于补充稳定的凝血因子。

(4)洗涤红细胞输注用于避免引起同种异型白细胞抗体和避免输入血浆中某些成分(如补体、凝集素、蛋白质等),包括对血浆蛋白过敏、自身免疫性溶血性贫血患者,高钾血症及肝肾功能障碍和阵发性睡眠性血红蛋白尿症的患者。

(5)冷沉淀内含凝血因子Ⅴ、Ⅷ、Ⅻ和纤维蛋白原等,适用于凝血功能障碍的患者,也可以用于凝血因子缺乏的疾病,如轻型甲型血友病、血管性血友病、纤维蛋白原缺乏症及因子Ⅷ缺乏症患者。

(三)输血常见不良反应

1. 发热反应 输血后短期内或输血过程中即发生寒战、发热,恶心、呕吐、皮肤潮红,持续1~2小时。有时可在输血几小时后才反应。应立即停止输血,密切观察病情变化。

2. 溶血反应 常见原因为误输ABO血型不合的红细胞,也可由于血液输入前血液保存时间过长、温度过高或过低等原因导致大量红细胞被破坏。临床表现为输血后患者很快出现头痛、胸痛、心前区不适、寒战、高热、恶心、呕吐、呼吸急促等表现,严重者可以导致休克。大量溶血可出现血红蛋白尿及异常出血。当怀疑有溶血反应发生时应立即停止输血,核对受血者与供血者姓名和血型,并抽静脉血以观察血浆色泽。溶血者血浆呈粉红色。同时作离心涂片检查,溶血时血清内含血红蛋白。溶血时尿呈褐色,尿血红蛋白测定阳性。收集供血者血袋内血和受血者输血前后血样本,重新作血型鉴定、交叉配合试验及作细菌涂片和培养以查明溶血的原因。

治疗的重点为立即停止输血,进行以下治疗:①抗休克;②保护肾功能:血压稳定时给利尿剂,直到血红蛋白尿基本消失为止;根据患者心功能情况增加补液量,碱化尿液,促进血红蛋白结晶溶解,防止肾小管阻塞;③维持水电解质与酸碱平衡;④防治弥散性血管内凝血;⑤如果输入的异型血量过大或症状严重时可考虑换血治疗。

3. 过敏反应 多在输血即将结束时发生,也可出现在刚开始时。主要表现为荨麻疹、血管神经性水肿、胸闷、气短,严重者可出现呼吸困难、低血压休克。出现过敏反应后应立即减慢输血速度,给予地塞米松、异丙嗪等。如出现呼吸困难、休克患者应立即停止输血,并给予肾上腺素皮下注射,快速补液积极抗休克治疗。

4. 细菌污染反应 反应程度与污染细菌的种类、输血量和受血者的免疫功能相关,出现寒战、发热等菌血症表现,严重者可出现感染中毒性休克、多脏器功能障碍。出现细菌污染反应应立即停止输血,将剩余血与抽取的患者血标本作血培养和药敏试验。积极抗感染、抗休克和器官功能支持治疗。

5. 大量输血后反应 大量输血的定义有3个:①24小时内输入≥10U的红细胞;②1小时内输入4U的红细胞,并且需要继续输血;③3小时内输入血容量1/2的血量。常见不良反应包括:①充血性心力衰竭和肺水肿;②枸橼酸钠中毒;③出血;④血管微栓塞;⑤低体温反应。危重症产妇需大量输血时应注意控制输血速度,输注过程中监测生命体征和血流动力学参数变化,合理选用输血成分,监测酸碱平衡及凝血功能,同时注意患者保温,避免体温过低。

(四)自体输血

危重症产妇大量出血时应考虑自体血液回输。自身输血有三种类型:稀释式、贮存式和回收式自身输血。自体输血是目前保证输血安全最有效的方法,可以降低血库异体血的需要量。自体输血能够避免异体输血导致的血源传播性疾病、输血导致的免疫抑制反应、血液质量高、功能好、没有输错血的风险等。血细胞回收过程中的低血压、病原体污染、来源于胎儿红细胞引起的母体同种免疫等是需要考虑的问题。从现有临床证据来看,产科患者应用自体血回输是相对安全的。不同国家和地区对于产科领域应用自体血回输技术的适应证各不相同,规范合理应用此项技术对于孕产妇救治至关重要。

二、产科危重症患者的液体管理

(一)正常人体体液分布

人体体液总量约占体重的60%,分为细胞内液和细胞外液,细胞内液量占体重的40%,细胞外液量占体重的20%。通过细胞膜上Na^+/K^+ATP泵的调节,使细胞内液的容量和成分保持恒定。水可以自由进出各间隙,电解质可以在细胞外液自由出入,但不能在细胞内、外自由交流。细胞外液由组织间液和血浆组成。细胞内液以K^+为主,细胞外液以Na^+为主,Na^+是形成细胞外液渗透压的主要物质。血浆中含有无机离子(主要是Na^+和Cl^-)和溶于水的大分子有机物(主要是白蛋白、球蛋白、葡萄糖和尿素)。正常血管内皮允许水分子和小分子物质(如Na^+和Cl^-)自由通过,但限制大分子物质(如白蛋白或人工合成胶体)的通过,从而使其保留在血管内。

(二)危重症产妇血流动力学监测

血流动力学监测的指标主要包括:心脏的前负荷、后负荷,心肌的收缩舒张功能,结合血气分析等指标还可进行全身氧代谢的监测。主要用于指导容量复苏,其最终的目的是改善组织灌注与氧代谢状况。

血流动力学监测方法可分为无创伤性和有创伤性两大类。无创血流动力学监测包括无创血压、心率、血氧饱和度等。有创血流动力学监测包括有创血压、中心静脉压、心排血量、体循环阻力和肺动脉楔压等。

1. 临床血流动力学监测指标及其临床意义

(1)血压:血压是决定器官灌注的重要指标,正常成人安静状态下的血压较稳定,收缩压为90~139mmHg,舒张压为60~89mmHg,脉压差为30~40mmHg。血压是临床上用于诊断休克的重要指标。通常将收缩压低于90mmHg或较原基础血压值下降超过30mmHg作为诊断休克的依据之一。在休克

早期,血压的下降可能不明显,常见表现为脉压差缩小,心率增快。此阶段被称为休克代偿期。在休克代偿期,由于有效循环血量的不足,机体有效循环血容量下降,机体为了维持正常的脏器血液供应,出现交感神经兴奋,肾素-血管紧张素分泌增加导致水钠潴留,所以临床上会维持血压暂时的稳定,可正常或轻微下降,甚至也可以略微升高。当出现休克失代偿时,会出现血压下降,脉压差缩小更为明显,同时心率增快也更加明显。

(2)心率:心率增快多出现在血压下降之前,可能提示患者存在血容量不足,是休克的早期诊断标准。但需要与疼痛刺激、镇静偏浅、血管活性药物作用和心脏功能异常等其他原因进行鉴别。

(3)中心静脉压:中心静脉压是接近右心房处上、下腔静脉的压力,可反映右心房压力及右心功能。中心静脉压受心脏收缩功能、胸腹腔压力等因素的影响。

(4)肺动脉楔压和心排血量:肺动脉楔压和心排血量是反映左心功能的指标。

(5)心脏每搏量变异:是指在机械通气(潮气量>8ml/kg)时,在一个呼吸周期中心脏每搏量的变异程度。心脏每搏量变异正常值<10%~15%,大于此值提示循环血容量不足。

(6)脉搏血氧饱和度:脉搏血氧饱和度可反映患者肢端血流灌注。在组织血流灌注良好的情况下,描记的脉搏血氧饱和度波形随呼吸变化明显则提示患者血容量不足。

(7)反映器官血流灌注的相关实验室检测指标:酸碱平衡(原发性代谢性酸中毒)、碱剩余(<-2mmol/L)、血乳酸(>2mmol/L)、胃黏膜pH(反映内脏或足部组织的灌流状态,可早期提示休克存在)。

2. 危重症产妇临床常用血流动力学监测技术

(1)脉搏指数连续心排血量监测:利用经肺热稀释技术和脉搏波型轮廓分析技术

进行血流动力监测。需放置上腔静脉中心静脉导管和股动脉导管。其可连续监测下列参数：股动脉压、心率、每搏心排血量、心指数、全心舒张末容积、脉压变异、每搏量变异、外周血管阻力及指数、血管外肺水。可以全面反映出患者心脏收缩力、心脏前负荷、心脏后负荷和血管外肺水状态。存在严重心脏瓣膜反流患者影响测量结果的准确性。

（2）Swan-Ganz 气囊漂浮导管：经肘静脉、股静脉、颈内静脉、锁骨下静脉穿刺置管，导管经上腔或下腔静脉进入右心房、右心室到达肺动脉，评估患者心脏功能和容量状态，尤其是可准确判断左心室前负荷。Swan-Ganz 气囊漂浮导管可测量右心房压力、肺动脉压力、肺动脉楔入压力、心排血量，通过计算可获得肺循环阻力、体循环阻力、每搏功、左室每搏功、右室每搏功、心脏指数。

（3）超声心动图检查：经胸壁超声心动图测量下腔静脉直径及其呼吸变异度、左室舒张末期面积对患者容量判断具有一定指导意义，可以帮助准确判定心脏前负荷和心脏功能。以左室舒张末期面积 $<10cm^2$、下腔静脉直径及呼吸变异度在机械控制通气时分别 $<10\sim15mm$ 和 $>18\%$；下腔静脉直径及呼吸变异度的变化可以作为判断患者容量状态的指标。

（三）危重症产妇的液体复苏治疗

产科危重症患者液体管理的主要问题是如何进行液体复苏。

1. 低血容量的评估　低血容量是指有效循环血容量减少，分为绝对和相对血容量不足，前者指包括有效循环血容量在内的细胞外液的减少，后者指体液分布不均匀导致的有效循环血量减少，而细胞外液总量并未减少。低血容量的评估主要依靠病史、临床症状、体格检查、血流动力学指标综合判断。

2. 复苏液体的种类与特点　液体复苏常用的包括晶体液和胶体液两大类。晶体液主要包括生理盐水、林格液和乳酸钠溶液等，可及时补充细胞外液和电解质，但扩容效率低、维持时间短、可引起组织水肿。胶体液分天然胶体和人工合成胶体，天然胶体主要包括白蛋白、血浆和各种血液制品。人血浆白蛋白可产生人体约 70% 的胶体渗透压，可快速恢复有效循环血容量。临床使用的白蛋白为 5% 浓度的等张溶液，20% 浓度的高渗溶液。常用的人工胶体液包括明胶和羟乙基淀粉等。胶体液主要适用于循环血容量严重不足的产科危重症患者，可快速补充血容量，维持血管内容量效率高、持续时间长、组织水肿轻。人工胶体副作用包括可能引起过敏反应、凝血障碍，重症患者肾脏损害等。

3. 危重症产妇补液速度　孕妇分娩前腹压高，静脉回流受影响，导致以下肢为主的组织间隙水肿，胎儿娩出后，腹压降低，水肿部位的组织间隙液体回流至血管内，增加有效循环血容量，快速输液时，必须考虑产妇存在这种液体再分布。对于存在休克的危重症产妇，在除外心源性休克后，根据血压、心率、中心静脉压等指标变化调整输液速度。复苏早期严格监测各项能获取的血流动力学指标，观察患者补液反应。补液同时，可考虑给予血管活性药物辅助维持血压。循环趋于平稳后，应根据血流动力学指标，适时减慢补液速度，避免容量负荷过重和组织水肿及凝血功能障碍等液体复苏并发症的发生。

4. 注意孕产妇循环血流动力学变化特点　在妊娠期早期孕妇循环血容量开始增加，至 32~34 周达到高峰，增加 40%~45%，平均增加 1 450ml 左右，其中血浆平均增加约 1 000ml，红细胞平均增加 450ml，出现生理性血液稀释状态。分娩期第一产程中，每次宫缩有 250~500ml 进入体循环，分娩后短时间内血容量增加明显，产后 72 小时内血容量增加 15%~25%，至产后 2~3 周逐渐恢复到孕前状态。因此妊娠 32~34 周，分娩期及产后 72 小时内是容易发生心力衰竭关键时期，在容量管理上应充分考虑到分娩后 72 小时内有可能在原有疾病的基础上病情迅猛加重的风险。

5. 产科危重症患者液体复苏的终点　传统液体复苏的最终目标是心率（<120次/min）、血压（平均动脉压 >60mmHg）、尿量［>0.5ml/(h·kg)］。但即使这些指标正常后，患者仍可能存在组织低灌注，可导致器官功能障碍。酸碱平衡、血乳酸、碱缺失、胃黏膜内 pH 等指标对判断组织灌注均有帮助，但也不能完全作为复苏的最终目标。液体复苏的最终目标应满足组织细胞的氧需求，目前尚缺乏有效监测手段。迄今为止，选择何种液体、何种复苏终点，以及何时输血都没有恰当的答案。

（四）液体复苏血流动力学治疗新观点

近年来临床上根据休克的病理生理学特点，提出了休克治疗四阶段的理念：

1. 抢救阶段　维持血压和心排血量以抢救患者生命。

2. 优化阶段　改善组织灌注，增加细胞的氧气供应。

3. 稳定阶段　稳定器官功能，进行器官功能支持，降低器官功能的再次损伤。

4. 降级阶段　尽快减少血管活性药物，并降低液体负荷。

在休克四阶段治疗的基础上，提出了液体治疗四阶段：复苏、优化、稳定、降级。在复苏阶段积极进行有效的液体复苏，纠正休克；在优化阶段，进行器官功能维护，维持组织灌注；在稳定阶段，进行器官支持治疗；在降级阶段，促进器官功能恢复。

（么改琦　李 强　赵扬玉）

参考文献

1. 刘进，邓小明. 2014 年版中国麻醉学指南与专家共识. 北京：人民卫生出版社，2014: 209-210.

2. RAYMER JM, FLYNN LM, MANIN RF. Massive transfusion of blood in the surgical patient. Surg Clin North Am, 2012, 92 (2): 221-234.

3. VINCENT JL, DE BACKER D. Circulatory shock. N Engl J Med, 2013, 369: 1726-1734.

4. DELLINGER RP, LEVY MM, RHODES A, et al. Surviving sepsis campaign: international guidelines for management of severe sepsis and septic shock: 2012. Critical Care Medicine, 2013, 41 (2): 580-637.

5. HOSTE EA, MAITLAND K, BRUDNEY CS, et al. Four phases of intravenous fluid therapy: a conceptual model. Br J Anaesth, 2014, 113 (5): 740-747.

第七节　凝血系统监测

血液凝固简称凝血，是哺乳动物止血功能的重要组成部分。凝血过程其实是凝血和纤维蛋白溶解之间的动态平衡过程。凝血和抗凝共同组成凝血系统，凝血又分为内源性凝血和外源性凝血。凝血过程是血管壁、血小板和凝血因子间相互作用的结果。

正常妊娠是一种促血栓形成状态。与非妊娠女性相比，孕妇的一些凝血因子显著增多，纤维蛋白溶解减少，血小板反应性增加。循环中凝血因子、抑制因子和纤溶标志物水平发生了如下变化：促凝血因子增加、抗凝血因子减少、纤维蛋白溶解减少（表12-2）。

产后6周左右凝血水平恢复至非妊娠状态。一些疾病与这种血液的高凝状态有关，如自然流产，胎儿生长受限和子痫前期等。可能是由于激素的变化导致的这种凝血状态的变化，这使孕妇避免分娩过程中致命性失血，但却使孕妇发生血栓栓塞性疾病的风险增加，血栓栓塞性疾病是妊娠和产褥期产妇死亡的主要原因。另外，在妊娠期间由于某些先天性或获得性凝血功能障碍会增加产后出血的风险。因此妊娠期和产褥期孕产妇凝血系统监测显得尤为重要，孕产妇凝血系统的监测对分娩方式的选择，麻醉可行性，以及孕产妇危急重症的预防和治疗提供重要的指导作用。

表 12-2　参与血液凝固过程的各因子在妊娠期间的变化

项目	升高	减低	保持在非妊娠水平
凝血因子	Fg，V，VII，VIII，IX，X，XII	XI	II
抗凝蛋白	TM	PS	PC，AT
纤溶蛋白	PAI-1，PAI-2，TAFI，D-dimer	tPA	
其他参与血液凝固的蛋白	vWF	ADMTS13	

注：Fg：纤维蛋白原；TM：血栓调节蛋白；PS：蛋白S；PC：蛋白C；AT：抗凝血酶；tPA：组织型纤溶酶原激活剂；PAI-1：纤溶酶原激活剂抑制剂；vWF：血管性血友病因子；ADMTS13：vWF裂解蛋白酶

凝血实验室检查

1. 血小板计数　血小板计数（platelet count）指单位容积的血液中血小板的含量，正常血小板计数保障健康产妇凝血功能正常，有一些罕见的情况会导致血小板功能异常（例如 May Hegglin 异常）。血小板正常计数不同参考文献报道差异较大，基本在 $(100\sim387)\times10^9/L$，若低于正常值表示血小板减少，常见于原发性或继发性血小板减少症。血小板计数高于 $50\times10^9/L$ 时很少会引起出血风险，当血小板计数过低时需警惕是否并发 HELLP 综合征（溶血、肝酶升高，血小板减少），弥漫性血管内凝血（DIC），免疫性血小板减少症和其他妊娠合并罕见疾病。

孕期监测：

（1）血小板计数 $>150\times10^9/L$ 时，每隔 2~3 个月监测一次。

（2）血小板计数 $100\sim150\times10^9/L$ 时，每月监测一次。

（3）血小板计数 $50\sim100\times10^9/L$ 时，每隔 2~4 周监测一次。

（4）血小板计数 $<50\times10^9/L$ 时，每 1~2 周监测一次。

2. 凝血酶原时间　在被检血浆中加入过量的组织因子和钙离子使迅速生成外源性凝血酶原激活物，后者能使被检血浆迅速凝固，其所需时间称为凝血酶原时间（prothrombin time，PT）。PT 是主要反映外源性凝血系统缺陷的筛选实验，PT 检测 VII、X、V、II、I 含量和活性。由于不同的试剂测量方法不同，现一般将结果表示为国际标准化比率（INR）。INR=（患者凝血时间 / 参考血浆凝血时间）[ISI]，ISI 表示国际敏感系数。INR 参考值 <1.2，先天性 II、VII 或 X 缺陷中，PT（INR）通常为 1.3~1.5。

正常妊娠期大部分凝血因子增加，凝血酶原时间（PT）和活化部分凝血活酶时间

（APTT）缩短。获得性凝血因子Ⅱ、Ⅴ、Ⅶ、Ⅹ缺乏常见于严重肝病、DIC或口服抗凝药过量等，先天性和获得性因子缺陷会导致PT的延长。此外，PT和APTT可能由于存在抗磷脂抗体（APLA）而被延长，例如狼疮抗凝剂。

3. **活化部分凝血活酶时间**　活化部分凝血活酶时间APTT反映了由表面激活的内源性凝血系统缺陷。通常以白陶土等为激活剂充分激活Ⅻ之后，测定被检血浆的凝固时间。APTT时间延长见于FV，FⅧ，FⅨ，FⅩ，FⅪ，FⅫ，前激肽释放酶，凝血酶原和纤维蛋白原缺陷。在这些缺陷中，除非缺陷严重或中度严重（<15%~30%），否则APTT时间不会增加。即使APTT时间正常，如果临床怀疑有干扰，应进行特定的凝血因子分析。FⅦ或FⅩⅢ缺乏时APTT时间不会延长。在狼疮抗凝血剂/磷脂抗体（APLA）或者普通肝素存在情况下，APTT时间通常会延长。为了区分APLA的存在和因子缺乏，患者的血浆与正常血浆以50：50混合。如果APTT保持异常，则存在APLA。

4. **血浆纤维蛋白原定量**　血浆纤维蛋白原定量（fibrinogen，Fg）参考范围是2.0~4.5g/L，浓度降低（低于1g/L）可导致出血。这可能是由于严重DIC消耗/降解增加或由于明显肝脏损伤合成减少所致。由于纤维蛋白原是一种急性期蛋白，手术后、感染期间以及怀孕时，尤其是子痫前期时，纤维蛋白原浓度>5g/L是很常见的，Fg增高见于血液高凝状态。

具有异常结构的遗传性纤维蛋白原缺乏症或纤维蛋白原（例如由于突变而置换特定氨基酸）也可能导致出血倾向，但是非常罕见。在溶栓治疗中，纤维蛋白原水平通常降低。在某些情况下，纤维蛋白溶解疗法的治疗效果可以通过测量纤维蛋白原来监测和评估。

5. **纤维蛋白降解产物和检测**　纤维蛋白（原）降解产物（fibrinogen degradation products，FDP）是来自纤维蛋白以及纤维蛋白原的纤维蛋白溶解产物。D-二聚体是交联纤维蛋白的特异性降解产物，纤维蛋白形成后纤维蛋白溶解增加。D-二聚体水平在医学严重病患者，创伤后和术后，以及DIC和妊娠期高血压疾病经常升高。纤维蛋白或纤维蛋白原的高水平降解产物（例如在血栓溶解治疗中）抑制血小板功能并因此可能导致增加的出血倾向。在DVT/LE中几乎总是可见纤维蛋白D-二聚体水平升高。纤维蛋白D-二聚体参考范围0~0.5mg/L。

妊娠期间纤维蛋白D-二聚体水平正常升高（高达2倍）。子痫前期水平甚至更高，但胎儿宫内生长缺陷并不明显。这个水平随着年龄增长而增加（例如，60岁以上的水平比年轻的个体高2~5倍）。在重症（住院）患者中，该测试对于诊断血栓形成没有多大价值。

6. **抗凝血酶**　抗凝血酶（antithrombin）合成于肝脏中，是凝血酶和FXa的最重要的抑制剂，也是FⅫa，FⅪa和FⅨa的抑制剂。一些研究表明抗凝血酶也抑制激肽释放酶和纤溶酶。在普通肝素和低分子量肝素存在下抗凝血酶的活性急剧增加。

遗传性缺陷导致血栓形成风险增加。获得性缺陷同样会导致血栓风险增加，常见于DIC、脓毒症、产科并发症、肝素治疗超过4~5天时、肝损伤（抗凝血酶在肝脏中合成）、恶性肿瘤、高剂量雌激素治疗和肾病。在抗维生素K治疗过程中，水平可能会略微升高。血浆中抗凝血酶水平在正常妊娠期间不会改变。然而，先兆子痫中的水平通常降低。

7. **正常妊娠期间及产后凝血因子和变量的变化范围**　见表12-3和表12-4。

表 12-3 正常妊娠期凝血变量

变量	孕周			分娩	产后 5 周	哺乳	参考值
	12~15 周	24 周	35 周	n=16	n=19	n=12~14	
血小板计（×10⁹/L）	275 ± 64	256 ± 49	244 ± 52	246 ± 54	243 ± 61	267 ± 57	150~400
纤维蛋白原（g/L）	3.7 ± 0.6	4.4 ± 1.2	5.4 ± 0.8	5.7 ± 0.7	3.1 ± 0.7	3.1 ± 1.0	2.1~4.2
PT（%）	120 ± 27	140 ± 27	130 ± 27	144 ± 30	102 ± 8.7	90 ± 18	70~130
抗凝血酶（IU/ml）	1.02 ± 0.10	1.07 ± 0.14	1.07 ± 0.11	1.06 ± 0.14	1.09 ± 0.16	1.08 ± 0.12	0.85~1.25
蛋白 C（U/ml）	0.92 ± 0.13	1.06 ± 0.17	0.94 ± 0.2	1.01 ± 0.20	1.03 ± 0.14	0.91 ± 0.17	0.68~1.25
总蛋白 S（U/ml）	0.83 ± 0.11	0.73 ± 0.11	0.77 ± 0.10	0.77 ± 0.11	0.93 ± 0.11	1.00 ± 0.18	0.70~1.70
游离蛋白 S（U/ml）	0.26 ± 0.07	0.17 ± 0.04	0.14 ± 0.04	0.12 ± 0.05	0.19 ± 0.06	0.25 ± 0.06	0.20~0.50
可溶性纤维蛋白（nmol/L）	9.2 ± 8.6	11.8 ± 7.7	13.4 ± 5.2	17.2 ± 13.9	9.4 ± 4.4	9.7 ± 6.2	<15
凝血酶 - 抗凝血酶复合物 TAT（μg/L）	3.1 ± 1.4	5.9 ± 2.6	7.1 ± 2.4	8.2 ± 2.5	1.9 ± 0.5	2.1 ± 0.7	<2.7
D- 二聚体（μg/L）	91 ± 24	128 ± 49	198 ± 59	266 ± 101	84 ± 14	81 ± 34	<80
纤溶酶原激活物抑制剂 PAI-1（AU/ml）	7.4 ± 4.9	14.9 ± 5.2	37.8 ± 19.4	33.3 ± 14.5	6.0 ± 3.1	8.1 ± 4.9	<15
纤溶酶原激活物抑制剂 PAI-2（μg/L）	31 ± 14	84 ± 16	160 ± 31	150 ± 45	3.0 ± 8.7	1.3 ± 1.9	<5
抗心磷脂抗体阳性	2/25	2/25	3/23		2/16	2/11	0

注：没有特殊说明，n=24~26；数据表示：平均值 ± 标准差

表 12-4 正常妊娠期部分凝血因子变化（平均值 ±95% 范围）

凝血因子	孕周			产后 8 周	哺乳
	11~15 周	21~25 周	31~35 周		
F Ⅶ	111（60~206）	150（80~280）	162（84~312）	94	91
F Ⅹ	103（62~69）	115（74~177）	123（78~194）	91	92
F Ⅴ	93（46~188）	82（36~185）	82（34~195）	80	84
F Ⅱ	125（70~224）	125（73~214）	115（74~179）	106	107
F Ⅷ:C	122（53~833）	141（44~453）	185（69~499）	86	109
VWF	133（56~318）	167（66~427）	262（95~718）	93	78

（二）床旁即时凝血监测

目前评估患者当前凝血状态最常用的手段是常规的基于实验室的凝血试验（例如凝血酶原时间 / 国际标准化比率，活化部分凝血活酶时间，纤维蛋白原）和血小板数量。然而，这些实验室检查在急性围手术期存在一定的局限性：因从血液采样到获得结果有时间延迟（45~60 分钟）；凝血试验是在血浆而不是全血中进行；无法获得血小板功能，并且实验是在 37℃的标准温度而不是患

者的温度下进行。评估全血黏弹性特性和 Sonoclot 分析的床旁即时凝血监测（point-of-care，POC）凝血监测设备可以克服常规凝血试验的几个局限性，在全血中评估凝血状态。

1. 血栓弹力图（thromboelastography，TEG） 血栓弹力图是凝血检测最常用方法，该方法遵循凝块形成期间的黏弹性变化，通过描记离体血液凝固过程图表来分析血小板与凝血功能，血栓弹力图（TEG）提供关于凝块形成，物理强度和稳定性以及纤维蛋白溶解各阶段的信息。TEG 分析存在局限性，包括缺乏血流动力学和药物血小板抑制。

TEG 原理：将 1ml 天然全血与高岭土（活化剂）轻轻混合，并将 360μl 该混合物移液到预热的杯中（37℃）。在杯子中，杯盖连接在一个检测器系统上，当检测杯和杯盖之间形成纤维蛋白时，检测杯的运动传送到杯盖并产生痕迹（图 12-7）。原始全血样品应该评估 4 分钟后绘制。高岭土加快了分析并将运行时间缩短了一半。如果在 4~6 分钟内难以将本地全血输送到仪器中，则应使用柠檬酸盐血液样品。应在 2 小时内分析柠檬酸盐样品，但建议在固定的时间（如 15 分钟）将分析标准化。

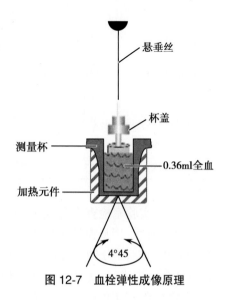

图 12-7　血栓弹性成像原理

血栓弹力图（图 12-8）参数（不同的仪器可能略有不同）：

（1）R：反应时间，从样品运行开始直到第一个可显著检测的凝块形成（2mm 振幅）的时间。

（2）K：K 时间，从 R 时间结束到凝块坚固程度达到一定程度（20mm 振幅）的时间。

（3）α：α 角度测量凝块形成的动力学。

（4）MA：最大振幅，代表纤维蛋白凝块的最终强度。

（5）LY30：MA 后 30 分钟溶解，表示凝块溶解。

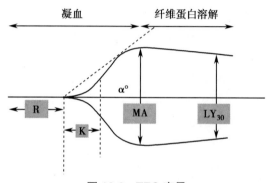

图 12-8　TEG 变量

和正常妊娠 10~15 周相比，38~40 孕周的 R 时间相对延长 23%，K 时间延长 26%，Angle 下降 7%；MA 在妊娠早期较高并持续整个妊娠周期，38~40 孕周 LY30 比妊娠早期降低 72%（表 12-5）。

2. 旋转式血栓弹力计（rotationthrombelastometry，ROTEM） 像 TEG 一样，这种方法也能监测凝块形成过程中的黏弹性变化。旋转式血栓弹力计系统中，杯盖旋转并且测量杯在血块形成期间检测粘弹性变化。ROTEM 和 TEG 测量的变量相同，但是名称不同。ROTEM 系统的一个优点是可以同时使用 4 个通道进行操作，从而可以同时评估不同的凝血过程途径。

表 12-5　正常妊娠周期内及产后 8 周内 TEG 变量变化

TEG	孕周	10~15 周	20~22 周	28~30 周	38~40 周	分娩后 8 周
	N	45	43	42	38	44
R（分钟）	均值	6.8	7.2	7.1	8.4	9.2
	99% 置信区间	6.1-7.6	6.5-8.0	6.4-7.9	7.6-9.2	8.5-10.0
	中值	6.9	7.3	7.2	8.0	8.4
	范围	3.7-13.2	2.8-11.1	3.2-12.4	5.7-13.7	4.1-16.2
K（分钟）	均值	1.8	1.9	2.0	2.2	2.7
	99% 置信区间	1.5-2.0	1.6-2.2	1.7-2.2	1.9-2.5	2.4-3.0
	中值	1.7	1.9	1.8	1.9	2.6
	范围	0.9-4.5	0.9-2.9	1.2-4.3	1.4-4.1	1.6-5.4
Angle（度）	均值	65.9	63.6	63.9	61.6	54.7
	99% 置信区间	63.2-68.7	60.8-66.4	61.1-66.8	58.6-64.5	51.9-57.5
	中值	66.2	63.1	65.2	62.2	54.8
	范围	41.8-79.3	50.9-78.1	42.7-73.3	45.9-72.2	34.5-68.0
MA（分钟）	均值	67.5	66.9	68.2	68.5	63.6
	99% 置信区间	65.9-69.2	65.2-68.6	66.5-70.0	66.7-70.3	62.0-65.3
	中值	66.7	66.6	68.2	68.0	63.3
	范围	61.3-82.8	46.3-76.3	58.0-77.7	62.5-76.2	54.3-77.0
LY30	均值	1.0	0.7	0.4	0.3	1.2
	99% 置信区间	0.5-1.5	0.2-1.2	-0.1-0.9	-0.2-0.9	0.8-1.7
	中值	0.5	0.1	0.1	0.0	0.6
	范围	0.0-3.3	0.0-5.6	0.0-3.5	0.0-3.1	0.0-9.5

注:R= 直到纤维蛋白形成的时间;K = 直到振幅 20mm 的时间;Angle= 凝固角度;MA = 最大振幅;LY30 = 30 分钟时的裂解百分比

3. Sonoclot 凝血和血小板功能分析仪（简称声凝分析仪）　Sonoclot 测量是基于检测全血或血浆样本的黏弹性变化。为了开始测量,在传感器头上安装一个空心的开放式一次性塑料探头。然后,将测试样品加入含有不同凝血激活剂 / 抑制剂的比色杯中。在自动混合程序后,将探头浸入样品中并在样品中垂直摆动,测量由发育中的凝块施加的运动阻抗的变化。

Sonoclot 分析仪以定性图和定量结果［活化凝血时间、凝血速率和血小板功能］提供整个止血过程的信息。

（三）凝血系统实验室功能检查异常及常见原因

1. 血小板计数减少原因　假性血小板减少症通常是由 EDTA 血管中的血小板聚集引起的。可以检查柠檬酸盐管或肝素管中的血小板数量进行比较。

（1）遗传性血小板减少症

1）独立型血小板遗传缺陷（常染色体显性）。

2）合并质量缺陷（例如 Bernard-Soulier，May-Hegglin，Wiscott-Aldrich）。

3）合并其他遗传缺陷（例如 2B 型血管性血友病，Fanconi 综合征）。

4）血小板减少桡骨缺失症（TAR）。

（2）获得性血小板减少症

1）血小板破坏增加：特发性血小板减少性紫癜、血栓性血小板减少性紫癜、溶血性尿毒综合征、肝素等药物。

2）血小板生成减少：再生障碍性贫血、恶性血液病、肿瘤骨转移、药物、巨幼细胞性贫血（维生素 B_{12} 或叶酸缺乏）、骨髓酒精损伤。

2. 活化部分凝血活酶时间延长的原因

（1）肝素（普通肝素/低分子量肝素）治疗患者，是否使用肝素化针头。

（2）抗维生素 K 治疗患者。

（3）血友病 A/B 以及更严重形式的血管性血友病。

（4）FⅪ因子缺陷。

（5）FⅫ因子缺陷（APTT 显著延长），这种缺陷本身不会导致出血倾向增加。

（6）凝血因子Ⅱ（凝血酶原）任何缺陷和 FⅩ 的缺乏，这种缺陷对 PT（INR）延长更明显。

（7）循环抗凝物（针对凝血因子的抗体）。

（8）狼疮抗凝剂/磷脂抗体。

（9）严重肝功能不全。

注意：FⅦ或 FⅩⅢ缺乏时 APTT 不会延长。正常 APTT 时间并不排除轻度凝血障碍，如轻度血友病 A 或 B 或血管性血友病。因此，即使 APTT 时间正常，如果临床上仍然怀疑有障碍，应该进行特定的凝血因子调查。

3. 凝血酶原时间 PT（INR）延长的原因

（1）肝损伤伴凝血因子合成缺陷。

（2）抗维生素 K 治疗或凝血酶抑制剂治疗。

（3）维生素 K 缺乏症（吸收障碍），静脉营养（IV）超过 5 天，长期抗生素治疗。

（4）遗传性凝血缺陷（FⅦ，FⅩ，FⅡ）。

（5）淀粉样病变（可导致获得性 FⅩ 缺陷）。

（6）以上凝血因子抗体或组织因子抗体存在。大量狼疮抗凝剂有时会升高 PT（INR）。

（7）新生儿和 2 岁以下健康儿童的 PT（INR）值较高。

（8）严重疾病和早产儿的 PT（INR）值异常高于健康新生儿。

（9）弥散性血管内凝血（DIC）。

（四）弥散性血管内凝血（DIC）监测

妊娠期疾病如羊水栓塞、先兆子痫、HELLP 综合征和手术往往是导致妊娠 DIC 的原因。弥散性血管内凝血（DIC）不存在单一的检查和监测手段，所以目前综合实验室凝血指标检查和其他必要检查对 DIC 进行预测和监测。DIC 的监测诊断主要针对促凝血活性、纤维蛋白溶解活性、抑制剂的消耗和终端器官损伤或失效的生化证据四方面进行。

PT 取决于纤维蛋白原到纤维蛋白的最终转化，在 DIC 中通常存在低纤维蛋白原血症，而纤维蛋白降解产物和凝血酶也会干扰纤维蛋白单体聚合。此外，纤溶酶诱导的因子 V 和Ⅸ的裂解会延长 PT。虽然 50%~75%DIC 患者中 PT 时间是延长的，但高达 50%DIC 患者的 PT 时间是正常或缩短的，原因：①存在循环活化凝血因子，如凝血酶或因子 Xa，其可能加速纤维蛋白的形成；②早期降解产物，其可能被凝血酶迅速凝结而使 PT 时间正常或快速。

活化部分凝血活酶时间（APTT）在急性 DIC 中是延长的。纤溶酶诱导的因子 V、Ⅷ：C、Ⅸ和Ⅺ的生物降解会延长 APTT。APTT 与 PT 一样，因纤维蛋白原水平低于 1.0g/L

而延长。而且,由于 FDP 抑制纤维蛋白单体聚合,APTT 可能会延长。在 50%~60% 的 DIC 患者中 APTT 延长,但是 APTT 正常不能排除 DIC。和 PT 类似,APTT 在 40%~50%DIC 患者中是正常或缩短的。

凝血因子测定对 DIC 诊断帮助相对较小或者不准确,例如,如果 DIC 患者中存在循环因子 Ⅹa 时进行因子 Ⅷ:C 测定,测试结果显示高水平的因子 Ⅷ:C。因为因子 Ⅹa 绕过测试系统中必要的因子 Ⅷ:C,并且纤维蛋白原迅速转化为纤维蛋白。因此,测试结果时间比较短,这往往表示存在较高水平因子 X:C,然而实际上可能并不存在因子 Ⅷ:C。

由于纤维蛋白原迅速形成和降解,纤维蛋白原可能会下降,但由于纤维蛋白原是急性期反应物,纤维蛋白原的水平也可以正常或升高,特别是在感染中。在低于 1g/ 升的水平时,通常开始出血。纤维蛋白(原)的降解产物在 85%~100% DIC 患者中升高,这些降解产物仅仅表明存在纤溶酶。血小板计数也会由于消耗而减少。

治疗监测:使用实验室测试来评估进展和治疗。每天重复测试 2~4 次。血小板计数、APT 时间、PT(INR)、纤维蛋白原、纤维蛋白 D- 二聚体、抗凝血酶每天监测 2~3 次。如果有出血症状,则需要分析纤维蛋白原和 FⅧ 的浓度。

【弥散性血管内凝血的实验室诊断标准】

目前适用于促凝血活化证据的试验(Ⅰ组试验):

1. 凝血酶原片段 1 和 2 升高。

2. 纤维蛋白肽 A 升高。

3. 凝血酶 - 抗凝血酶复合物升高。

4. D- 二聚体升高。

5. 可溶性纤维蛋白单体酶联免疫吸附试验升高。

目前适合作为纤溶活化证据的试验(Ⅱ组试验):

1. D- 二聚体升高。

2. 纤维蛋白原降解产物升高。

3. 纤溶酶升高。

4. 纤溶酶 - 抗纤溶酶复合物升高。

5. 可溶性纤维蛋白单体酶联免疫吸附试验升高。

目前适合作为抑制剂消耗的证据的试验(Ⅲ组试验):

1. 抗凝血酶Ⅲ(AT-Ⅲ)减少。

2. α-2- 抗纤维蛋白溶解减少。

3. 肝素辅因子 Ⅱ 减少。

4. 蛋白 C 或 S 减少。

5. 少凝血酶 - 抗凝血酶复合物升高。

6. 纤溶酶 - 抗纤溶酶复合物升高。

目前适合作为终末器官损伤或失效证据的试验(Ⅳ组试验):

1. 乳酸脱氢酶升高。

2. 肌酐升高。

3. pH 降低。

4. 动脉氧分压降低。

注意:Ⅰ、Ⅱ 和 Ⅲ 组各需要一个异常,Ⅳ组需要至少两个异常情况才能满足实验室诊断弥散性血管内凝血的标准。D- 二聚体只有使用正确的测定和单克隆抗体时才能达到此目的。

【ISTH 诊断 DIC 的评分系统】

1. 风险评估,患者是否有已知与明显 DIC 相关的基础疾病?

2. 如果是,继续。

3. 如果不是,请不要使用此算法。

4. 总体凝血测试(PT,血小板计数,纤维蛋白原,纤维蛋白相关标志物)。

评分测试结果:

1. 血小板计数($>100 \times 10^9$/L=0,$<100 \times 10^9$/L=1,$<50 \times 10^9$/L=2)。

2. 升高的纤维蛋白标记物(例如 D- 二聚体,纤维蛋白降解产物)(不增加 = 0,中等

增加 =2，强增加 =3）。

3. 延长的 PT（<3s=0，3s<PT<6s=1，>6s=2）。

4. 纤维蛋白原水平（> 1g/L=0，<1g/L=1）。

5. 计算得分。

6. ≥ 5 为明显的 DIC，每日重复评分。

7. <5 为非明显 DIC，1~2 天重复评分。

（张晓红　徐雅兰）

参考文献

1. FACCHINETTI F, MAROZIO L, FRUSCA T, et al. Maternal thrombophilia and the risk of recurrence of preeclampsia. American Journal of Obstetrics and Gynecology, 2009, 200 (1): 1-5.

2. BENEDETTO C, MAROZIO L, TAVELLA AM, et al. Coagulation disorders in pregnancy: acquired and inherited thrombophilias. Ann N Y Acad Sci, 2010, 1205: 106-117.

3. RIZACK T, ROSENE-MONTELLA K. Special Hematologic Issues in the Pregnant Patient. Hematol Oncol Clin N Am, 2012, 26: 409-432.

4. OTHMAN M, SANTAMARIA OA, CERDA M, et al. Thrombosis and hemostasis health in pregnancy: Registries from the International Society on Thrombosis and Haemostasis. Res Pract Thromb Haenost, 2019, 3: 607-614.

5. THORNTON P, DOUGLAS J. Coagulation in pregnancy. Best Practice & Research Clinical Obstetrics and Gynaecology, 2010, 24: 339-352.

6. ATAYKKAJGABIV FI, KOLTSOVA EM, BALANDINA AN, et al. Classic and global hemostasis testing in pregnancy and during pregnancy complications. Semin Thromb Hemost, 2016, 42: 696-716.

7. HELLGREN M. Hemostasis during normal pregnancy and puerperium. Semin Thromb Hemost 2003, 29: 125-130.

8. GANTER MT, HOFER CK. Coagulation Monitoring: Current Techniques and Clinical Use of Viscoelastic Point-of-Care Coagulation Devices. Anesthesia & Analgesia, 2008, 106: 1366-1375.

9. SULTANA S, BEGUM A, KHAN MA. Disseminated intravascular coagulation in obstetric practice. J Dhaka Med Coll, 2011, 20: 68-74.

第八节　产妇心搏骤停与心肺脑复苏

妊娠期心搏骤停（pregnant cardiac arrest，PCA）非常少见，发生率为 1/30 000。住院的孕妇发生心搏骤停（cardiac arrest，CA）的概率大约是 1/12 000。患者的结局主要取决于潜在的病因，大部分心搏骤停的原因是可逆的，PCA 出院生存率为 36.9%~58%，高于非妊娠女性。尽管处理 PCA 的部分要点与标准成人心肺复苏（cardiopulmonary resuscitation，CPR）相同，然而仍有诸多不同点。本章节就妊娠期心搏骤停的病因、诊治要点、濒死剖宫产，以及复苏后治疗进行介绍。

1. 妊娠期心搏骤停的病因 PCA 的原因很多。麻醉并发症是最常见的孕妇 CA 的原因，大约占 25%，出血是第二位原因。与心搏骤停强烈相关的产科并发症为死胎、剖宫产、重度子痫前期、子痫和前置胎盘。

ABCDEFGH 原则便于记忆，可以用来鉴别潜在原因，如表 12-6 所示。

表 12-6　PCA 的原因

缩写	病因分类	病因
A	麻醉并发症（anesthesia complications）	局部麻醉药全身中毒
		窒息
		高位椎管内阻滞
		低血压
		呼吸抑制
	意外伤害（accidents）	创伤
		自杀
B	出血（bleeding）	宫缩乏力
		胎盘植入
		胎盘早剥和前置胎盘
		子宫破裂
		凝血功能异常
		输血反应
C	心血管系统（cardiovascular causes）	心律失常
		心肌梗死
		先天性心脏病
		主动脉夹层
		心力衰竭
		心脏瓣膜病
		心肌病
D	药物（drugs）	缩宫素
		镁
		阿片类药物
		过敏反应
		胰岛素
		使用违禁药品
E	栓塞（embolism）	羊水栓塞
		肺栓塞
		静脉空气栓塞
		脑血管事件
F	发热（fever）	感染
		坏死性筋膜炎

续表

缩写	病因分类	病因
G	一般原因（general）	缺氧
		低血容量
		低钾血症 / 高钾血症
		中毒
H	高血压（hypertension）	子痫前期, 子痫
		HELLP 综合征
		颅内出血

◇ 妊娠期心搏骤停的原因很多, 可参考 ABCDEFGH 原则来鉴别潜在原因。

◇ 需警惕麻醉并发症、出血、心血管疾病、感染性疾病及产科并发症。

2. 妊娠期心搏骤停的院内处理要点

（1）心肺复苏团队: 基础生命支持（basic life support, BLS）和高级生命支持（advanced life support, ALS）是 PCA 序贯干预的基石。复苏团队通常需要包括: ①成人复苏团队（根据医院设置可能包括危重症医师和护士, 和 / 或急诊医师和护士, 和 / 或内科医师和护士, 或者其他医护如普通外科或创伤科）; ②产科团队: 产科医师 1 名, 产科护士 1 名; ③麻醉团队: 麻醉医师; ④新生儿团队: 医师 1 名, 护士 1 名, 1 个新生儿呼吸治疗师或等同人员。妊娠患者 BLS 复苏至少需要 4 名成员。PCA 救治需要更高的时效性, 要求电话迅速启动妊娠心搏骤停团队, 通知到所有成员, 并确定所有专家立刻到场。成人、产科及新生儿复苏团队应该是可移动的。所有医院成员都需要能够做到首个应答者角色, 建立首个应答者制度, 以满足 BLS 的所有要求。

◇ 妊娠期心搏骤停的复苏团队需要包括成人复苏团队、产科团队、麻醉团队及新生儿团队。

◇ 建立首个应答者制度。

（2）基础生命支持：首个应答者立即启动 BLS 系统并确定和记录大动脉搏动消失的时间，背部放置垫板，开始胸外按压和气道管理。胸外按压速度为 100~120 次 /min，深度 5~6cm，尽量减少中断时间，按压部位为胸骨下段中点。如果宫底在脐水平或脐水平上，应当持续手工子宫左侧移位（left uterine displacement，LUD）以减轻主动脉腔静脉压迫（aortocaval compression，ACC）。孕龄的确定在手工 LUD 时随即进行。手工 LUD 可以从孕妇左侧或右侧进行。

妊娠患者氧储备少，而代谢需要氧量较非妊娠患者大，PCA 可继发于缺氧（如重症肺炎、窒息、羊水栓塞、急性呼吸窘迫综合征等），因此需要早期关注气道，并进行通气。球囊通气氧气流量至少 15L/min，按压通气比为 30：2，并且与胸外按压同时进行。对于较少经验的首个应答者来说，100% 氧气的面罩通气是开始通气的最快的非侵入性措施。双手气囊通气效率高于单手操作，因此在第二个施救者到达后要及时进行双手气囊通气。

心律分析和电除颤与非妊娠患者操作相同。电除颤选择双向波 200J，如果设备允许，首次电除颤无效，可增加电复律的能量输出。电除颤后立即恢复胸外按压。如果医师不具备识别心电图节律的能力，或者电除颤使用频率低，可考虑使用自动体外除颤仪。推荐将前、外侧除颤点作为除颤位置，乳腺组织下为妊娠患者外侧除颤点。推荐使用电极黏合剂来固定电极位置。操作者不应由于考虑胎儿安全而延迟或拒绝电除颤。电除颤时传递给胎儿的电量非常小，妊娠的任何阶段进行电除颤对胎儿来讲都是安全的。

美国心脏协会推荐的基础生命支持流程如图 12-9 所示。

◇ 首个应答者应立即启动系统并确定和记录无脉的时间，开始胸外按压和

气道管理。

◇ 如果宫底在脐水平或脐水平上，则应当同时进行持续手工子宫左侧移位。

◇ 妊娠期心搏骤停患者需要早期关注气道，并进行通气。

◇ 操作者不应由于考虑胎儿安全而延迟或拒绝电除颤。

（3）高级生命支持：PCA 发生后应尽早建立高级气道以减少按压中断及窒息。由于妊娠期气道相对较窄，可使用较小的气管导管（6.5~7#）。与非妊娠患者相比，由于妊娠患者气管插管通常更为困难，且需尽量不中断胸外按压，因此需要由有经验的医师进行气管插管操作。当 PCA 是由于麻醉并发症（如呼吸抑制）所致时，应及时进行气管插管能够减少窒息风险，并进行治疗。喉镜下气管插管不能超过 2 次操作，如果失败可放置声门上气道。如果气道管理失败，而面罩通气不合适，推荐建立急诊有创气道。避免气管插管操作时间过长，以减少缺氧、长时间的胸外按压中断、气道损伤及出血风险。在建立高级气道的过程中需尽量减少胸外按压中断。不推荐进行环状软骨压迫。气管插管后通气速度为 8~10 次 /min，警惕过度通气增加胸内压、阻碍血流。

连续的呼气末二氧化碳波形图监测可以明确和监测气管内插管的位置，对已经实施气管插管的患者监测心肺复苏的质量，优化胸外按压，并监测是否恢复自主循环（restoration of spontaneous circulation，ROSC）。呼气末二氧化碳持续 >10mmHg 则更可能发生 ROSC。呼气末二氧化碳突然升高 10mmHg 或达到 ≥ 40mmHg 则提示发生 ROSC。呼气末二氧化碳分压水平持续升高或 >10mmHg，则提示胸外按压充分和 / 或 ROSC。

在 CPR 过程中，不推荐进行胎儿评估，

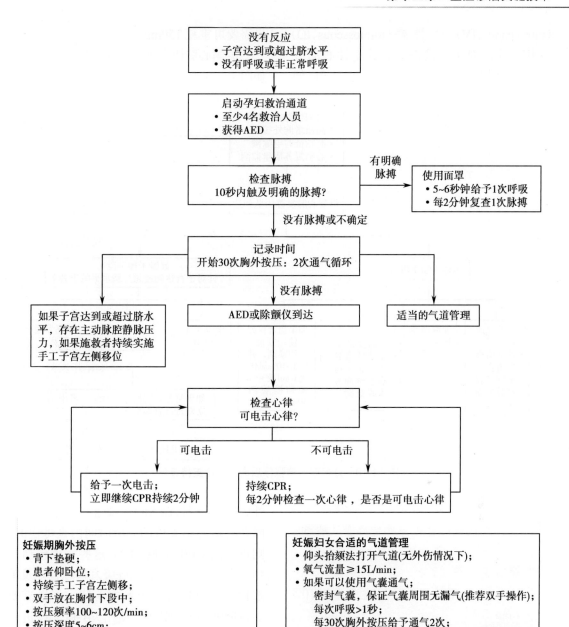

图 12-9 妊娠期心肺复苏流程：立即启动 C-A-B-U

（实时胸外按压 - 开放气道 - 呼吸 - 子宫移位）

不应使用胎儿监护仪。此时评估胎儿心率并无帮助，而且可能干扰孕妇复苏效果。CPR的目的是恢复孕妇循环。

　　妊娠期心搏骤停药物治疗的用量并不改变。母体状态应该是首先关注的对象，而不是考虑药物对胎儿的毒性作用。不应考虑到药物的致畸性而不使用药物。CPR时可使用肾上腺素 1mg 每 3~5 分钟经静脉

（intravenous，IV）/ 经 骨 髓（intraosseous，IO）使用一次。对于难治性室颤或室性心动过速，可使用胺碘酮 300mg 快速静脉注射，如果需要可重复 150mg。

美国心脏协会推荐的高级生命支持流程如图 12-10 所示。

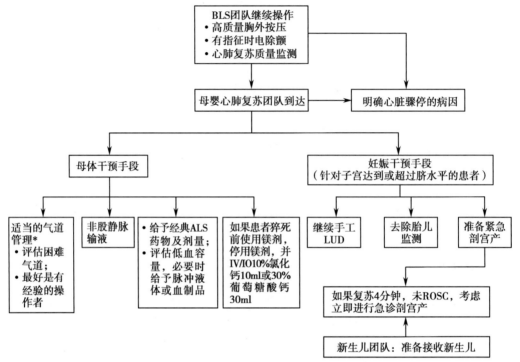

图 12-10　妊娠期心搏骤停后高级生命支持策略

◇ 妊娠期心搏骤停发生后应尽早建立高级气道，需要由有经验的医师进行气管插管操作，插管时不推荐进行环状软骨压迫，气管插管后通气速度为 8~10 次 /min。

◇ 心肺复苏过程中不推荐进行胎儿评估。

◇ 妊娠期心搏骤停治疗药物的用量并不改变。

◇ 心肺复苏时首选使用肾上腺素。

（4）体外生命支持：如果濒死剖宫产（perimortem cesarean delivery，PMCD）后仍未恢复自主循环，其他可供实施的措施包括心肺旁路（cardiopulmonary bypass，CPB）及体外膜肺氧合器（ECMO）。如果 CA 的可疑病因在机械心肺支持的有限时间内是可逆的，则可使用 CPB 或 ECMO。这些病因包括药物中毒、呼吸衰竭、急性呼吸窘迫综合征及羊水栓塞。CPB 常用于术中支持。如果需要支持时间较长，则通常使用 VA-ECMO 进行呼吸及循环支持。

1. 濒死剖宫产　濒死剖宫产（PMCD）是指母体心搏骤停后实施的胎儿分娩。PCA 发生后产科团队需要立即开始准备可能实施的 PMCD。如果孕妇未恢复自主循环，则可在 PCA 出现或 CPR（无目击者时）开始 4 分钟时考虑进行 PMCD，目的是在复苏 5 分钟内实施分娩。当孕妇发生不可存活的创伤，或无脉搏时间延长时，即对孕妇做复苏抢救显然无效时，必须马上实施 PMCD。

由于操作者和团队培训的水平、患者因素(如心搏骤停原因、胎儿、孕龄等),以及系统资源等方面的差异,实施 PMCD 的临床决策很复杂。心搏骤停到分娩的时间短与结局良好相关。如果患者仍未分娩,即使复苏时间较长,仍可考虑进行 PMCD。母亲和胎儿都可能受益于 PMCD。娩出胎儿减轻主动脉腔静脉压迫,明显提高母体心肺复苏的效果。娩出胎儿也可减少缺氧性脑损害的风险。并不是所有孕妇都是 PMCD 的适应证。仅推荐宫底至少到达脐水平(子宫相当于孕 20 周或以上)的孕妇行 PMCD。只要子宫足够大,能够引起 ACC,都需考虑进行 PMCD,而无需考虑胎儿娩出后的生存能力及孕龄。如果宫颈已经扩张,胎头位置相当低,则可考虑阴道助产分娩。

PMCD 需要在母体复苏的地点就地进行。在剖宫产过程中,需要持续进行 CPR 及 LUD。推荐医疗单位备有自己的 PMCD 器械套装。进行 PMCD 唯一必需的工具是手术刀。PMCD 不应因为手术器具未准备好、消毒隔离等因素而延迟进行。剖宫产术中,可采取垂直切口或 Pfannenstiel 切口,建议术者使用熟悉的切口方式以使胎儿尽快娩出。如果是创伤后心搏骤停,建议使用垂直切口,此种切口可以更好地进行腹部探查,以评估腹腔内出血或腹膜后出血,并可以探查上腹部和主动脉。婴儿娩出后,需要清理子宫,使用可吸收线锁定针缝合子宫,常规缝合关闭腹壁。同时放置 Foley 管。由于 PCA 后子宫缺乏灌注,PMCD 时出血量可能不大。如果出现 ROSC,则需警惕外科出血。如果患者复苏成功,需要使用抗生素。同时需要使用垂体后叶素,但需要警惕该药导致 CA 的风险。

◇ 如果孕妇自主循环未恢复,则可在妊娠期心搏骤停出现或心肺复苏(无目击者时)开始 4 分钟时考虑进行濒死剖宫产,目的是在心肺复苏 5 分钟内实施分娩。

◇ 仅推荐宫底至少到达脐水平(子宫相当于孕 20 周或更大)的孕妇行濒死剖宫产。

◇ 如果宫颈已经扩张,胎头位置相当低,则可考虑阴道分娩。

◇ 濒死剖宫产需要在母体复苏的地点就地进行。

2. 复苏后治疗 复苏成功的妊娠患者需要转移至重症监护室(无需手术的情况下)接受多学科治疗及护理、完善地评估和监测,如果出现并发症,需要治疗并发症,同时继续查找病因,积极进行病因治疗。复苏后胎儿的评估应包括持续胎心监护。如果出现需要重新评估胎儿状态的情况,需要立即进行全面彻底的母体及胎儿再次评估。心肺复苏成功后,随着灌注量的增加,出血可能成为严重问题。复苏后心律失常的风险增加,可以使用药物及植入型心律转复除颤器来治疗反复出现恶性心律失常的患者。β 受体阻滞剂在妊娠过程中通常是安全的,因此是多种心律失常的一线治疗。如果患者仍在妊娠,ACC 可能导致低血压或再次 CA。因此,如果完全左侧卧位不干扰监测、气道管理,以及静脉通路,此类患者需要完全左侧卧位。如果患者不能完全左侧卧位,则需要继续进行 LUD。复苏后可能会应用大量药物,需要考虑这些药物的不良影响,然而母体的安危是首要的。硫酸镁中毒或高钾血症时应早期使用钙剂。不常规推荐使用碳酸氢盐。早期使用碳酸氢盐,如果母体酸中毒过度纠正,可导致二氧化碳解离曲线右移,导致胎儿吸收 CO_2、胎儿酸中毒恶化。如果怀疑孕妇 CA 的病因为局部麻醉药中毒,则需要使用小剂量肾上腺素(<1mg/kg)和 20% 脂肪乳[1.5ml/kg 弹丸式注射,随之以 0.25~0.5ml/(kg·min)输

注]。心脏、中枢神经系统和骨骼肌肉系统对局部麻醉药中毒易感性,可导致癫痫发作和心律失常。

◇ 复苏成功的妊娠患者需要转移至重症监护室继续治疗,并进行胎儿评估。

◇ 如果患者仍在妊娠,在不影响监测、治疗的前提下,需左侧卧位。

◇ 复苏成功但仍昏迷的妊娠女性,可使用目标温度管理。

心搏骤停是一种罕见的妊娠期并发症。在目前高危妊娠女性增加的情况下,急诊医师、产科医师、麻醉医师、儿科医师及危重症医师都需要作好准备,熟悉妊娠期女性病理生理特点,建立掌握妊娠期心搏骤停处理方法并能够高效沟通的多学科小组,并实施针对性培训及模拟演练。早期识别妊娠期心搏骤停、迅速开始心肺复苏、及早实施濒死剖宫产能够明显改善孕产妇和胎儿的结局。复苏时强调手工子宫左侧移位以减轻ACC。实施濒死剖宫产需考虑具体的临床情况,4~5分钟内实施濒死剖宫产术可能是不切实际的临床期望,但延长时间窗很有可能会导致濒死剖宫产术被进一步延误。需要进一步探索如何在复苏中更好地减轻ACC、改善濒死分娩的影响,以及寻找最佳的孕产妇和新生儿结局的时机。

(马青变 赵扬玉 王军红)

参考文献

1. CAMPBELL TA, SANSON TG. Cardiac arrest and pregnancy. Journal of emergencies, trauma, and shock, 2009, 2 (1): 34-42.

2. MHYRE JM, TSEN LC, EINAV S, et al. Cardiac Arrest during Hospitalization for Delivery in the United States, 1998-2011. Anesthesiology, 2014, 120 (4): 810-818.

3. CREANGA AA, SYVERSON C, SEED K, et al. Pregnancy-Related Mortality in the United States, 2011-2013. Obstetrics and Gynecology, 2017, 130 (2): 366-373.

4. GRUBER E, OBERHAMMER R, BALKENHOL K, et al. Basic life support trained nurses ventilate more efficiently with laryngeal mask supreme than with facemask or laryngeal tube suction-disposable-A prospective, randomized clinical trial. Resuscitation, 2014, 85 (4): 499-502.

5. AHRENS T, SCHALLOM L, BETTORF K, et al. End-tidal carbon dioxide measurements as a prognostic indicator of outcome in cardiac arrest. American journal of critical care: an official publication, American Association of Critical-Care Nurses, 2001, 10 (6): 391-398.

6. KOREN G, PARIENTE G. Pregnancy-Associated Changes in Pharmacokinetics and their Clinical Implications. Pharmaceutical Research, 2018, 35 (3):352-356.

7. HORNER D. Towards evidence-based emergency medicine: best BETs from the Manchester Royal Infirmary. Emergency medicine journal, 2019, 36 (8): 505-505.

8. DYER RA, BUTWICK AJ, CARVALHO B. Oxytocin for labour and caesarean delivery: implications for the anaesthesiologist. Current Opinion in Anesthesiology, 2011, 24 (3): 255-261.

9. CONNOLLY SJ, DORIAN P, ROBERTS RS, et al. Comparison of beta-blockers, amiodarone plus beta-blockers, or sotalol for prevention of shocks from implantable cardioverter defibrillators-The optic study. A randomized trial. Jama-Journal of the American Medical Association, 2006, 295 (2): 165-171.

10. FISHER N, EISEN LA, BAYYA JV, et al. Improved performance of maternal-fetal medicine staff after maternal cardiac arrest simulation-based training. American Journal of Obstetrics and Gynecology, 2011, 205 (3):128-131.

11. DYER RA, BUTWICK AJ FAU-CARVALHO B, CARVALHO B. Oxytocin for labour and caesarean delivery: implications for the anaesthesiologist. Curr Opin Anaesthesiol, 2011, 24 (3): 255-261.

第九节　超声在产科危急重症中的应用

超声检查作为常用、无创的产科检查方法,在辅助诊断病情方面发挥了重要作用,为瞬息万变的产科危急重症的处理赢得了宝贵的时间。本节介绍脐带先露、产前出血、胎盘滞留与植入这三类疾病的超声描述及其在产科危急重症中的应用。

一、脐带先露

脐带先露是指脐带低于胎儿的先露部。如果胎膜破裂,脐带进一步脱出于胎先露之下或脱出于阴道内,称为脐带脱垂,对胎儿危害极大。

【临床表现与早期识别】

1. **临床表现**　胎儿缺氧、胎心监护异常甚至胎死宫内。

2. **影像学检查**　超声可见脐带位于先露下方。

> **早期识别要点**
> 胎心率呈胎儿缺氧表现。

【超声表现】

脐带先露超声图见图 12-11。

【诊断标准】

1. 胎膜未破,于胎动、宫缩后胎心率突然变慢,改变体位、上推胎先露及抬高臀部后迅速恢复者,考虑有脐带先露的可能。

2. 胎膜已破出现胎心率异常,立即行阴

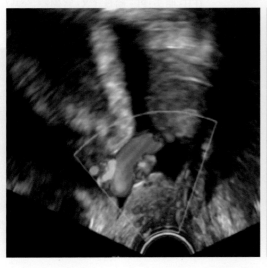
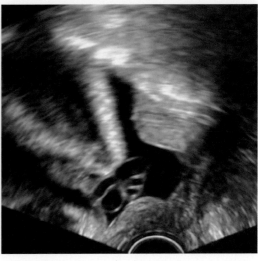

图 12-11　脐带先露

道检查,了解有无脐带脱垂和有无脐带血管搏动。在胎先露旁或其前方以及阴道内触及脐带者,或脐带脱出于外阴者,即可确诊。

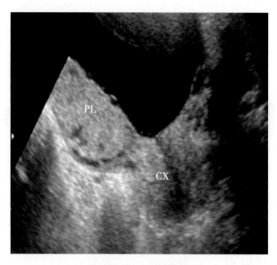

诊断要点
高危因素、胎心率异常、阴道检查可触及脐带、超声检查。

二、产前出血

产前出血主要需鉴别前置胎盘、胎盘早剥、绒毛膜下血肿、前置血管。

（一）前置胎盘

前置胎盘的程度可随妊娠及产程的进展而发生变化,诊断时期不同,分类也不同。建议以临床处理前的最后一次检查来确定其分类。

【 临床表现与早期识别 】

1. 临床表现　无痛性反复阴道出血。贫血貌,子宫大小与孕周相符,胎先露高浮,胎位异常,间歇期子宫松弛。

2. 影像学检查　超声辅助诊断。

图 12-12　胎盘低置
（PL:胎盘;CX:宫颈）

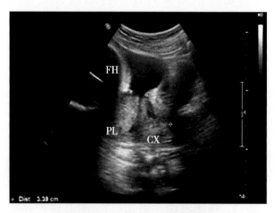

图 12-13　边缘性前置胎盘
(FH:胎头;PL:胎盘;CX:宫颈)

早期识别要点
无痛性阴道出血,先露高浮。

【 超声表现 】

超声图见图 12-12~ 图 12-14。

经腹壁、经会阴、经阴道超声都可用来诊断前置胎盘,首先必须显示宫颈内口,然后观察胎盘与宫颈内口的关系。上述方法各有利弊,经腹壁超声方便安全,但患者需要适度充盈膀胱,才能显示宫颈内口,膀胱过度充盈可造成下段受压,易将下段误认为宫颈,从而将正常位置的胎盘误诊为前置胎盘。经会阴超声能用来观察后壁胎盘与宫颈内口的关系,但由于经会阴超声显像深度只能达到靠近宫颈口处的子宫下段,对于一部分低置胎盘,以

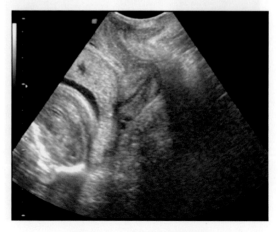

图 12-14　完全性前置胎盘

及正常位置的胎盘超声结果并不一定满意。经阴道超声也用来观察后壁胎盘与宫颈内口的关系,也能清晰显示宫颈内口、外口及宫颈管,但放置探头的动作要轻柔,探头不可抵达宫颈或阴道穹窿,若探头处在阴道中段就能看清宫颈内口与胎盘的关系,就不必继续推进探头。

【诊断标准】

1. **病史**　既往多次刮宫、分娩史,子宫手术史,孕妇不良生活习惯等。

2. **临床表现**　妊娠晚期无痛性阴道出血。

3. **影像学检查**　B超检查根据胎盘下缘与宫颈内口的关系,确定前置胎盘类型。

4. **产后检查胎盘和胎膜**　若前置部位的胎盘母体面有陈旧性黑紫色血块附着,或胎膜破口距胎盘边缘距离 <7cm,则为前置胎盘。

> **诊断要点**
> 高危因素 + 无痛性阴道出血 + 超声检查。

(二) 胎盘早剥

妊娠 20 周后或分娩期,正常位置的胎盘在胎儿娩出前,部分或全部从子宫壁剥离。

【临床表现与早期识别】

腹痛、阴道出血,子宫增大、宫缩间歇不能松弛,胎位扪及不清,胎心消失。

【超声表现】

超声检查可协助了解胎盘的部位及胎盘早剥的类型,并可确认胎儿大小及存活情况。它的超声特征不典型,可以表现为以下几点:

1. **胎盘增厚**　一般 >50mm,有的可 >100mm,增厚处胎盘血流信号不显示,剥离面积多在 1/3~2/3。

2. **胎盘边缘血肿**(图 12-15)　形态多样,胎盘边缘附着处与宫壁分离。彩色多普勒血流成像检测其内无彩色血流信号,此类剥离面积多在 1/3 之内。

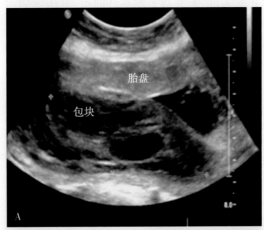

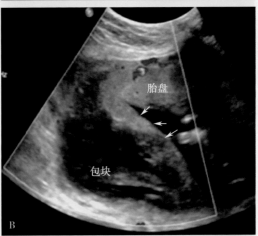

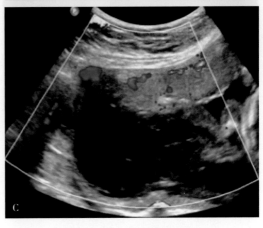

图 12-15　胎盘边缘血肿

3. 胎盘后血肿（图 12-16）　胎盘与子宫肌壁间见异常回声区，彩色多普勒血流成像检测其内无彩色血流信号，此类剥离面积多在 1/3~1/2。

4. 混合性团块（图 12-17）　正常的胎盘几乎不见，大部分为混合性回声，其内部回声强弱不等。彩色多普勒血流成像检测无彩色血流信号。此为重型胎盘早剥，多合并死胎，剥离面积在 2/3 以上甚至全部。

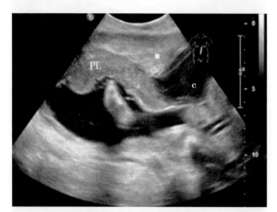

图 12-16　胎盘后血肿
（PL：胎盘；c：血肿）

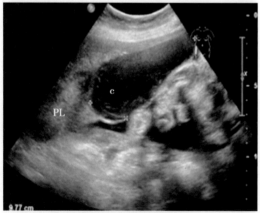

图 12-17　混合性团块
（PL：胎盘；c：血肿）

由于胎盘早剥不典型，需要与其他原因所致的胎盘增厚相鉴别，如胎盘绒毛膜血管瘤，胎盘早剥一般超声胎盘后血肿内无彩色血流信号，胎盘绒毛膜血管瘤超声（图 12-18）可探及丰富的血流信号。

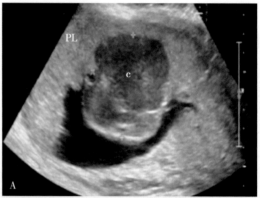

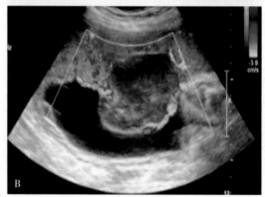

图 12-18　胎盘绒毛膜血管瘤
周边可探及丰富血流信号（PL：胎盘；c：血肿）

（三）绒毛膜下血肿

绒毛膜下血肿又称为绒毛膜下出血，是妊娠时绒毛膜板与底蜕膜分离出血，血液积聚在绒毛膜与底蜕膜之间；超声声像图表现为宫腔内、宫壁与妊娠囊之间的无回声区。形态多为新月形、三角形或多边形，临床并不少见。

【临床表现与早期识别】

1. 临床表现 阴道出血,伴或不伴腹痛。

2. 超声检查(图 12-19) 可见发生在胎盘子面、脐带入口附近的较大范围的非均质回声伴回声增强,彩色多普勒血流成像无明显血流信号。

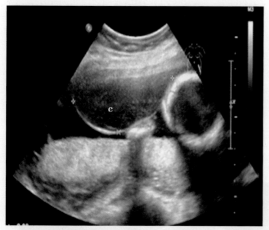

图 12-19 绒毛膜下血肿
(c:血肿)

> **诊断要点**
> 高危因素+腹痛、阴道出血+超声检查。

(四) 脐血管前置

当胎儿血管独立走行于胎膜上,无脐带或胎盘组织保护,且位于胎先露下方,达子宫下段或跨越宫颈内口时称为脐血管前置。

【临床表现与早期识别】

1. 临床表现 无痛性阴道出血、胎心不规则或心跳停止。

2. 超声检查(图 12-20) 有助于明确诊断。

> **早期识别要点**
> 无痛性阴道出血,胎儿窘迫表现。

三、胎盘滞留与植入

胎盘滞留指胎儿娩出后 30 分钟,胎盘尚未娩出者,可以分为:胎盘延迟剥离、胎盘嵌顿和胎盘植入。检查方法:患者保持仰卧位,连续腹部扫描,从而对患者子宫肌壁回声、子宫肌壁血流情况、胎盘血流情况、子宫肌层界限、胎盘母体面和胎盘实质情况进行全面检查。

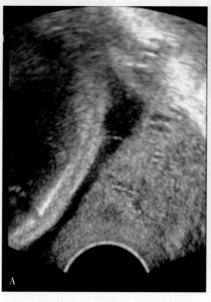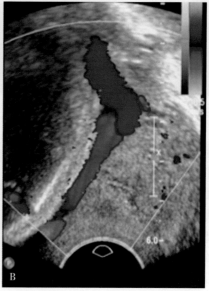

图 12-20 脐血管前置

【临床表现与早期识别】

1. 临床表现　胎儿娩出后 30 分钟,胎盘尚未娩出,伴或不伴阴道出血。

2. 影像学检查　超声辅助诊断。

> **早期识别要点**
>
> 胎儿娩出后 30 分钟,胎盘尚未娩出。

(一) 胎盘延迟剥离

1. 超声监测　明确胎盘组织与子宫肌壁间的关系,结合血流信号,判断是否有胎盘植入。

2. 10 分钟后胎盘仍未自然娩出　超声检查发现胎盘附着部位宫壁厚度 >2cm,提示胎盘已经剥离,可行脐带牵引,并同时监测牵引情况;胎盘在宫腔中独立移动,提示可继续牵引,如果胎盘随宫壁移动,则表示胎盘尚未剥离,且不能除外胎盘粘连甚至植入的可能,不能过度用力牵引脐带。

3. 10 分钟内胎盘未自行剥离且伴有多量阴道出血　可能由于胎盘附着部位宫壁不同步增厚,导致的胎盘不全剥离,此时应即刻行人工胎盘剥离术以防产后出血的发生。

(二) 胎盘嵌顿

可因过早牵拉脐带或过早用力按揉子宫所致。超声检查(图 12-21)发现胎盘与肌壁之间分界清晰,宫腔内可见出血暗区,胎盘与肌壁间血管走行规则。

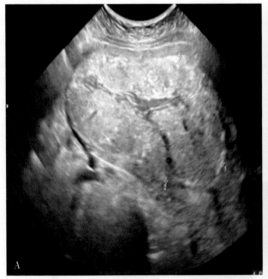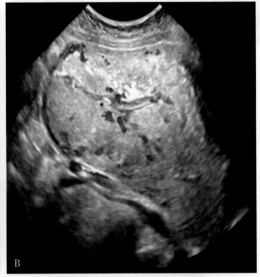

图 12-21　胎盘嵌顿

(三) 胎盘植入

胎盘植入是指胎盘绒毛因子宫蜕膜发育不良等原因而植入子宫肌层,达到甚至穿透子宫浆膜层。超声对胎盘植入诊断的敏感性为 87%~95%。北京大学第三医院产科团队通过回顾分析胎盘植入患者的超声图像及临床资料,结合文献,创建"胎盘植入超声评分量表"(表 12-7)。

【超声检查注意事项】

1. 留取胎盘声像图　要求对胎盘进行纵切、横切、冠切的全貌扫查。胎盘位置、胎盘内有无异常回声、胎盘与子宫肌层的界限以及胎盘后间隙的情况,彩色多普勒观察胎盘后间隙、胎盘实质内,以及子宫肌层血流情况(注意是否存在胎盘内漩涡、胎盘后间隙消失、局部子宫肌层菲薄或消失）。

表 12-7 胎盘植入超声评分量表

项目	0分	1分	2分
胎盘位置	正常	边缘或低置	完全
胎盘厚度	<3cm	3~5cm	>5cm
胎盘后低回声带	连续	局部中断	大部分消失
膀胱线	连续	中断	大部分消失
胎盘陷窝	无	有	融合成片伴沸水征
胎盘基底部血流	血流规则	血流增多、成团	出现"跨界"血管
宫颈血窦	无	有	融合成片伴沸水征
宫颈形态	完整	不完整	消失

附加病史加分项：一次剖宫产史加1分，2次及以上剖宫产史加2分

2. **子宫下段二维及彩色多普勒声像图** 注意子宫前壁肌层是否连续及与膀胱的关系。

3. 前置胎盘尤其合并剖宫产瘢痕者，留取经阴道宫颈及子宫下段声像图。

4. 既往子宫手术史者，留取手术部位子宫肌层声像图。

5. 观察胎盘附着位置，宫角妊娠史、间质部妊娠史等着重观察宫角情况。

6. 前壁胎盘，适度充盈膀胱后观察（300ml）。

【**每个超声征象的逐条解析**】

1. **胎盘位置** 见图 12-22。

2. **胎盘厚度** 见图 12-23。

3. **胎盘后低回声消失**（图 12-24） 胎盘与宫壁之间的静脉丛，它的消失和中断是植入的一种表现。

4. **膀胱线**（图 12-25） 植入部位在子宫前壁膀胱后方时，如果胎盘穿透肌层达浆膜层，则膀胱浆膜层强回声带中断甚至消失。

5. **胎盘陷窝** 又称"瑞士奶酪征"（图 12-26、图 12-27），为胎盘植入后，原来局限于胎盘实质内的绒毛滋养细胞侵入子宫肌层，导致肌层内小动脉直接向胎盘绒毛间隙开放，形成高压血流对胎盘组织的冲击所致。

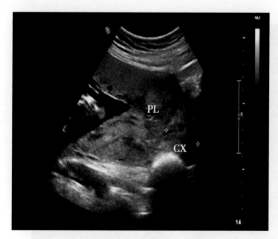

图 12-22 完全性前置胎盘
（PL：胎盘；CX：宫颈）

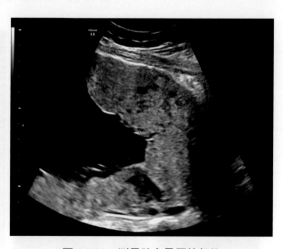

图 12-23 测量胎盘最厚的部位

315

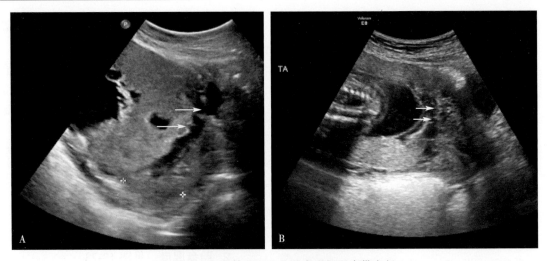

图 12-24　白色箭头所示为胎盘后低回声带中断

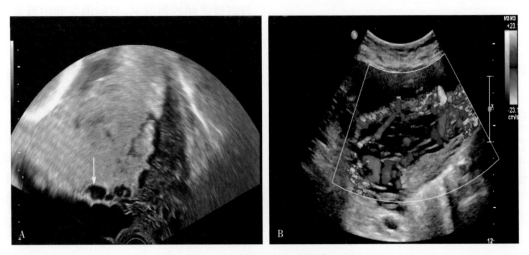

图 12-25　白色箭头所示为膀胱线不连续

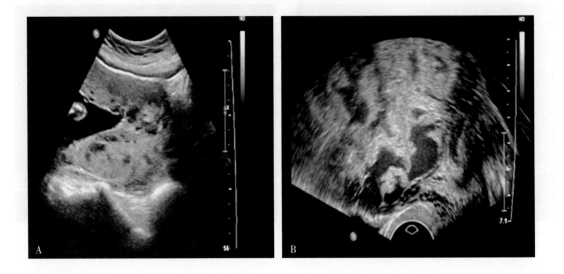

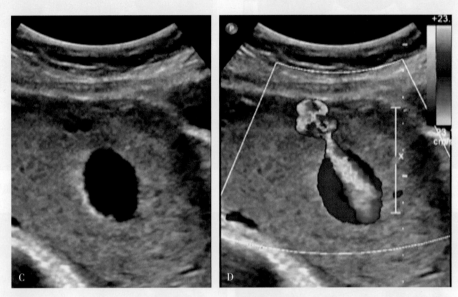

图 12-26　胎盘内"奶酪征"

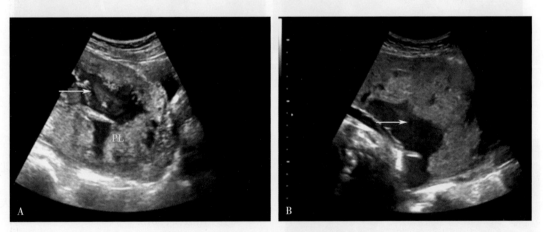

图 12-27　胎盘内"沸水征"（白色箭头所示）

即较大的"奶酪"，二维超声可见其内似沸腾的开水，实际为涌动的血流

（PL：胎盘）

6. 胎盘基底部血流　胎盘基底部、子宫膀胱壁血流增加（图 12-28）和出现垂直于子宫壁的血管（图 12-29）具有最高的阳性预测值（92%）。它反映出胎盘失去正常的血管结构，以及胎盘内血管过度增生和形成不正常的瘘。这一指标将预测胎盘植入的敏感性和特异性是否结合得最好。

7. 宫颈血窦　见图 12-30。

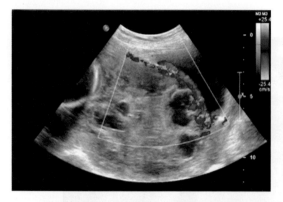

图 12-28　胎盘基底部血流增多、成团

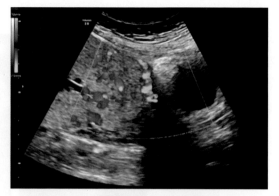

图 12-29　胎盘基底部出现"跨界"血管

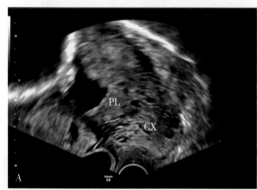

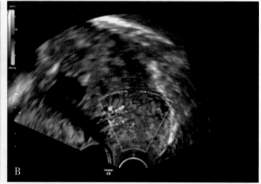

图 12-30　宫颈上充满血窦样回声

（PL：胎盘；CX：宫颈）

8. 宫颈形态不完整　见图 12-31。

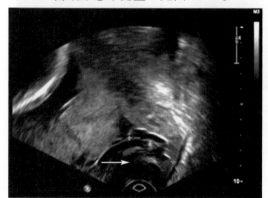

图 12-31　箭头所示为宫颈前唇，已失去正常宫颈
形态，为大的血窦所替代

（赵扬玉　种轶文）

—— 参考文献 ——

1. 严英榴，杨秀雄.产前超声诊断学.2 版.北京：人民卫生出版社，2011.

2. 谢幸，孔北华，段涛.妇产科学.9 版.北京：人民卫生出版社，2018.

3. 蔡祥莺，何成章，冯佩珍，等.第三产程中胎盘剥离过程的动态超声观察.中华妇产科杂志，2003, 38 (4): 213-215.

4. 种轶文，张爱青，赵扬玉等.超声评分系统预测胎盘植入凶险程度的价值.中华围产医学杂志，2016, 19 (9): 705-710.

第十节　危重孕产妇的镇静、镇痛与麻醉

在过去的几十年中,产科麻醉有了飞速的发展,一部分原因是孕产妇对常规产程中消除痛苦的期望越来越高,另一部分原因是有严重合并症的育龄期女性也希望能正常怀孕生产,同时随着国内两孩政策的实施,高危产妇也越来越多,增加了产科及麻醉管理的要求。本章从产科常用麻醉药开始,介绍危重症产妇的麻醉及镇痛。

一、常用麻醉药

产科中最常用的镇痛药物分为两大类:局部麻醉药和阿片类药物。局部麻醉药主要用于浸润麻醉、椎管内麻醉,以及椎管内阻滞,而阿片类药物可以应用于全身和椎管内麻醉。麻醉类药物在缓解产妇疼痛的同时,也可能影响母体和胎儿。

1. 局部麻醉药

(1)利多卡因:一种酰胺类局麻药,是产科麻醉中常用的局部麻醉药。其心脏毒性小,对母婴影响小,但其作用时间短,通常不用于分娩镇痛的启动和维持。

(2)布比卡因:一种酰胺类局麻药,常用于产科蛛网膜下腔或硬膜外麻醉的剖宫产与分娩镇痛。因其心脏毒性大于利多卡因,且布比卡因引起的心搏骤停很难复苏,产科麻醉禁用布比卡因原液。在分娩镇痛中常与芬太尼或舒芬太尼联合应用。

(3)罗哌卡因:一种相对新型的酰胺类局麻药,结构和药效学与布比卡因相似。常用于腰麻以及分娩镇痛,在应用于硬膜外镇痛时可与阿片类药物联合使用。既往研究表明,与布比卡因相比,罗哌卡因对运动神经的影响和心脏毒性的影响都相对更小,但现在进一步的研究表明,在调整药效差异后,两者在临床效能上没有差异。

(4)左旋布比卡因:左旋布比卡因是布比卡因的左旋对映体,其心血管毒性比布比卡因低,但现仍未在美国上市。

(5)2-氯普鲁卡因:一种酯类局麻药,由于其作用时间短,限制了其在分娩镇痛中的应用。又由于其起效、代谢迅速,适用于紧急剖宫产或器械辅助阴道分娩。

2. 阿片类药物

(1)芬太尼和舒芬太尼:脂溶性阿片类药物,现在产科麻醉中常用于硬膜外分娩镇痛。小剂量芬太尼或舒芬太尼复合低浓度局麻药于硬膜外给药用于分娩镇痛,镇痛效果佳且对产妇和胎儿无不良影响。作为单一药物鞘内注射都可以得到良好的镇痛效果,舒芬太尼亲脂性更强,使更多药物渗透入脊髓,因此起效更快,镇痛效果更好。

(2)吗啡:一种水溶性阿片类药物,由于其起效慢,作用时间长,不常规应用于分娩镇痛。且胎儿的呼吸中枢对吗啡极为敏感,国内产程中不用此药,但是于硬膜外给药可用于剖宫产术后镇痛。

(3)哌替啶:因其单独鞘内注射用于分娩镇痛并没有比局麻药——阿片类药物镇痛更有优势,且恶心、呕吐发生明显,所以现临床上不作为产程中的首选镇痛用药,但是可应用于局麻药——阿片类药物有禁忌的患者。

(4)瑞芬太尼:瑞芬太尼在血浆中代谢迅

速,持续使用无蓄积,是一种超短效阿片类药物。研究表明瑞芬太尼能透过胎盘,但是很快被代谢或重新分配,对胎儿无明显副作用,可用于产科全麻诱导,以及理想的静脉自控分娩镇痛药物。

二、危重症产妇的麻醉

随着国内两孩政策的实施,以及高龄孕产妇数量的增长,产科医师们面临着更多危重症的挑战,对麻醉医师的要求也是越来越高。产科危重症主要包括:有大出血倾向的产妇,合并高血压的产妇,HELLP综合征,羊水栓塞。

1. 有大出血倾向的产妇　胎盘早剥、前置胎盘、凶险型前置胎盘、胎盘植入。

(1)麻醉方式

1)椎管内麻醉:母儿状况尚好,预估出血量少,可首选椎管内麻醉,胎儿娩出后可视出血情况改为全身麻醉。

2)全身麻醉:胎儿情况不佳,需要尽快进行手术,选择全身麻醉可缩短麻醉时间。产妇出现活动性出血,凝血功能异常或存在低血容量性休克,首选全身麻醉。

(2)注意事项

1)可实施有创动脉压监测,实时关注血流动力学变化,并注意肾脏血流灌注情况,监测尿量。

2)开放两条以上静脉通路,备好胶体,以及各类血管活性药物。

3)关注失血情况以及酸碱平衡、血清离子,并进行积极调整。

4)对怀疑有DIC倾向的产妇,围手术期严密监测的同时应积极处理,可适量输入冷冻血浆、冷沉淀等血液制品。

5)现一些医院已经开展动脉球囊导管阻断技术,术中自体血回输及时应用于产科大失血患者。

2. 合并高血压的产妇　妊娠合并高血压的产妇包括:妊娠期高血压、子痫前期、子痫、慢性高血压。对于轻度高血压的产妇可进行阴式分娩;对于重度高血压易合并心力衰竭、脑出血、胎盘早剥等并发症的产妇,应行剖宫产术。

(1)麻醉方式

1)椎管内麻醉:对无凝血功能障碍,无DIC倾向、无抽搐、无休克、心功能正常的患者可首选椎管内麻醉。

2)全身麻醉:对于有凝血功能障碍、血小板减少、抽搐、休克的患者考虑全身麻醉。

(2)注意事项

1)术前完善评估及相关检查,积极控制血压,注意液体摄入。

2)应用硫酸镁的患者注意硫酸镁的副作用,应用降压药的患者在发生低血压时对升压药物不敏感。

3)麻醉过程中维持血流动力学平稳,维持血压在适当水平,避免血压过低。加强监护,必要时行有创动脉压监测,及时血气分析并对症处理。

4)重度子痫前期或子痫患者围手术期易发生心功能异常、肺水肿、脑出血、肾功能不全等并发症。应密切注意病情变化,积极对症处置。

3. HELLP综合征　HELLP综合征是妊娠期高血压疾病的基础上并发以溶血与肝酶的升高,以及血小板减少为主的临床综合征,一般发生在妊娠的中晚期及产后的数日内。

(1)麻醉方式:通常患者伴有血小板减少,选择全身麻醉。

(2)注意事项

1)麻醉用药选择起效快,不经肝肾代谢,持续时间短,对母儿影响小的药物。

2)术中密切注意生命体征变化,监测血气,积极纠正电解质紊乱,同时积极控制并纠正凝血功能异常,补充血容量。

4. 羊水栓塞　分娩过程中羊水进入母体循环引起的急性过敏性休克、急性呼吸循环衰竭、DIC 等严重的分娩期并发症。

临床表现多为突然出现的呼吸困难、发绀、烦躁不安、咳嗽、气急、呕吐等,同时可伴有与出血量不符的低血压、低氧血症,发展迅猛,一经发现需要及时积极抢救。

抢救措施:

(1)抗过敏:给予大剂量的皮质激素,常首选地塞米松。

(2)控制呼吸,持续正压给氧,减少肺水肿改善脑供氧。

(3)解除肺动脉高压:尽早接触肺动脉高压才能根本改善缺氧,常用药物:氨茶碱、罂粟碱、阿托品、酚妥拉明。

(4)抗休克:羊水栓塞引起的休克可能与过敏、肺源性、心源性及 DIC 等多种因素有关,应综合考虑分析,包括扩充血容量、纠正酸中毒,以及使用血管活性药物。

(5)防治 DIC:一旦确诊,应及早开始抗凝治疗,应用肝素静脉滴注,并在此基础上补充凝血因子,应用血液制品。

(6)预防心力衰竭及多器官功能衰竭:可使用快速洋地黄制剂防治心力衰竭,同时适当使用利尿剂。注意防止肾衰竭,注意肾血流灌注,监测尿量。

三、分娩镇痛

对于一些合并症较轻,经过产科医师评估,可以试产的产妇,采用分娩镇痛的方式进行阴式分娩,通过适当的镇痛在减少产妇痛苦的同时还可以减少由于产痛而诱发合并症的加重。

(一)椎管内分娩镇痛

1. 椎管内镇痛适应证与禁忌证

(1)适应证:对于大多数健康拟行阴式分娩的产妇都可以选择椎管内分娩镇痛。同时椎管内镇痛可能使那些有合并症的产妇在分娩过程中更加安全,其中包括瘢痕子宫、妊娠期高血压、子痫前期,以及心脏病等产妇。

(2)禁忌证:患者拒绝或不能合作;病变

导致颅内高压;穿刺部位皮肤或软组织感染;凝血功能异常;近期使用抗凝药物;未纠正的产妇低血容量;操作人员未经培训或经验不足;监护和其他资源不足。

2. 椎管内镇痛的分类

(1)连续硬膜外镇痛:连续硬膜外镇痛是椎管内镇痛分娩的主要方式,其优点是可以连续镇痛,且不需要硬脊膜穿刺,同时可随时转变为剖宫产所需的麻醉。缺点为镇痛起效慢,需要更多的药物,对于产妇以及胎儿风险相对大。

(2)腰硬联合镇痛:在近些年,腰硬联合镇痛的应用越来越普遍,源于其镇痛起效快,尤其是骶部镇痛起效快,同时减少了局麻药和阿片类药物用量,降低了硬膜外失败的风险;但是产妇瘙痒的发生率增加,同时增加了胎心减慢的风险。

(3)连续蛛网膜下腔镇痛、连续骶管镇痛和单次脊麻:由于其风险增加或者镇痛持续时间受限等原因,并不作为首选椎管内分娩镇痛方案。

3. 镇痛开始时机 既往观念认为宫口开全 3cm 时,疼痛逐渐剧烈,此时开始分娩镇痛对宫缩不会产生明显的抑制。现在,近些年的研究已经指出于潜伏期实施分娩镇痛并不会延长产程,也不会增加剖宫产率。并且,目前已经将第二产程延长的概念从超过 2 小时增加为 3 小时。现美国产科麻醉指南已经提出,只要规律宫缩开始,同时产妇要求镇痛就可以给予分娩镇痛。现国内的最新指南已经指出,不再以宫口大小作为分娩镇痛的开始时机,产妇进入产房后就可以开始实施分娩镇痛。

4. 常用分娩镇痛药物剂量

(1)硬膜外用药

1)罗哌卡因 0.062 5%~0.15%+芬太尼 1~2μg/ml 或舒芬太尼 0.4~0.6μg/ml;首剂量:6~15ml;维持量:6~15ml/h;自控量:8~10ml/ 次。

2)布比卡因 0.04%~0.125%+芬太尼

1~2μg/ml 或舒芬太尼 0.4~0.6μg/ml；首剂量：6~15ml；维持量：6~15ml/h；自控量：8~10ml/次。

（2）蛛网膜下腔用药

1）单次阿片类注射用药：舒芬太尼 2.5~7μg；芬太尼 15~25μg。

2）单次注射局部麻醉药：罗哌卡因 2.5~3.0mg；布比卡因 2.0~2.5mg。

3）联合用药：罗哌卡因 2.5mg+ 舒芬太尼 2.5μg（或芬太尼 12.5μg）。

布比卡因 2.0mg+ 舒芬太尼 2.5μg（或芬太尼 12.5μg）。

蛛网膜下腔注药 45 分钟后，硬膜外腔用药可参照硬膜外镇痛方案继续进行。应注意的是硬膜外置管后，产妇应避免仰卧位，以免引起仰卧位低血压综合征。

5. 椎管内分娩镇痛的不良反应

（1）仰卧位低血压综合征：发生低血压，心率减慢，首先调整产妇体位为侧卧位或半卧位，如血压仍不能改善，则可应用升压药物。通常可选用小剂量的麻黄素或者去氧肾上腺素。注意合并妊娠高血压者应该慎用升压药物。

（2）胎儿心动过缓：胎儿心动过缓在椎管内镇痛启动后的 20~40 分钟内可观察到，通常通过一些宫内复苏的保守治疗来进行处理，包括调整产妇体位从而缓解下腔静脉压迫、静脉补液、吸氧、暂停缩宫素，同时要排除是否为镇痛平面过高、全脊麻等引起的低血压。

（3）瘙痒：瘙痒是椎管内使用阿片类药物最常见的不良反应之一，鞘内注射阿片类药物比硬膜外给予阿片类药物瘙痒的发生率和严重程度更高。其发生率和严重程度与阿片类药物呈剂量依赖性。大多数产妇瘙痒症状不需要治疗，通常是自限的。治疗严重瘙痒可静脉注射纳洛酮 40μg，或者纳布啡 2.5mg。

（4）发热：根据现有的文献以及临床观察，在给予硬膜外镇痛后数小时，产妇中心体温逐渐升高，但机制尚不明确。发热可能会对胎儿的大脑产生有害作用，所以针对发热必须有降温措施，如物理降温及药物降温，如发生胎心变化及产妇异常情况应立即实施剖宫产术。

（5）尿潴留：尿潴留是椎管内麻醉或镇痛的一个副作用，膀胱及尿道括约肌受来自低胸段 / 高腰段的交感神经支配，同时受来自骶部的副交感神经支配。尿潴留的发生与镇痛作用通常是平行的，特别是出现暴发痛时，行椎管内镇痛的产妇应定期评估尿潴留。

6. 椎管内分娩镇痛的并发症

（1）硬脊膜意外穿破：如发现意外穿破硬脊膜，可有两种方法进行处理：一是按蛛网膜下腔注药方案注药镇痛；二是重新选择上一间隙穿刺行硬膜外镇痛。并同时应严密观察产妇生命体征变化，备好急救药物，加强管理。

（2）镇痛不全：首先要排除其他原因导致的疼痛，如膀胱、宫缩过强、子宫破裂，然后分析原因。导管因素：位置不佳、硬膜外脱出、打折受压等应积极调整导管位置，必要时重新穿刺置管。对于神经组织范围不足或者仅有单侧阻滞，应调整镇痛液容量或导管位置，必要时重新置管。

（3）呼吸抑制：无论何种给药方式给予阿片类药物都可能发生呼吸抑制，并且是剂量依赖性的。在最初注药后的 20 分钟内应持续监测呼吸情况，之后每小时监测一次，监测至少 2 小时。持续输注时也应至少每小时监测一次。

（二）静脉分娩镇痛

1. 间断注射给药

（1）哌替啶（度冷丁）：第一个用于分娩镇痛的人工合成的阿片类药物。通常的给药剂量为 50~100mg 肌内注射，一般于注射后 10~15 分钟起效，45 分钟达到峰值，每 4 小时重复给药一次，作用时间可持续约 3 小时。

哌替啶的脂溶性很高，容易通过胎盘，且其代谢产物去甲哌替啶也能通过胎盘屏障，是一种很强的呼吸抑制剂。因其在胎儿体内易蓄积，从而容易引起新生儿精神行为改变及呼吸抑制。由于对该药的熟悉程度高、使用简单、廉价，哌替啶仍然是世界上使用广泛的产科阿片类镇痛药。但是在国内的最新麻醉指南中提出，不建议其作为产程过程中的首选镇痛药。

（2）芬太尼/舒芬太尼：目前常用于硬膜外的分娩镇痛。芬太尼和舒芬太尼为高脂溶性阿片类药物，能迅速通过胎盘，在分娩过程中静脉或肌内注射芬太尼可引起新生儿的呼吸抑制，因此不推荐首选。静脉注射芬太尼常用剂量为 25~50μg，起效快，2~4 分钟达高峰，作用时间为 30~60 分钟。

（3）吗啡/海洛因（二醋吗啡）：虽然数十年前吗啡曾用于分娩镇痛，但是由于其对新生儿呼吸中枢抑制明显，现不推荐用于分娩镇痛。

（4）纳布啡/布托啡诺：两者都是阿片类受体激动/阻断药，虽然两者可较少地引起产妇恶心和呕吐，但是有研究表明，这两者的应用会引起胎儿胎心率的变化，且同样存在抑制新生儿呼吸的作用，故临床应用应慎重。

（5）曲马多：为一种弱合成阿片类药物，其镇痛效价约为吗啡的 1/10。曲马多可口服、肌内注射或静脉给药，一般为 4~6 小时使用 100mg。现阶段对曲马多应用于产程中的研究结果尚未统一，所以其对母儿的安全性尚不可知，故临床应用应慎重。

2. 静脉自控镇痛 患者自控镇痛（patient controlled analgesia，PCA）用于普通术后镇痛已经非常广泛，近些年在一些国外地区已经应用于产妇的分娩镇痛，特别是用于因为存在椎管内镇痛禁忌证的产妇中。

瑞芬太尼是一种选择性的 μ 受体激动剂，超短效阿片类药物，脂溶性低。瑞芬太尼起效很快，起效时间为 20~30 秒，60~90 秒能

达到峰值。同时瑞芬太尼能很快被非特异性血浆和组织酶水解为无活性的代谢产物，连续给药并不影响作用的持续时间。

研究表明，瑞芬太尼虽然容易透过胎盘，但是可以很快被重新分布和代谢，降低了其对新生儿呼吸抑制的可能性，所以瑞芬太尼对胎儿也是安全的。这种代谢动力学特点决定了瑞芬太尼是一种理想的分娩镇痛药物。同时瑞芬太尼的给药剂量可以迅速地调整，如在生产过程中出现副作用，可及时调节剂量。

推荐方案为：单次剂量 30~50μg，锁定时间 2 分钟。

瑞芬太尼的副作用与其他阿片类药物的副作用一致，依然存在呼吸抑制。所以，在应用瑞芬太尼静脉镇痛泵的产妇中，仍需对其镇静以及呼吸抑制保持警惕，使用时应常规检测产妇的血氧饱和度、呼吸频率、心率、血压。但是，由于该药物的作用时间短，出现的问题都可以在短时间内通过药物的代谢而得到解决。

（三）吸入性麻醉药的应用

吸入性麻醉剂应用于普通手术的全身麻醉已经相当普遍，现已有吸入性麻醉剂应用于产程中的镇痛，其中氧化亚氮应用最为广泛。

1. 氧化亚氮 是现阶段使用最普遍的吸入性麻醉剂，应用于产科镇痛。在欧洲，用于分娩镇痛的方法是，使用 50% 的氧化亚氮与 50% 的氧气的混合气体。在国外一些地区，应用氧化亚氮与其他镇痛药联合应用于产程镇痛。由于氧化亚氮的血气分配系数低，可迅速地起效和排出，虽然其可通过胎盘屏障，但是目前没有证据表明氧化亚氮可以抑制新生儿呼吸，且对神经行为也无影响。同时仍然需要对其效能、镇痛效果，以及不良反应的情况进行进一步的研究。

2. 七氟烷 七氟烷与氧化亚氮具有相似的物理特性，起效快，清除快。但是现有研

究表明七氟烷会引起剂量依赖性的松弛子宫平滑肌的作用。虽然现阶段的研究证实了七氟烷在产程镇痛中使用的有效性，但是其设备问题，以及废气回收的问题限制了现阶段的发展。

（四）非药物分娩镇痛方案

1. 经皮电刺激神经疗法（transcutaneous electric nerve stimulation, TENS） 经皮电刺激神经镇痛是一种无创的方法，通过利用体表电极，将低电压电流传递至皮肤表面。将两个电极放置于产妇 T_{10}~L_1 皮区，用于第一产程初期的镇痛；另外两个电极放置于 S_2~S_4 的皮区，用于第二产程的镇痛。

虽然现阶段的研究并没有标明 TENS 能明显减轻产痛，但是由于其无创及使用方便，产妇普遍乐于接受。

2. 水疗法 水疗法不单单指在浴缸中将腹部以下浸泡于温暖的水中，淋浴也能减轻产妇的焦虑及疼痛。水疗法对母儿都是安全舒适的，但仍应该采取持续的监护措施。

3. 针灸／按摩 抚触按摩和传统的中医针灸都能起到缓解产妇疼痛、增加舒适度的作用，但是按摩及针灸的手法需要经过专门培训才能使用。

四、剖宫产术后镇痛

1. 椎管内镇痛 椎管内阿片类药物的应用是目前剖宫产后获得长时间镇痛的最有效的方法，通常硬膜外注射的阿片类药物为吗啡。

（1）吗啡：剖宫产后硬膜外注射吗啡的镇痛效果优于静脉注射或者肌内注射。推荐的吗啡给药剂量为 2~4mg，起效时间慢，通常为 30~60 分钟，在 60~90 分钟药物作用达到高峰，且持续时间能长达 12~24 小时。由于吗啡脂溶性低，在硬膜外给药后不易透过脊髓组织，然而依然倾向于在胎儿娩出及产妇血流动力学稳定后给药。

有研究指出，给药的容量并不影响硬膜外吗啡的临床效果，但是镇痛的持续时间和效能有很大的个体差异。

（2）芬太尼：芬太尼为一种亲脂性的阿片类药物，其起效快，可用于剖宫产术后的硬膜外镇痛。推荐给药剂量为 50~100μg，起效时间迅速约为 5 分钟，在 20 分钟达到高峰，但持续时间短，为 2~3 小时。在临床应用中，芬太尼 50~100μg 可单独或者与吗啡联合使用，建议段脐后给药，同时建议硬膜外芬太尼剂量应 >50μg 才能起到良好的镇痛作用。

2. 自控静脉镇痛 在接受全身麻醉的剖宫产患者，或者椎管内没有给予吗啡镇痛的患者，可以采取阿片类药物通过自控静脉镇痛的方法。

有研究指出，通过对剖宫产术后吗啡静脉自控镇痛和硬膜外吗啡镇痛方案的比较，得出硬膜外单次注射吗啡可以得到更好的镇痛效果，患者满意度高。但是，硬膜外注射吗啡带来的瘙痒症状明显。两组间其他不良反应如恶心、呕吐方面并没有差异。

硬膜外单次注射吗啡的镇痛时间通常能持续 12~24 小时，但是对于更长时间的镇痛是无法达到的，在这一点上，患者自控镇痛能持续更长的时间。

在用药方面，患者自控镇痛可选择的阿片类药物范围更广，芬太尼、舒芬太尼、氢吗啡酮、曲马多等都可以通过剂量的调整达到一定的镇痛效果。

3. 非阿片类药物镇痛 相比较静脉自控镇痛泵及单次静脉给药，有些研究已经推荐剖宫产术后使用口服镇痛类药物也能达到一定的镇痛效果，而且价格便宜，使用方便，会给患者带来更优的满意度。同时增加非阿片类药物的应用可以减少阿片类药物的使用，且减少阿片类药物带来的副作用。

非甾体抗炎药的应用可以减少阿片类药物的用量。推荐的非甾体抗炎药药物有：布洛芬、双氯芬酸、酮洛酸。布洛芬作为一种使用最广泛的非处方非甾体抗炎药，在大多数没有出血或肾脏损害的产妇中都是安全的。同时,研究指出非甾体抗炎药在乳汁中的剂量非常有限,美国儿科学会(American Academy of Pediatrics,AAP)指出酮洛酸可以安全地应用于哺乳期的产妇。

五、超声技术的应用

超声作为一个非常有价值的工具已经广泛地使用于麻醉中,使很多穿刺操作变成可视化,这让很多既往难以成功的穿刺操作技术成为可能,尤其是在区域麻醉的实施,以及有困难的椎管内穿刺操作都提供了便利。

1. **腹横肌平面阻滞** 腹横肌平面阻滞是一项针对开腹手术的有效镇痛技术,通过使用超声引导将局麻药注入腹横肌和腹内斜肌之间的筋膜平面,从而阻滞了支配前腹壁区域的神经,达到切口镇痛的效果。

针对一些有椎管内麻醉禁忌证、需要全身麻醉的剖宫产产妇,通过腹横肌平面阻滞技术可以达到术后刀口的有效镇痛,并且可以减少阿片类药物的使用,从而减少阿片类药物带来的副作用。腹横肌平面阻滞可以作为不能行椎管内镇痛产妇的一种镇痛方案,但是单独使用时的镇痛效果还是不如椎管内使用阿片类药物。

腹横肌平面阻滞方法为:在超声引导下,进针至腹内斜肌与腹横肌间筋膜间,通过注射局麻药将平面分开,达到阻滞效果。可使用局麻药为0.5%罗哌卡因15~20ml,行双侧腹横肌平面阻滞。现阶段局麻药剂量、容量,以及浓度的镇痛效果关系还尚不清楚,仍需要进一步的实验研究。

2. **椎管内阻滞** 在产科的椎管内麻醉中,已经逐渐开始使用超声技术来辅助操作。尤其是针对那些传统椎管内麻醉有困难的产妇,例如肥胖致使间隙触摸不清、脊柱侧弯,以及有出血风险需要避免反复穿刺的产妇。使穿刺操作在一定程度的可视化下进行,增加穿刺的成功率,从而减少剖宫产产妇的全

麻风险,增加阴式分娩产妇的分娩镇痛效果。

椎管超声通过更准确的定位中线,估计穿刺深度,寻找穿刺点及穿刺角度,并且能直视解剖层次,提高了一次穿刺的成功率,从而减少了并发症的发生。

3. **评估危重症产妇循环功能** 针对危重孕产妇,尤其是心力衰竭、失血性休克等孕产妇,能快速评估心功能,以及循环功能对指导产妇的补液、用药及抢救都有至关重要的作用。经胸超声心动图(transthoracic echocardiography,TTE)作为一种无创、操作便捷且迅速的检查方法,现在已经被应用于评估危重孕产妇的心功能,且能协助围产期循环容量的不足、心脏压塞及肺栓塞的早期诊断。

(刘彩霞 张丽娟)

参考文献

1. David H. Chestnut. Chestnut 产科麻醉学理论与实践 . 5 版 . 连庆泉,姚尚龙,主译 . 北京 : 人民卫生出版社 , 2017.
2. HEESEN M, BOHMER J, KLOHR S, et al. The effect of adding a background infusion to patient-controlled epidural labor analgesia on labor, maternal, and neonatal outcomes: a systematic review and meta-analysis. Anesth Analg, 2015, 121 (1): 149-158.
3. 中华医学会麻醉学分会 . 中国麻醉学指南与专家共识 (2017 版). 北京 : 人民卫生出版社 , 2017: 241-263.
4. ANIM-SOMUAH M, SMYTH RM, JINES L. Epidural versus non-epidural or no analgesia in labour. Cochrane Database Syst Rev, 2011, 12: CD000331.
5. BEILIN Y, HALPERN S. Focused review: ropivacaine versus bupivacaine for epidural labor analgesia. Anesth Analg, 2010, 111 (2): 482-487.
6. HORLOCKER TT, BURTON AW, CONNIS RT, et al. Practice guidelines for the prevention, detection, and management of respiratory depression associated with neuraxial opioid administration. Anesthesiology, 2009, 110 (2): 218-230.

7. 邓小明, 曾因明, 黄光宇. 米勒麻醉学. 8 版. 北京: 北京大学医学出版社, 2016.

8. DOWSWELL T, BEDWELL C, LAVECDER T, et al. Transcutaneous electrical nerve stimulation (TENS) for pain relif in labor. Cochrane Database Syst Rev, 2009,(2): CD007214.

9. VOLIKAS I, MALE D. A comparison of pethidine and remifentanil patient-controlled analgesia in labour. Int J Obstet Anesth, 2001, 10 (2): 86-90.

10. YEO ST, HOLDCROFT A, YENTIS SM, et al. Analgesia with sevoflurane during labor: ii. Sevoflurane compared with Entonox for labour analgesia. Br J Anaesth, 2007, 47 (1): 26-30.

11. 邓小明, 姚尚龙, 于布, 等. 现代麻醉学. 4 版. 北京: 人民卫生出版社, 2014.

12. CHEN SY, LIN PL, YANG YH, et al. The effects of different epidural analgesia formulas on labor and mode of delivery in nulliparous women. Tai wan J Obstet Gynecol, 2014, 52 (1): 8-11.

13. SHEN MK, WU ZF, ZHU AB, et al. Remifentanil for labour analgesia: a double-blinded, randomised controlled trial of maternal and neonatal effects of patient-controlled analgesia versus continuous infusion. Anaesthesia, 2013, 68 (3): 236-244.

14. MISHRIKY BM, GEORGE RB, HABIB AS. Transversus abdominis plane block for analgesia after Cesarean delivery: a systematic review and meta-analysis. Can J Anaesth, 2012, 59 (8): 766-778.

15. DENNIS AT. Transthoracic echocardiography in obstetric anesthesia and obstetric critical illness. Int J Obstet Anesth, 2011, 20 (2): 160-168.

16. WEED JT, TAENZER AH, FINKEL KJ, et al. Evaluation of pre-procedure examination as a screening tool for difficult spinal anaesthesia. Anaesthesia, 2011, 66: 925-930.

17. DENNIS A, STENSON A. The use of transthoracic echocardiography in postpartum hypotension. Anesth Analg, 2012, 115 (5): 1033.

18. 陈新忠, 临床麻醉学指南产科麻醉. 北京: 北京大学医学出版社, 2017.

第十一节 产科危重症护理

产科危重症是指孕产妇发生危及生命的单个或多个器官功能衰竭的临床综合征。产科危重症包括产科直接相关疾病如产后出血、妊娠期高血压疾病、弥散性血管内凝血及血小板减少症等；产科非直接相关疾病如急性心力衰竭、急性呼吸衰竭、感染性疾病、深静脉血栓、尿路感染、急性肺水肿等。

危重症孕产妇病情复杂多变，护士在观察和护理过程中，及时发现患者病情变化并通知医师，给予快速、准确、有效的抢救与干预，对防止和减少并发症、提高抢救成功率和降低死亡率起到积极作用。

在产科危重症的抢救过程中，不但要考虑孕产妇不同时期的生理改变，还要密切监护胎儿情况，适时予以终止妊娠。

一、护理评估

1. 病史 ①孕妇年龄、既往病史、家族史、历次产检情况；②有无妊娠合并症如心脏病、肾病、肝病、贫血、血液病等；③本次妊娠情况有无妊娠剧吐、胎位异常、多胎妊娠、妊娠期出血（流产、前置胎盘、胎盘早剥）、过期妊娠、先兆早产、羊水过多、羊水过少、妊娠期高血压疾病、胎儿生长受限、妊娠期手术、意外事件等。

2. 症状评估 了解孕妇有无头痛、眼花、心悸、恶心、呕吐、阴道流血、阴道流液、腹部不适等症状。

3. 体格检查 妊娠期：①生命体征、子宫松弛及胎心监测；②腹部触诊了解子宫软硬、有无压痛及大小与妊娠周数是否相符；③检查阴道流血、流液情况；④评估全身水肿程度。产后监测生命体征、子宫收缩及阴道出血情况。

4. 心理评估 了解孕妇及家属的情绪、经济状况、应对能力等。

5. 辅助检查 ①B超检查；②肝、肾功能，24小时尿蛋白测定；③眼底检查；④心电图、超声心动图、胎盘功能、胎儿成熟度检查等。

6. 预警评估 早期预警评分系统（modified early warning score，MEWS）通过对患者的心率、收缩压、呼吸、体温和意识5项基本生命指标进行综合评分，将病情危重程度分值化，并根据数据进行基本分类，有针对性地对危急重症产妇实施紧急抢救治疗及相应的护理干预，具有迅速、便捷、科学及准确预测等优点。早期预警评分表见表12-8，当MEWS评分≥4时，提示危重孕产妇病情凶险，甚至有恶化趋势。

表12-8 早期预警评分表（MEWS评分表）

项目	3分	2分	1分	0分	1分	2分	3分
体温（℃）		≤35.0	35.1~36	36.1~38	38.1~38.5	≥38.6	
呼吸（次/min）		≤8		9~14	15~20	21~29	≥30
脉搏（次/min）		≤40	41~50	51~100	101~110	111~129	≥130
收缩压（mmHg）	≤70	71~80	81~100	101~199		≥200	
清醒程度				完全清醒	对声音有反应	对疼痛有反应	无反应
排尿（ml/L）	无	<30					
4或5分		立即报告值班医师，协助医师评估患者状况，按需处理				30分钟内	
≥6分		由科室内较有经验的医师再初步评估，必要时请疾病相关科室会诊（多学科会诊）				15分钟内	
SPO₂		≤84%	85%~89%	90%~95%	96%~100%		
血糖（mmol/L）		≤2.8	2.9~3.3	3.4~3.8	3.9~6.1		

二、护理要点

1. 根据MEWS分值给予相应护理干预 MEWS预警评分与护理干预见表12-9。

2. 加强病情观察 有条件应将患者置于单人间，专人护理，持续心电监护，根据病情每15~30分钟测量一次血压、及时监测胎心音及评估宫缩情况，询问患者胎动次数，及时做好护理记录。准确记录24小时出入量，配合完成检验标本的留取并及时送检。加强患者基础护理和心理护理，注意保暖，保持呼吸道通畅，备好抢救用物，作好随时终止妊娠的准备。

3. 正确执行医嘱 抢救危重症患者时常需执行口头医嘱，执行前必须复述一遍，经核对无误后方可实施。同时把各种急救药物空安瓿、输液瓶、输血袋等用完后集中放置，便于查对和统计。

4. 急救物品的管理 急救物品实行"四定"：定点放置、定数量、定人管理、定期检查。生命支持仪器如呼吸机、除颤仪、简易呼吸囊、吸痰机须处于完好备用状态。抢救车物品使用后需及时补充。

表 12-9　MEWS 预警评分与护理干预

分值	患者情况	护理处理措施
<4 分	病情稳定	按级别护理巡视观察
4 分	病情可能恶化	报告主管医师,床旁交接班,增加巡视观察次数
5~7 分	病情重	建立并保持静脉通路,高年资护士负责,上报责任组长和护士长。密切观察病情变化,床旁交接班,加强与患者家属的沟通
≥8 分	病情危重	至少建立 2 条静脉通路,抢救车、吸痰器备于床旁,密切观察病情变化

三、安全转运

危重症患者常因诊断和治疗的需要进行转运,而转运过程可能会增加危重症患者并发症的风险,因此,转运途中的安全问题十分重要。

(一)院内转运

1. 综合评估　危重患者在院内可能需转运到各检查室或手术室,转运前应进行转运利益与风险的综合评估,如果将要进行的检查、治疗和救治与预后无密切关系,则为此而进行的转运没有意义。危重症患者转运风险评估表见表 12-10。

表 12-10　危重症患者转运风险评估表

姓名:　　　　　年龄:

项目	5 分	3 分	1 分	总分
生命体征	稳定	药物或仪器维持稳定	高危状态	
神志	清	昏迷	昏睡或谵妄	
瞳孔	正常	不等大或针尖样等大、对光反射存在或消失	对光反射消失	
静脉通道	无静脉通道	用头皮针或浅静脉留置针通道 1~2 条	用深静脉留置针或静脉通道 ≥3 条	
各种管道	无管道	有 1~3 条管道	有 3 条以上管道	
气道支持	无采取气道支持措施	通气导管或面罩吸氧、通气或气管插管与切开供氧通气	气管插管或切开并呼吸机辅助通气	
出血部位固定	不需要	普通止血包扎	止血包扎夹板固定或加压包扎止血或止血带止血	
卧位(无气道支持者)	自由体位	平卧头侧位或半卧位	端坐、平卧头后仰位或头低足高位	
头部脊柱肢体保护	自由体位	绝对卧床限制活动	上颈托或脊椎板	
移动患者方式	指导协助下挪动	需要 2 人或 2 人以上搬动	需要 3 人及以上平行同轴搬动	

续表

项目	5分	3分	1分	总分
患者安全保护	只上床栏	上床栏及四肢约束	上床栏及全身约束	
呼吸机	正常运转	1项指标异常报警	2项以上指标异常报警	
监护仪	正常运转	1项指标异常报警	2项以上指标异常报警	

备注:

1. 评分或所选项目用"√"形式,无发生项目取最高分。该表应在转运前10分钟内完成,满分65分。

(1)得分<30分应在医护人员严密监护下转运,提示转运风险高,需携带急救物品。

(2)得分30~40分应在医护监护下转运,提示转运风险较高,转运途中可能发生病情变化,以及管道脱落、给药延迟或中断等。

(3)得分41~50分应在医护陪同下转运,提示有风险应高度重视并做好相应预防措施。

(4)得分>50分,可以转运,提示转运风险较小,做好相应预防措施。

2. 需携带的仪器和药物

①呼吸机(　)　②监护仪(　)　③除颤仪(　)　④氧气袋或瓶(　)　⑤呼吸气囊(　)　⑥插管器具(　)　⑦吸痰机(　)　⑧地西泮(　)　⑨平衡液(　)　⑩保暖用具(　)　⑪急救箱(　)　⑫其他(请注明)

3. 综合上述情况,患者可以安全转运了吗?　不可以(　)　可以(　)

4. 转运要求:医师护士护送(　)　严密监护下转运(　)

评估者:

年　　月　　日

2. 安全评估

(1)与患者及家属谈话,交代转运的必要性及途中可能发生的意外,取得患者同意。

(2)测量生命体征,是否上呼吸机、供氧浓度、痰液的量与性质、患者意识情况等。

(3)根据患者实际情况备好所需器材和药品。

(4)转运途中应继续进行生命体征监护。

3. 陪同人员

危重患者转运需有2名医护人员陪同,陪同的医护人员应接受过高级生命支持培训,掌握监护仪器的使用方法。危重症患者运送途中护士病情观察指引,见表12-11。

表 12-11　危重症患者运送途中护士病情观察指引

看	摸	问	听
1. 看唇周、面色、呼吸; 2. 看监护数据与屏幕参数显示; 3. 看穿刺部位、输液速度; 4. 看各种管道有无滑脱扭转; 5. 看搬运用具是否对患者有损; 6. 看患者体位是否正确	1. 摸额头及四肢皮肤温度; 2. 按压甲床判断末梢再充盈时间; 3. 轻拍患者肩膀判断其反应	1. 询问患者叫什么名字? 现在几点钟? 现在在哪里? 2. 有意识与患者交流,判断其意识转变情况	1. 听患者疾病呻吟声; 2. 听患者有无哮鸣音; 3. 听仪器运转声音,有无漏气、报警

(二)院外转诊

1. 转诊原则　就近寻求可获得救治的助产机构,争取一步到位。有严重的内外科合并症的孕产妇应直接转诊到有能力处理的综合性医院。接诊医院应作初步抢救处理,并作好充分准备,确保在转诊途中不会发生意外方可转诊。

2. 转诊流程　高危孕产妇逐级转诊流程见图 12-32。

3. 转诊其他内容同转诊(院内)。

四、危重症患者安全转运流程

危重症患者安全转运流程见图 12-33。

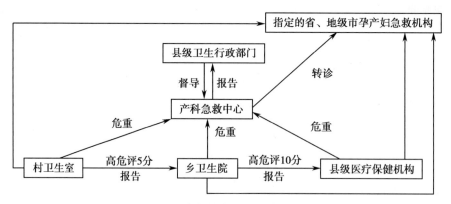

图 12-32　高危孕产妇逐级转诊流程图

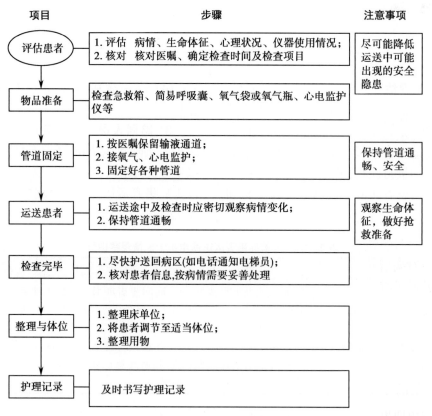

图 12-33　危重症患者安全转运流程图

（王子莲　刘悦新）

参考文献

1. 官红梅.产科危重症安全性评估内容和评估指标的建立与评价.中国临床护理,2015,7(5):373-376.
2. 韩微,樊雅静,黄翠琴,等.改良早期预警评分在危重孕产妇护理中的应用效果评价.上海护理,2016,16(2):9-12.
3. DENG YL. British early warning score. Chinese General Practice, 2007, 10 (2): 148.
4. SUBBE CP, KRUGER M, RUTHERFORD P, et al. Validation of a modified early warning score in medical admissions. OJM, 2001, 94 (10): 521.
5. CR VAN ROOIJEN, DE RUIJTER W, VAN DAM B. Evaluation of the threshold value for the Early Warning Score on general wards. Netherlands Journal of Medicine, 2013, 71 (1): 38-43.
6. 成守珍.ICU临床护理指引.北京:人民军医出版社,2013.
7. 王山米,吴久玲.孕产妇危急重症的防治和管理实用指导手册.北京:中国协和医科大学出版社,2007.

第十二节 产科重症监护病房的建立与管理

一、ICU 病房的概念

重症加强治疗病房(intensive care unit,ICU)是重症医学学科的临床基地,它对因各种原因导致一个或多个器官与系统功能障碍危及生命或具有潜在高危因素的患者,及时提供系统的、高质量的医学监护和救治技术,是医院集中监护和救治重症患者的专业科室。ICU 应用先进的诊断、监护和治疗设备与技术,对病情进行连续、动态的定性和定量观察,并通过有效的干预措施,为重症患者提供规范的、高质量的生命支持,改善生存质量。重症患者的生命支持技术水平,直接反映医院的综合救治能力,体现医院整体医疗实力,是现代化医院的重要标志之一。随着医学技术的发展及亚专科更为细致的划分,ICU 病房向更为专业的方向发展,而产科 ICU 是重症加强治疗病房一个重要组成部分,产科 ICU 病房的救治水平直接体现了危重孕产妇的抢救能力,并关乎着孕产妇的死亡率及救治率,因此规范产科重症监护病房的建立与管理至关重要。

二、建立产科 ICU 的必要性

对孕龄妇女来说,妊娠期是一个特殊时期,在胎盘产生的激素参与神经内分泌的影响下,孕妇无论是从心理及机体各个系统、器官均发生了显著的变化,而分娩期疼痛的应激刺激、体能的消耗、回心血量的增多,以及产后出血、羊水栓塞等并发症的出现,直接影响并危及孕产妇的生命安全。例如,妊娠期孕妇耗氧量增加,其呼吸系统通气量及潮气量增加,受雌激素影响,呼吸道黏膜水肿充血,易发生呼吸道感染。循环系统变化为心率及血容量增加,有基础心脏病的孕妇易在妊娠及分娩期发生心力衰竭。妊娠早期及中期血压偏低,妊娠 24~26 周后血压轻度升高。在妊娠晚期仰卧位时增大的子宫压迫下腔静脉,回心血量减少,心排血量减少使血压下降,易发生仰卧位低血压综合征。妊娠期血液系统改变同样十分显著,妊娠期血容量从 6~8 周开始增加,至 32~34 周达高峰,增加 40%~50%,并且血浆量的增加大于红细胞的增加,出现生理性贫血。妊娠期及产褥期血液处于高凝状态,易出现下肢静脉血栓,甚至并发肺栓塞等严重情况。妊娠期受孕激素影响,泌尿系统平滑肌张力降低,输尿管蠕动减弱,且受右旋妊娠子宫压迫,易发生肾盂积水及急性肾盂肾炎等。妊娠期消化系统及内分泌系统均发生显著变化,并且妊娠期可能出现产后出血、羊水栓塞、妊娠期急性脂肪肝等急重症,因此,妊娠及分娩过程,可能涉及多学科、多系统。对于这样的危重症患者需要重点监护、专人护理,并需要多学科协作诊断治疗,因此,产科 ICU 病房的建立十分必要。

三、产科 ICU 建立的相关要求

为促进我国重症医学的发展,规范我国医疗机构 ICU 的组织与管理,中华医学会重症医学分会在 2006 年制订了《中国重症加强治疗病房(ICU)建设与管理指南》。明确规定了 ICU 病房的一些基本要求。而产科 ICU 的建立参考了我国 ICU 的建立标准。

(一)病床规模的要求

ICU 的病床数量设置根据医院等级和实际收治患者的需要,一般以该 ICU 服务病床数或医院病床总数的 2%~8% 为宜,可根据实际需要适当增加。从医疗运作角度考虑,每个 ICU 管理单元以 8~12 张床位为宜;床位使用率以 65%~75% 为宜,超过 80% 则表明 ICU 的床位数不能满足医院的临床需要,应该扩大规模。

(二)病房建设标准

ICU 应该有特殊的地理位置,设置于方便患者转运、检查和治疗的区域并考虑以下因素:接近主要服务对象病区、手术室、影像学科、化验室和血库等,在横向无法实现"接近"时,应该考虑楼上楼下的纵向"接近"。

1. ICU 开放式病床每床的占地面积为 15~18m^2;每个 ICU 最少配备一个单间病房,面积为 18~25m^2。每个 ICU 中的正压和负压隔离病房的设立,可以根据患者专科来源和卫生行政部门的要求决定,通常配备负压隔离病房 1~2 间。鼓励在人力资源充足的条件下,多设计单间或分隔式病房。

2. ICU 的基本辅助用房包括医师办公室、主任办公室、工作人员休息室、中央工作站、治疗室、配药室、仪器室、更衣室、清洁室、污废物处理室、值班室、盥洗室等。有条件的 ICU 可配置其他辅助用房,包括示教室、家属接待室、实验室、营养准备室等。辅助用房面积与病房面积之比应达到 1.5:1 以上。

3. ICU 的整体布局应该使放置病床的医疗区域、医疗辅助用房区域、污物处理区域和医务人员生活辅助用房区域等有相对的独立性,以减少彼此之间的互相干扰并有利于感染的控制。

4. ICU 应具备良好的通风、采光条件,有条件者最好装配气流方向从上到下的空气净化系统,能独立控制室内的温度和湿度。医疗区域内的温度应维持在(24±1.5)℃左右。每个单间的空气调节系统应该独立控制。安装足够的感应式洗手设施和手部消毒装置,单间每床 1 套,开放式病床至少每 2 床 1 套。

5. ICU 要有合理的包括人员流动和物流在内的医疗流向,最好通过不同的进出通道实现,以最大限度减少各种干扰和交叉感染。

6. ICU 病房建筑装饰必须遵循不产尘、不积尘、耐腐蚀、防潮防霉、防静电、容易清洁和符合防火要求的总原则。

7. ICU 的设计要求应该满足提供医护人员便利的观察条件和在必要时尽快接触患者的通道。

8. 除了患者的呼叫信号、监护仪器的报警声外,电话铃声、打印机等仪器发出的声音等均属于 ICU 的噪声。在不影响正常工作的情况下,这些声音应尽可能减少到最小的水平。根据国际噪声协会的建议,ICU白天的噪声最好不要超过45dB(A),傍晚40dB(A),夜晚20dB(A)。地面覆盖物、墙壁和天花板应该尽量采用高吸音的建筑材料。

9. ICU应建立完善的通信系统、网络与临床信息管理系统、广播系统。

(三) 人员配置要求

1. ICU专科医师的固定编制人数与床位数之比为(0.8~1):1以上。

2. ICU日常工作中可有部分轮科、进修医师。ICU医师组成应包括高级、中级和初级医师,每个管理单元必须至少配备一名具有高级职称的医师全面负责医疗工作。

3. ICU专科护士的固定编制人数与床位数之比为(2.5~3):1以上。

4. ICU可以根据需要配备适当数量的医疗辅助人员,有条件的医院可配备相关的技术与维修人员。

(四) 医护人员专业要求

1. ICU医师应经过严格的专业理论和技术培训,以胜任对重症患者进行各项监测与治疗的要求。

2. ICU医师应经过规范化的相关学科轮转培训。

3. ICU医师必须具备重症医学相关理论知识。掌握重要脏器和系统的相关生理、病理及病理生理学知识、ICU相关的临床药理学知识和伦理学概念。

4. ICU医师应掌握重症患者重要器官、系统功能监测和支持的理论与技能。①复苏;②休克;③呼吸功能衰竭;④心功能不全、严重心律失常;⑤急性肾功能不全;⑥中枢神经系统功能障碍;⑦严重肝功能障碍;⑧胃肠功能障碍与消化道大出血;⑨急性凝血功能障碍;⑩严重内分泌与代谢紊乱;⑪水电解质与酸碱平衡紊乱;⑫肠内与肠外营养支持;⑬镇静与镇痛;⑭严重感染;⑮多器官功能障碍综合症;⑯免疫功能紊乱。

5. ICU医师除一般临床监护和治疗技术外,应具备独立完成以下监测与支持技术的能力:①心肺复苏术;②人工气道建立与管理;③机械通气技术;④纤维支气管镜技术;⑤深静脉及动脉置管技术;⑥血流动力学监测技术;⑦胸膜腔穿刺、心包穿刺术及胸腔闭式引流术;⑧电复律与心脏除颤术;⑨床旁临时心脏起搏技术;⑩持续血液净化技术;⑪疾病危重程度评估方法。

6. ICU医师每年至少参加1次省级或省级以上重症医学相关继续医学教育培训项目的学习,不断加强知识更新。

7. ICU护士必须经过严格的专业培训,熟练掌握重症护理基本理论和技能,经过专科考核合格后,才能独立上岗。

总之,产科危重病医学是与临床各科有着不可分割的密切联系,作为产科ICU的专科医师,不仅应掌握产科技能及急诊分析、判断及处置能力,还应具备有一定的内科、外科知识及临床处置经验。配备产科ICU人员对产科学科的发展是十分有益的,ICU人员可在危、急、重症诊断及处理等方面得到长期的临床实践和学习,更进一步增加产科急症诊断与处理的知识面和临床技能。

(五) 设备要求

1. 每床配备完善的功能设备带或功能架,提供电、氧气、压缩空气和负压吸引等功能支持。每张监护病床装配电源插座12个以上,氧气接口2个以上,压缩空气接口2个和负压吸引接口2个以上。医疗用电和生活照明用电线路分开。每个ICU床位的电源应该是独立的反馈电路供应。ICU最好有备用的不间断电力系统和漏电保护装置;最好每个电路插座都在主面板上有独立的电路短路器。

2. 应配备适合ICU使用的病床,配备防压疮床垫。

3. 每床配备床旁监护系统,进行心电、血压、脉搏血氧饱和度、有创压力监测等基本生命体征监护。为便于安全转运患者,每个ICU单元至少配备便携式监护仪1台。

4. 三级医院的ICU应该每床配备1台呼吸机,二级医院的ICU可根据实际需要配备适当数量的呼吸机。每床配备简易呼吸器(复苏呼吸气囊)。为便于安全转运患者,每个ICU单元至少应有便携式呼吸机1台。

5. 输液泵和微量注射泵每床均应配备,其中微量注射泵每床2套以上。另配备一定数量的肠内营养输注泵。

6. 其他设备,如心电图机、血气分析仪、除颤仪、血液净化仪、连续性血流动力学与氧代谢监测设备、心肺复苏抢救装备车(车上备有喉镜、气管导管、各种接头、急救药品以及其他抢救用具等)、体外起搏器、纤维支气管镜、电子升降温设备等。

7. 医院或ICU必须有足够的设备,随时为ICU提供床旁B超、X线、生化和细菌学等检查。

四、ICU 的医疗管理

1. ICU必须建立健全各项规章制度,制定各类人员的工作职责,规范诊疗常规。除执行政府和医院临床医疗的各种制度外,应该制定以下符合ICU相关工作特征的制度,以保证ICU的工作质量:

(1)医疗质量控制制度。

(2)临床诊疗及医疗护理操作常规。

(3)患者转入、转出ICU制度。

(4)抗生素使用制度。

(5)血液与血液制品使用制度。

(6)抢救设备操作、管理制度。

(7)特殊药品管理制度。

(8)院内感染控制制度。

(9)不良医疗事件防范与报告制度。

(10)疑难重症患者会诊制度。

(11)医患沟通制度。

(12)突发事件的应急预案、人员紧急召集制度。

2. ICU的患者由ICU医师负责管理。患者的相关专科情况,ICU医师应该与专科医师共同协商处理。

五、ICU 的护理管理

1. 产科ICU由产科护士长全面负责管理,每月组织有关人员研究讨论工作一次。

2. 产科ICU为妇、产科重症患者及产后、术后患者的监测、治疗、抢救场所,必须保持整洁、安静、舒适,工作人员做到"四轻""十不准"。

3. 进入ICU室应衣帽整洁,换ICU专用鞋。

4. 非本室工作人员,不得随意进入ICU,外来参观人员须经医务部或护理部批准后方可进入。

5. 统一病室的陈设,保持床单清洁整齐,设施定位放置,未经护士长同意,不得随意搬动。

6. 任何患者均不得留陪护,探视者按规定探视的时间进行探视,患者的一切治疗护理由护理人员承担。

7. ICU工作人员必须严格遵守医院的各项规章制度及操作规程,认真履行各班岗位责任制,严密观察病情,加强巡视,发现异常,及时通知医师处理。操作时应严格执行查对制度,确保护理安全。

8. 按时做好病室的消毒隔离及清洁卫生工作,防止医院感染,保持病室的清洁,每日清扫,每周一次大扫。定时开窗通风,每天2次,每次20分钟。

9. 监护室内一切物品、仪器、物品均定位放置,专人保管,定时检查、消毒、维修、保养。及时补充更换,严格物品交接,并处于备用状态。不准随意挪用或外借。

六、产科 ICU 的监护项目

1. **心电监护** 心电监护即监护心率、心律、ST段改变的连续监护。目前常选用的有

CL1 和 CR5 两种。

2. 血压监护　血压监护也是产科 ICU 中重要的监护手段。高血压合并妊娠患者如血压过高则提示病情的加重、预后差。产科重症患者手术后的处理应根据其血压、心率间接反映其血容量的情况。最简便的血压测定方式为采用袖带式和弹簧式血压计。但当产后出血严重、患者血压严重下降、处于休克时，袖带式测压多不准确，应改为动脉内插管直接测压。

3. 中心静脉压监护测量　监测中心静脉压是了解患者心功能状态的指标之一，它主要反映右心房的压力，同时有利于补液和补液速度的评估，正常值为 6~12cmH$_2$O。

4. 心功能的监护　现常采用方法有无创及有创的心功能测定方法。无创心功能的监测是采用电子技术，同步采集心电、动脉及静脉压力波和心音信号，通过计算机处理来获取反映心排血量、血容量、外周血管阻力等血流动力参数。有创心功能监测常采用脉搏指数持续心排血量监测和 Swan-Ganz 漂浮导管法测定中心静脉压、肺动脉压、肺毛细血管楔压，以及心排血量等。无创伤心功能的监测技术操作简便、安全，可获取较多的血流动力学信息，但其与有创检查获取的心功能指标的相关性、临床意义待进一步探讨。

5. 基本的呼吸监护指标　正常人 SaO$_2$ 在 95% 以上，减少提示机体缺氧。

6. 生化监测。

7. 中枢神经系统的监测　颅内压的测定。

（刘彩霞　张丽娟）

参考文献
---

1. 《中国重症加强治疗病房 (ICU) 建设与管理指南》(2006). 中国危重病急救医学 , 2006, 18 (7): 387-388.
2. 陈敦金 . 现代产科重症监护病房的建设与管理 . 实用医学杂志 , 2004, 20 (3): 238-239.
3. 赵梅晶 . 浅析产科危重症孕产妇监护病房的建设与管理 . 医学信息 , 2012, 25 (3): 74-75.

第十三节　院前急救与转运

孕产妇在院外发生急症、中毒、灾难事故或受到各种不同程度的创伤等，危及母儿生命安全时，需要进行现场的救治与转运，主要目的是抢救生命，稳定病情，减少患者痛苦，预防并发症的发生，并迅速转运至有救治条件的医院，使孕产妇（包括胎儿）在短时间内能够得到专业人员的救治，降低母儿伤残率和死亡率。由于妊娠的特殊性，孕产妇的院前急救比起非孕患者更为棘手和复杂，因此需要把控院前急救的各个环节，以保证救治措施的快速实施和转运顺畅，争分夺秒挽救母儿生命。

1. 熟悉与急救相关的妊娠期解剖和生理变化

（1）孕期全身的血管阻力降低致生理性的低血压，平均血压下降 10~15mmHg，脉搏增加 5~15 次 /min，仰卧位时更明显。

（2）妊娠期血容量随孕周增加而增加，

32~34 周达高峰,平均增加 50%。

(3)血浆增加多于红细胞的增加,故出现生理性的血液稀释,贫血的发生率增加。

(4)子宫随孕周增加而增大,且子宫右旋,肠管被推向上腹部。

(5)子宫血流丰富,最高可达 600ml/L,盆腹腔充血。

(6)胃肠蠕动减慢,胃排空延迟,增加麻醉时的误吸风险。

2. 产科需院前急救的常见原因

(1)外伤:常见有机动车事故、跌倒、家庭暴力等,除了引起母体不同程度的创伤外,还常导致胎盘早剥。

(2)感染。

(3)食物或药物中毒:进食不洁食物、滥用药物、酗酒等。

(4)产科的严重合并症或并发症:胎盘早剥、前置胎盘出血、宫外孕破裂、脑出血、肺栓塞、产后出血等。

3. 院前急救时的病情评估

(1)基本生命体征的监测:评估血压、脉搏、呼吸、神志和应答能力。

(2)简单快捷地向孕产妇或家属获取相关病史信息:产检情况、高危因素等。

(3)体格检查:快速识别威胁孕产妇和胎儿生命安全的危险因素。

(4)快速了解和评估事发地点的周围环境。

(5)迅速开始救治措施并作好转运的准备。

4. 院前急救的急诊处理与转运

(1)稳定孕产妇的生命体征:最常用到的措施就是心肺复苏。

(2)正确执行心肺复苏处理流程:成人心肺复苏的要点为识别、呼救、判断、复苏;快速实施胸外按压(频率 100~120 次/min、深

度 5~6cm),保证胸廓充分回弹;尽量减少按压中断;检查气道是否通畅,保证有效通气但避免过度通气;有快速室性心动过速伴血流动力学不稳定或心室扑动、心室颤动应尽快实施早期电除颤等。

(3)心肺复苏时孕妇可取仰卧位,但由于妊娠子宫的压迫,在实施心肺复苏的过程中尽可能将子宫向左侧移位。

(4)建立和维持有效的静脉通道。

(5)识别呼叫急救的原因并采取快速有效的基础处置措施。

(6)复苏和稳定孕妇生命体征的同时评估胎儿宫内状况,判断终止妊娠的时机。转运途中应持续进行生命体征监护。

5. 院前急救与转运的相关问题

(1)院前急救所配备的设备必须满足孕产妇和胎儿的紧急、简易救治需求,在常规配备的基础上需要有抗休克衣、待产包、新生儿复苏设备、子宫收缩药物、除颤仪等。

(2)建立一支训练有素的孕产妇救治的多学科快速反应团队,要有计划地模拟可能遇到的复杂环境并进行定期的培训与演练。

(3)在孕产妇生命体征稳定后应尽快转运,转运过程中要与接诊医院进行良好的沟通,病情的告知要准确,进一步的救治措施(包括人力、设备与设施、药品等)也需要告知接诊医院。

(4)当地卫生行政管理部门要制定清晰的转诊救治流程,保证转运过程畅通无阻。原则上就近寻求可获得救治的助产机构,争取一步到位。有严重的内外科合并症的孕产妇应直接转诊到有能力处理的综合性医院。

【孕产妇急救与转运流程】

孕产妇急救与转运流程见图 12-34。

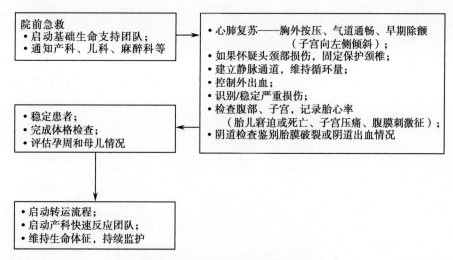

院前急救
- 启动基础生命支持团队；
- 通知产科、儿科、麻醉科等

→

- 心肺复苏——胸外按压、气道通畅、早期除颤
　　　（子宫向左侧倾斜）；
- 如果怀疑头颈部损伤，固定保护颈椎；
- 建立静脉通道，维持循环量；
- 控制外出血；
- 识别/稳定严重损伤；
- 检查腹部、子宫，记录胎心率
　　　（胎儿窘迫或死亡、子宫压痛、腹膜刺激征）；
- 阴道检查鉴别胎膜破裂或阴道出血情况

←

- 稳定患者；
- 完成体格检查；
- 评估孕周和母儿情况

↓

- 启动转运流程；
- 启动产科快速反应团队；
- 维持生命体征，持续监护

图 12-34　孕产妇急救与转运流程

（王子莲　刘悦新）

参考文献

1. 成守珍 . ICU 临床护理指引 . 北京 : 人民军医出版社 , 2013.

2. 王山米 , 吴久玲 . 孕产妇危急重症的防治和管理实用指导手册 . 北京 : 中国协和医科大学出版社 , 2007.